ONCOLOGIA PARA ENFERMAGEM

ONCOLOGIA PARA ENFERMAGEM

2ª edição

Andrea Bezerra Rodrigues
Patrícia Peres de Oliveira

manole
editora

Editora responsável: Patrícia Santana
Projeto gráfico: Departamento de Arte da Editora Manole
Diagramação: HiDesign Estúdio
Ilustrações: Mary Yamazaki Yorado, Renata Ribak, HiDesign Estúdio
Capa: Ricardo Yoshiaki Nitta Rodrigues
As fotos do miolo foram gentilmente cedidas pelas autoras.

CIP-BRASIL. CATALOGAÇÃO NA PUBLICAÇÃO
SINDICATO NACIONAL DOS EDITORES DE LIVROS, RJ

O67
2. ed.
Oncologia para enfermagem / coordenadoras Andrea Bezerra Rodrigues, Patrícia Peres de Oliveira. - 2. ed. - Santana de Parnaíba [SP] : Manole, 2024.

Inclui bibliografia e índice
ISBN 9788520465677

1. Câncer - Enfermagem. I. Rodrigues, Andrea Bezerra. II. Oliveira, Patrícia Peres de.

23-86064 CDD: 616.9940231
CDU: 616-083-006

Meri Gleice Rodrigues de Souza - Bibliotecária - CRB-7/6439

1ª edição – 2016
2ª edição – 2024

Editora Manole Ltda.
Al. América, 876 – Tamboré
06543-315 – Santana de Parnaíba – SP – Brasil
Tel. (11) 4196-6000
www.manole.com.br | https://atendimento.manole.com.br/

Impresso no Brasil
Printed in Brazil

Coordenadoras

Andrea Bezerra Rodrigues
Enfermeira. Especialização em Enfermagem Oncológica pela Faculdade de Enfermagem do Hospital Israelita Albert Einstein – Modalidade Residência. Mestre e Doutora em Enfermagem na Saúde do Adulto pela Universidade de São Paulo (USP). Professora Associada do Departamento de Enfermagem da Universidade Federal do Ceará (UFC). Professora do Curso de Pós-graduação da Rede Nordeste de Formação e Saúde da Família (RENASF)/Fiocruz. Coordenadora da Liga Acadêmica de Oncologia (LAON)/UFC. Líder do Grupo de Estudos e Pesquisas em Enfermagem Clínica e Cirúrgica (GEPECC)/UFC.

Patrícia Peres de Oliveira
Enfermeira. Pós-doutora em Enfermagem. Doutora em Educação. Mestre em Gerontologia pela Pontifícia Universidade Católica de São Paulo (PUC-SP). Especialista em Administração Hospitalar e Aprimoramento em Infectologia pelo Instituto de Infectologia Emílio Ribas (IIER/SP). Professora Associada II da Universidade Federal de São João del-Rei (UFSJ), *campus* Centro-Oeste, Divinópolis-MG.

Coordenadoras

Autores

Adriane Aparecida da Costa Feresin
Enfermeira Estomaterapeuta. Titulada pela Associação Brasileira de Estomaterapia (SOBEST). Enfermeira Ambulatorial no Instituto do Câncer do Estado de São Paulo (ICESP). Membro do Grupo de Pesquisa em Estomaterapia: estomas, feridas agudas e crônicas e incontinências urinária e anal da Universidade de São Paulo (USP). Docente do Curso de Especialização em Estomaterapia do Centro Universitário São Camilo.

Aline Mayra Lopes Silva
Enfermeira Oncológica. Mestre em Saúde Coletiva. Enfermeira Assistencial do Setor de Radioterapia do Centro Integrado de Oncologia (CRIO), Fortaleza. Docente do Curso de Graduação em Enfermagem do Centro Universitário Christus (UniChristus). Preceptora de Núcleo na Ênfase Hospitalar do Programa da Residência Multiprofissional em Cancerologia da Escola de Saúde Pública do Estado do Ceará (RIS-ESP/CE).

Ana Fátima Carvalho Fernandes
Enfermeira pela Universidade Federal do Ceará (UFC). Mestrado em Sociologia pela UFC. Doutorado em Enfermagem pela Universidade de São Paulo (USP). Pós-doutorado na Escola de Enfermagem de Ribeirão Preto/USP. Professora Titular do Curso de Graduação e Pós-graduação em Enfermagem da UFC.

Andrea Bezerra Rodrigues
Enfermeira. Especialização em Enfermagem Oncológica pela Faculdade de Enfermagem do Hospital Israelita Albert Einstein – Modalidade Residência. Mestre

e Doutora em Enfermagem na Saúde do Adulto pela Universidade de São Paulo (USP). Professora Associada do Departamento de Enfermagem da Universidade Federal do Ceará (UFC). Professora do Curso de Pós-graduação da Rede Nordeste de Formação e Saúde da Família (RENASF)/Fiocruz. Coordenadora da Liga Acadêmica de Oncologia (LAON)/UFC. Líder do Grupo de Estudos e Pesquisas em Enfermagem Clínica e Cirúrgica (GEPECC)/UFC.

Antonio Marlos Duarte de Melo
Residente em Oncologia Clínica do Hospital Português da Bahia.

Cinara Franco de Nascimento Abreu
Médica graduada pela Universidade Estadual do Piauí (UESPI). Geriatra titulada pela Sociedade Brasileira de Geriatria e Gerontologia (SBGG). Área de atuação em Cuidados Paliativos titulada pela Associação Médica Brasileira (AMB). Coordenadora e Médica dos Cuidados Paliativos do Hospital Universitário Walter Cantídio (HUWC). Preceptora de Residência Médica em Cuidados Paliativos e Geriatria do HUWC.

Cristina Poliana Rolim Saraiva dos Santos
Especialização em Terapia Intensiva pela Universidade Estadual Vale do Acaraú (UVA) e Estratégia Saúde da Família pela Universidade Federal do Ceará. Mestre em Saúde da Criança e do Adolescente pela Universidade Estadual do Ceará (UECE). Integrante do Grupo de Estudos em Câncer de Mama (GECAM/UFC), Núcleo Acadêmico de Enfermagem Clínica (NAEC/UFC) e Doutoranda em Enfermagem pelo Departamento de Enfermagem da Faculdade de Farmácia, Odontologia e Enfermagem (FFOE) da UFC.

Daniele Costa de Assis
Graduanda em Enfermagem pela Universidade Federal do Ceará (UFC). Integrante da Liga Acadêmica (LAON) de Oncologia da UFC.

Dayara Ainne de Sousa Araújo
Enfermeira. Graduada pela Universidade Federal do Rio Grande do Norte (UFRN). Especialista em Unidade de Terapia Intensiva pelo Centro Universitário Faveni. Membro do Grupo de Pesquisa LABTEC-UFRN.

Debora Souza Gaudêncio
Oncologista Clínica. Diretora do Grupo de Oncologia Norte Nordeste. Mestre em Cuidados Paliativos pelo *Kings College of London*. Oncoclínicas Bahia.

Deborah Franscielle da Fonseca

Graduada em Enfermagem pela Universidade do Estado de Minas Gerais (UEMG). Especialista em Enfermagem na Atenção Básica e Saúde da Família pela Universidade Federal de São João del-Rei (UFSJ). Enfermagem Oncológica pela Unyleya. Mestre em Ciências, área Enfermagem pela UFSJ. Doutoranda em Ciências da Saúde pela UFSJ.

Edilene Aparecida Araújo da Silveira

Enfermagem pela Universidade de São Paulo (USP). Mestrado em Enfermagem Psiquiátrica pela Escola de Enfermagem de Ribeirão Preto/USP. Doutorado em Ciências na área de Enfermagem Psiquiátrica pela Escola de Enfermagem de Ribeirão Preto/USP. Docente da Universidade Federal de São João del-Rei.

Elaine Cristina Rodrigues Gesteira

Professora do Curso de Enfermagem da Universidade Federal de São João del-Rei *campus* Centro-Oeste. Especialista em Enfermagem Pediátrica e Mestre em Ciências pela Universidade Federal de São Paulo (UNIFESP). Doutora em Ciências pela Escola de Enfermagem da Universidade de São Paulo (EEUSP).

Fernanda Macedo Cartaxo Freitas

Enfermeira pela Universidade Federal do Ceará (UFC). Especialista em Oncologia pela Faculdade Rodolfo Teófilo (FRT). Coordenadora de Pesquisa Clínica no Oncocentro/Hospital São Carlos/Rede D'Or.

Fernanda Mateus Queiroz Schmidt

Enfermeira Estomaterapeuta. Titulada pela Associação Brasileira de Estomaterapia (SOBEST). Doutora em Ciências pela Escola de Enfermagem da Universidade de São Paulo (USP). Docente do Instituto Federal de Educação, Ciência e Tecnologia do Sul de Minas Gerais, *campus* Passos-MG. Membro do Grupo de Pesquisa em Estomaterapia: estomas, feridas agudas e crônicas e incontinências urinária e anal da USP.

Fernando Gatti de Menezes

Médico Infectologista do corpo clínico do Hospital Israelita Albert Einstein. Mestrado e Doutorado em Infectologia pela Universidade Federal de São Paulo. Título de Especialista em Infectologia pela Sociedade Brasileira de Infectologia (SBI) e de Especialista em Clínica Médica pela Sociedade Brasileira de Clínica Médica (SBCM).

Fernando Nunes Galvão de Oliveira
Oncologista Clínico. Diretor do Grupo de Oncologia Norte Nordeste. Membro do Comitê Educacional LACOG GU. Membro das especialidades SBOC-GU. Coordenador em Oncologia do Hospital Português da Bahia. Supervisor da Residência Médica em Oncologia do Hospital Português da Bahia. Oncoclínicas Bahia.

Gabriela Lacerda Souza
Enfermeira pela Universidade Federal do Ceará (UFC). Residente em Oncologia na Escola de Saúde Pública (ESP), Ceará.

Geórgia de Sousa Serpa
Enfermeira pela Universidade Federal do Ceará (UFC). Residente em Oncologia na Escola de Saúde Pública (ESP), Ceará.

Gisele de Paula Dias Santos
Coordenadora do Serviço de Navegação e Fluxo de Pacientes de Alta Complexidade do Hospital Israelita Albert Einstein-SP. MBA em Gestão, Inovação e Serviços em Saúde pela Pontifícia Universidade Católica do Rio Grande do Sul (PUCRS). Especialista em Cardiologia e Hemodinâmica pela Faculdade de Enfermagem Albert Einstein, São Paulo. Especialista em Gestão da Qualidade em Saúde pela Faculdade de Enfermagem Albert Einstein. Especialista em Educação Continuada Permanente em Saúde pela Faculdade de Enfermagem Albert Einstein.

Idira Soares de Oliveira
Enfermeira. Especialista em Oncologia pelo Instituto Israelita de Ensino e Pesquisa Albert Einstein.

Isadora Marques Barbosa
Enfermeira. Doutora em Cuidados Clínicos em Enfermagem e Saúde. Enfermeira do Ambulatório da Universidade da Integração Internacional da Lusofonia Afro-Brasileira e do setor de Hematologia do Hospital Geral de Fortaleza.

Janyce Cassiolato
Enfermeira Oncologista, Green Belt na metodologia Lean Six Sigma. MBA em Gestão em Saúde e Excelência Operacional.

Jênifa Cavalcante dos Santos Santiago
Enfermeira. Doutora em Cuidados Clínicos em Enfermagem e Saúde. Docente Adjunta da Universidade Federal do Ceará (UFC). Professora do Curso de Pós-

-graduação da Rede Nordeste de Formação e Saúde da Família (RENASF)/Fiocruz. Coordenadora da Liga Acadêmica de Cardiologia da UFC. Vice-coordenadora da Liga Acadêmica de Neurologia da UFC.

Julia Yaeko Kawagoe

Enfermeira. Doutorado pela Escola de Enfermagem da Universidade de São Paulo (USP). Docente do Mestrado Profissional em Enfermagem da Faculdade Israelita de Ciências da Saúde Albert Einstein.

Juliano Teixeira Moraes

Enfermeiro Estomaterapeuta. Titulado pela Associação Brasileira de Estomaterapia (SOBEST). Doutor em Ciências Aplicadas à Saúde do Adulto pela Faculdade de Medicina da Universidade Federal de Minas Gerais (UFMG). Professor da Universidade Federal de São João del-Rei (UFSJ), *campus* Centro-Oeste. Líder do Núcleo de Estudos e Pesquisas em Estomaterapia.

Lara Thays Araújo Sousa Torres

Graduanda em Enfermagem pela Universidade Federal do Ceará (UFC). Integrante da Liga Acadêmica de Oncologia (LAON)/UFC. Bolsista de Iniciação Científica (PIBICC) da UFC.

Lelia Gonçalves Rocha Martin

Enfermeira. Especialista em Administração Hospitalar pela Universidade de Ribeirão Preto (UNAERP). Especialista em Pediatria e Puericultura pela Universidade Federal de São Paulo (UNIFESP). Doutora e Mestre em Ciências pela Universidade de São Paulo (USP).

Mayara Leal Godinho

Graduanda em Enfermagem pela Universidade Federal do Rio Grande do Norte (UFRN). Integrante do Projeto AMO (Apoio Multiprofissional ao Paciente Onco-hematológico) da UFRN.

Marcela Maria de Melo Perdigão

Enfermeira. Especialista (Modalidade Residência) em Onco-hematologia pelo Hospital Universitário Walter Cantídio da Universidade Federal do Ceará. Mestre pelo Programa de Pós-graduação em Cuidados Clínicos em Enfermagem e Saúde da Universidade Estadual do Ceará. Coordenadora da Residência Multidisciplinar do Instituto do Câncer do Ceará (ICC).

Maria Fátima dos Santos Cardoso
Enfermeira Epidemiologista. Mestre em Ciências pela Universidade Federal de São Paulo (UNIFESP).

Maria Isis Freire de Aguiar
Enfermeira. Mestre e Doutora em Enfermagem pela Universidade Federal do Ceará (UFC). Professora do Departamento de Enfermagem da UFC. Vice-líder do Grupo de Estudos e Pesquisas em Enfermagem Clínica e Cirúrgica (GEPECC). Coordenadora da Liga Acadêmica de Enfermagem no Transplante (LAET) da UFC.

Maria Vanessa Tomé Bandeira de Sousa
Enfermeira Especialista em Cuidados Paliativos. Enfermeira do Serviço de Cuidados Paliativos do Hospital Universitário Walter Cantídio (HUWC). Enfermeira da CIHDOTT, do Instituto Dr. José Frota (IJF). Mestranda do Mestrado Profissional em Tecnologia e Inovação em Enfermagem da Universidade de Fortaleza (MPTIE/UNIFOR). Preceptora de Residência Multiprofissional do HUWC.

Maysa Mayran Chaves Moreira
Enfermeira graduada pela Universidade Federal do Ceará (UFC). Especialista em Cancerologia pela Escola de Saúde Pública do Ceará (ESP/CE). Mestre em Saúde e Sociedade pela Universidade Estadual do Rio Grande do Norte (UERN). Membro do Grupo de Pesquisa LABTEC-UFRN.

Meiriane Lopes Ximenes
Enfermeira graduada pela Universidade Federal do Ceará (UFC). Especialista em Residência Multiprofissional em Cancerologia pela Escola de Saúde Pública do Ceará (ESP/CE).

Natália Frota Goyanna
Graduada em Enfermagem pela Universidade Estadual Vale do Acaraú (UVA). Especialista em Gestão da Saúde e Auditoria pela Faculdade Padre Dourado. Mestre em Saúde da Família pela Universidade Federal do Ceará (UFC). Doutoranda em Enfermagem pela UFC.

Patrícia Peres de Oliveira
Enfermeira. Pós-doutora em Enfermagem. Doutora em Educação. Mestre em Gerontologia pela Pontifícia Universidade Católica de São Paulo (PUC-SP). Especialista em Administração Hospitalar e Aprimoramento em Infectologia pelo Instituto de Infectologia Emílio Ribas (IIER/SP). Professora Associada II da Universidade Federal de São João del-Rei (UFSJ), *campus* Centro-Oeste, Divinópolis-MG.

Priscila Gonçalves
Enfermeira do Serviço de Controle de Infecção Hospitalar do Hospital Israelita Albert Einstein. Especialista em Prevenção e Controle de Infecção Relacionada à Assistência à Saúde pela Universidade Federal de São Paulo (UNIFESP). Mestre em Enfermagem pela Faculdade Israelita de Ciências da Saúde Albert Einstein.

Quenia Camille Soares Martins
Enfermeira graduada pela Universidade Federal do Rio Grande do Sul (UFRS). Mestre em Enfermagem pela UFRS. Doutora em Ciências Médicas pela UFRS. Professora Adjunta da Faculdade de Ciências da Saúde do Trairi da Universidade Federal do Rio Grande do Norte (UFRN). Chefe da Divisão de Enfermagem do Hospital Universitário Ana Bezerra da UFRN. Membro do Grupo de Pesquisa LABTEC-UFRN.

Rafael Campos Silva
Médico Urologista Assistente do Hospital Universitário da Universidade Federal do Maranhão (UFMA). Uro-oncologista pelo Instituto Nacional de Câncer (INCA).

Rebeca Andrade Trajano
Enfermeira navegadora do Serviço de Oncologia do Hospital São Rafael (Rede D'Or São Luiz). Mestre em Enfermagem e Saúde pela Universidade Federal da Bahia (UFBA). Especialista em Enfermagem Oncológica pela Faculdade Atualiza. Especialista em Cuidados Paliativos e Terapia da Dor pela Pontifícia Universidade Católica de Minas Gerais (PUC Minas).

Régia Christina Moura Barbosa Castro
Enfermeira. Especialização em Saúde da Família pela Residência de Enfermagem em Saúde da Família da Escola de Saúde Pública do Ceará. Mestre em Enfermagem com área de concentração em Saúde Comunitária pela Universidade Federal do Ceará (UFC). Doutora em Enfermagem pela UFC. Especialização em Oncologia pelo Instituto do Câncer do Ceará (ICC).

Roberta Costa Aquino de Alcantara
Enfermeira Especialista em Cuidados Paliativos. Enfermeira do Serviço de Cuidados Paliativos do Hospital Universitário Walter Cantídio (HUWC). Mestranda do Mestrado Profissional em Tecnologia e Inovação em Enfermagem da Universidade de Fortaleza (MPTIE/Unifor). Preceptora de Residência Multiprofissional do HUWC.

Selma Maria da Fonseca Viegas
Enfermeira. Pós-doutora, Doutora e Mestre em Enfermagem. Professora Associada II da Universidade Federal de São João del-Rei (UFSJ), *campus* Centro-Oeste, Divinópolis-MG.

Solange Spanghero Mascarenhas Chagas
Enfermeira. Especialização em Docência do Ensino Superior e Mestre em Ciências da Saúde pela Universidade Cruzeiro do Sul.

Suzana Aparecida da Costa Ferreira
Enfermeira Estomaterapeuta e Especialista em Enfermagem Oncológica. Mestre em Saúde do Adulto pela Escola de Enfermagem da Universidade de São Paulo (USP). Docente do Curso de Especialização em Estomaterapia do Centro Universitário São Camilo. Estomaterapeuta do Hospital-Dia da Prefeitura de São Paulo. Membro do Grupo de Pesquisa em Estomaterapia: estomas, feridas agudas e crônicas e incontinências urinária e anal da USP.

Suzy Ramos Rocha
Enfermeira Oncologista na modalidade Residência em Oncologia pelo Instituto Nacional de Câncer (INCA). Especialista em Estomaterapia pela Universidade do Estado do Rio de Janeiro (UERJ). Mestre em Enfermagem na Promoção da Saúde pela Universidade Federal do Ceará (UFC). Doutoranda do Programa de Pós-graduação de Enfermagem na Saúde do Adulto da Universidade de São Paulo (USP).

Taiana Kessler Gomes Saraiva
Enfermeira. Coordenadora Assistencial do Serviço de Oncologia do Hospital Moinhos de Vento. Especialista em Gestão das Melhores Práticas Assistenciais pelo Instituto de Educação e Pesquisa do Hospital Moinhos de Vento. Especialista em Oncologia pela Faculdade Unyleya. MBA em Gestão em Saúde pela Fundação Getulio Vargas (FGV).

Thais Lane de Sousa Silva
Enfermeira. Especialista em Cuidados Paliativos e Bioética pela Universidade de Fortaleza (UNIFOR). Especialista em Saúde da Família pela Escola de Saúde Pública do Ceará (ESP/CE). Preceptora da Residência Multiprofissional em Cancerologia pelo Hospital Haroldo Juaçaba do Instituto do Câncer do Ceará (ICC).

Walquíria Jesusmara dos Santos

Graduada em Enfermagem pela Universidade Federal dos Vales do Jequitinhonha e Mucuri. Especialização em Enfermagem Obstétrica e em Enfermagem e Saúde da Família pela Universidade Federal de Minas Gerais (UFMG). Mestre e Doutora em Enfermagem pela UFMG. Professora Adjunta do Curso de Enfermagem da Universidade Federal de São João del-Rei – *campus* Centro-Oeste.

Sumário

Seção II – Cânceres sólidos

Seção III – Cânceres hematológicos

Seção IV – Cânceres sólidos em pediatria

Seção VII – Cuidados paliativos

Seção VIII – Tópicos contemporâneos em oncologia

Prefácio à segunda edição

Quando iniciei minha carreira na oncologia, há 23 anos, havia acabado de concluir a minha graduação em enfermagem. Na ocasião, meu desejo era aprofundar meus estudos em psiquiatria infantil, tema da minha iniciação científica. Depois de incontáveis currículos enviados pelo correio, em busca de uma primeira oportunidade profissional, apenas um único hospital havia me recrutado para então iniciar minhas atividades como enfermeira – um serviço de saúde integralmente dedicado a pacientes oncológicos.

Lembro que fui alocada na enfermaria de Cuidados Paliativos e Alta Dependência, o que trazia um desafio a mais nesse início de jornada. Rapidamente, eu me movimentei em direção a algumas livrarias para buscar conhecimento na área e tentar aliviar a angústia de cuidar de pacientes sem um conhecimento mais aprofundado da doença, dos tratamentos, e tudo mais que permeia o mundo assistencial da oncologia. Havia muita literatura médica e apenas um livro dedicado à enfermagem – fato que prontamente me chamou atenção.

Oncologia para enfermagem, cuja primeira edição foi esgotada, organizado pelas colegas Andrea Bezerra Rodrigues e Patrícia Peres de Oliveira, vem enriquecer esse portfólio literário direcionado à assistência de enfermagem aos pacientes com câncer. Com o peso da rica experiência profissional de ambas as coordenadoras e de seus autores convidados, a obra agrega informações sobre as principais doenças – tumores sólidos e hematológicos – acessos vasculares, quimioterapia, radioterapia, imunoterapia, cuidados paliativos e, ainda, temas extremamente atuais da prática assistencial: como lidar com aqueles que sobreviveram à doença e que trazem sequelas do tratamento e o risco de recidiva? Como acompanhar os pacientes em toda sua jornada, de forma a romper barreiras assistenciais e oferecer a eles a melhor experiência com melhores desfechos clínicos?

Depois de ter passado por diversas áreas da oncologia e onco-hematologia – assistencial, ensino e gestão –, posso afirmar que é preciso flertar com a literatura a todo momento. Este livro não apenas prepara aqueles que nunca tiveram contato com a oncologia, mas também atualiza e provoca profissionais que já estão na área há anos. Porque quem escolheu oncologia sabe da dimensão do desafio, da complexidade imposta e da necessidade do aprendizado constante.

Boa leitura!

Cláudia Toledo de Andrade

Enfermeira Gerenciadora de Práticas Assistenciais

da Oncologia do Hospital Israelita Albert Einstein

Prefácio da primeira edição

Segundo o Ministério da Saúde, a estimativa para 2016 e 2017, no Brasil, é de aproximadamente 596 mil novos casos de câncer por ano. Por causa do atraso do diagnóstico, quando se consegue tratamento, a doença já está em progressão. Com o aumento da expectativa de vida, as doenças recorrentes da idade avançada e as comorbidades decorrentes da doença podem afetar a esperança de vida do paciente.

Considerando a proposta, este livro é bastante abrangente, iniciando pela gênese tumoral, chegando até os cuidados paliativos; aborda também, de forma clara e objetiva, a oncologia pediátrica. No Brasil, estimam-se 12.600 novos casos de crianças e adolescentes com câncer em 2016 e 2017, sendo esta a principal causa de morte pediátrica no país entre 1 e 19 anos de idade.

Oncologia para enfermagem é dirigido a graduandos e enfermeiros com interesse em oncologia e àqueles que prestam assistência oncológica e precisam de atualização. É útil também aos profissionais que não atuam em hospitais específicos de oncologia, mas que prestam atendimento ao paciente com câncer em todos os níveis de atenção.

Esta obra, sobre a qual tenho a honra de prefaciar, tem conteúdo didático, atualizado e garante ao leitor aprofundamento adequado na área de oncologia. Além das estatísticas de cada tipo de tumor, explica com clareza o conteúdo proposto e contém a sistematização da assistência de enfermagem.

Com o número crescente de novos casos de câncer, é necessário que os profissionais de enfermagem estudem oncologia, pois esses pacientes estão em todas as unidades de saúde e em todas as clínicas. A enfermagem deve se atualizar para atender de forma digna pacientes com tantas necessidades biopsicossociais e espirituais.

Sandra Alves do Carmo
Enfermeira Pediatra e Oncologista.
Mestre em Enfermagem.
Hospital do Câncer IV/INCA.

Prefácio da primeira edição

SEÇÃO I

Conceitos fundamentais em oncologia

1

Biologia molecular do câncer e carcinogênese

Andrea Bezerra Rodrigues
Geórgia de Sousa Serpa
Gabriela Lacerda Souza
Mayara Leal Godinho

INTRODUÇÃO

O câncer é uma doença que se inicia com danos ao DNA celular. Uma vez danificado o DNA, há três processos que podem ocorrer com a célula: a morte celular, pelo erro em si, ou pela ativação da apoptose feita por genes de supressão tumoral (*gatekeepers*); o reconhecimento e o reparo do dano por genes de reparo do DNA (*caretakers*); ou, mais raramente, a transmissão do dano para as células descendentes por falhas nos outros mecanismos. Quando existe transmissão desse dano às células descendentes, ocorre o processo das neoplasias[1-3].

Oncogênese ou carcinogênese são termos utilizados para designar o processo de desenvolvimento de uma neoplasia, desde as alterações mais precoces no DNA até a formação de um câncer[3,4]. A biologia molecular é um ramo da biologia que estuda a vida em escalas moleculares. Seu principal foco é o estudo da genética, do DNA, da produção de proteínas e do material genético em geral[5]. Para haver melhor compreensão do capítulo, faz-se necessária a revisão do ciclo celular.

CICLO CELULAR

O ciclo celular é composto de quatro fases, e sua função é a multiplicação celular (mitose), em que uma célula-mãe se divide em duas células-filhas iguais (Figura 1)[6,7]. É importante ressaltar que, para que o ciclo se inicie, deve haver a ligação de um fator de crescimento a um receptor na membrana da célula. Essa ligação estimula uma enzima, a tirosina quinase, a incitar a divisão celular. Em alguns tumores malignos, existe uma hiperexpressão de receptores celulares, causando aumento na produção da enzima tirosina quinase e, consequentemente, aumento do número de mitoses e redução de apoptose (Figura 2)[3,7,8].

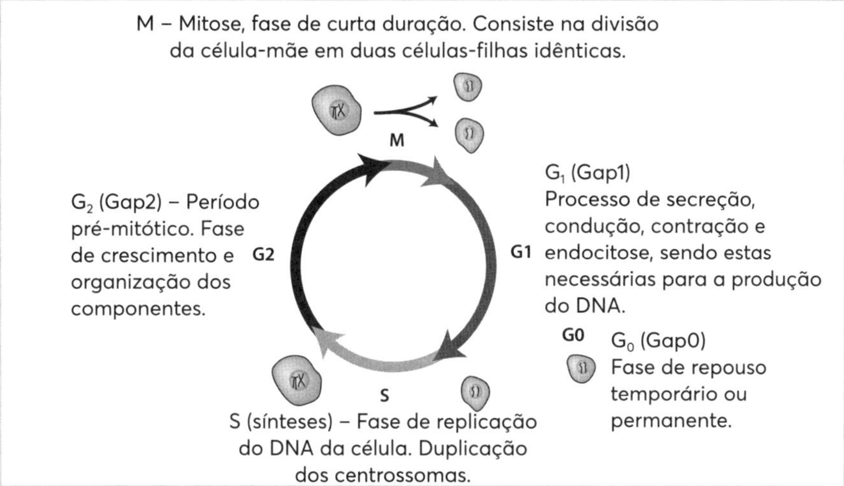

• **FIGURA 1** Ciclo celular.

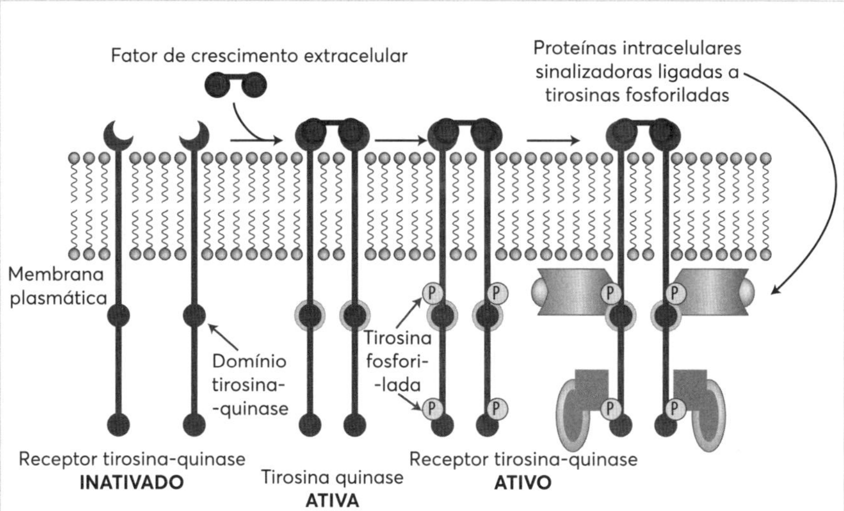

• **FIGURA 2** Ligação de fatores de crescimento a receptores da enzima tirosina quinase.

GENES SUPRESSORES TUMORAIS (*GATEKEEPERS* E *CARETAKERS*), PROTO-ONCOGENES E ONCOGENES

Proto-oncogenes são genes normais responsáveis pela codificação de proteínas que intervêm na proliferação e na diferenciação celular. Quando sofrem mutações, transformam-se em oncogenes, responsáveis pela conversão das células normais em células cancerosas. Os três mecanismos genéticos responsáveis pela transformação dos proto-oncogenes em oncogenes são:

1. Mutações pontuais (p. ex., deleções).
2. Amplificação de genes, em que há múltiplas cópias de um proto-oncogene, o que potencializa sua função.
3. Rearranjo de cromossomos (p. ex., translocações, inversões e superexpressão gênica).

Os oncogenes atuam na proliferação celular incontrolada, inibindo a diferenciação celular e a apoptose[5,9,10]. Em contrapartida, existe um mecanismo de "controle de qualidade" do ciclo celular realizado por genes que podem induzir a célula à apoptose (*gatekeepers*) ou reparar o DNA da célula mutada (*caretakers*). No entanto, quando esses genes estão anormais, a sobrevivência prolongada e aberrante da célula facilita o acúmulo de mutações e contribui para a oncogênese. Um desses genes, denominado "guardião do genoma" tamanha a sua importância, é o gene supressor tumoral *p53*, um alvo comum de alteração (Tabela 1)[5,9-11].

CARCINÓGENOS

Carcinógenos são agentes capazes de induzir o câncer. Independentemente da exposição a carcinógenos, as células sofrem processos de mutação espontânea. A vigilância imunológica é um mecanismo de correção ou exclusão de células mutantes. Assim, a deficiência imunológica parece aumentar a incidência de neoplasias. É forte evidência desse fato a correlação entre pacientes com síndrome da imunodeficiência adquirida (aids) e sarcoma de Kaposi[12].

Sabe-se também que a predisposição hereditária desempenha um papel nesse processo. Segundo o National Cancer Institute (NCI), as características do câncer hereditário incluem: tumores múltiplos primários no mesmo órgão ou em órgãos diferentes, tumores bilaterais em órgãos pares, multifocalidade no mesmo órgão, idade de início mais jovem que a usual, tumores com aspectos histológicos raros, tumores que ocorrem no gênero não usualmente afe-

• **TABELA 1** Exemplos de genes supressores tumorais (*gatekeepers* e *caretakers*) e oncogenes

Gatekeepers	Comentários
p53	Está presente no cromossomo 17 e encontra-se mutado em cerca de 2/3 dos casos de câncer. É responsável pela interrupção do ciclo celular na fase G1, quando há qualquer alteração na sequência de DNA. Exemplo de doença causada por alteração no *p53* é a síndrome de Li-Fraumeni, condição em que ocorre predisposição a desenvolver câncer em vários locais, como mama, ossos, cólon, pâncreas, entre outros.
RB1	Está situado no cromossomo 13, e sua mutação resulta, geralmente, em retinoblastoma hereditário em 40% dos casos.
APC	Localizado no cromossomo 5. Sua mutação provoca polipose intestinal adenomatosa de caráter familiar ou esporádico.
Caretakers	
BRCA 1 e BRCA 2	Presentes nos cromossomos 17 e 13, respectivamente. São ativados nas fases G1 e S do ciclo celular. Se mutados, predispõem ao aparecimento de câncer de mama e ovário.
Oncogenes	
Cromossomo Philadelphia (Ph)	É um cromossomo aberrante formado pela translocação entre os cromossomos 9 e 22. É responsável por aproximadamente 90% dos casos de leucemia mieloide crônica e alguns casos de leucemia linfoide aguda.
HER 2	Gene mutado, derivado de uma superexpressão gênica e relacionado ao câncer de mama.
Ras	Ativa uma proteína de transdução de sinais, a tirosina quinase, responsável por suprimir a apoptose e estimular a divisão celular. Associado a carcinoma de pulmão e cólon.
Sis	Estimula fatores de crescimento. Associado a astrocitoma e osteossarcoma.
Myc	Associa-se ao desenvolvimento de linfoma de Burkitt, neuroblastoma e carcinoma *oat cell* de pulmão.

tado, como câncer de mama em homens, tumores associados com anomalias congênitas, como síndrome de Down, tumores associados a outras doenças raras[13,14]. Existe uma variedade de carcinógenos descritos e comprovadamente associados ao desenvolvimento do câncer, muitos deles, inclusive, relacionados ao risco ocupacional. Alguns carcinógenos são descritos na Tabela 2.

• **TABELA 2** Exemplos de carcinógenos e comentários

Carcinógenos físicos	Comentários
Radiações ionizantes	Associadas ao desenvolvimento de leucemias e mieloma múltiplo.
Radiação ultravioleta	Cânceres cutâneos.
Carcinógenos químicos	**Comentários**
Cigarro	O cigarro contém mais de 4.700 substâncias, sendo várias delas carcinogênicas, como o polônio 14, o cádmio e o benzeno. Associa-se a carcinomas broncogênicos, carcinomas de cavidade oral, de laringe, de esôfago, de bexiga, entre outros.
Asbesto (amianto)	É uma fibra mineral praticamente indestrutível, utilizada em confecção de caixas-d'água e telhas, fabricação de lonas, isolante térmico em caldeiras etc. A exposição ocupacional e ambiental está diretamente relacionada a câncer de pulmão, mesotelioma de pleura e peritônio.
Benzeno	Composto orgânico volátil, constituinte do petróleo, utilizado como solvente em laboratórios químicos como matéria-prima e está presente na fumaça do cigarro. Relacionado ao desenvolvimento de leucemia mieloide aguda, cânceres do sistema nervoso central e síndrome mielodisplásica.
Álcool	A ingestão excessiva de álcool é causa de vários tipos de cânceres, entre eles de esôfago, de cabeça e pescoço, de fígado e de cólon. O risco de câncer de cabeça e pescoço associado ao álcool aumenta drasticamente quando associado ao uso de tabaco.
Nitritos	Substâncias utilizadas como conservantes, presentes em alimentos enlatados e defumados, como picles, salsichas, carne-seca e presunto. Estão ligados aos cânceres de cólon e de estômago.
Alimentação rica em gordura animal e pobre em vitaminas	Associa-se ao desenvolvimento de cânceres de cólon e de mama.
Aflatoxinas	Produzidas por certas cepas dos fungos *Aspergillus flavus* e *Aspergillus parasiticus*. As contaminações ocorrem com maior intensidade em nozes, amendoins e outras sementes oleosas, incluindo o milho e sementes de algodão. Associadas a carcinoma hepático.

(continua)

• **TABELA 2** Exemplos de carcinógenos e comentários (*continuação*)

Carcinógenos químicos	Comentários
Agrotóxicos	Utilizados não só na agricultura, mas também no controle de vetores na saúde pública, no armazenamento de grãos e na pecuária. Relacionados, entre outros, ao desenvolvimento de tumores malignos do sistema nervoso central, do esôfago, do estômago, de leucemias, da cavidade oral, da laringe e da faringe.
Hormônios	Os estrógenos estão relacionados a carcinomas endometriais e mama, assim como os androgênios, ao câncer de próstata.
Agentes citotóxicos	Utilizados no tratamento do câncer e de outras doenças, associam-se ao desenvolvimento de alguns tipos de cânceres, como as leucemias.
Carcinógenos biológicos	**Comentários**
HPV	Infecta o epitélio escamoso do colo uterino e é relacionado ao risco desse tipo de câncer. O risco depende do subtipo de HPV, sendo os de alto risco oncogênico os HPV 16 e 18.
Vírus de Epstein-Barr	É um herpes-vírus que estabelece uma infecção persistente em mais de 90% da população adulta. Associado ao linfoma de Burkitt.
HIV	Associado a linfomas não Hodgkin.
Vírus das hepatites B e C	Associado ao carcinoma hepatocelular. O vírus integra seu DNA ao DNA do hepatócito, causando uma mutação.
HTLV-1	É um retrovírus que infecta linfócitos T CD3+ e CD4+. Associado a leucemia de células T.
Helicobacter pylori	Bactéria relacionada a carcinoma gástrico e linfoma MALT.

HIV: vírus da imunodeficiência humana; HPV: papilomavírus humano; HTLV-1: vírus linfotrófico humano.

FASES DA ONCOGÊNESE/CARCINOGÊNESE

O processo de desenvolvimento de um câncer envolve uma sequência de três fases, iniciação, promoção e progressão, que são descritas a seguir (Figura 3).

Iniciação

A iniciação é um processo rápido, mas, uma vez ocorrido, as células "iniciadas" podem persistir por tempo considerável. Muitas dessas células transformadas nunca crescerão ou poderão crescer muito lentamente. As células

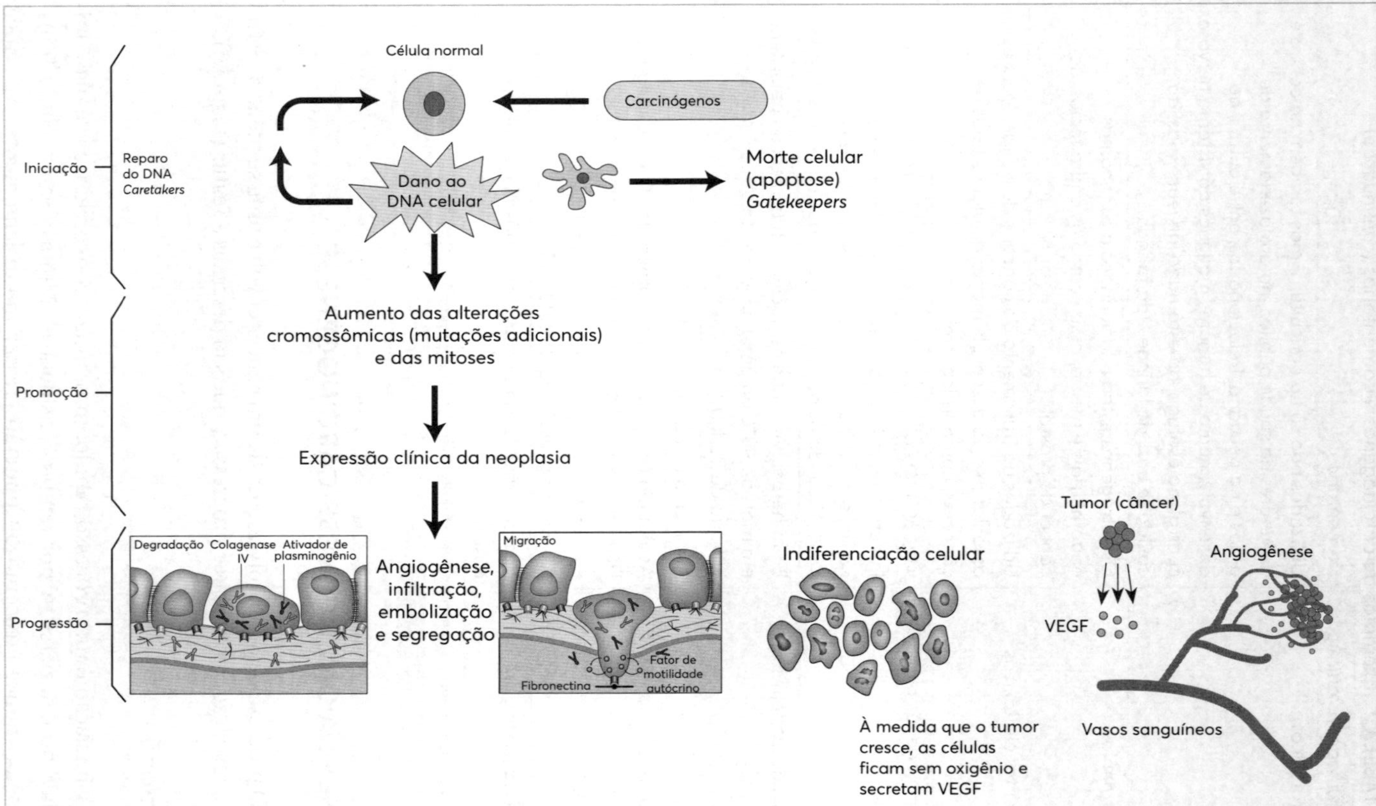

• **FIGURA 3** Fases do processo de carcinogênese.

iniciadas precisam passar por pelo menos um ciclo de divisão celular para que a alteração no DNA seja fixada. A exposição a carcinógenos, a predisposição genética (proporção de oncogenes e mutações acumuladas) e os aspectos multifatoriais ligados ao ambiente (hábitos, dieta, atividades, idade etc.) determinam a criação de clones celulares atípicos com aumento da fração de crescimento (maior proporção de células em mitose)[2-4,16].

Promoção

Decorre da ação continuada de substâncias promotoras, cujo efeito não depende da dose ou da potência, mas do tempo de ação e da intensidade das reações que determinam. A maior parte das substâncias envolvidas é iniciadora e promotora, ainda que não simultaneamente (a atividade promotora não ocorre paralelamente com a iniciadora). Trata-se de um processo lento, prolongado, caracterizado por reação inflamatória. Requer continuidade e repetição. Determina aumento das alterações cromossômicas, elevação do índice mitótico e aumento da probabilidade de mutações. A fase de promoção leva à expressão clínica da neoplasia[2-4,16].

Progressão

As células tornam-se indiferenciadas (muito diferentes da célula original). Posteriormente, há secreção do fator de angiogênese tumoral, que gera maior vascularização dentro da massa neoplásica, aumentando dramaticamente seu ritmo de crescimento e sua invasividade (potencial para causar metástase). As fases para o desenvolvimento da metástase englobam:

- Infiltração: há o rompimento da membrana basal, decorrente da produção pelas células cancerígenas de enzimas (como proteases e colagenases) e perda da capacidade de adesão à membrana basal (caderinas e integrinas), aumentando a motilidade da célula (Figura 4).
- Embolização: as células cancerosas desprendem-se e migram pelo vaso sanguíneo, linfático ou por via transcelômica (parede a parede dos órgãos e dos tecidos).
- Sobrevivência: aproximadamente 90% dessas células são destruídas pelo sistema imune, por células como os neutrófilos; o restante sobrevive.
- Segregação: as células param em tecidos de regiões distintas do local de origem e iniciam o processo de aderência e de migração transendotelial, em que produzem fatores de crescimento, como o fator endotelial de cres-

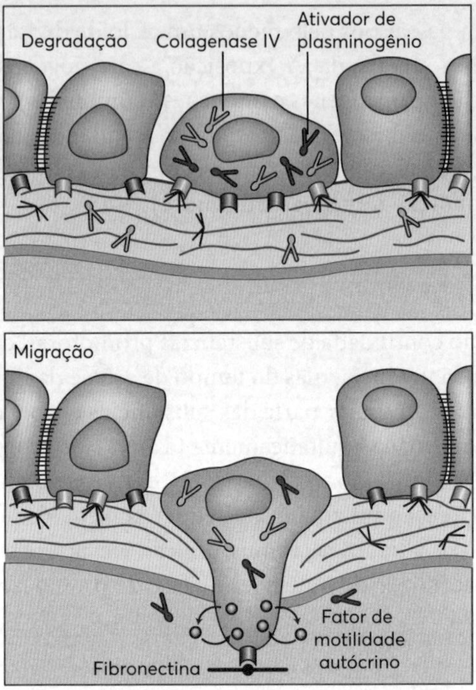

• **FIGURA 4** Ilustração do rompimento da membrana basal pelas enzimas e perda da capacidade de adesão à membrana basal, aumentando a motilidade da célula e facilitando metástases.

cimento vascular (VEGF, do inglês, *vessel epidermal growth factor*), promovendo angiogênese e consequente nutrição e oxigenação celular[2-4,16].

É imprescindível destacar características cancerígenas ou marcas registradas do câncer (*hallmarks of cancer*), responsáveis por promover sobrevivência, proliferação e disseminação das células cancerígenas. Com isso, à medida que as células normais se transformam gradativamente para um estado neoplásico, elas adquirem uma continuidade dessas capacidades marcantes. Podem-se destacar a sinalização proliferativa sustentável, a proliferação ilimitada, o escape dos supressores de crescimento, a resistência à apoptose, a indução à angiogênese e a ativação de mecanismos de invasão e metástase. Essas características adquiridas são as mais importantes para a promoção da multiplicação celular e, portanto, para o crescimento tumoral[17].

IMPLICAÇÕES PARA A ENFERMAGEM

No que tange à atuação do enfermeiro oncologista, a compreensão da fisiopatologia do câncer, de suas implicações e de possíveis campos de intervenção é essencial para a construção do cuidado qualificado em oncologia[18]. A realização de atividades voltadas para a prevenção primária das neoplasias, ou seja, a diminuição da exposição a carcinógenos e a evitação de fatores de risco, é um dos pontos-chave para o controle e a redução dos casos de câncer em geral. Ademais, as novas perspectivas em oncologia relacionadas ao avanço da biologia molecular, genética e genômica indicam uma tendência de individualização da assistência ao paciente oncológico, com o desenvolvimento de terapias direcionadas a características histológicas e genéticas[19].

A International Society of Nurses in Genetics (ISONG) estabelece como atividades próprias do enfermeiro a coleta da história pessoal de saúde, considerando riscos genéticos, ambientais e genômicos, o uso de ferramentas como o heredograma da história familiar, a identificação de clientes que possam se beneficiar de informação genética e a orientação e interpretação de testes genéticos, entre outras competências[20]. Munido de informações de cunho histórico e biológico acerca do indivíduo, o enfermeiro deve lançar mão de intervenções voltadas à promoção de um estilo de vida saudável, com foco nos fatores de risco modificáveis e no aconselhamento genético[21-25].

REFERÊNCIAS BIBLIOGRÁFICAS

1. Rodrigues MAM, Camargo JLV. Carcinogênese. In: Franco M, Montenegro MR, Brito T, Bacchi CE, Almeida PC. Patologia: processos gerais. 5.ed. São Paulo: Atheneu; 2010. p.255-72.
2. Mohallem AGC, Suzuki CE, Pereira SBA. Princípios da oncologia. In: Mohallem AGC, Rodrigues AB. Enfermagem oncológica. Barueri: Manole; 2007. p.3-20.
3. Brasil. Instituto Nacional de Câncer José de Alencar Gomes da Silva (Inca). Ações de enfermagem para o controle do câncer. 3.ed. Rio de Janeiro: Inca; 2008. Disponível em: http://www1.inca.gov.br/enfermagem/index.asp. Acesso em: 22 jun. 2023.
4. De Vita VT. Cancer principles and practice of oncology. 5.ed. Lippincott: Raven; 2001.
5. Carvalho CV, Ricci G, Affonso R. Guia de práticas em biologia molecular. São Caetano do Sul: Yendis; 2010.
6. Robertis EM de (ed.). Replicação do DNA: mutação e reparação. In: Robertis EM de. Biologia celular e molecular. 16.ed. Rio de Janeiro: Guanabara-Koogan; 2014. Cap.17. p.309-46.
7. Verones F. Comunicação celular. In: Reece JB. Biologia de Campbell. 10.ed. Rio Grande do Sul: Simone de Fraga. 2015. Cap.11. p.256-77.
8. Silva BV, Horta BAC, Alencastro RB, Pinto AC. Proteínas quinases: características estruturais e inibidores químicos. Quím Nova. 2009;32(2):453-62.
9. Silva RLA. Oncogenes e genes supressores de tumor. In: Ferreira CG, Rocha JCC. Oncologia molecular. São Paulo: Atheneu; 2004. p.29-42.

10. Costa RMA, Menke CFM. Genes de reparo de DNA. In: Ferreira CG, Rocha JCC. Oncologia molecular. São Paulo: Atheneu; 2004. p.43-55.
11. Rivoire WA, Capp E, Corleta HVE, Silva ISB. Bases biomoleculares da oncogênese cervical. Rev Bras Cancerol. 2001;47(2):179-84. Disponível em: https://rbc.inca.gov.br/index.php/revista/article/view/2332. Acesso em: 22 jun. 2023.
12. Brasil. Instituto Nacional de Câncer José de Alencar Gomes da Silva (Inca). O câncer e seus fatores de risco. 2.ed. Rio de Janeiro: Inca; 2013. Disponível em: www.http://www1.inca.gov.br/inca/Arquivos/pdf_final_Cancerfatoresrisco.pdf. Acesso em: 22 jul. 2023.
13. National Cancer Institute (NCI). Cancer genetics overview. Disponível em: http://www.cancer.gov/cancertopics/pdq/genetics/overview/healthprofessional. Acesso em: 22 jul. 2023.
14. Garber JE, Offit K. Hereditary cancer predisposition syndrome. J Clin Oncol. 2005;23(2):276-92.
15. Ferreira da Costa MA, Barrozo da Costa MF. Benzeno: uma questão de saúde pública. INCI. 2002;27(4):201-4.
16. Brasil. Instituto Nacional de Câncer José de Alencar Gomes da Silva (Inca). Ribeiro FSN (org.). Diretrizes para a vigilância do câncer relacionado ao trabalho. Rio de Janeiro: Inca; 2012. Disponível em: http://www1.inca.gov.br/inca/Arquivos/diretrizes_cancer_ocupa.pdf. Acesso em: 18 set. 2013.
17. Hanahan D, Weinberg RA. Hallmarks of cancer: the next generation. Cell. 2011;144(5):646-74.
18. The oncology nursing specialty. Oncol Nurs Forum. 2020;47(2):125-6.
19. Trivizakis E, Papadakis G, Souglakos I, Papanikolaou N, Koumakis L, Spandidos D, et al. Artificial intelligence radiogenomics for advancing precision and effectiveness in oncologic care (review). Int J Oncol. 2020 May 11;57(1):43-53.
20. Nunes MR, Canabarro ST. A atuação do enfermeiro na genética e genômica: uma revisão integrativa. Research, Society and Development. 2021 Apr 13;10(4):e35610414295–e35610414295.
21. Almeida JF, Souza SR de, Sales L de A, Albuquerque ACGD de, Albuquerque IL de S, Campo LL. Aconselhamento oncogenético como tecnologia assistencial em enfermagem oncológica: uma revisão integrativa. Research, Society and Development. 2021;10(2):e8110212199.
22. Lyu M, Siah RC, Lam ASL, Cheng KF. The effect of psychological interventions on fear of cancer recurrence in breast cancer survivors: a systematic review and meta-analysis. J Adv Nurs. 2022;78(10):3069-82.
23. Jull J, Köpke S, Smith M, Carley M, Finderup J, Rahn AC, et al. Decision coaching for people making healthcare decisions. Cochrane Database Syst Rev. 2021;2021(11):CD013385.
24. van den Broek JJ, Schechter CB, van Ravesteyn NT, Janssens ACJW, Wolfson MC, Trentham-Dietz A, et al. Personalizing breast cancer screening based on polygenic risk and family history. Nat Cancer Inst. 2020.
25. Baroutsou V, Underhill-Blazey ML, Appenzeller-Herzog C, Katapodi MC. Interventions facilitating family communication of genetic testing results and cascade screening in hereditary breast/ovarian cancer or Lynch syndrome: a systematic review and meta-analysis. Cancers (Basel). 2021;13(4):925.

2

Nomenclaturas e estadiamento

Andrea Bezerra Rodrigues
Patrícia Peres de Oliveira

INTRODUÇÃO

O sistema voltado para a atribuição de nomes, com regras preestabelecidas, é chamado "nomenclatura", que difere, portanto, de "terminologia" – conjunto de termos que representam o sistema de conceitos de um campo específico do conhecimento.

Neste capítulo, serão tratados os termos, nomenclatura, terminologia, diferenças entre neoplasmas benignos e malignos, estadiamento e grau de malignidade.

TERMOS

O primeiro termo a ser abordado é "tumor", definido como "crescimento causado por trauma ou inflamação"[1]. Tumor é o aumento patológico de volume localizado, tumefação, inchaço. A palavra "tumor" assume, portanto, significado diferente de neoplasia (novo crescimento), que se refere ao processo. Neoplasia é uma forma não controlada de crescimento celular[2].

Que palavra usar corretamente, então, em substituição a tumor? O oncologista australiano Rupert Allan Willis, em 1952, respondeu a essa pergunta: "neoplasma" (massa anormal de tecido cujo crescimento é descoordenado em relação ao tecido normal e o excede, persistindo no excedente mesmo após a cessação do estímulo que evocou a alteração)[3].

Neoplasmas são classificados em "benignos" e "malignos", de acordo com seus aspectos morfológicos e clínicos. A malignidade ou a benignidade de uma formação celular neoplásica depende do comprometimento que pode acarretar. A Tabela 1 descreve as características que diferenciam essas formações.

• **TABELA 1** Características morfológicas e clínicas de neoplasmas malignos e benignos

Características	Neoplasmas benignos	Neoplasmas malignos
Figura de mitose	Raras	Frequentes
Velocidade de crescimento	Baixa	Alta
Tipo de crescimento	Expansivo	Infiltrativo
Limites, bordas	Definidos(as)	Imprecisos(as)
Grau de semelhança com o tecido de origem	Grande	Baixo
Atipias celulares	Raras	Frequentes
Cápsula	Presente	Geralmente ausente
Recidiva	Em geral, ausente	Presente
Metástases	Ausentes	Presentes

Fonte: adaptada de Brasileiro-Filho, 2016[4].

NOMENCLATURA DE NEOPLASMAS

A lógica da composição do nome de um neoplasma está em unir um radical em português advindo do grego ou do latim, que designe a célula, o tecido ou o órgão afetado, a outra que designe a condição neoplásica, como mostra a Tabela 2.

Para diversificar os exemplos referentes à nomenclatura de neoplasmas, podem ser vistos na Tabela 3 alguns diferentes tipos de tecidos e origens, com os respectivos neoplasmas que os acometem. Já os neoplasmas sanguíneos, pelo fato possuírem tipos celulares muito particulares, recebem uma classificação especial. A Organização Mundial da Saúde (OMS) utiliza características clínicas, além de critérios genéticos, morfológicos e imunofenotípicos, para definir essas entidades dos sistemas hematopoiético e linfático[7].

Algumas especificações são necessárias para a composição do próprio nome da massa neoplásica. Primeiro exemplo: o radical que designa "vaso" é "angio"; um neoplasma benigno de vasos será denominado "angioma", mas esse termo nada diz especificamente sobre o acometimento de um ou outro tipo, se vasos sanguíneos ou linfáticos. Para tanto, é necessário acrescer o sufixo "-hemo", do grego *hâimos* (sangue), ou o prefixo "linf-", respectivamente: hemangioma ou linfangioma. Suas "versões" malignas seriam, portanto, denominadas hemangiossarcoma ou linfangiossarcoma.

• **TABELA 2** Regras básicas para a composição de nomes de neoplasmas

Regras
Para neoplasmas que congreguem características de benignidade: radical + sufixo "-oma" + topografia. ▪ Exemplo: tumor benigno de glândula prostática – radical que designa "glândula" = "adeno". Adeno + oma = adenoma de próstata.
Para neoplasmas que congreguem características de malignidade: radical + sufixo "-carcinoma" (quando o tecido acometido tem origem epitelial) + topografia. ▪ Exemplo 1: tumor maligno do fígado – radical que designa o órgão = hepato. Hepato + carcinoma = hepatocarcinoma. ▪ Exemplo 2: tumor maligno de próstata – radical que designa o tecido histológico (glândula) = "adeno". Adeno + carcinoma = adenocarcinoma de próstata.
Para neoplasmas que congreguem características de malignidade: radical + sufixo sarcoma (quando o tecido acometido tem origem mesenquimal) + topografia. ▪ Exemplo: tumor maligno de tecido vascular – radical que designa "vaso" = "angio" (do grego *angeion*). Angio + sarcoma = angiossarcoma de coxa direita.
Entretanto, há exceções. A nomenclatura dos tumores pode ser feita também das seguintes formas: ▪ Utilizando o nome dos cientistas que os descreveram pela primeira vez. Exemplos: linfoma de Burkitt, sarcoma de Kaposi e tumor de Wilms (neoplasia maligna do sistema linfático, neoplasia maligna de tecido mesenquimal e neoplasia maligna de rim, respectivamente). ▪ Utilizando nomes sem citar que são tumores, por exemplo: doença de Hodgkin, mola hidatiforme e micose fungoide. Embora os nomes não sugiram neoplasia, trata-se de neoplasias do sistema linfático, de tecido placentário e da pele, respectivamente.

Fonte: Inca[2]; Kumar et al.[5]; Goldman e Ausiello[6].

• **TABELA 3** Nomenclaturas de acordo com a origem tecidual

Músculo	Neoplasma benigno	Neoplasma maligno
Liso	Leiomioma	Leiomiossarcoma
Estriado	Rabdomioma	Rabdomiossarcoma
Tecidos de origem epitelial		
Escamoso estratificado	Papiloma de células escamosas	Carcinoma de células escamosas
Células basais da pele e anexos	_	Carcinoma de células basais
Melanócitos	_	Melanoma maligno
Epitélio de glândulas ou ductos	Adenoma	Adenocarcinoma
	Papiloma	Carcinoma papilar

(continua)

• **TABELA 3** Nomenclaturas de acordo com a origem tecidual (*continuação*)

Tecidos de origem epitelial		
Vias aéreas	Adenoma bronquial	Carcinoma broncogênico
Epitélio renal	Adenoma tubular renal	Carcinoma de células renais
Células hepáticas	Adenoma de células hepáticas	Carcinoma hepatocelular
Epitélio placentário	Mola hidatiforme	Coriocarcinoma
Epitélio testicular, germinativo	–	Seminoma
	–	Carcinoma embrional
Mais de um tipo de célula neoplásica derivado de mais uma célula germinativa		
Células totipotentes	Teratoma "maduro"	Teratoma "imaturo"
		Teratocarcinoma
Termos adicionais, significados		
Displasia	Do grego: *dis*: dificuldade; *plásso*: formar Termo utilizado para descrever um distúrbio reversível do crescimento celular, caracterizado por alterações na forma semelhantes àquelas encontradas nas neoplasias malignas, embora menos intensa. Está, frequentemente, ligada a condições genéticas. Exemplo: displasia mamária.	
Carcinoma *in situ* ou carcinoma pré-invasivo	É uma hiperplasia atípica com todas as características de neoplasia maligna, exceto a capacidade invasiva. Está confinado à camada epitelial, provavelmente em razão de ainda não ter ocorrido proliferação vascular na massa neoplásica.	

Fonte: Kumar et al.[5]

ESTADIAMENTO E GRADUAÇÃO HISTOPATOLÓGICA

Por estadiamento se deve entender a extensão de um neoplasma e o comprometimento de estruturas acometidas por metástase. A sistematização para esse estadiamento foi criada por Pierre Denoix, em 1943, na França, sendo denominada classificação TNM ou estadiamento TNM. É uma classificação para a avaliação da extensão do neoplasma. Auxilia, portanto, o médico no processo de decisão acerca do tratamento a ser escolhido para o paciente. Foi adotada pela União Internacional Contra o Câncer (UICC), já na década seguinte à de sua criação.

A classificação TNM compreende o uso de letras maiúsculas para avaliar importantes características da massa neoplásica: o tamanho do tumor primário ("T"), o comprometimento por metástases de linfonodos regionais ("N") e a presença de metástases ("M") em outras áreas do organismo. A letra "T" é acompanhada por números crescentes partindo de 0 até 4, que denotam o tamanho do neoplasma primário; pode ser também acompanhada por letras. A sigla "is" significa carcinoma *in situ* (carcinoma pré-invasor). Se as letras "T", "N" ou "M" estiverem associadas à letra "X", isso representa a impossibilidade de avaliação (TX, NX, MX)[8]. Um exemplo para câncer de pulmão pode ser visto na Tabela 4.

• **TABELA 4** Classificação TNM (8ª edição) para câncer de pulmão

TX	Tumor primário não pode ser avaliado
T0	Sem evidência de tumor primário
Tis	Carcinoma *in situ* (carcinoma pré-invasor)
T1mi	Tumor minimamente invasivo
T1a	Carcinoma invasor, menor que 1 cm
T1b	Tumor maior que 1 cm, até 2 cm
T1c	Tumor maior que 2 cm, até 3 cm
T2a	Tumor maior que 3 cm, até 4 cm
T2b	Tumor maior que 4 cm, até 5 cm
T3	Tumor maior que 5 cm, até 7 cm
T4	Tumor maior que 7 cm ou com invasão de diafragma
N1a	Envolvimento de uma única estação nodal N1
N1b	Envolvimento de múltiplas estações nodais N1
N2a1	Envolvimento de uma única estação nodal N2 sem envolvimento de N1 (pular metástase)
N2a2	Envolvimento de uma única estação nodal N2 com envolvimento de N1
N2b	Envolvimento de múltiplas estações nodais N2
M1a	Nódulo(s) tumoral(is) separado(s) em um lobo contralateral; nódulos pleurais ou derrame pleural ou pericárdico maligno
M1b	Metástase extratorácica única ou envolvimento de um único linfonodo distante (não regional)
M1c	Múltiplas metástases extratorácicas em um ou vários órgãos

Fonte: Union for International Cancer Control[9].

Alguns locais de metástases, a depender do tipo de câncer, são previsíveis. Por exemplo, para câncer de mama são comuns metástases para osso, pulmões e cérebro. Procure evidências em imagens no momento do diagnóstico.

A letra "N" representa o comprometimento de linfonodos regionais. Os números zero e 1 significam ausência de metástase em linfonodo regional (N0) e metástase em linfonodo regional (N1), respectivamente. O número de estações nodais envolvidas, no caso do câncer de pulmão, tem implicações prognósticas. Quanto mais estações nodais envolvidas, pior o prognóstico.

A letra "M", que representa metástases a distância, pode ser M0 (ausência de metástases a distância) ou M1(presença)[8].

O American Joint Committee on Cancer (AJCC) foi criado em 1959, nos EUA, para formular sistemas de classificação de câncer. A classificação reúne os critérios TNM em grupos, denominados "estádios" (de estadiamento), como mostra a Tabela 5.

TABELA 5 Classificação para o câncer de pulmão

Estádio IA1	T1a	N0	M0
Estádio IA2	T1b	N0	M0
Estádio IA3	T1c	N0	M0
Estádio IIA	T2b	N0	M0
Estádio IIB	T1a T1b T2a T2b T1c T3	N1 N1 N1 N1 N1 N0	M0 M0 M0 M0 M0 M0
Estádio IIIA	T3 T4	N1 N0	M0
Estádio IIIB	T3 T4	N2 N2	M0 M0
Estádio IIIC	T3 T4	N3 N3	M0 M0
Estádio IVA		Qualquer N Qualquer N	M1a M1b
Estádio IVB		Qualquer N	M1c

Fonte: Union for International Cancer Control[9].

A classificação TNM é complementada por avaliação patológica (pTNM), em que cada item é acompanhado de uma letra "p" minúscula, indicando que critérios histopatológicos, subsidiados, inclusive, por análise molecular e busca de linfonodo-sentinela (o primeiro linfonodo a receber a drenagem linfática do neoplasma primário), foram levados em consideração.

Os critérios TNM ou pTNM são especialmente identificados por "m", "y", "r" e "a":

- m – entre parênteses, "m" é usado para indicar a presença de neoplasmas primários múltiplos em uma única localização primária.
- y – quando a classificação é realizada durante ou após uma terapêutica multimodal inicial, designa a extensão real do neoplasma no momento do exame.
- r – para neoplasmas recidivados quando estadiados após intervalo livre de doença.
- a – o prefixo "a" indica que a classificação é determinada, pela primeira vez, por autópsia.

Graduação histopatológica e radiológica: breves considerações

A graduação histológica não é propriamente uma nomenclatura, mas um critério que acompanha o estadiamento quando realizado exame histopatológico do neoplasma. Avalia a massa tumoral de acordo com graus distintos de diferenciação, desde o mais bem diferenciado (mais parecido com a célula original normal) até o mais indiferenciado (mais diferente da célula original normal), representados pela letra "G" e acompanhados de números de 1 a 4, respectivamente. Muitos são os sistemas de graduação histopatológicos, e há diferentes sistemas para os diferentes tipos de neoplasmas conhecidos[10].

Com o intuito de padronizar os laudos de mamografia, foi criado o Breast Image Reporting and Data System (BI-RADS)[11] nos Estados Unidos. Não se trata de uma nomenclatura, mas de um sistema de classificação, representando uma ferramenta que fornece terminologia padronizada para descrever os achados de imagem da mama, tendo sido desenvolvida pelo American College of Radiology. Aplica-se à mamografia, à ultrassonografia e à ressonância magnética e compreende sete categorias, de 0 a 6:

- Categoria 0 – há necessidade de imagens adicionais para avaliação.
- Categoria 1 – negativo.
- Categoria 2 – achados benignos, por exemplo, cistos simples ou calcificações tipicamente benignas, que não geram preocupação do ponto de vista de risco para neoplasia; manter rastreamento de rotina apropriado para a faixa etária e risco.

- Categoria 3 – achados provavelmente benignos. Devem ser considerados dois controles radiológicos com intervalo semestral, seguidos de dois controles com intervalo anual.
- Categoria 4 – suspeita de anormalidade, biópsia a ser considerada.
- Categoria 5 – altamente sugestivo de malignidade, devendo ser submetida à biópsia.
- Categoria 6 – malignidade comprovada por biópsia[11].

IMPLICAÇÕES PARA A ENFERMAGEM

Este capítulo teve por objetivo introduzir o assunto "nomenclatura de neoplasmas", assim como os aspectos que o rodeiam. Ao profissional ou futuro profissional enfermeiro que deseja aprender sobre o tema proposto neste capítulo cabe individualizar o estudo por neoplasma, buscando compreender a fundo sua patogênese para, em seguida, analisar os critérios de estadiamento, o qual interfere diretamente no prognóstico da doença e qualidade de vida do doente.

Outro ponto relevante é a atuação em face dos exames histopatológicos e radiológicos. O enfermeiro, juntamente com o médico de atenção primária, deve comunicar os achados do exame para o paciente, comparando-o com exames anteriores, oferecendo apoio e esclarecendo dúvidas. Um cargo bem contemporâneo, criado para coordenar a assistência à saúde, por meio de identificação, rastreamento e aceleração do atendimento de pacientes com suspeita de câncer, até o tratamento é uma estratégia altamente eficaz para diagnosticar tumores em estágios iniciais. É um cargo extremamente necessário para o enfermeiro que deseja atuar em oncologia. Outro ponto relevante é garantir a integralidade e a continuidade do cuidado e encaminhamento à Rede de Atenção à Saúde, para confirmação diagnóstica em unidade de referência secundária para investigação histopatológica ou para o tratamento dos casos identificados de câncer de mama, conforme as necessidades.

Para casos que exigem apenas monitoramento, proceder à vigilância do paciente, com acompanhamento segundo recomendação, e convocação, quando necessário.

O site da National Comprehensive Cancer Network (NCCN) apresenta o *guideline* para rastreamento e detecção precoce por tipo de câncer. Sugere-se que os profissionais tomem conhecimento desse material, bem como as recomendações específicas para o Brasil, por meio do Instituto Nacional do Câncer (INCA).

REFERÊNCIAS BIBLIOGRÁFICAS

1. Porth CM, Matfin G. Pathophysiology: concepts of altered health states. 8.ed. Philadelphia: LWW; 2008.
2. Brasil. Instituto Nacional de Câncer (Inca). ABC do câncer: abordagens básicas para o controle do câncer. Rio de Janeiro: Inca; 2011. Disponível em: https://bvsms.saude.gov.br/bvs/publicacoes/abc_do_cancer.pdf. Acesso em: 13 fev. 2023.
3. Willis RA. The spread of tumors in the human body. Londres: Butterworth & Co; 1952.
4. Brasileiro-Filho G. Bogliolo: patologia geral. 9.ed. Rio de Janeiro: Guanabara Koogan; 2016.
5. Kumar V, Abbas AK, Fausto N. Robbins & Cotran: pathologic basis of disease. 8.ed. Philadelphia: Elsevier/Saunders; 2010.
6. Goldman L, Ausiello D. Cecil medicine. 23.ed. Philadelphia: Elsevier/Saunders; 2008.
7. WHO Classification of Tumours of Haematopoietic and Lymphoid Tissues. WHO Classification of Tumours (EUA). 4.ed. Geneva: WHO; 2017. Disponível em: https://www.iarc.who.int/news-events/who-classification-of-tumours-of-haematopoietic-and-lymphoid-tissues-2/. Acesso em: 13 fev. 2023.
8. Sobin LH, Wittekind C. TNM classification of malignant tumours. 6.ed. New Jersey: John Wiley & Sons; 2002.
9. Lim W, Ridge CA, Nicholson AG, Mirsadraee S. The 8th lung cancer TNM classification and clinical staging system: review of the changes and clinical implications. Quant Imaging Med Surg 2018;8(7):709-18.
10. Mouriquand J, Pasquier D. Fine needle aspiration of breast carcinoma: a preliminary cytoprognostic study. Acta Cytol. 1980; 24:153-9.
11. American Cancer Society. Understanding your mammogram report. 2022. Disponível em: https://www.cancer.org/cancer/breast-cancer/screening-tests-and-early-detection/mammograms/understanding-your-mammogram-report.html. Acesso em: 14 fev. 2023.
12. Brasil. Ministério da Saúde. Protocolos da Atenção Básica: Saúde das Mulheres. Ministério da Saúde, Instituto Sírio-Libanês de Ensino e Pesquisa. Brasília: Ministério da Saúde; 2016. Disponível em: https://bvsms.saude.gov.br/bvs/publicacoes/protocolos_atencao_basica_saude_mulheres.pdf. Acesso em: 13 fev. 2023.

3

Cateteres venosos centrais

Lelia Gonçalves Rocha Martin

INTRODUÇÃO

Cateter venoso central (CVC) é uma terminologia usada para descrever um tubo (cateter) que está inserido em uma veia calibrosa com sua ponta geralmente localizada na veia cava superior ou inferior. A localização é considerada mais segura quando a extremidade proximal está na junção da veia cava com o átrio (Figura 1).

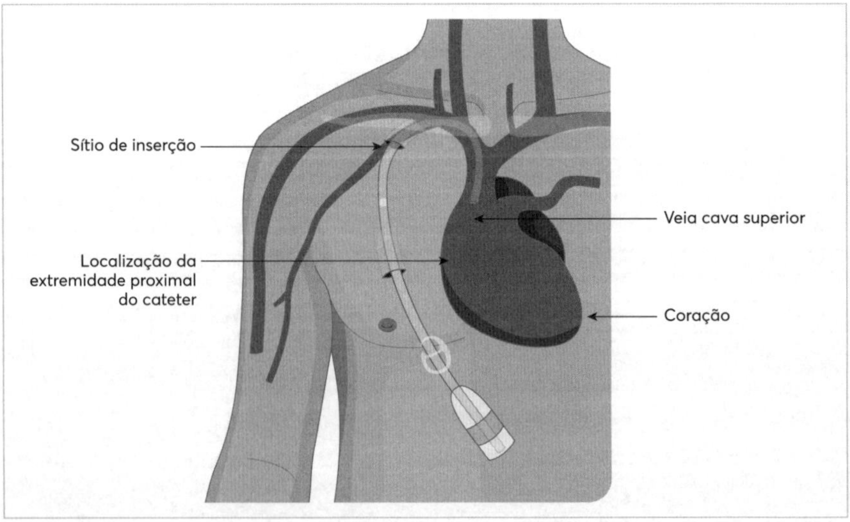

• **FIGURA 1** Cateter venoso central.

O posicionamento adequado em veia calibrosa reduz riscos associados com a infusão de alguns tipos de soluções/medicamentos pelo alto fluxo sanguíneo, tornando-se escolha preferencial para terapias de infusões prolongadas. A confirmação da posição adequada da ponta do CVC ocorre com o uso da radiografia ou por outras tecnologias de imagem e deve ocorrer sempre antes do primeiro uso do cateter e na suspeita de mau posicionamento[1-6]. Quando o CVC é inserido por veias da parte inferior do corpo, sua ponta deve ficar localizada na veia cava inferior, acima do diafragma[7-9].

O uso do CVC é crescente, tanto em pacientes internados quanto em pacientes ambulatoriais. Além disso, há uma variedade de dispositivos disponíveis no mercado, e seu conhecimento é fundamental para uma indicação precisa[2]. Garantindo todas as informações relacionadas ao CVC, é fundamental ter o conhecimento do tipo, frequência e tempo previsto para a terapia infusional.

Os nomes dos cateteres podem variar conforme o fabricante, entretanto os mais conhecidos são Hickman® e Port®. Para uma indicação segura, é fundamental identificar as características de cada CVC quanto a material, indicações de uso, tempo de permanência e complicações[2,5].

TIPOS DE CVC

A terminologia do CVC não segue um padrão único, entretanto algumas características podem auxiliar na denominação. Alguns exemplos podem nortear a nomenclatura[10], colaborando na sinalização dos cuidados de enfermagem específicos:

- Pelo tempo de permanência (temporário ou de curta permanência × permanente ou de longa permanência).
- Pelo local de inserção (subclávia, que representa menor risco para infecção[11], femoral ou jugular interna, ou ainda cateter central de inserção periférica ou *peripherally inserted central catheter* – PICC).
- Pelo caminho entre a pele e o vaso (tunelizado ou não tunelizado).
- Pelo comprimento físico (longo ou curto).
- Por alguma característica especial do cateter (presença ou ausência do *cuff*, impregnação com heparina, antibióticos ou antissépticos).
- Pelo número de lúmens (vias).

Como exemplo, pode-se citar o cateter de Hickman, um cateter semi-implantado, de longa permanência, tunelizado, curto, com 1 *cuff* e 2 vias (Figuras 2 e 3).

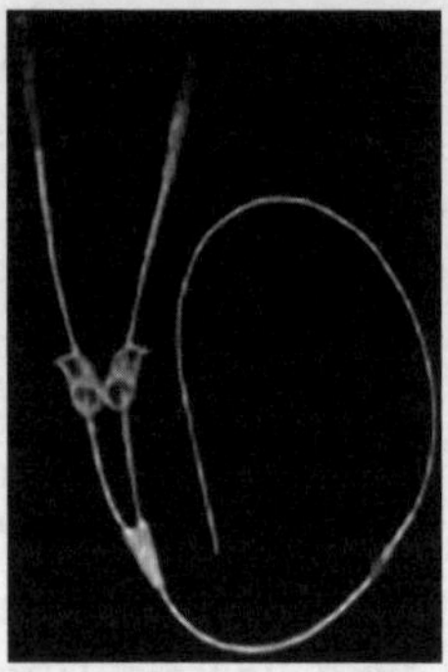

• **FIGURA 2** CVC de Hickman.
CVC: cateter venoso central.
Fonte: acervo da autora.

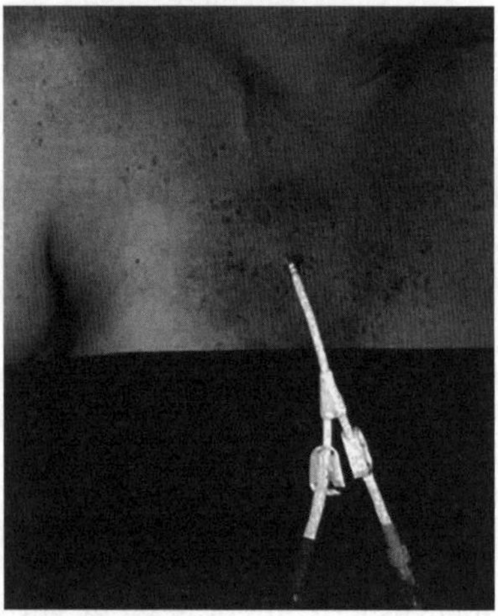

• **FIGURA 3** CVC de Hickman inserido.
CVC: cateter venoso central.
Fonte: acervo da autora.

INDICAÇÕES

O CVC é usado, comumente, nos pacientes em tratamentos oncológicos que necessitem de acesso vascular seguro por longo período, mais que 30 dias[12]. Para evitar a inserção desnecessária de um CVC, é fundamental seguir as indicações para uso do dispositivo[5,6]:

- Instabilidade clínica e/ou complexidade do regime de infusão (múltiplas infusões).

- Tratamento quimioterápico, na ausência de acesso venoso periférico adequado.
- Terapia de infusão contínua do tipo solução vesicante e/ou nutrição parenteral.
- Monitorização hemodinâmica invasiva.
- Terapia de infusão intermitente de longo prazo.
- Administração de fluidos e/ou medicamentos.
- Coletas de sangue.

Especificamente com relação às coletas de sangue, alguns cuidados devem ser adotados. Por exemplo, pesquisadores[13] não recomendam a coleta de sangue para dosar imunossupressores via CVC utilizado para infundir esse medicamento. Nesse caso, a recomendação é puncionar um acesso venoso periférico para evitar contaminação da amostra.

SELEÇÃO DO TIPO DO CATETER VENOSO CENTRAL PARA QUIMIOTERAPIA ANTINEOPLÁSICA

A seleção de um tipo de dispositivo de acesso venoso para infusão de quimioterapia é multifatorial, devendo ser considerada a duração do tratamento, a disponibilidade dos dispositivos de acesso venoso na instituição, o custo, a experiência do profissional que fará a inserção, preferências pessoais da equipe clínica e do paciente[14], além do monitoramento de indicadores assistenciais.

Kim et al.[15] definiram um algoritmo para a escolha do melhor acesso vascular em pacientes com câncer de mama. Foi utilizado o referencial de tempo de uso de quimioterapia. Se fossem prescritos quatro ciclos, com drogas com baixo risco de infecção, recomendava-se o uso do PICC. Se fossem quatro ciclos, com drogas com alto risco para infecção, ou se mais de 4 ciclos, era pesquisado o tamanho do vaso e a preferência do paciente para definição de colocação do Port® em braço ou no tórax. Caso o paciente apresentasse medo de sala cirúrgica, era recomendada a inserção do PICC.

CATETER RESISTENTE A INFUSÃO SOB PRESSÃO ELEVADA

Os fabricantes de CVC desenvolveram materiais para sua confecção a fim de suportar alta pressão[16]. Comumente chamados *power*, são dispositivos que suportam alta pressão de injeção (entre 300 e 325 psi), como cateteres e conjuntos de linha de infusão, tipo específico de agulhas para punção do cateter Port®, especialmente desenvolvidos para suportar alta pressão (Figura 4)[6].

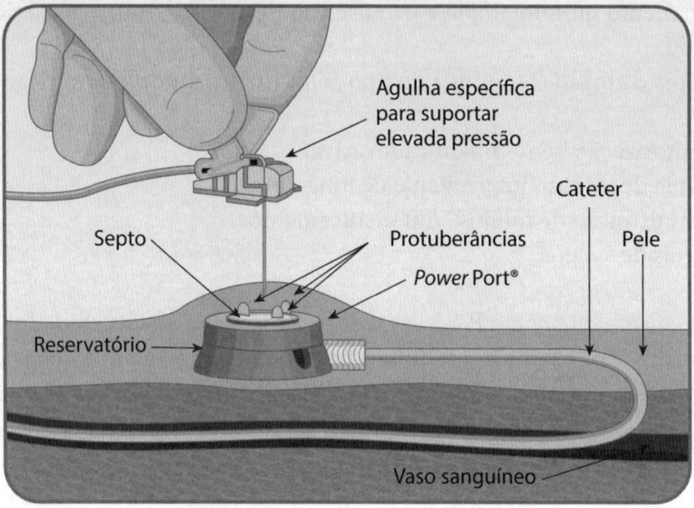

• **FIGURA 4** Punção do Port® para infusão de soluções em alta pressão.

Podem ser usados para procedimentos de imagem, especialmente tomografia computadorizada, nos quais se necessita, muitas vezes, de injeção de contraste sob pressão. Por isso é fundamental que cada instituição conheça os dispositivos disponíveis e defina a operacionalização do uso de contraste sob pressão via CVC[17].

A infusão de contraste sob pressão na velocidade de até 5 mL/segundo via CVC do tipo Arrow®, com 3 e 5 lúmens não resultou em complicação, mas antes da infusão foi verificada a permeabilidade da via pela observação do retorno venoso. Com esse resultado, foi possível verificar a possibilidade de infusão de contraste sob pressão via CVC de poliuretano, na impossibilidade de acesso venoso periférico[18,19].

Os CVC semi-implantados que suportam pressões elevadas geralmente têm sinalização, como uma cor específica (cor lilás), porém o maior desafio é identificar um cateter totalmente implantado (Port®) com capacidade para suportar pressão elevada de infusão. Alguns dispositivos trazem no próprio reservatório letras como "CT", referindo-se à tomografia computadorizada, podendo ser visualizadas apenas via exame de imagem[20]. Outro meio de identificar se um Port® foi desenvolvido para suportar elevada pressão é, antes da punção, palpar o reservatório (Figura 5) para identificar pequenas protuberâncias no topo de cada lado do reservatório[21].

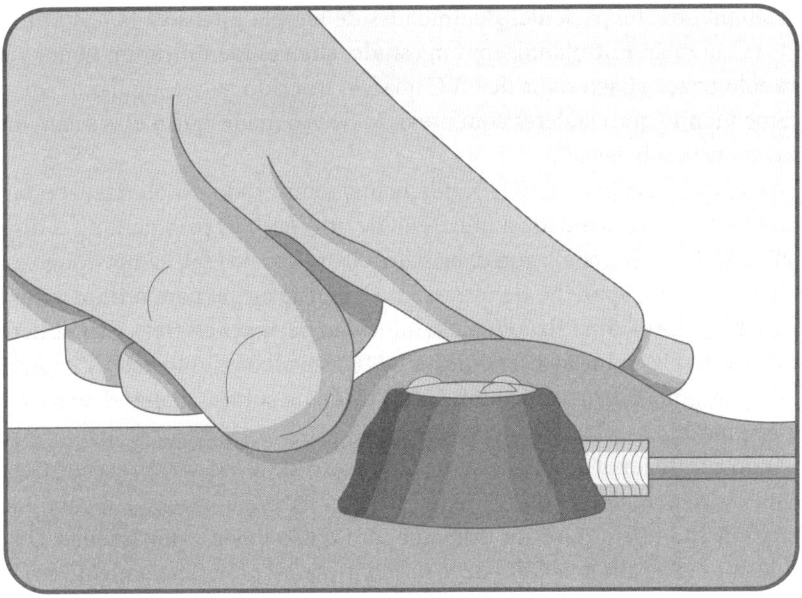

• **FIGURA 5** Palpação do reservatório do Port® para identificação de protuberâncias, visando definir se é um dispositivo de alta pressão.

O cirurgião que implanta o Port® poderá auxiliar na identificação do dispositivo para suportar alta pressão entregando por escrito essa informação, pois geralmente o fabricante do dispositivo disponibiliza manual com as principais informações para auxiliar o paciente.

INSERÇÃO DO CATETER VENOSO CENTRAL

Quanto à inserção, o CVC pode ser:

- Não tunelizado, usado para terapias de curta permanência (< 30 dias).
- Central com inserção periférica (PICC).
- Tunelizado de longa permanência (> 30 dias).
- Cateter totalmente implantado.

O número de vias permite infusões simultâneas e os diâmetros interno (calibre) e externo do CVC podem variar, devendo ser selecionado o menor número de vias e calibre possíveis[5,12]. A localização do vaso puncionado também é um fator que deve ser considerado, evitando-se a via femoral[10].

Habitualmente, pacientes de unidades de terapia intensiva (UTI) utilizam CVC em jugular. Entretanto, em um estudo, autores identificaram maior risco para colonização bacteriana de CVC quando inserido na via jugular e femoral, recomendando que cateteres com previsão de uso maior que 5 dias sejam inseridos via veia subclávia[22].

Antes da inserção do CVC é fundamental reunir todo o material necessário, e para tanto é recomendada a utilização de um *checklist* para garantir a disponibilidade dos materiais[23]: gorro, máscara cirúrgica, avental, campo longo estéril, luvas estéreis, aparelho de ultrassom (US), capa e gel para o transdutor do US estéreis, clorexidina alcóolica 2%, lidocaína, seringas estéreis, gazes estéreis, agulhas estéreis, solução fisiológica a 0,9% estéril, conjunto estéril contendo agulha, fio-guia, bisturi, dilatador e o CVC, fio de sutura, material de curativo (*kit* de pinças).

Todo profissional responsável pela inserção do CVC deve receber treinamento específico. O uso do US reduz complicações na inserção, e para isso o profissional também deve ser treinado para o uso desse equipamento. O ambiente para inserção dos CVC deve ser controlado, preferencialmente em sala cirúrgica, com exceção do cateter não tunelizado e do PICC, que podem ser inseridos à beira do leito[14,24].

O paciente deve receber orientações verbais e escritas quanto aos riscos e benefícios do uso de um CVC, e assinar o termo de consentimento livre e esclarecido[4], devendo-se envolver os familiares no processo educacional. A aplicação do termo de consentimento é uma oportunidade para fazer esclarecimentos quanto aos riscos e benefícios, deixando claro que o paciente e os familiares têm o direito de aceitar ou recusar. A orientação ao paciente e aos familiares devem incluir[6]:

- O tipo de terapia proposta e os cuidados específicos.
- O objetivo da infusão ou do tratamento.
- O tempo da terapia.
- Os riscos e benefícios.
- As opções de dispositivos vasculares e cuidados específicos.
- Os efeitos adversos associados ao tratamento ou terapia.
- O contato do profissional para eventual suporte.

Inserção do cateter venoso central totalmente implantado – Port®

Uma das principais indicações do Port® é para os portadores do diagnóstico de tumores sólidos (p. ex., mama, pulmão). A inserção do Port® é um procedimento cirúrgico no qual é introduzido o cateter via tecido subcutâneo e posteriormente ligado ao reservatório. Para evitar rotação, o reservatório deve ser fixado no músculo; para garantir um adequado funcionamento, o refluxo sanguíneo é testado antes do fechamento da incisão da pele[15,25,26] (Figura 6).

Após a inserção, é realizada radiografia de tórax para confirmação do posicionamento e para identificar precocemente a complicação de pneumotórax. Outra radiografia é solicitada posteriormente. Em caso de câncer de mama, a colocação do reservatório do Port® em região torácica deve ser no lado oposto ao da área a ser tratada, visando evitar campo de radiação[15,25,26].

Durante todo o período de uso do Port®, é fundamental a vigilância em busca de complicações, e cuidados devem ser implementados para evitá-las. Kim et al. avaliaram, retrospectivamente, 827 pacientes e identificaram 4% de complicações, classificando-as em imediatas (intraprocedimento), precoces (nas primeiras 24 horas) e tardias (30 dias após a inserção). Nesse estudo, foi identificada erosão em 6 (0,7%) pacientes, uma complicação que exigiu novo procedimento cirúrgico[15]. É possível visualizar na Figura 7 a erosão da pele com exteriorização do reservatório do Port®.

O Port® em região torácica é inserido por profissional médico, entretanto recentemente foi lançado no mercado o cateter PICC Port®, trazendo um desa-

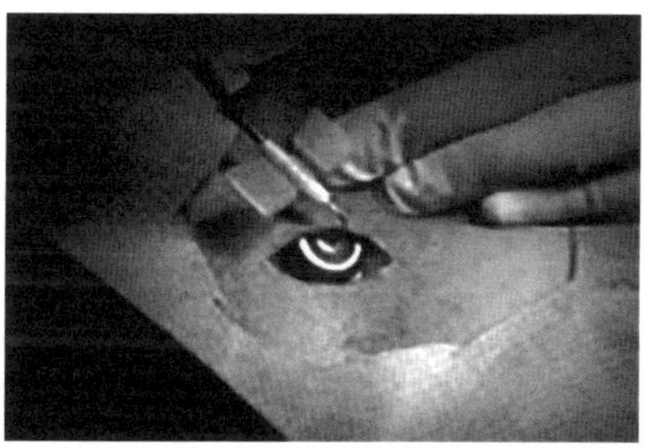

• **FIGURA 6** Antes da sutura da pele, é realizado teste de refluxo sanguíneo.
Fonte: acervo da autora.

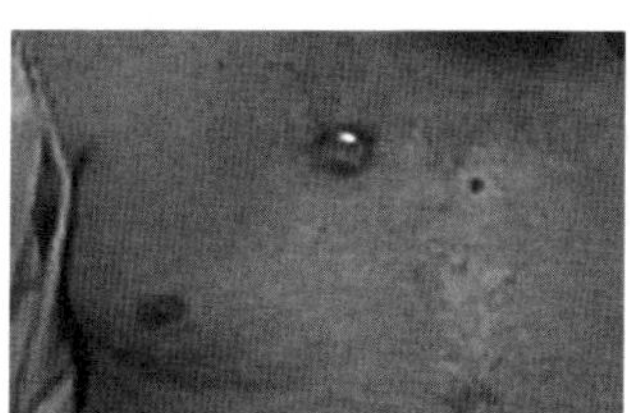

• **FIGURA 7** Port® de titânio apresentando erosão da pele.
Fonte: acervo da autora.

fio para a prática do enfermeiro que, amparado por legislação, pode inserir o PICC (ver o tópico seguinte).

PICC Port®

Pesquisadores[27] avaliaram a segurança de PICC Port® em braço para infusão de quimioterapia e concluíram que era uma boa alternativa para o *port-a-caths* venosos implantados no tórax em pacientes com câncer colorretal metastático. Resultados positivos[28] também foram identificados em pacientes com câncer de mama em uso de PICC Port® em braço, comparado com Port® em região torácica. Estudo[29] realizado por equipe de três cirurgiões vasculares experientes em acessos venosos e acompanhados por anestesista avaliou desfechos do uso do PICC Port® pela veia basílica em pacientes com neoplasia maligna e concluíram que os pacientes apresentaram satisfação com o dispositivo. A segurança na inserção do cateter PICC, seja Port® ou não, deve ser baseada em legislação para que o profissional possa saber os limites de atuação e garantir a segurança em todo o processo.

Inserção do PICC

A inserção do PICC deve seguir a normatização de políticas e procedimentos institucionais e do respectivo conselho de classe. O Conselho Federal de Enfermagem (Cofen), por meio da Resolução n. 258/2001[30], estabelece que o enfermeiro capacitado ou qualificado pode realizar a inserção do PICC. E a Resolução n. 679/2021[31] determina que o enfermeiro pode usar o US à beira do leito e no ambiente pré-hospitalar, desde que tenha a capacitação específica em ultrassonografia. O Parecer de câmara técnica n. 15/2014/CTLN/Cofen[32] apoia a prática do enfermeiro na inserção do PICC e trata do uso de anestésico tópico, em instituição que possua protocolo que normatize a aplicação de anestésico local pelo enfermeiro, com a finalidade de anestesia local.

O profissional que insere e/ou presta cuidados pós-inserção do PICC deve seguir pacote de medidas (*bundle*) visando à prevenção de complicações tais como lesão arterial, posição inadequada da ponta do cateter, arritmias, trombose venosa e infecções relacionadas ao cateter[33].

O método desenvolvido pelo enfermeiro Dawson, em 2011[34], denominado ZIM, do inglês *Zone Insertion Method*, utiliza o US e delimita o membro superior por zona. O foco é a veia basílica, em virtude de seu tamanho maior e trajeto venoso mais direto. O método ZIM sugere um local seguro para inserção, dividindo o antebraço em três partes com as cores semelhantes a um semáforo.

Na Figura 8, é possível identificar a localização recomendada para inserção do PICC pelo método ZIM.

Para garantir uma técnica de inserção segura, algumas recomendações devem ser seguidas[33]:

- Usar US para seleção da veia mais apropriada dos membros superiores.
- Avaliar o diâmetro da veia relacionando com o cateter (ideal 1:3 ou menos).
- Inserir o cateter próximo à saída na zona verde. Se a veia mais adequada estiver na zona amarela, reavaliar.
- Antes da punção venosa, certificar-se da localização do nervo mediano e da artéria braquial, e acessar a veia profunda do braço (basílica ou braquial), avaliando a direção correta do fio-guia.
- No intraprocedimento, avaliar a localização da ponta, utilizando eletrocardiograma (ECG) intracavitário ou US.
- Depois, higienizar as mãos, realizar antissepsia da pele com clorexidina alcoólica a 2% e usar barreira máxima de proteção.
- Fixar o cateter adequadamente e proteger o sítio de inserção, usando dispositivos sem sutura para reduzir o risco de sangramento e contaminação bacteriana, com película transparente semipermeável estéril.

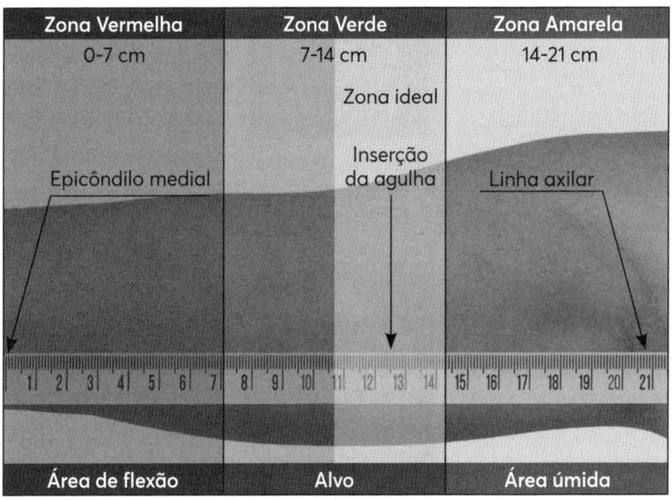

• **FIGURA 8** Simulação de uma medida de zona total de 21 cm, dividindo-se em três zonas de 7 cm para formar as zonas vermelha, verde e amarela. A zona basílica ideal está localizada a 12 cm do epicôndilo mediano.

Inserção do CVC não tunelizado

O cateter não tunelizado, também chamado cateter por punção, uma vez que o cateter é inserido por punção da pele, é considerado um cateter de curta permanência. Esse dispositivo é frequentemente utilizado em UTI e está associado a complicações durante o momento da sua inserção[22]. Conforme o referencial descrito pelo guia de condutas e citado neste capítulo[10], a descrição desse dispositivo é CVC de curta permanência, inserido na subclávia, não tunelizado, curto, de 2 lúmens (vias) (Figuras 9 e 10).

Inserção do cateter tunelizado

Cateteres tunelizados possuem 1 ou 2 *cuffs* (Figura 11) em sua extensão, com dupla função: barreira contra infecção e fixação do cateter, que ocorre entre 3 e 4 semanas após sua inserção. São introduzidos sob a pele e posteriormente inseridos em uma veia central[12] (Figura 12).

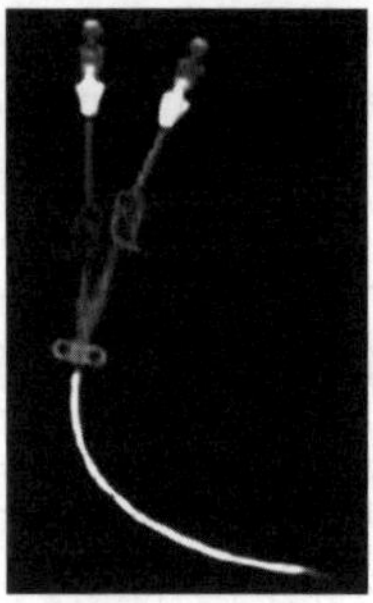

• **FIGURA 9** CVC de curta permanência.

CVC: cateter venoso central.

Fonte: acervo da autora.

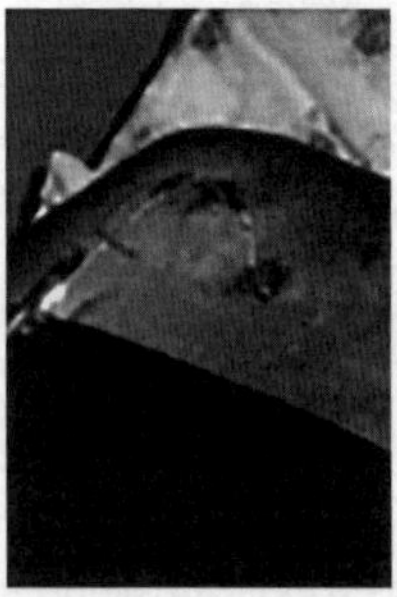

• **FIGURA 10** CVC de curta permanência subclávia.

CVC: cateter venoso central.

Fonte: acervo da autora.

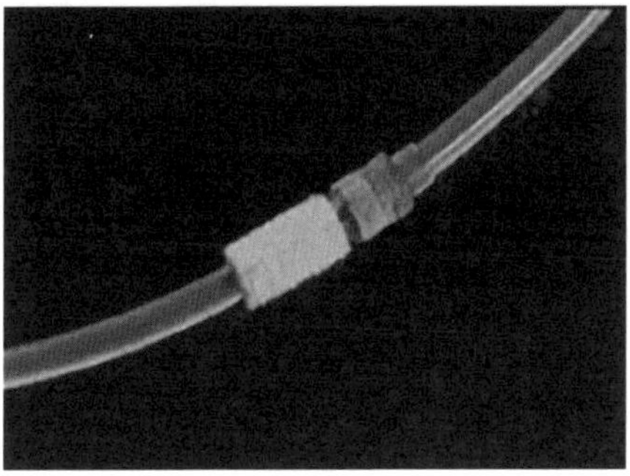

• **FIGURA 11** Dois *cuffs* no CVC tunelizado.
CVC: cateter venoso central.
Fonte: acervo da autora.

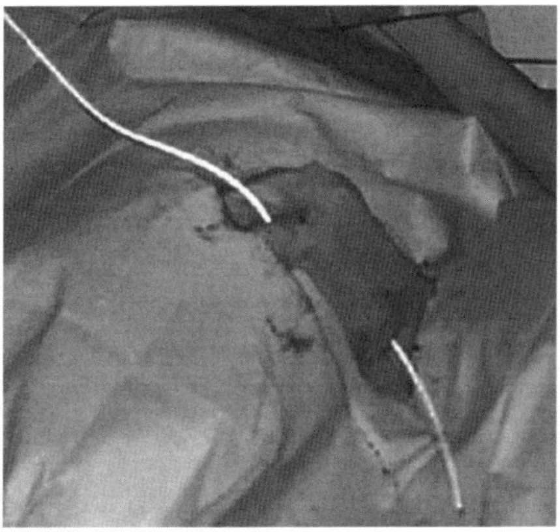

• **FIGURA 12** Tunelização do CVC.
CVC: cateter venoso central.
Fonte: acervo da autora.

Em comparação com o CVC não tunelizado, o CVC tunelizado tem vantagens por apresentar menor risco para infecção e possibilidade de uso prolongado. Como desvantagens, apresenta maior complexidade, tanto na inserção, quanto na remoção[12]. Os cuidados com o CVC de longa permanência envolvem a fixação externa do cateter com fita adesiva para reduzir o risco de tração e evitar banho de imersão[12], seja em banheira, piscina ou mar.

A remoção do CVC tunelizado tipo Hickman® deve ser realizada por profissional experiente, para dissecção cirúrgica com a finalidade de desprender o *cuff* aderido à pele. O procedimento de remoção deve ser suave, sem exercer força[35] (Figura 13).

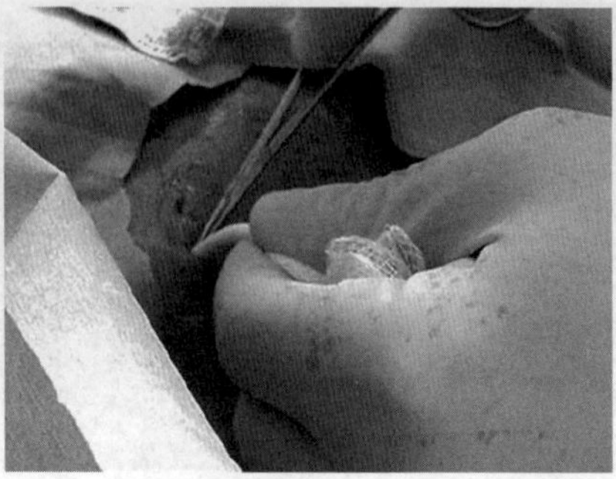

• **FIGURA 13** Remoção do CVC tunelizado.
CVC: cateter venoso central.
Fonte: acervo da autora.

MANUTENÇÃO DO CVC: PERMEABILIZAÇÃO

O uso adequado do CVC antes de qualquer infusão (caso o CVC não esteja em uso de infusão contínua) inclui a observação de retorno venoso após aspiração, seguida de *flush* com auxílio de uma seringa com solução fisiológica a 0,9%. Após o término de cada infusão, deve-se infundir solução fisiológica 0,9% para evitar risco de contato entre medicações incompatíveis[6]. Cada instituição deve padronizar a prática de manutenção da permeabilidade do CVC[6], conforme suas experiências, material disponível e avaliação de custo, segurança e benefício.

Não há consenso entre as instituições quanto ao intervalo de tempo para manutenção da permeabilidade do CVC[6]. Entretanto, um período entre 4 e 12 semanas pode ser um intervalo seguro para a obtenção de retorno venoso e realização de *flush* em cateter tipo Port®[36]. Já em CVC tunelizado, se não estiver em uso de infusão, o intervalo para manter a permeabilidade do acesso é de 7 dias[12].

MANUTENÇÃO DO CVC: CURATIVO

O curativo tem a função de fixação, além de proteção de sítio de inserção contra infecção[37]. Porém, além de fios de suturas, o mercado disponibiliza dispositivo exclusivo para imobilizar um CVC. O curativo deve evitar infecção de corrente sanguínea relacionada ao CVC, garantir a imobilização do dispositivo de acesso central, ser confortável para o paciente, de fácil manuseio e custo-efetivo[37].

O risco para infecção em CVC difere para os cateteres de curta ou longa permanência. Os dispositivos de curta permanência apresentam maior risco de contaminação via extraluminal. Já os de longa permanência oferecem maior risco com a manipulação e a migração de microrganismos intralúmen[11] (Figura 14).

Metanálise que avaliou a eficácia, segurança e conforto de um produto de fixação de PICC concluiu que o dispositivo reduziu a incidência de deslocamento e a saída acidental do cateter, além de apresentar vantagem sobre fio de sutura ou fita de fixação. No entanto, os autores recomendam cautela em razão da elevada heterogeneidade e da baixa qualidade dos estudos identificados[37].

No mercado, estão disponíveis diversos tipos de curativos para CVC, tornando um desafio sua seleção e implementação[37]. Por isso é fundamen-

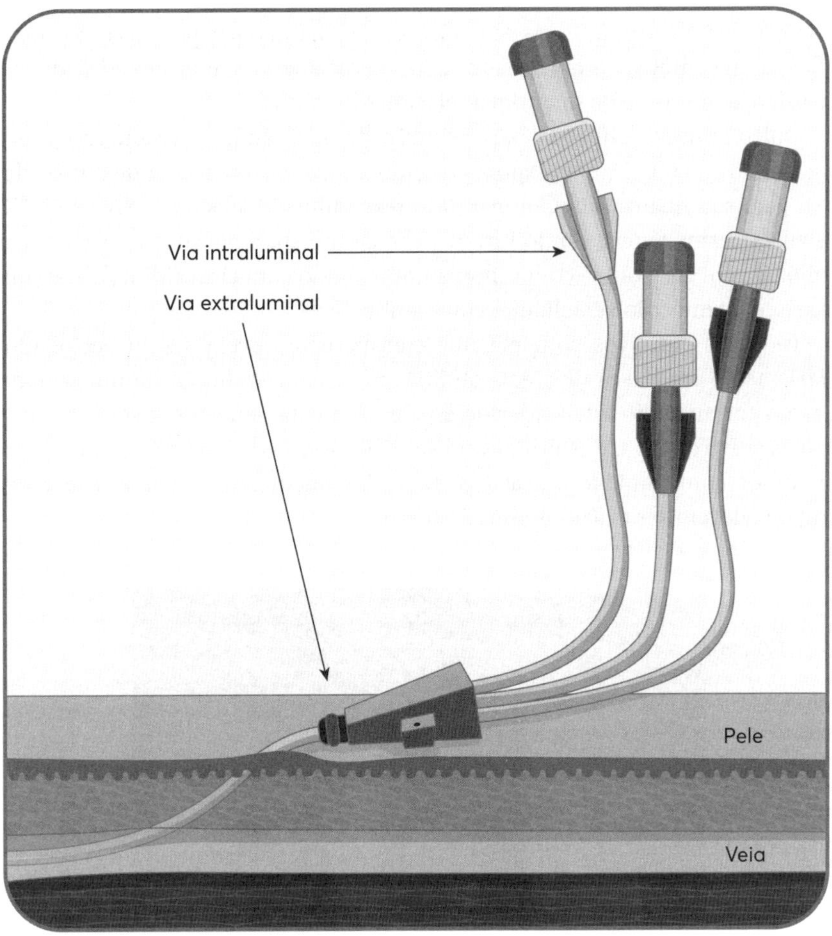

• **FIGURA 14** Fisiopatologia da infecção do CVC.
CVC: cateter venoso central.

tal conhecer os indicadores institucionais relacionados ao manejo dos CVC, do tipo taxa de infecção associada com CVC. No passado, os curativos eram realizados com o uso de gaze e uma fita adesiva simples. Mais recentemente, surgiram os curativos transparentes e semipermeáveis, que permitem a visualização do sítio de inserção e possibilitam banhos sem saturar, exigindo menos trocas de curativo, se comparados com a gaze e a fita, e podendo ser trocados a cada 7 dias[11].

Pesquisadores[38] testaram dois curativos com o objetivo de identificar a eficácia antimicrobiana: com película transparente adesiva estéril padrão e com película transparente estéril com almofada em gel de clorexidina (CHG), em um único centro. Identificaram redução na contagem microbiana do sítio de inserção do CVC que utilizou película com CHG. Em outra pesquisa[37] foi identificado que curativos impregnados com medicamentos reduzem a incidência de infecção de corrente sanguínea relacionados a CVC.

Outro curativo utilizado para redução de infecção de corrente sanguínea relacionada ao CVC é o de esponja de clorexidina, que necessita de outro adesivo para sua finalização. Comparando resultados de dois curativos em CVC de curta permanência, sendo um de película transparente adesiva estéril com almofada em gel e outro com esponja impregnado com clorexidina, observou-se risco de infecção semelhante entre ambos[39].

Todos os curativos com película transparente devem ser inspecionados diariamente em busca de sinais de infecção e para avaliação da integridade. Caso o curativo não esteja aderido à pele adequadamente, deve ser trocado[40]. Já o curativo com gaze estéril deverá ser trocado a cada 2 dias[10], se não estiver úmido ou com sujidade. Curativos colocados imediatamente após a inserção do CVC devem ser trocados após 24 horas[12].

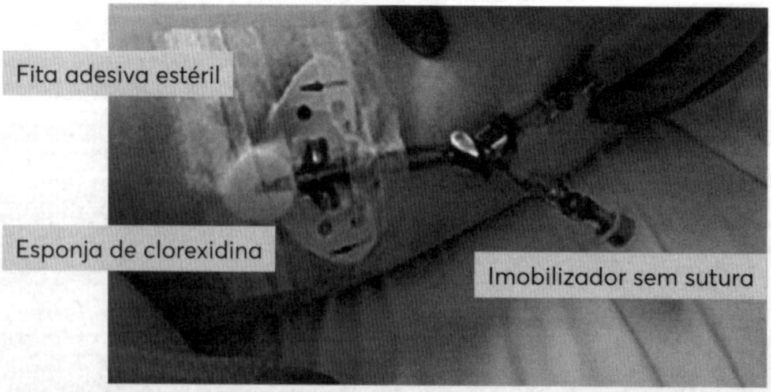

• **FIGURA 15** PICC *power* com imobilizador sem sutura e disco de clorexidina.

PICC: cateter central de inserção periférica.

Fonte: acervo da autora.

O mercado também disponibiliza placa adesiva com uma almofada subjacente e um fecho de travamento do dispositivo para imobilizar o CVC em substituição ao fio de sutura[12,37]. A Figura 15 apresenta duas formas de imobilização do CVC sem uso de fio de sutura, com fita estéril adesiva e com placa adesiva de imobilização. Também é possível notar o curativo com disco de clorexidina.

CONSIDERAÇÕES FINAIS

A educação e o treinamento teórico e prático é fundamental para garantir a segurança no manuseio de acessos vasculares e, assim, reduzir complicações, como as infecções associadas ao CVC[10]. Todo profissional envolvido no manuseio do CVC deve passar por avaliação[10] periódica a fim de garantir a padronização das práticas, o que resulta em oportunidades de melhorias no processo do cuidar.

O profissional enfermeiro deve ter autonomia para participar do processo de escolha do melhor dispositivo para tratamento infusional. Mesmo com a prescrição de um dispositivo como o PICC, antes de sua inserção, todas as alternativas devem ser avaliadas e compartilhadas com o paciente e seus familiares.

REFERÊNCIAS BIBLIOGRÁFICAS

1. Cummings-Winfield C, Mushani-Kanji T. Restoring patency to central venous access devices. Clin J Oncol Nurs. 2008;12(6):925- 34.
2. Cheung E, Baerlocher MO, Asch M, Myers A. Venous access: a practical review for 2009. Can Fam Physician. 2009;55(5):494-6.
3. Wu O, Boyd K, Paul J, McCartney E, Ritchie M, Mellon D, et al. Hickman catheter and implantable port devices for the delivery of chemotherapy: a phase II randomised controlled trial and economic evaluation. Br J Cancer. 2016;114(9):979-85.
4. National Healthcare Safety Network. Bloodstream infection event (central line-associated bloodstream infection and non-central line associated bloodstream infection). Device-associated Module BSI. 2023. Disponível em: https://www.cdc.gov/nhsn/pdfs/pscmanual/4psc_clabscurrent.pdf. Acesso em: 15 abr. 2023.
5. Raptis DA, Neal K, Bhalla S. Imaging approach to misplaced central venous catheters. Radiol Clin North Am. 2020;58(1):105-17.
6. Gorski LA, Hadaway L, Hagle ME, Broadhurst D, Clare S, Kleidon T, et al. Infusion therapy standards of practice. J Infus Nurs. 2021;44(Suppl 1):S1-S224.
7. Perin G, Scarpa MG. Defining central venous line position in children: tips for the tip. J Vasc Access. 2015;16(2):77-86.
8. Guimaraes AF, Souza AA, Bouzada MC, Meira ZM. Accuracy of chest radiography for positioning of the umbilical venous catheter. J Pediatr (Rio J). 2017;93(2):172-8.
9. Lachowska M, Lachowski K, Królak-Olejnik B. Parenteral nutrition solution in cerebrospinal fluid in preterm newborn: a case report and review of the literature. J Vasc Access. 2016;17(4):e82-e84.

10. O'Grady NP, Alexander M, Burns LA, Dellinger EP, Garland J, Heard SO, et al. Guidelines for the prevention of intravascular catheter-related infections. Clin Infect Dis. 2011;52(9):e162-93.
11. Frasca D, Dahyot-Fizelier C, Mimoz O. Prevention of central venous catheter-related infection in the intensive care unit. Crit Care. 2010;14(2):212.
12. Bishop L, Dougherty L, Bodenham A, Mansi J, Crowe P, Kibbler C, et al. Guidelines on the insertion and management of central venous access devices in adults. Int J Lab Hematol. 2007;29(4):261-78.
13. Hacker C, Verbeek M, Schneider H, Steimer W. Falsely elevated cyclosporin and tacrolimus concentrations over prolonged periods of time due to reversible adsorption to central venous catheters. Clin Chim Acta. 2014;433:62-8.
14. Burbridge B, Goyal K. Quality-of-life assessment: arm TIVAD versus chest TIVAD. J Vasc Access. 2016;17(6):527-34.
15. Kim DH, Ryu DY, Jung HJ, Lee SS. Evaluation of complications of totally implantable central venous port system insertion. Exp Ther Med. 2019;17(3):2013-8.
16. B-D. PowerLine™ Central Venous Catheter. 2023. Disponível em: https://www.bd.com/en-us/products-and-solutions/products/product-families/powerline-central-venous-catheter. Acesso em: 29 abr. 2023.
17. Plumb AA, Murphy G. The use of central venous catheters for intravenous contrast injection for CT examinations. Br J Radiol. 2011;84(999):197-203.
18. Macht S, Beseoglu K, Eicker S, Rybacki K, Braun S, Mathys C, et al. Safety and feasibility in highly concentrated contrast material power injections for CT-perfusion studies of the brain using central venous catheters. Eur J Radiol. 2012;81(8):1883-5.
19. Buijs SB, Barentsz MW, Smits MLJ, Gratama JWC, Spronk PE. Systematic review of the safety and efficacy of contrast injection via venous catheters for contrast-enhanced computed tomography. Eur J Radiol Open. 2017;4:118-22.
20. Goltz JP, Noack C, Petritsch B, Kirchner J, Hahn D, Kickuth R. Totally implantable venous power ports of the forearm and the chest: initial clinical experience with port devices approved for high-pressure injections. Br J Radiol. 2012;85(1019):e966-72.
21. Bard. PowerPort Implantable Port. Patient guide. 2001. Disponível em: https://www.bd.com/assets/documents/guides/user-guides/PI_PV_PowerPort-Implantable-Port-Patient-Guide_UG_EN.pdf. Acesso em: 29 abr. 2023.
22. Iachkine J, Buetti N, de Grooth HJ, Briant AR, Mimoz O, Mégarbane B, et al. Development and validation of a multivariable prediction model of central venous catheter-tip colonization in a cohort of five randomized trials. Crit Care. 2022;26(1):205.
23. Lockwood J, Desai N. Central venous access. Br J Hosp Med (Lond). 2019;80(8):C114-C119.
24. Saugel B, Scheeren TWL, Teboul JL. Ultrasound-guided central venous catheter placement: a structured review and recommendations for clinical practice. Crit Care. 2017;21(1):225.
25. Ince ME, Ozkan G, Ors N, Yildirim AK, Doganci S. Complications and pitfalls of central venous port catheters: experience with 782 patients with cancer. Ir J Med Sci. 2020;189(4):1371-7.
26. Kim H, Kwon S, Son SM, Jeong E, Kim JY. Tailored approach to the choice of long-term vascular access in breast cancer patients. PLoS One. 2021;16(7):e0255004.
27. Kawamura J, Nagayama S, Nomura A, Itami A, Okabe H, Sato S, et al. Long-term outcomes of peripheral arm ports implanted in patients with colorectal cancer. Int J Clin Oncol. 2008;13(4):349-54.
28. Yang SS, Ahn MS. A comparison between upper arm and chest for optimal site of totally implanted venous access ports in patients with female breast cancer. Ann Vasc Surg. 2018;50:128-34.
29. Fonseca IY, Krutman M, Nishinari K, Yazbek G, Teivelis MP, Bomfim GA, et al. Brachial insertion of fully implantable venous catheters for chemotherapy: complications and quality of life assessment in 35 patients. Einstein (São Paulo). 2016;14(4):473-9.

30. Conselho Federal de Enfermagem (Cofen). Resolução Cofen n. 258/2001, de 12 de julho de 2001. Brasília: Cofen; 2001. Disponível em: http://www.cofen.gov.br/resoluo-cofen-2582001_4296.html. Acesso em: 29 abr. 2023.
31. Conselho Federal de Enfermagem (Cofen). Resolução Cofen n. 679/2021, de 20 de agosto de 2021. Aprova a normatização da realização de ultrassonografia à beira do leito e no ambiente pré-hospitalar por enfermeiro. Brasília: Cofen; 2021. Disponível em: http://www.cofen.gov.br/resolucao-cofen-no-679-2021_90338.html. Acesso em: 29 abr. 2023.
32. Conselho Federal de Enfermagem (Cofen). Parecer de câmara técnica n. 15/2014/CTLN/Cofen, de 12 de julho de 2001. Brasília: Cofen; . 2001. Disponível em: http://www.cofen.gov.br/resoluo-cofen-2582001_4296.html. Acesso em: 29 jun. 2023.
33. Brescia F, Pittiruti M, Spencer TR, Dawson RB. The SIP protocol update: eight strategies, incorporating Rapid Peripheral Vein Assessment (RaPeVA), to minimize complications associated with peripherally inserted central catheter insertion. J Vasc Access. 2022;11297298221099838.
34. Dawson RB. PICC Zone Insertion Method (ZIM™): a systematic approach to determine the ideal insertion site for PICCs in the upper arm. J Vasc Access. 2011;16(3):156-65.
35. Moss JG, Wu O, Bodenham AR, Agarwal R, Menne TF, Jones BL, et al. Central venous access devices for the delivery of systemic anticancer therapy (CAVA): a randomised controlled trial. Lancet. 2021;398(10298):403-15.
36. Hoffman M, Fischer-Cartlidge E. Implementation of an evidence-based practice change removing heparin from implanted vascular access devices. J Infus Nurs. 2022;45(5):258-63.
37. Ullman AJ, Cooke ML, Mitchell M, Lin F, New K, Long DA, et al. Dressings and securement devices for central venous catheters (CVC). Cochrane Database Syst Rev. 2015;2015(9):CD010367.
38. Karpanen TJ, Casey AL, Whitehouse T, Nightingale P, Das I, Elliott TS. Clinical evaluation of a chlorhexidine intravascular catheter gel dressing on short-term central venous catheters. Am J Infect Control. 2016;44(1):54-60.
39. Buetti N, Ruckly S, Schwebel C, Mimoz O, Souweine B, Lucet JC, et al. Chlorhexidine-impregnated sponge versus chlorhexidine gel dressing for short-term intravascular catheters: which one is better? Crit Care. 2020;24(1):458.
40. Gavin NC, Webster J, Chan RJ, Rickard CM. Frequency of dressing changes for central venous access devices on catheter-related infections. Cochrane Database Syst Rev. 2016;2(2):CD009213.

4

Hemotransfusão em oncologia

Jênifa Cavalcante dos Santos Santiago
Isadora Marques Barbosa

INTRODUÇÃO

O sangue é um tecido vivo e renovável que circula pelo corpo por meio do sistema circulatório. Classificado como tecido conjuntivo, compõe-se de plasma, hemácias, leucócitos e plaquetas e é responsável por levar oxigênio e nutrientes a todos os órgãos. Na Tabela 1, encontram-se o tempo de duração na corrente circulatória, as características e as funções dos componentes sanguíneos.

- **TABELA 1** Duração, características e funções dos componentes sanguíneos

Constituinte do sangue	Duração	Características	Funções
Plasma	Permanente renovação	É composto de água e 5% por nutrientes, gás carbônico e oxigênio	Transporte
Leucócitos	Cerca de 1 semana	Promovem defesa imune humoral ou celular e fazem diapedese	Defesa imune
Hemácias	Cerca de 120 dias	Transportam oxi-hemoglobina e desoxi-hemoglobina; seu formato é bicôncavo	Transporte de oxigênio e de gás carbônico
Plaquetas	Cerca de 1 semana	Fazem agregação	Coagulação do sangue

Fonte: Brasil[1].

A terapêutica transfusional de hemocomponentes usada adequadamente pode salvar vidas e melhorar a saúde. No entanto, assim como outras intervenções, pode levar a complicações agudas ou tardias[1].

O sangue e seus componentes são obtidos por meio de doações de sangue aos serviços de bancos de sangue, as quais são regulamentadas pela Lei n. 10.205, de 21 de março de 2001. A doação deve ser altruísta, voluntária e não gratificada direta ou indiretamente; além disso, o anonimato do doador deve ser garantido[2].

HEMOCOMPONENTES E HEMODERIVADOS

Hemocomponentes e hemoderivados são produtos distintos. Os produtos gerados um a um nos serviços de hemoterapia, a partir do sangue total, por meio de processos físicos (centrifugação, congelamento), são denominados hemocomponentes. São eles: o plasma rico em plaquetas, o concentrado de hemácias, o concentrado de plaquetas, o plasma fresco congelado, o plasma de 24 horas e o crioprecipitado. Já os produtos obtidos em escala industrial, com base no fracionamento do plasma por processos físico-químicos, são denominados hemoderivados, ou seja, a albumina, a globulina e os concentrados de fatores de coagulação.

Os hemocomponentes podem ser obtidos de duas formas: coleta do sangue total ou coleta por meio de aférese, um procedimento em que se retira o sangue do doador seguido da separação de seus componentes por um equipamento próprio, retém-se a porção do sangue que se deseja retirar na máquina e os outros componentes são devolvidos ao doador, cujos tipos são plaquetaférese (doação de plaquetas), eritraférese (doação de glóbulos vermelhos) e plasmaférese (doação de plasma)[1].

Para possibilitar a conservação dos produtos sanguíneos são adicionadas soluções anticoagulantes preservadoras e soluções aditivas, as quais impedem a coagulação e mantêm a viabilidade das células do sangue durante o armazenamento.

As soluções aditivas têm o intuito de aumentar a sobrevida e a possibilidade de armazenamento das hemácias por até 42 dias em temperatura de 2 a 4 °C. Uma das soluções aditivas é o SAG-M, composto de soro fisiológico, adenina, glicose e manitol.

Além disso, são realizados testes sorológicos e imunológicos para garantir a segurança da terapia transfusional, evitando a transmissão de agentes infecciosos e reações de hipersensibilidade. Apesar disso, não estão descartados possíveis efeitos adversos às transfusões[1,3].

A Tabela 2 apresenta os testes sorológicos e imunológicos realizados durante a triagem do sangue doado.

• **TABELA 2** Testes sorológicos e imunológicos

Sorológicos	Imunológicos
VDRL HBsAg Anti-HIV Anti-HBc Anti-HTLV 1 e 2 Anti-HCV Chagas	Tipagem ABO Tipagem Rh Pesquisa de D fraco Pesquisa de antígeno irregular

anti-HBc: anticorpo específico contra o vírus da hepatite B; anti-HCV: anticorpo específico contra o vírus da hepatite C; HBsAg: detecção qualitativa do antígeno do vírus da hepatite B; HIV: vírus da imunodeficiência humana; HTLV: vírus linfotrópico da célula humana; VDRL: *venereal disease research laboratory*.
Fonte: Brasil[2].

Na Tabela 3 estão dispostas as principais características dos hemocomponentes.

• **TABELA 3** Características dos hemocomponentes

Hemocomponente	Volume	Armazenamento	Validade	Tempo de infusão
Hemácias	220-280 mL	6 a 2 °C	35-42 dias	2-4 horas
Plaquetas	50-300 mL	22 a 2 °C sob agitação constante	Até 5 dias	30 minutos (aberto)
Plasma fresco congelado	180 mL	–18 a –25 °C	12-24 meses	30 minutos
Plasma isento de crioprecipitado	150-200 mL	–18 a –25 °C	12-24 meses	30 minutos
Plasma de 24 horas	200-250 mL	–18 a –25 °C	12-24 meses	30 minutos
Crioprecipitado	15 mL	–18 a –25 °C	12 meses	30 minutos
Concentrado de granulócitos	220 mL	24 e 20 °C	24 horas	1-2 horas

Fonte: Ministério da Saúde[1]; Hemocentro Campinas[3]; Anvisa[4].

INDICAÇÕES DOS HEMOCOMPONENTES

Na Tabela 4 serão apresentadas as indicações de hemotransfusão direcionadas mais especificamente para pacientes oncológicos, foco deste capítulo.

• **TABELA 4** Hemocomponentes e critérios de uso em oncologia

Hemocomponente	Critério de uso
Sangue total	Hemorragias agudas com perda estimada maior que 25% da volemia e pacientes submetidos a exsanguinotransfusão.
Concentrado de hemácias	Não há gatilho transfusional universalmente aceito, sendo levados em consideração fatores como: sintomas, presença de coronariopatia, velocidade de redução da Hb, entre outros. A AABB recomenda Tx quando Hb estiver entre 7-8 g/dL como limiar para pacientes hospitalizados que se encontram estáveis; considerar Tx quando Hb ≤ 8 g/dL em pacientes hospitalizados com doença cardiovascular associada; e considerar Tx para pacientes de acordo com nível de Hb e sintomatologia (taquicardia, taquipneia e hipotensão postural).
Concentrado de plaquetas	Indicado, se contagem inferior a 10.000/mm^3, na ausência de fatores de risco. Se inferiores a 20.000/mm^3, na presença de febre (> 37,8°C), manifestações hemorrágicas menores (gengivorragia, petéquias, equimoses), hiperleucocitose (contagem de leucócitos maior que 30.000/mm^3). Se inferiores a 50.000/mm^3, na presença de outras alterações da hemostasia (p. ex., leucemia promielocítica aguda), queda rápida na contagem plaquetária, na doença do enxerto versus hospedeiro e na presença de hemorragias maiores. Nos casos de hemorragia no sistema nervoso central, a transfusão é indicada quando a contagem for inferior a 100.000/mm^3. Nos casos de hemorragia no sistema nervoso central, a transfusão é indicada quando a contagem for inferior a 100.000/mm^3. Em casos de procedimentos cirúrgicos e invasivos, os valores de corte da contagem de plaquetas são: • Biópsia óssea: 20.000/mm^3. • Pré-operatório de neurocirurgias ou cirurgias oftalmológicas: 100.000/mm^3. • Instalação de cateter venoso central: 20.000 - 50.000/mm^3. • Punção liquórica ou instalação de cateter peridural: 50.000/mm^3. Pacientes pediátricos, em geral, toleram contagens plaquetárias mais baixas. Dessa forma, contagem menor que 5.000/mm^3 tem indicação.
Plasma fresco congelado	Pacientes com deficiência dos fatores de coagulação, sangramento ativo ou pré-procedimento invasivo, transfusão de mais de 10 UI de concentrado de hemácias ou reposição de uma ou mais volemias do paciente em 24 horas, correção de coagulograma em caráter de urgência em pacientes em uso de anticoagulantes orais, como fluido de reposição em plasmaférese, na PTT e na síndrome hemolítico-urêmica.

(continua)

• **TABELA 4** Hemocomponentes e critérios de uso em oncologia (*continuação*)

Hemocomponente	Critério de uso
Crioprecipitado	Reposição de fibrinogênio em pacientes com hemorragia, com CIVD ou na leucemia promielocítica quando o fibrinogênio for menor que 150mg/dL.
Concentrado de granulócitos	Pacientes com neutropenia acentuada (contagem de neutrófilos < 500/mm^3) ou com defeito qualitativo dos neutrófilos, associados a sepse bacteriana ou fúngica não responsiva à antibioticoterapia adequada.

AABB: American Association of Blood Banks; CIVD: coagulação intravascular disseminada; Hb: hemoglobina; PTT: púrpura trombocitopênica trombótica.
Fonte: Rosenblit[5]; Costa et al.[6]; Hospital Sírio-Libanês[7]; Murphy et al.[8]; NCNN[9]; Hamerschlak[10].

Alguns procedimentos especiais podem ser necessários no que se refere aos hemocomponentes. Estes se encontram descritos na Tabela 5.

• **TABELA 5** Procedimentos especiais nos hemocomponentes

Irradiação	Os componentes sanguíneos celulares (concentrado de hemácias, plaquetas e granulócitos) contêm linfócitos viáveis que, quando transfundidos em pacientes imunossuprimidos (como é o caso de muitos pacientes oncológicos), podem causar a proliferação de linfócitos T, culminando com uma reação transfusional tardia, a DECH. A irradiação leva à prevenção dessa reação adversa. Na oncologia, esse procedimento é indicado nos casos de: pós-transplante de medula óssea autólogo ou alogênico; pacientes tratados com análogos da purina (fludarabina, cladribina); portadores de linfomas, leucemia mieloide aguda e anemia aplástica em tratamento quimioterápico ou imunossupressor (ou recente, usualmente < 6 meses).
Deleucotização	Os leucócitos presentes nas bolsas de hemocomponentes não têm função ativa e podem promover efeitos adversos, como a reação febril não hemolítica. Na oncologia, está indicada nos casos de: candidatos a transplante de medula óssea, leucemia mieloide aguda, doenças onco-hematológicas graves até esclarecimento diagnóstico. Outras indicações: hemoglobinopatias, anemias hemolíticas hereditárias, antecedentes de duas ou mais RFNH, síndromes de imunodeficiências congênitas, anemia aplástica e prevenção de infecção para CMV.

(continua)

• **TABELA 5** Procedimentos especiais nos hemocomponentes (*continuação*)

Lavagem com solução salina	Reduzir a quantidade de plasma presente no produto original. Está indicada para: prevenção de reações alérgicas graves ou recorrentes em pacientes não responsivos à pré-medicação com anti-histamínicos ou corticosteroides, e pacientes com deficiência de IgA, quando não for disponível hemocomponente proveniente de doador com deficiência de IgA.

CMV: citomegalovírus; DECH: doença do enxerto contra o hospedeiro; IgA: imunoglobulina A; RFNH: reações febris não hemolíticas.
Fonte: Rosenblit[5]; Hospital Sírio-Libanês[7].

CLASSIFICAÇÃO DAS TRANSFUSÕES[7]

A transfusão pode ser classificada como:

- Programada: aquela determinada para dia e hora.
- Não urgente: dentro das 24 horas.
- Urgente: dentro de 3 horas.
- De extrema urgência: quando o retardo do início de transfusão coloca em risco a vida do paciente.

REAÇÕES TRANSFUSIONAIS

As reações transfusionais podem ser divididas em:

- Infecciosas e não infecciosas.
- Imunológicas e não imunológicas.
- Agudas (com início em menos de 24 horas após a transfusão) e tardias (com início após 24 horas da transfusão). As reações tardias são mais raras e frequentemente não diagnosticadas.

Algumas condutas são gerais e comuns na ocorrência de reações transfusionais, como: interromper a transfusão, lavar a via de acesso com solução salina a 0,9% e manter a via de acesso pérvia, contatar o serviço de hemoterapia e o médico do paciente e registrar o ocorrido e as condutas tomadas no prontuário.

Na Tabela 6 encontram-se as reações transfusionais mais comuns, definição, quadro clínico associado e conduta.

• **TABELA 6** Reações transfusionais, definição, quadro clínico associado e conduta

Reação adversa	Definição	Quadro clínico	Conduta
Reação hemolítica aguda	Reação secundária à ação de anticorpos contra antígenos eritrocitários, que é grave e rara.	Febre, calafrios, dor (lombar, torácica, abdominal e no local da infusão), agitação, hipotensão arterial, oligúria, hemoglobinúria, choque, anemia, icterícia e CIVD.	• Hidratação rigorosa. • Controle de diurese. • Administração de diuréticos, vasopressores e analgésicos. • Administração de fatores de coagulação, em casos de CIVD.
Reação febril não hemolítica	Reação a anticorpos contra antígenos leucocitários e citocinas.	Febre, tremores, calafrios, cefaleia, mal-estar geral, náuseas, vômitos e dispneia.	• Administração de antipiréticos. • Administração de meperidina, em caso de tremores e calafrios resistentes.
Urticária	Hipersensibilidade cutânea causada pela exposição a substâncias solúveis no plasma do doador ao qual o receptor está sensibilizado.	Máculas e prurido.	• Administração de anti-histamínicos. • Suspensão definitiva da infusão, em caso de urticária extensa ou piora dos sintomas com associação de febre, tremores e calafrios. • Administração de hemácias lavadas em caso de não responsabilidade à pré-medicação (anti-histamínicos, corticosteroides).
Reação anafilática	Hipersensibilidade imediata desencadeada pela exposição a substâncias solúveis no plasma do doador ao qual o receptor está sensibilizado. É grave e pode evoluir para choque.	Urticária, eritema, ansiedade, broncoespasmo, tosse, edema de laringe, insuficiência respiratória e hipotensão arterial.	• Administração de adrenalina, aminofilina, anti-histamínicos e corticosteroides. • Transfusão de componentes celulares lavados.

(continua)

TABELA 6 Reações transfusionais, sua definição, quadro clínico associado e conduta (*continuação*)

Reação adversa	Definição	Quadro clínico	Conduta
Trali	Edema pulmonar não cardiogênico, desencadeado por transfusão de anticorpos anti-HLA presentes no plasma do doador ou por antígenos neutrofílicos que reagem com plaquetas do receptor levando a eventos que aumentam a permeabilidade da microcirculação pulmonar.	Febre, vômitos, diarreia, calafrios, dispneia, taquicardia, hipotensão arterial, cianose, hipóxia grave, infiltrado pulmonar e insuficiência respiratória.	• Administração de oxigênio, se necessário. • Prevenção: instituir políticas para transfusão de plasma e plaquetas de doadores com maior risco para anticorpos anti-HLA ou neutrófilos.
Contaminação bacteriana	Contaminação bacteriana com posterior proliferação durante a estocagem, mesmo tendo sido realizados os cuidados assépticos na coleta e na manipulação.	Oligúria, CIVD, falência múltipla de órgãos.	• Coleta de hemocultura do paciente e da bolsa. • Uso de antibioticoterapia de amplo espectro. • Prevenção: manter assepsia desde a coleta até a infusão, realizar triagem rigorosa do doador, realizar cultura de componentes plaquetários pré-transfusão.
Hipervolemia	Infusão rápida mal tolerada em pacientes com comprometimento pulmonar ou cardíaco, com anemias crônicas e volume plasmático aumentado.	Dispneia, ortopneia, escarro hemoptoico, taquicardia, hipertensão arterial e cefaleia.	• Posicionamento ortostático do paciente. • Administração de diuréticos e de oxigênio. • Respeitar sempre o tempo de infusão de cada hemocomponente.

CIVD: coagulação intravascular disseminada; HLA: antígeno leucocitário humano; Trali: lesão pulmonar aguda relacionada à transfusão.
Fonte: Hemocentro Campinas[3]; Costa et al.[6]; Hospital Sírio-Libanês[7]; Hamerschlak[10]; McFarland et al.[11].

TABELA 7 Intervenções de enfermagem em hemotransfusão

Etapas	Intervenções de enfermagem
Antes da hemotransfusão	• Verificar se há prescrição médica do produto hemoterápico a ser infundido. • Verificar se os dados do paciente (nome completo, data de nascimento) estão de acordo com as etiquetas da bolsa por conferência verbal cliente/profissional, preferencialmente por dois profissionais. • Certificar-se dos exames pré-transfusionais (tipagem sanguínea e Rh, pesquisa de anticorpos irregulares). • Verificar se há acesso venoso ou permeabilidade de um acesso já existente, seja central ou periférico. • Certificar-se de que a via de infusão seja exclusiva. Se for necessário o compartilhamento da via, somente SF 0,9% poderá ser administrado concomitantemente. • Utilizar equipo contendo filtro de 170 a 280 mc capaz de reter coágulos e agregados. • Verificar se há prescrição de pré-medicação* e se foi administrada conforme prescrição médica. • Verificar os sinais vitais**. • Explicar ao paciente e à família a indicação e o procedimento de administração do hemocomponente. • Explicar possíveis sinais e sintomas de reação transfusional e a necessidade de comunicar à enfermagem imediatamente. • Observar que, em algumas instituições, estabelecem-se rotinas próprias, como colocação de pulseira de identificação para hemotransfusão, entre outras.

(continua)

TABELA 7 Intervenções de enfermagem em hemotransfusão (*continuação*)

Etapas	Intervenções de enfermagem
Durante a infusão	▪ Utilizar os EPI. ▪ Obedecer às normas de segurança durante o preparo da bolsa e a manipulação do acesso venoso. ▪ Verificar o tempo de infusão do respectivo hemocomponente. ▪ Verificar os sinais vitais. ▪ Manter a vigilância nos primeiros 15 minutos da transfusão e na sequência, em intervalos regulares (geralmente as reações transfusionais ocorrem nos primeiros minutos da infusão). ▪ Não deve ser adicionado nenhum fluido ou droga ao produto hemoterápico a ser transfundido. ▪ Se houver necessidade de compartilhamento de via de acesso concomitante à infusão de sangue e hemocomponentes, deve ser feita somente com solução salina a 0,9%. ▪ Documentar no registro do paciente os dados da bolsa, os sinais vitais e a ocorrência de possíveis reações transfusionais, com a conduta tomada.
Após a transfusão	▪ Utilizar os EPI. ▪ Documentar no registro do paciente os dados da bolsa, os sinais vitais e se houve alguma reação transfusional e a conduta tomada. ▪ Remover a etiqueta da bolsa do hemocomponente e anexar ao prontuário.

EPI: equipamentos de proteção individual; SF: soro fisiológico.
* Em alguns casos, o médico pode prescrever anti-histamínicos ou corticosteroides para evitar reações transfusionais. A isso denomina-se pré-medicação.
** Não existe contraindicação absoluta à transfusão em pacientes com febre. No entanto, é importante diminuir a temperatura antes da transfusão, porque a hipertermia pode ser um sinal de hemólise ou de outro tipo de reação transfusional.
Fonte: Ministério da Saúde[1]; Anvisa[4]; Murphy et al.[8]; McFarland[11]; Coren[12].

REFERÊNCIAS BIBLIOGRÁFICAS

1. Brasil. Ministério da Saúde. Guia para uso de hemocomponentes. 2.ed. Brasília, DF, 2015. Disponível em: https://bvsms.saude.gov.br/bvs/publicacoes/guia_uso_hemocomponentes_2ed.pdf. Acesso em: 22 jun. 2023.
2. Brasil. Lei n. 10.205, de 21 de março de 2001. Regulamenta o § 4º do art. 199 da Constituição Federal, relativo à coleta, processamento, estocagem, distribuição e aplicação do sangue, seus componentes e derivados, estabelece o ordenamento institucional indispensável à execução adequada dessas atividades, e dá outras providências. Brasília, DF, 2001. Disponível em: https://www.planalto.gov.br/ccivil_03/leis/leis_2001/l10205.htm. Acesso em: 22 jun. 2023.
3. Hemocentro Campinas. Unicamp. Manual de orientações em hemoterapia. 2018. Disponível em: https://www.hemocentro.unicamp.br/arquivos/2018/09/Manual-de-Orienta%C3%A7%C3%B5es-em-Hemoterapia-2018.pdf. Acesso em: 23 jun. 2023.
4. Brasil. Agência Nacional de Vigilância Sanitária (Anvisa). Manual técnico de hemovigilância: investigação das reações transfusionais imediatas e tardias não infecciosas. Brasília, DF: Anvisa; 2007. Disponível em: http://antigo.anvisa.gov.br/resultado-de-busca?p_p_id=101&p_p_lifecycle=0&p_p_state=maximized&p_p_mode=view&p_p_col_id=column-1&p_p_col_count=1&_101_struts_action=%2Fasset_publisher%2Fview_content&_101_assetEntryId=405793&_101_type=document. Acesso em: 4 ago. 2023.
5. Rosenblit J. Manual de orientação para uso de sangue, hemocomponentes e aférese. In: Junqueira PC, Hamerschlak N, Rosenblit J. Hemoterapia clínica. São Paulo: Roca; 2009. p.61-71.
6. Costa AC, Santos MC, Bejelegarde AP. Administração de sangue e hemocomponentes. In: Knobel E, Laselva CR, Júnior DF. Terapia intensiva: enfermagem. São Paulo: Atheneu; 2006. p.517-26.
7. Hospital Sírio-Libanês. Guia de condutas hemoterápicas. 3.ed. São Paulo: Hospital Sírio-Libanês; 2022. Disponível em: https://media.graphassets.com/aAjVyCyQWCriu2NLNbzS. Acesso em: 23 jun. 2023.
8. Murphy MF, Wallington TB, Kelsey P, Boulton F, Bruce M, et al; British Committee for Standards in Haematology, Blood Transfusion Task Force. Br J Haematol. 2001;113(1):24-31.
9. National Comprehensive Cancer Network (NCNN). Cancer and chemotherapy induced anemia. 2023. Disponível em: http://www.nccn.org/professionals/physician_gls/pdf/anemia.pdf. Acesso em: 23 fev. 2023.
10. Hamerschlak N, Szterling LN, Rosenblit J. Utilização de sangue e componentes. In: Knobel E. Condutas no paciente grave. 3.ed. São Paulo: Atheneu; 2006. p.275-38.
11. McFarland J, Menitove J, Kagen L, et al. Leukocyte reduction and ultraviolet B irradiation of platelets to prevent alloimmunization and refractoriness to platelet transfusions. The trial to reduce alloimmunization to plateles study group. N Eng J Med. 1997;337(26):1861-7.
12. Conselho Federal de Enfermagem (Coren). Resolução n. 709, 19 de agosto de 2022. Norma técnica para atuação da equipe de Enfermagem em Hemoterapia. Rio de Janeiro: Cofen; 2006. Disponível em: http://www.cofen.gov.br/resolucao-cofen-no-709-2022_101883.htm. Acesso em: 28 fev. 2023.

SEÇÃO II

Cânceres sólidos

5

Câncer de pele

Andrea Bezerra Rodrigues
Daniele Costa de Assis
Fernanda Macedo Cartaxo Freitas
Lara Thays Araújo Sousa Torres

INTRODUÇÃO

O câncer de pele consiste em uma neoplasia maligna decorrente do crescimento anormal de células mutadas da pele, principalmente pela exposição excessiva à radiação ultravioleta (UV). Esses tumores malignos se desenvolvem comumente em áreas de maior exposição solar, por exemplo, face, pescoço e orelhas. É o câncer de maior incidência no Brasil, sendo mais frequente em pessoas acima dos 40 anos. No entanto, em razão da constante exposição dos jovens aos raios solares, a média de idade tem reduzido[1].

Convencionalmente, costuma-se dividir o câncer de pele em dois grandes grupos:

1. Câncer de pele não melanoma, que engloba dois tipos de câncer:
   - Carcinoma basocelular (CBC).
   - Carcinoma espinocelular ou células escamosas (CEC).
2. Câncer de pele melanoma[2].

Como forma de prevenção, o Instituto Nacional do Câncer (INCA) estabelece medidas de fotoproteção, destacando-se: evitar exposição prolongada ao sol entre 10 e 16 horas, aplicar filtro solar com fator de proteção 30, no mínimo, na pele antes de se expor e reaplicar a cada 2 horas, após mergulhos ou grande transpiração, utilizar filtro solar próprio para os lábios e usar proteção adequada, como roupas, bonés ou chapéus de abas longas, óculos escuros com proteção UV, sombrinhas e barracas[1].

EPIDEMIOLOGIA

Segundo estimativas da International Agency for Research on Cancer (IARC), da Organização Mundial da Saúde (OMS), no ano de 2020 ocorreram 1.522.708 novos casos de câncer de pele em todo o mundo, sendo 1.198.073 novos casos de câncer não melanoma[3].

Os dados do INCA estimam 220.490 casos novos de câncer de pele não melanoma no Brasil, para cada ano do triênio de 2023 a 2025, equivalente ao risco estimado de 101,95 por 100 mil habitantes, sendo 101.920 em homens e 118.570 em mulheres. A respeito do câncer de pele melanoma, o número de casos novos esperado é de 8.980, correspondendo a um risco de 4,13 por 100 mil habitantes, sendo 4.640 em homens e 4.340, em mulheres[4].

ETIOLOGIA E MANIFESTAÇÕES CLÍNICAS

Na Tabela 1, é possível verificar os fatores de risco para os tipos histológicos de câncer de pele, e, na Tabela 2, algumas características e as manifestações clínicas desses tipos de câncer.

MÉTODOS DIAGNÓSTICOS E ESTADIAMENTO

O diagnóstico precoce de qualquer tipo de câncer é fundamental para a diminuição da mortalidade e aumento da expectativa de vida. No câncer de pele, a detecção precoce pode acontecer por meio da avaliação clínica e, caso necessário, a realização de biópsia. Além disso, testes genéticos são utilizados para determinar possíveis mutações, o que ajuda na melhor escolha do tratamento específico. Na Tabela 3, encontram-se os métodos diagnóstico do câncer de pele.

Além de todos esses métodos diagnósticos, exames de imagem são utilizados para determinar o estadiamento da doença atual, bem como para realizar o acompanhamento das lesões ao longo do tratamento e avaliar o aparecimento de metástases a distância, bem como a recorrência do tumor. Alguns exames utilizados são: radiografia, tomografia de tórax, ultrassonografia, ressonância magnética e PET/CT-*scan*[12].

A classificação de estadiamento AJCC 8ª edição trouxe algumas mudanças em relação à AJCC 7ª edição, tanto para melanoma quanto para os tipos não melanoma. No tipo melanoma houve mudanças no estadiamento TNM referente à espessura de Breslow, no que se refere à classificação T do tumor, incluindo ulceração e mitose: a classificação por mitose foi retirada, permanecendo a ulceração[16].

• **TABELA 1** Fatores de risco para o câncer de pele e comentários

Fatores de risco	Comentários
Cor da pele	Pessoas de pele clara apresentam maior sensibilidade à exposição solar, pois produzem menos melanina. Dessa forma, têm maior risco de queimaduras causadas pelos raios solares. Isso ocorre porque a melanina tem ação fotoprotetora, minimizando os efeitos danosos dos raios ultravioleta[5-8].
Exposição prolongada à radiação ultravioleta,, sem proteção adequada	O principal fator de risco para todos os tipos de câncer de pele é a radiação ultravioleta, que induz lesões no DNA. A principal radiação é a solar. No entanto, merecem destaque ainda as radiações ultravioletas não naturais, como lâmpadas e camas solares, e a exposição aos bifenilos policlorados (compostos químicos encontrados no meio ambiente, altamente tóxicos, sendo biocumulativos e, pela descarga dessas substâncias por atividades humanas, contaminadores do solo)[9].
Predisposição genética e hereditariedade	Em razão de redução ou ausência de melanina, o albinismo é uma condição em que a exposição cumulativa aos raios ultravioleta (UV) é particularmente grave nesses indivíduos. No vitiligo ocorre o mesmo efeito nas manchas em que são despigmentadas, pois ficam desprotegidas. As síndromes hereditárias mais associadas ao CBC são: síndrome de Gorlin-Goltz, síndrome de Rombo, síndrome de Bazex-Dupré-Christol, xeroderma pigmentoso e síndrome de Oley[9]. Carcinomas espinocelulares múltiplos podem estar relacionados a: xeroderma pigmentoso, síndrome de Bloom, síndrome de Ferguson-Smith, síndrome de Muir-Torre, poroceratose do tipo Mibelli, síndrome KID, síndrome de Rothmund-Thomson e epidermodisplasia verruciforme[9]. O melanoma tem associação com nevos, nevos displásicos e xeroderma pigmentoso. A hereditariedade desempenha um papel central no desenvolvimento do melanoma. Dessa forma, familiares de pacientes diagnosticados com a doença devem se submeter a exame clínico. Além disso, alterações no oncogene BRAF v600 são alterações que tornam o indivíduo mais suscetível ao melanoma, sendo esse gene um determinador para o tratamento de terapia-alvo. Outros marcadores incluem: *BRAF, cKIT, NRAS, CDKN2A, CDK4*[7,8].
Imunossupressão	Pacientes imunossuprimidos apresentam maior risco de desenvolver neoplasias cutâneas em comparação com a população em geral. A imunossupressão pode ser principalmente o resultado da infecção pelo vírus da imunodeficiência humana (HIV), doenças linfoproliferativas, iatrogênicas, após o transplante de órgãos ou por uso de medicamentos imunobiológicos[9].

CBC: carcinoma basocelular; HIV: vírus da imunodeficiência humana.

• **TABELA 2** Características dos cânceres de pele e manifestações clínicas

Tipo histológico	Características	Manifestações clínicas
CEC	Iniciam nas células planas da parte externa da epiderme (Figura 1), geralmente aparecendo em áreas do corpo expostas ao sol, como rosto, orelhas, pescoço, lábios e dorso das mãos. Também podem se desenvolver em cicatrizes ou em feridas crônicas na pele. Os carcinomas de células escamosas geralmente podem ser removidos completamente (ou tratados de outras maneiras), embora sejam mais propensos do que os cânceres de células basais a causar metástase[5,6].	Lesão caracterizada por pápula, placa ou nódulo, com invasão e crescimento progressivo, que pode se tornar ulcerada, crateriforme ou necrótica. Normalmente, os CEC têm coloração avermelhada e sangram ocasionalmente[9,10].
CBC	Tipo mais comum de câncer de pele. 8 em cada 10 cânceres de pele são CBC. As alterações celulares começam na camada de células basais, que é a parte inferior da epiderme, e tendem a crescer lentamente. Não é comum que esse câncer tenha metástase para outras partes do corpo e geralmente apresenta um bom prognóstico. Entretanto, se não for tratado, pode crescer em áreas próximas e invadir tecidos sob a pele. Se não for removido completamente, o câncer de pele basocelular pode reaparecer no mesmo local[5,6]. A maioria dos tumores CBC desenvolve-se em locais da pele expostos à radiação[5,6].	Tem uma variedade de apresentações clínicas. Na forma mais clássica, aparece como uma pápula translúcida e brilhante de aspecto "perolado", com presença de uma crosta central e telangiectasias. O CBC pode ter um ou mais vasos sanguíneos visíveis e irregulares, eventualmente ulceração, além de áreas pigmentadas preto-azuladas ou marrons[9,10].

(continua)

TABELA 2 Características dos cânceres de pele e manifestações clínicas

Tipo histológico	Características	Manifestações clínicas
Melanoma	Ocorre nos melanócitos, células produtoras de melanina. Apesar de ser menos incidente, é mais perigoso por seu elevado potencial metastático[7]. Indivíduos de pele com pigmentação escura têm risco reduzido de desenvolverem melanoma, pois a melanina é capaz de proteger a pele de alguns efeitos nocivos do sol, mas qualquer pessoa pode desenvolver esse tipo de câncer[7]. Melanomas nas palmas das mãos, nas solas dos pés ou sob as unhas constituem uma porção muito maior de melanomas em pessoas de pele escura do que em pessoas brancas[7,8].	Em geral, tem a aparência de uma pinta ou de um sinal na pele, em tons acastanhados ou enegrecidos. Geralmente mudam de cor, de formato ou de tamanho. Um sinal importante que pode ser indicativo de melanoma é chamado "sinal do patinho feio", que é um ponto da pele que parece diferente de todos os outros[9,10]. Guia dos sinais usuais do melanoma ABCDE (Figura 2)[7,8]: • A (assimetria): uma metade da lesão não equivale à outra. • B (borda): as bordas são irregulares. • C (cor): a cor não é uniforme e pode ter diferentes tons de marrom ou preto, podendo apresentar partes na coloração rosa, vermelha, branca ou azul. • D (diâmetro): lesões acima de 0,6 cm são consideradas mais suspeitas. • E (evolução): mudanças progressivas no tamanho, forma ou cor.
CCM	As células de Merkel são um tipo de célula neuroendócrina encontrada principalmente na base da camada superior da pele (epiderme) e estão muito próximas de terminações nervosas na pele. O CCM é também chamado carcinoma neuroendócrino da pele. Esse tipo de câncer de pele é menos comum do que a maioria dos outros tipos, mas é um dos mais perigosos e tem alta probabilidade de se disseminar para outras partes do corpo[11].	Geralmente aparecem como nódulos firmes, de coloração rosa, vermelha ou roxa. Normalmente não doem, mas crescem rapidamente e podem ulcerar[11].

CBC: carcinoma basocelular; CCM: carcinoma de células de Merkel; CEC: carcinoma espinocelular.

TIPOS DE CÂNCER DE PELE

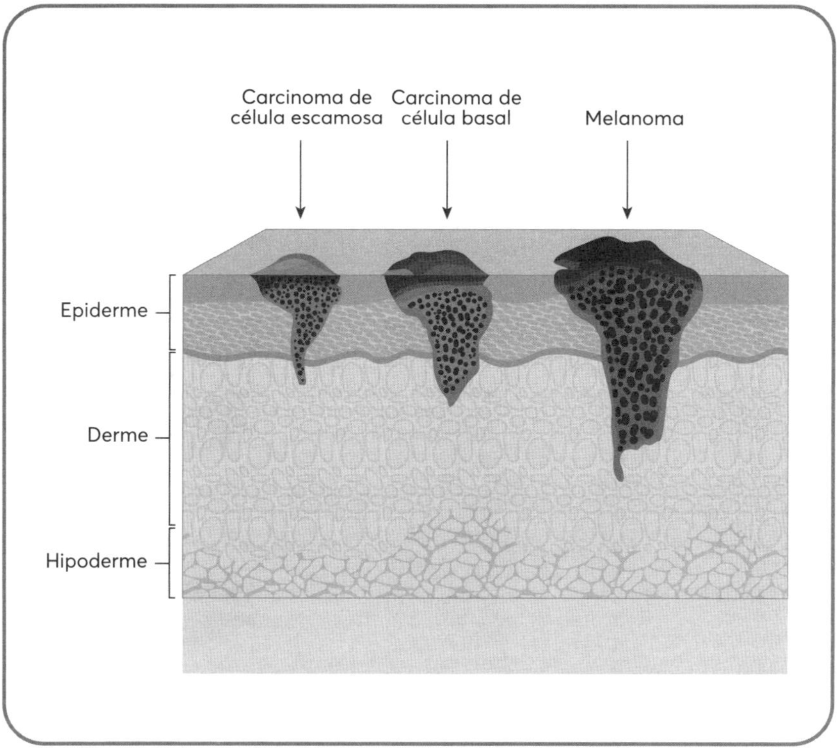

• **FIGURA 1** Corte histológico da pele, mostrando os tipos histológicos de câncer de pele.

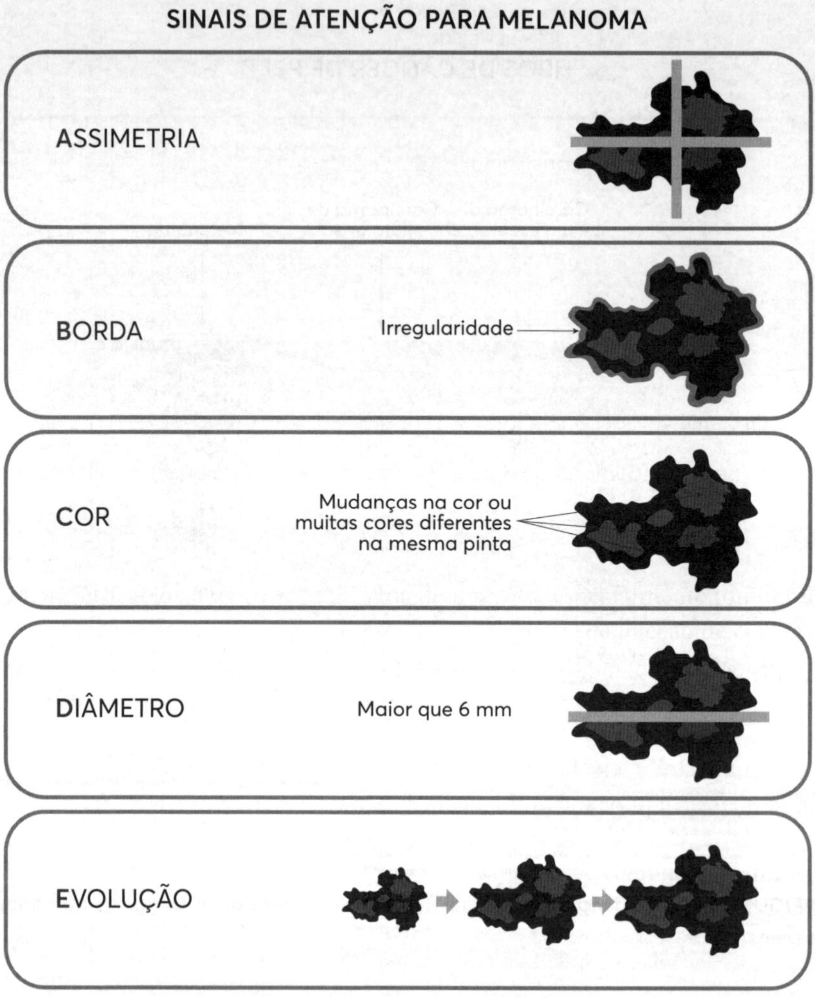

• **FIGURA 2** Regra ABCDE.

• **TABELA 3** Métodos diagnósticos para o câncer de pele e orientações

Método diagnóstico para câncer de pele	Orientações
Exame clínico da pele	Segundo a American Cancer Society, o autoexame da pele pode ser utilizado para autoconhecimento e, em caso de suspeita, ir ao médico especialista para ser realizado o exame físico completo da pele. Assim, é recomendado realizar o autoexame pelo menos 1 vez ao mês, em um ambiente bem iluminado, de frente para um espelho que visualize o corpo todo. Observar o aparecimento de novos sinais na pele ou o crescimento dos que já existiam. Esse tipo de avaliação auxilia a diferenciar o padrão dos nevos melanocíticos (pintas), sardas, verrugas e perceber se ocorreu alguma mudança[12,13].
História clínica	É importante observar a história da doença atual, o que envolve o tempo de surgimento da lesão, antecedentes clínicos (doença pregressa), hábitos de vida, por exemplo, o tempo de exposição ao sol, trabalho, história familiar de câncer de pele[13].
Dermatoscopia	Realizada por meio do uso do dermatoscópio, um instrumento que permite a visualização das lesões de pele ainda em estágios iniciais, sendo um método diagnóstico não invasivo e mais preciso, pois analisa estruturas intraepiteliais. Existe também a dermatoscopia digital, que mapeia o corpo totalmente, por meio da utilização do armazenamento de imagens macroscópicas e dermatoscópicas dos sinais (pintas) para compará-las ao longo do tempo[14].
Microscopia confocal	Exame não invasivo que permite a visualização de estruturas microscópicas da pele (células e núcleos) sem a necessidade de biópsia. Realizado por meio de um aparelho que emite *laser* de baixa potência. É utilizado como método complementar ao diagnóstico de câncer de pele[14].
Biópsia	Retirada de uma amostra de tecido que vai ser analisada ao microscópio. É de fundamental importância para o tratamento de todos os pacientes, porque o laudo anatomopatológico contém informações como o tipo, o grau e o tamanho da lesão, se há ou não invasão linfática, sanguínea, e ao redor[13]. A biópsia pode ser realizada por raspagem, se a lesão for elevada, ou por punção, se for uma lesão de aspecto mais diferenciado. Também pode ser realizada excisão completa em caso de lesões menores. As lesões pigmentadas e as lesões com quaisquer características relativas ao risco de melanoma devem ser analisadas utilizando uma técnica de espessura total[15]. Além disso, existe atualmente a biópsia óptica que é realizada sem a necessidade da retirada de amostra tumoral[12].

(continua)

• **TABELA 3** Métodos diagnósticos para o câncer de pele e orientações

Método diagnóstico para câncer de pele	Orientações
Testes genéticos	Determinam quais mutações levam ao desenvolvimento do melanoma avançado e auxiliam na melhor escolha terapêutica. Nesses testes são avaliados *BRAF*, *cKIT*, *NRAS*, *CDKN2A*, *CDK4*, por exemplo[10]. Novo teste de *Decision Dx-Melanoma* analisa determinados padrões de expressão genética em células de melanoma para ajudar a mostrar se os melanomas em fase inicial são suscetíveis à disseminação[12].

Em relação ao CBC e ao CEC, a National Comprehensive Cancer Network (NCCN) desenvolveu um guia clínico para a estratificação de baixo e alto risco, que avalia os seguintes pontos[15,17]:

- Carcinoma espinocelular e basocelular:
  - Localização e tamanho do tumor.
  - Bordas.
  - Câncer primário ou recorrente.
  - Imunossupressão.
  - Lugar da radioterapia prévia.
- Carcinoma basocelular (patologia):
  - Padrão de crescimento.
  - Envolvimento perineural.
- Carcinoma espinocelular (patologia):
  - Grau de diferenciação.
  - Subtipo alto risco histológico.
  - Espessura de Clark.
  - Envolvimento perineural, linfático ou vascular.

TRATAMENTO

A escolha do método terapêutico deve oferecer o maior potencial de cura, com resultados cosméticos e funcionais para cada paciente, sendo uma escolha única e individualizada.

Cirurgia

É a primeira linha de tratamento para os tipos melanoma e não melanoma. A cirurgia envolve a retirada completa do tumor e de tecido saudável ao redor.

Para o tipo melanoma, o tipo cirúrgico envolvido depende do tamanho, número, quantidade e localização do sítio primário, bem como da profundidade do tumor[17,18]. Para tratamento primário do melanoma, a excisão cirúrgica é o mais indicado, juntamente com a biópsia excisional, com margem livre mínima de 1 a 3 mm[19-21], juntamente com a remoção de linfonodos, se for necessário. Além disso, se o tumor for > 1 mm, é necessária a biópsia do linfonodo sentinela, e, se o melanoma tiver positivado na análise da biópsia para o linfonodo, sua ressecção será necessária[13,18].

A dissecção de linfonodos locorregionais deve ser considerada para todos os pacientes com palpação positiva, ou se a ultrassonografia do linfonodo sugerir metástase para linfonodo[22]. Além disso, um linfonodo sentinela positivo, mesmo que não haja indícios clínicos, indicará terapia de adjuvância para esse paciente[23-25].

Para os tipos não melanoma, a ressecção cirúrgica é o tratamento primário mais indicado, com nível C de evidência. Para os tumores com alto risco e os tumores com maior invasão histológica (micronodular, infiltrativo e "*morpheaform*"), a cirurgia micrográfica de Mohs é o mais indicado, com nível B de evidência[15,17].

É importante destacar que a crioterapia pode ser considerada para tumores de baixo risco do tipo não melanoma, quando outras terapias mais eficazes são contraindicadas ou indicadas parcialmente, apresentando nível C de evidência[15]. Além disso, é possível utilizar curetagem e eletrodissecção para lesões de baixo risco e lesões pré-cancerígenas. Esse tratamento também é indicado para aqueles que não podem submeter-se a procedimentos mais invasivos[17].

Radioterapia

A radioterapia (RT) pode ser ofertada sozinha ou com outras terapêuticas. É importante destacar que, para melanoma, a radiocirurgia estereotática é mais utilizada para tratar metástases cerebrais do que a utilização de RT em todo crânio[17,18].

Além disso, a radioterapia é pouco recomendada para o tratamento do tumor primário de melanoma[26]. A radioterapia externa-nodal adjuvante é utilizada para melhorar o controle de linfonodos após ressecção cirúrgica. Entretanto, ela não é muito usada por afetar tecidos saudáveis ao redor[18]. Nesses casos, a radioterapia com modulação da intensidade (IMRT) é comumente mais utilizada por promover maior precisão nas lesões a serem tratadas, como também por permitir uma dose maior de radiação, não atingindo tecidos saudáveis ao redor[18].

Outro tipo é a radioterapia guiada por imagem (IGRT), que utiliza PET, ressonância ou tomografia para auxiliar na radiação das células tumorais e por permitir a localização mais precisa das lesões antes e durante o tratamento[18].

Quimioterapia

A quimioterapia (QT) pode ser utilizada para lesões de baixo risco de carcinoma basocelular como tratamento tópico com as seguintes medicações: hidrocloreto de ácido aminolevulínico (Levulan®, Kerastick®), fluoracil (Carac®, Efudex®, Fluoroplex®) e imiquimode (Aldara®)[15,17]. Além disso, QT tópica (imiquimode) pode ser utilizada também para melanoma[18].

Entretanto, mais recentemente, a QT pode ser considerada última linha de tratamento para pacientes resistentes ao uso de imunoterapia e terapia-alvo[27].

Além disso, a quimioterapia isolada ou combinada pode ser importante para países que ainda não têm acesso a novos e mais eficazes tratamentos, podendo também ser utilizada nos casos particulares em que o paciente não tem mutação BRAF detectada ou desenvolveu alguma toxicidade grave aos inibidores de *checkpoint*[28].

A QT adjuvante com DTIC isolada não mostrou nenhum benefício se comparada com outros regimes para a avaliação de sobrevida, resultando em apenas 5 a 12% de resposta completa[29,30].

Imunoterapia e terapia-alvo

A primeira substância utilizada como terapia adjuvante foi a alfainterferona. Entretanto, já não é mais utilizado como primeira linha de tratamento, tendo sido substituído por terapias superiores, como inibidores de PD-1 ou BRAF/MEK[28].

Atualmente, as principais imunoterapias utilizadas para melanoma com estadiamento III e IV ressecado são com agentes anti PD-1 e CTLA-4, como ipilimumabe (estudo CheckMate 029)[31,32], nivolumabe (estudo CheckMate 238)[33], pembrolizumabe (estudo Keynote 054)[34] e a combinação de dabrafenibe com trametinibe, para pacientes com BRAF mutado (estudo COMBI AD)[35,36].

POSSÍVEIS DIAGNÓSTICOS DE ENFERMAGEM E INTERVENÇÕES

Embora o processo de enfermagem deva ser individualizado, não podendo ser generalizado, buscou-se neste capítulo delinear os padrões funcionais de saúde que podem encontrar-se acometidos em pacientes com câncer de pele. Assim, encontram-se apresentados a seguir (Tabela 4) alguns diagnósticos de enfermagem (DE) que podem ser identificados em pacientes com esse câncer.

TABELA 4 Principais diagnósticos de enfermagem (DE), características definidoras (CD), fatores relacionados (FRe), fatores de risco (FRi), condições associadas (CA), populações em risco (PR) e intervenções/atividades de enfermagem[37-39]

Diagnóstico de enfermagem	Características definidoras, fatores relacionados, fatores de risco, condições associadas e populações em risco	Intervenções/atividades de enfermagem
Integridade da pele prejudicada	CD: cor da pele alterada, superfície da pele danificada, descamação, sangramento. CA: neoplasias.	▪ Questionar sobre hábitos de vida, trabalho e história de câncer familiar. ▪ Medir o tamanho da lesão e registrar suas características. ▪ Fotografar para documentar as condições iniciais, para comparações futuras. ▪ Rever o regime terapêutico proposto (cirurgia, QT, RT ou terapia biológica). ▪ Orientar o paciente a evitar exposição solar durante o tratamento. ▪ Realizar curativo em lesões ulceradas ou que sangram, utilizando coberturas apropriadas (p. ex., alginato de cálcio, no caso de sangramentos, carvão ativado ou metronidazol* tópico nas feridas com odor fétido).
Risco de infecção	FRi: integridade da pele prejudicada, dispositivos invasivos. CA: imunossupressão, leucopenia.	▪ Informar a técnica apropriada de higiene das mãos para todos os cuidadores. ▪ Manter cuidados para a prevenção de infecção em acesso venoso periférico ou central. No caso de central, realizar troca de curativo, usando técnica asséptica e clorexidina alcoólica. ▪ Trocar curativos cirúrgicos, sempre que apresentem sujidade, mantendo técnica asséptica. ▪ Evitar ambientes aglomerados, no caso de terapia com drogas quimioterápicas e imunoterápicas. ▪ Evitar entrar em contato com indivíduos portadores de doenças infectocontagiosas durante o tratamento com drogas quimioterápicas e imunoterápicas. ▪ Avaliar a ingestão nutricional. ▪ Monitorar contagem de neutrófilos e leucócitos. ▪ Atentar para sinais e sintomas de infecção, como tosse persistente, febre, disúria, etc.

TABELA 4 Principais diagnósticos de enfermagem (DE), características definidoras (CD), fatores relacionados (FRe), fatores de risco (FRi), condições associadas (CA), populações em risco (PR) e intervenções/atividades de enfermagem[37-39]

Diagnóstico de enfermagem	Características definidoras, fatores relacionados, fatores de risco, condições associadas e populações em risco	Intervenções/atividades de enfermagem
Imagem corporal perturbada**	CD: evita olhar o corpo, evita tocar o corpo, sintomas depressivos, expressa medo de reação por outros, esconde parte do corpo, usa pronomes impessoais para descrever parte do corpo. PR: sobreviventes de câncer. CA: procedimentos cirúrgicos, feridas e lesões.	• Determinar se a condição é irreversível para orientação adequada. • Avaliar o nível de conhecimento do cliente sobre a doença e o tratamento. • Conversar sobre o significado da alteração com o cliente, pedindo que descreva o que é positivo e negativo. Lembrar que uma perda pequena pode ter um impacto profundo. • Atentar para os sinais de pesar grave e depressão para avaliar a necessidade de encaminhamento a outros profissionais. • Observar a interação do cliente com pessoas significativas, uma vez que as distorções de imagem podem ser reforçadas inconscientemente pelos membros próximos, dificultando o progresso do cliente. • Reconhecer e aceitar os sentimentos de raiva e hostilidade, se presentes. • Encaminhar a grupos de apoio, se apropriado.

QT: quimioterapia; RT: radioterapia.

* Lembrar que o metronidazol necessita de prescrição médica.

** Ressalta-se que, embora sejam curáveis em estádios iniciais, as lesões decorrentes do câncer de pele podem evoluir drasticamente, se não tratadas. Essas lesões tornam-se friáveis, dolorosas, exsudativas, com odor fétido, e podem desfigurar o corpo e provocar no paciente distúrbio da autoimagem (principalmente quando ocorrem em locais como a face), e desgaste psicológico, bem como sensação de desamparo, humilhação, isolamento social e tristeza.

REFERÊNCIAS BIBLIOGRÁFICAS

1. Brasil. Instituto Nacional de Câncer (INCA). Câncer de pele: saiba como prevenir, diagnosticar e tratar. INCA, 2023. Disponível em: https://www.inca.gov.br/noticias/cancer-de-pele-saiba-como--prevenir-diagnosticar-e-tratar. (Acesso em: 27 maio 2023.)
2. Harvard Health Publishing. Skin cancer. 2023. Disponível em: https://www.health.harvard.edu/topics/skin-cancer. (Acesso em: 27 maio 2023.)
3. International Agency for Research on Cancer (IARC). Fact sheet of non-melanoma skin cancer. 2020. Disponível em: https://gco.iarc.fr/today/data/factsheets/cancers/17-Non-melanoma-skin--cancer-fact-sheet.pdf. (Acesso em: 27 maio 2023.)
4. Brasil. Instituto Nacional de Câncer (INCA). Estimativa 2023: incidência de câncer no Brasil. 2022. Disponível em: https://www.inca.gov.br/publicacoes/livros/estimativa-2023-incidencia-de-cancer--no-brasil. (Acesso em: 27 maio 2023.)
5. American Cancer Society (ACS). About basal and squamous cell skin cancer. Atlanta: ACS; 2019. Disponível em: https://www.cancer.org/cancer/types/basal-and-squamous-cell-skin-cancer/about.html. (Acesso em: 26 maio 2023.)
6. American Cancer Society (ACS). ACS, basal and squamous cell skin cancer causes, risk factors, and prevention. Atlanta: ACS; 2019. Disponível em: https://www.cancer.org/cancer/types/basal-and-s-quamous-cell-skin-cancer/causes-risks-prevention.html. (Acesso em: 26 maio 2023.)
7. American Cancer Society (ACS). Melanoma skin cancer. Atlanta: ACS; 2019. Disponível em: https://www.cancer.org/cancer/types/melanoma-skin-cancer.html. (Acesso em: 26 maio 2023.)
8. American Cancer Society (ACS). Melanoma Skin Cancer Causes, Risk Factors, and Prevention. Atlanta: ACS; 2019. Disponível em: https://www.cancer.org/cancer/types/melanoma-skin-cancer/causes-risks-prevention.html. (Acesso em: 26 maio 2023.)
9. Treu CM, Almeida JP, Lupi O. Câncer de pele: manual teórico-prático. São Paulo: Manole; 2021.
10. Sociedade Brasileira de Dermatologia (SBD). Câncer de pele. 2021. Disponível em: https://www.sbd.org.br/doencas/cancer-da-pele/. (Acesso em: 27 maio 2023.)
11. American Cancer Society (ACS). About Merkel cell skin cancer. Atlanta: ACS; 2018. Disponível em: https://www.cancer.org/cancer/types/merkel-cell-skin-cancer/about.html. (Acesso em: 26 maio 2023.)
12. American Cancer Society (ACS). Melanoma skin cancer early detection, diagnosis, and staging. Atlanta: ACS; 2019. Disponível em: https://www.cancer.org/cancer/types/basal-and-squamous--cell-skin-cancer/causes-risks-prevention.html. (Acesso em: 26 maio 2023.)
13. Rodrigues AB, Oliveira PP. Casos clínicos em oncologia. São Paulo: Iátria; 2013. p.163-73.
14. AC Camargo. Dermatoscopia, dermatoscopia digital e microscopia confocal, os exames que ajudam a diagnosticar o câncer de pele. 2021. Disponível em: https://accamargo.org.br/sobre-o--cancer/noticias/dermatoscopia-dermatoscopia-digital-e-microscopia-confocal-os-exames-que. (Acesso em: 28 maio 2023.)
15. Firnhaber JM. Basal cell and cutaneous squamous cell carcinomas: diagnosis and treatment. American Family Physician. 2020;102(6):339-46.
16. Gershenwald JE. AJCC Melanoma staging system. 8.ed. New York: Springer; 2018: p.1-129.
17. National Comprehensive Cancer Network. NCCN guidelines for patients: basal cell skin. 2023. Disponível em http://NCCN.org/patients. (Acesso em: 28 maio 2023.)
18. National Comprehensive Cancer Network. NCCN guidelines for patients: melanoma. 2023. Disponível em http://NCCN.org/patients. (Acesso em: 28 maio 2023.)
19. Eggermont AM, Spatz A, Robert C. Cutaneous melanoma. Lancet. 2014;383:816e27.
20. Saiag P, Bosquet L, Guillot B, Verola O, Avril MF, Bailly C, et al. Management of adult patients with cutaneous melanoma without distant metastasis. 2005 update of the French standards, options and recommendations guidelines: summary report. Eur J Dermatol. 2007;17:325e31.

21. Hauschild A, Rosien F, Lischner S. Surgical standards in the primary care of melanoma patients. Onkologie. 2003;26:218e22.
22. Gershenwald JE, Scolyer RA, Hess KR, Sondak VK, Long GV, Ross MI, et al. Melanoma staging: evidence-based changes in the American Joint Committee on Cancer eighth edition cancer staging manual. CA: A Cancer Journal for Clinicians. 2017;67:472e92.
23. Thompson JF, Shaw HM. Sentinel node mapping for melanoma: results of trials and current applications. Surg Oncol Clin. 2007;16:35e54.
24. Morton DL, Cochran AJ, Thompson JF, Elashoff R, Essner R, Glass EC, et al. Sentinel node biopsy for early-stage melanoma: accuracy and morbidity in MSLT-I, an international multicenter trial. Ann Surg. 2005;242:302e11.
25. Faries MB, Thompson JF, Cochran AJ, Andtbacka RH, Mozzillo N, Zager JS, et al. Completion dissection or observation for sentinel-node metastasis in melanoma. N Engl J Med 2017;376:2211e22.
26. Farshad A, Burg G, Panizzon R, Dummer R. A retrospective study of 150 patients with lentigo maligna and lentigo maligna melanoma and the efficacy of radiotherapy using Grenz or soft X-rays. Br J Dermatol. 2002;146:1042e6.
27. Goldinger SM, Buder-Bakhaya K, Lo SN, Forschner A, McKean M, Zimmer L, et al. Chemotherapy after immune checkpoint inhibitor failure in metastatic melanoma: a retrospective multicentre analysis. Eur J Cancer. 2021;162:22e33.
28. Garbe C, Amaral T, Peris K, Hauschild A, Arenberger P, Basset-Seguin N, et al. European consensus-based interdisciplinary guideline for melanoma. Part 2: Treatment – update 2022. European Journal of Cancer. 2022;170:256e284.
29. Bedikian AY, DeConti RC, Conry R, Agarwala S, Papadopoulos N, Kim KB, et al. Phase 3 study of docosahexaenoic acid-paclitaxel versus dacarbazine in patients with meta static malignant melanoma. Ann Oncol. 2011;22:787e93.
30. Middleton MR, Grob JJ, Aaronson N, Fierlbeck G, Tilgen W, Seiter S, et al. Randomized phase III study of temozolomide versus dacarbazine in the treatment of patients with advanced metastatic malignant melanoma. J Clin Oncol. 2000;18:158e66.
31. Eggermont AM, Chiarion-Sileni V, Grob JJ, Dummer R, Wolchok JD, Schmidt H, et al. Adjuvant ipilimumab versus placebo after complete resection of high-risk stage III melanoma (EORTC 18071): a randomised, double-blind, phase 3 trial. Lancet Oncol. 2015;16:522e30.
32. Eggermont AM, Chiarion-Sileni V, Grob JJ, Dummer R, Wolchok JD, Schmidt H, et al. Prolonged survival in stage III melanoma with ipilimumab adjuvant therapy. N Engl J Med. 2016;375:1845e55.
33. Weber J, Mandala M, Del Vecchio M, Gogas HJ, Arance AM, Cowey CL, et al. Adjuvant nivolumab versus ipilimumab in resected stage III or IV melanoma. N Engl J Med. 2017;377:1824e35.
34. Eggermont AM, Blank CU, Mandala M, Long GV, Atkinson V, Dalle S, et al. Pembrolizumab versus placebo after completeresection of high-risk stage III melanoma: new recurrence-free survival results from the EORTC 1325-MG/Keynote 054 double-blinded phase III trial at three-year median follow-up. J Clin Oncol. 2020;38:10000.
35. Long GV, Hauschild A, Santinami M, Atkinson V, Mandala' M, Chiarion-Sileni V, et al. Adjuvant dabrafenib plus trametinib in stage III BRAF-mutated melanoma. N Engl J Med. 2017;377:1813e23.
36. Hauschild A, Dummer R, Schadendorf D, Santinami M, Atkinson V, Mandala' M, et al. Longer follow-up confifirms relapse-free survival benefifit with adjuvant dabrafenib plus trametinib in patients with resected BRAF V600-mutant stage III melanoma. J Clin Oncol 2018:JCO1801219.
37. Nanda Internacional (Nanda-I). Diagnósticos de enfermagem Nanda-I: definições e classificação 2021-2023. Nanda Internacional. 12.ed. Porto Alegre: Artmed; 2021.
38. McCloskey JC, Bulechek GM. Classificação das intervenções de enfermagem (NIC). Porto Alegre: Artmed; 2010.
39. Probst S, Arber A, Faithfull S. Malignant fungating wounds: the meaning of living in an unbounded body. Eur J Oncol Nurs. 2013;17(1):38-45.

6

Câncer de pulmão

Andrea Bezerra Rodrigues
Meiriane Lopes Ximenes
Patrícia Peres de Oliveira
Maria Isis Freire de Aguiar

INTRODUÇÃO

O câncer de pulmão é a principal causa de morte relacionada ao câncer em todo o mundo, e a redução das mortes relacionadas a esse tipo de câncer continua sendo uma prioridade de saúde pública[1]. Fundamentalmente, o câncer de pulmão é qualificado entre dois tipos principais: câncer de pulmão de pequenas células (CPPC) e câncer de pulmão de células não pequenas (CPCNP), sendo este último o tipo mais comum de câncer do referido órgão. Essa afecção é responsável por 8,5 em cada 10 de todas as doenças pulmonares diagnosticadas[2].

O CPCNP pode ser dividido em três subtipos histológicos: adenocarcinoma, carcinoma de células escamosas e carcinoma de grandes células. O adenocarcinoma se inicia nas células que revestem os alvéolos no pulmão e é o subtipo mais comum, acontecendo em cerca de 4 a cada 10 pacientes com diagnóstico de câncer de pulmão. O carcinoma de células escamosas (epidermoide) se inicia nas células planas que revestem o interior das vias aéreas e acomete 3 em cada 10 pacientes. Por último, o carcinoma de grandes células (indiferenciado) começa em células grandes que podem crescer em qualquer região dos pulmões, e isso representa 1,5 em cada 10 pulmões com câncer[2,3].

EPIDEMIOLOGIA

Para o Brasil, o Instituto Nacional do Câncer (INCA) estima, para cada ano do triênio de 2023 a 2025, 32.560 casos, correspondendo ao risco estimado de 15,06 casos por 100 mil habitantes, sendo 18.020 casos entre os homens e 14.540 casos entre as mulheres. Esses valores correspondem a um risco estimado de 17,06 casos novos a cada 100 mil homens e de 13,15 para cada 100 mil mulheres[4,5]. Sem considerar os tumores de pele não melanoma, os cânceres de traqueia, brônquio e pulmão ocupam a quarta posição entre os tipos de câncer mais frequentes. Na Região Sul, são observadas as taxas de incidência mais elevadas para homens e mulheres. Em homens, é a segunda neoplasia mais frequente nas Regiões Sul (31,54 por 100 mil) e Nordeste (12,29 por 100 mil). Nas Regiões Sudeste (17,25 por 100 mil), Centro-Oeste (15,27 por 100 mil) e Norte (9,08 por 100 mil), ocupa a terceira posição. Entre as mulheres, é o terceiro câncer mais frequente na Região Sul (20,98 por 100 mil). Já nas Regiões Sudeste (13,57 por 100 mil), Centro-oeste (13,29 por 100 mil) e Norte (6,72 por 100 mil), ocupa a quarta posição. Na Região Nordeste (10,44 por 100 mil), é o quinto mais frequente[5].

Observa-se, no mundo, um declínio na tendência das taxas de incidência para esse câncer nos homens, ao contrário do que vem sendo observado com relação às taxas de incidência nas mulheres. Essa diferença é reflexo dos padrões de adesão e cessação do tabagismo[5,6].

ETIOLOGIA

Na Tabela 1, podem-se verificar os fatores de risco para o câncer de pulmão, com os respectivos comentários relevantes.

• **TABELA 1** Fatores de risco para o câncer de pulmão

Fatores de risco	Comentários
Tabagismo ativo e passivo	O tabagismo e a exposição passiva ao tabaco são os principais fatores de risco para o desenvolvimento do câncer de pulmão, associando-se a cerca de 85% dos casos diagnosticados[5]. Isso advém do fato de o cigarro conter substâncias que são consideradas carcinógenos químicos.
Condições sociais	Populações carentes normalmente apresentam taxas mais altas de incidência de câncer e prevalência de tabagismo em comparação com populações mais abastadas[6,7]. Historicamente, indivíduos com níveis mais baixos de renda e/ou educação, ou imigrantes recentes, são menos propensos a realizar práticas preventivas de saúde, como o rastreamento do câncer. Para o rastreamento do câncer de pulmão isso é particularmente problemático, pois a maior incidência de câncer de pulmão é encontrada em populações desfavorecidas por uma variedade de determinantes sociais, como renda e educação[8].
Exposição ocupacional e ambiental	Considera-se fator a exposição a agentes químicos ou físicos, como: asbesto, sílica, urânio, cromo, radônio, arsênico, berílio, cádmio, cromo, níquel, amianto, fumaça de carvão, fuligem, sílica, fumaça de diesel[5,9].

(continua)

• **TABELA 1** Fatores de risco para o câncer de pulmão (*continuação*)

Fatores de risco	Comentários
Fatores genéticos	Estudos de associação de todo o genoma descobriram vários genes de suscetibilidade ao câncer de pulmão e aumentaram a capacidade de investigar a arquitetura genética dos subtipos histológicos[1]. No entanto, a utilidade clínica dessas descobertas genômicas permanece incerta. É evidente que os genes de suscetibilidade individuais não representam adequadamente o risco genético de fundo dos indivíduos. Alterações genéticas podem levar ao crescimento e à disseminação de alguns tipos cânceres pulmonares. Mas, embora fatores hereditários, familiares e étnicos exerçam influência importante na oncogênese, representam apenas 10-20% dos casos totais. Os aspectos genéticos tornam determinadas pessoas mais suscetíveis à ação de cancerígenos ambientais[10].
Histórico de saúde	Histórico de câncer pregresso, histórico de DPOC ou fibrose pulmonar, tratamento oncológico prévio com radioterapia torácica ou alquilação são fatores que devem ser considerados na anamnese do paciente.

DPOC: doença pulmonar obstrutiva crônica.
Fonte: Brasil[5]; Payne et al.[6]; Gupta et al.[7]; Sayani et al.[8]; ONS[9]; Brasil[10].

TRIAGEM PARA CÂNCER DE PULMÃO

A triagem usando tomografia computadorizada de baixa dose (também conhecida como TC de baixa dose ou LDCT) tem o potencial de diagnosticar o câncer de pulmão em um estágio mais precoce, aumentando assim a probabilidade de terapia curativa. Intervenções de rastreamento eficazes devem atingir populações de alto risco[1,8]. A triagem pode ajudar a encontrar a doença precocemente, favorecendo o tratamento e a cura[1].

Recomenda-se o rastreamento para pessoas consideradas de alto risco: com idade acima de 50 anos e histórico de tabagismo maior que 20 maços/ano. Já para pessoas com idade menor que 50 anos e/ou histórico de tabagismo menor que 20 maços/ano, que são consideradas baixo risco, não se recomenda o rastreio[11].

O rastreio do câncer do pulmão apresenta dois desafios muito específicos:

1. Distribuição da doença proporcional ao grau de desvantagem social.
2. Oportunidade de rastreamento da doença na população-alvo, mas com captação potencialmente baixa[8].

Cessação do tabagismo pós-diagnóstico

Cerca de metade dos pacientes com câncer de pulmão é formada por fumantes ativos no momento do diagnóstico. Um estudo prospectivo realizado com 517 fumantes que foram diagnosticados com CPCNP em estágio inicial (IA--IIIA) demonstrou que o tempo de sobrevida global mediana ajustado foi 21,6 meses maior entre os pacientes que pararam de fumar do que entre aqueles que continuaram fumando. Maior sobrevida global em 5 anos e sobrevida livre de progressão também foram observadas entre os pacientes que pararam de fumar em comparação com aqueles que continuaram fumando. Após ajustes, a cessação do tabagismo permaneceu associada à diminuição do risco de mortalidade por todas as causas, mortalidade específica por câncer e progressão da doença[12].

O tabaco também pode afetar o tratamento com radioterapia e imunoterapia. Estudos mostraram que os pacientes que continuam a fumar durante os regimes de radioterapia têm taxas de resposta ao tratamento marcadamente mais baixas e menor sobrevida global em 5 anos, em comparação com não fumantes. Pesquisas mais recentes examinando a imunoterapia mostram que os componentes da fumaça do tabaco reduzem significativamente a imunidade inata, reduzindo a atividade das células *natural killer* e a produção da citocina gamainterferona (IFN-gama), alterando a proporção de células T auxiliares e células T reguladoras, prejudicando as funções fagocíticas que poderiam destruir as células tumorais[13].

Diversas estratégias visando à cessação do uso do tabaco têm sido discutidas na atualidade. A Food and Drug Administration dos EUA não aprovou os cigarros eletrônicos como uma ferramenta para a cessação do tabagismo, e os riscos à saúde dos dispositivos são semelhantes aos dos cigarros tradicionais, incluindo as implicações do fumo passivo em outras pessoas. Em sua declaração de posição sobre cigarros eletrônicos e *vaping*, a Oncology Nursing Society (ONS) busca mais pesquisas para fundamentar a regulamentação de sistemas eletrônicos de entrega de nicotina, como cigarros eletrônicos, para entender melhor e prevenir sua contribuição para a carga global de câncer[9].

MANIFESTAÇÕES CLÍNICAS

Os tumores de localização central podem provocar sinais e sintomas como tosse, sibilos, estridor, dor no tórax, escarros hemópticos, dispneia e pneumonia. Os tumores de localização periférica são geralmente assintomáticos. Quando eles invadem a pleura ou a parede torácica, causam dor, tosse e dispneia do tipo restritivo (pela pouca expansibilidade pulmonar). O tumor localizado no ápice pulmonar (tumor de Pancoast) geralmente compromete o oitavo nervo cervical e os primeiros nervos torácicos, levando à síndrome de Pancoast, que corresponde à presença de tumor no sulco superior de um dos pulmões e dor no ombro correspondente, que irradia para o braço[14].

- **TABELA 2** Possíveis manifestações clínicas do câncer de pulmão

Manifestações clínicas causadas pelo câncer localizado no pulmão	· Tosse crônica. · Hemoptise. · Estridor. · Pneumonia.
Manifestações clínicas causadas por metástase torácica	· Rouquidão (envolvimento do nervo laríngeo). · Disfagia. · Dor torácica. · Derrame pleural. · Derrame pericárdico. · Compressão da medula espinhal. · Síndrome da veia cava superior (por compressão da veia cava). · Dispneia. · Vertigem. · Aumento dos linfonodos claviculares.
Manifestações clínicas causadas por metástase neurológica	· Cefaleia persistente. · Confusão. · Disartria. · Apraxia. · Astenia. · Náuseas.
Manifestações clínicas causadas por metástase abdominal	· Dor. · Icterícia. · Náuseas. · Fadiga. · Astenia.

Fonte: adaptada de National Comprehensive Cancer Network (NCCN).

MÉTODOS DIAGNÓSTICOS

O objetivo da avaliação inicial é obter informações clínicas e radiológicas suficientes para orientar a biópsia tecidual diagnóstica, o estadiamento e o tratamento[15,16].

• **TABELA 3** Testes diagnósticos para câncer de pulmão e estadiamento da doença

Histórico de saúde e exames	• Histórico de saúde, incluindo atividade ocupacional. • Exame físico. • *Status* de desempenho (ECOG, Karnofsky).
Exames laboratoriais	• Eletrólitos. • Testes de função hepática. • Ureia. • Creatinina.
Imagem	• Tomografia computadorizada • RM do cérebro ou TC do cérebro. • PET-CT. • Cintilografia óssea[17].
Biópsias de estadiamento	• Toracocentese, se houver derrame pleural. • Toracoscopia, se os resultados da toracocentese não forem claros. • Biópsia e aspiração da medula óssea, se o exame de sangue sugerir metástase para a medula óssea. • Biópsia de linfonodos mediastinais para estádios limitados que serão tratados com cirurgia.
Testes de função pulmonar	• Espirometria. • DLCO. • Pletismografia corporal.

DLCO: medida da capacidade de difusão pulmonar para o monóxido de carbono; RM: ressonância magnética; TC: tomografia computadorizada.
Fonte: adaptada de National Comprehensive Cancer Network (NCCN), 2022.

Dado que o rastreamento não é indicado na população geral, a detecção precoce passa a ser a estratégia preferencial na abordagem do câncer de pulmão, embora nesse grupo de neoplasias a maior parte dos pacientes apresente sintomas apenas em estádios mais avançados da doença, o que dificulta o diagnóstico em fases iniciais[18]. O estadiamento clínico de tumores malignos pulmonares é realizado a partir da classificação TNM, proposta pelo American Joint Committee on Cancer (AJCC), que considera como critérios o volume e a invasão tumoral, a localização do tumor, o comprometimento linfonodal e sua localização e a presença de metástases intra ou extratorácicas, únicas ou múltiplas (Tabela 4)[19].

A atualização da classificação, com acréscimo de subdivisões nos componentes do TNM, permitiu detalhamento na descrição de neoplasias pulmonares, além de maior especificidade em modelos preditores de resposta ao tratamento e prognóstico[19]. No Brasil, o diagnóstico do câncer de pulmão ocorre de maneira tardia em cerca de 70% dos casos, ou seja, a partir do estádio III, o que incorre em menor sobrevida e diminuição da qualidade de vida dos pacientes por ele acometidos, além da ocasional inviabilidade de tratamento modificador do curso da doença, em casos mais avançados. Esse cenário epidemiológico demanda a reorganização de políticas e a sensibilização de atores sociais envolvidos na linha de cuidado do câncer de pulmão de maneira a possibilitar a detecção precoce de novos casos[20].

• **TABELA 4** Classificação TNM e estadiamento clínico

Classificação TNM	Estadiamento
Tis	Estádio 0
T1a ou T1a(mi), N0, M0	Estádio IA1
T1b, N0, M0	Estádio IA2
T1c, N0, M0	Estádio IA3
T2a, N0, M0	Estádio IB
T2b, N0, M0	Estádio IIA
T3 ou T1-T2b + N1	Estádio IIB
T1-T2b + N2; T3 ou T4 + N1; T4	Estádio IIIA
T1-T2b + N3; T3 ou T4 + N2	Estádio IIIB
T3 ou T4 + N3	Estádio IIIC
Qualquer T, qualquer N, M1a, M1b	Estádio IVA
Qualquer T, qualquer N, M1c	Estádio IVB

M: metástases; N: linfonodos; T: tumor; TIS: tumor *in situ*.
Fonte: adaptada de Detterbeck[19].

TRATAMENTO

Câncer de pulmão de pequenas células

O tratamento cirúrgico não é recomendado para esse tipo de neoplasia, por seu comportamento biológico de propensão precoce a originar metástases a distância[21]. A irradiação torácica aumenta a sobrevida de doentes com CPCP, sendo costumeiramente indicada[21]. A quimioterapia aumenta a sobrevida de doentes com CPCP, sendo indicada em associação à radioterapia para pacientes com doença localizada (quimioterapia prévia) e isoladamente para pacientes com doença avançada ou metastática.

O esquema terapêutico, quimioterápico, padrão envolve a associação de derivado da platina (cisplatina ou carboplatina) e o etoposídeo[17]. Outros esquemas que produzem resultados similares e toxicidade variável incluem:

- Ciclofosfamida, doxorrubicina e vincristina (CAV).
- Ciclofosfamida, doxorrubicina e etoposídeo.
- Ciclofosfamida, etoposídeo e vincristina.
- Cisplatina e topotecano.
- Cisplatina e irinotecano.
- Ifosfamida, cisplatina e etoposídeo.
- Carboplatina e paclitaxel.
- Carboplatina e gencitabina.

Câncer de pulmão de células não pequenas

A cirurgia é a modalidade terapêutica com maior potencial curativo para os casos de carcinoma pulmonar de células não pequenas (CPCNP), nos pacientes com doença localizada ao diagnóstico realizado por toracotomia ou toracoscopia videoassistida[21]. No intraoperatório, o cirurgião optará, dependendo da extensão real do tumor e da necessidade de preservar a função pulmonar, pela ressecção em cunha, segmentectomia, lobectomia ou mesmo pneumectomia com ressecção das cadeias linfáticas regionais.

A radioterapia externa (teleterapia) tem indicação nos casos de CPCNP em qualquer estádio tumoral, com finalidade curativa ou paliativa, e em uso associado ou combinado com a cirurgia ou a quimioterapia[21].

O esquema terapêutico-padrão para a quimioterapia prévia ou adjuvante do CPCNP é associação de cisplatina com o etoposídeo. Muitos esquemas de quimioterapia sistêmica podem ser usados com finalidade paliativa, contendo medicamentos como cisplatina, carboplatina, etoposídeo, mitomicina C, vimblastina, vinorelbina, gemcitabina, docetaxel, paclitaxel, pemetrexede, erlotinibe, gefitinibe, bevacizumabe e cetuximabe, em monoterapia ou em associações, por até três linhas de tratamento[21].

As opções terapêuticas são definidas de acordo com o estadiamento da doença, de acordo com a Tabela 5.

• **TABELA 5** Opções terapêuticas multimodais para o câncer de pulmão[17, 21]

Opções terapêuticas do câncer de pulmão de células não pequenas		
Estádio IA, periférico (T1abc, N0)	Gânglios do mediastino negativos	Operáveis: exploração cirúrgica e ressecção + dissecção dos gânglios linfáticos do mediastino ou recolha de amostra sistemática de gânglios linfáticos.
		Não operáveis: radioterapia, preferencialmente radioterapia ablativa estereotáxica.
	Gânglios do mediastino positivos	Ver estádio IIIA/IIIB.
Estádio IB, periférico (T2a, N0); estádio I, central (T1abc-T2a, N0); estádio II (T1abc-T2ab, N1; T2b, N0); estádio IIB (T3, N0); e estádio IIIA (T3, N1)	Gânglios do mediastino negativos	Exploração cirúrgica e ressecção + dissecção dos gânglios linfáticos do mediastino ou recolha de amostra sistemática de gânglios linfáticos.
	Gânglios do mediastino positivos	Ver estádio IIIA, estádio IIIB e estádio IIIC.
Estádio IIB (T3 com invasão, N0); estádio IIIA (T4 invasão, N0-1; T3, N1; T4, N0-1)	Tumor de sulco superior	Como tratamento inicial: quimiorradioterapia simultânea pré--operatória, cirurgia + quimioterapia + imunoterapia.
	Parede torácica. Vias respiratórias proximais ou mediastino	Parede torácica, vias respiratórias proximais ou mediastino (T3 com invasão, N0-1 T4 com extensão ressecável, N0-1): como tratamento inicial: cirurgia seguida, se margens positivas, de quimioterapia e imunoterapia. Se margens negativas, ressecção + quimioterapia ou quimiorradioterapia simultânea.
		Estádio IIIA (T4, N0-1): inicialmente quimiorradioterapia simultânea ou quimioterapia. Reavaliação: se margens negativas, observação; se positivas, indica-se ressecção.
		Estádio IIIA (T4, N0-1) irressecável: quimiorradioterapia simultânea, seguida de imunoterapia.

(continua)

TABELA 5 Opções terapêuticas multimodais para o câncer de pulmão (*continuação*)

Opções terapêuticas do câncer de pulmão de células não pequenas		
Estádio IIIA (T1-2, N2); estádio IIIB (T3, N2)	Nódulos N2, N3 negativos	T1-3, N0-1 (incluindo T3 com múltiplos nódulos no mesmo lóbulo): ressecção cirúrgica + dissecção dos gânglios linfáticos do mediastino ou recolha de amostra sistemática de gânglios linfáticos.
		T1-2, T3 (de tipo não invasivo), nódulos N2 positivos, M0: quimioterapia + imunoterapia; ou quimioterapia + radioterapia.
		T3 (com invasão), nódulos N2 positivos, M0: quimioterapia + imunoterapia.
	Nódulos N2 positivos, M0	T1-3, N0-1 (incluindo T3 com múltiplos nódulos no mesmo lóbulo): ressecção cirúrgica + dissecção dos gânglios linfáticos do mediastino ou recolha de amostra sistemática de gânglios linfáticos. T1-2, T3 (de tipo não invasivo), nódulos N2 positivos, M0: quimioterapia + imunoterapia, ou quimioterapia + radioterapia. T3 (com invasão), nódulos N2 positivos, M0: quimioterapia + imunoterapia.
	Nódulos N3 positivos, M0	Estágio IIIB.
	Doença metastática	Estádio IVA.

(continua)

TABELA 5 Opções terapêuticas multimodais para o câncer de pulmão (*continuação*)

Opções terapêuticas do câncer de pulmão de células não pequenas		
Estádio IB, periférico (T2a, N0); estádio I, central (T1abc-T2a, N0); estádio II (T1abc-T2ab, N1; T2b, N0); estádio IIB (T3, N0); estádio IIIA (T3, N1)	Gânglios do mediastino negativos	Operáveis: exploração cirúrgica e ressecção + dissecção dos gânglios linfáticos do mediastino ou recolha de amostras sistemática de gânglios linfáticos + considerar quimioterapia adjuvante para estádios IB-IIB de alto risco.
		Medicamente não operáveis: N0 – radioterapia definitiva N1 – quimiorradioterapia definitiva + imunoterapia.
	Gânglios do mediastino positivos	Estádio IIIA; estádio IIIB; estádio IIIB; estádio IIIC.
Estádio IIIB (T1–2, N3); estádio IIIC (T3, N3)	N3 negativa	Ver estádio I-IIIA.
	N3 positiva	Quimioterapia + imunoterapia.
	Doença metastática	Ver estádio IVA
Estádio IVA, M1a: derrame pleural ou pericárdico	Negativa	Ver tratamento de acordo com o estádio TNM.
	Positiva	Terapia local, caso necessária (p. ex., pleurodese, janela pericárdica) + tratamento de local solitário de doença em estádio IV ou doença distante.
Estádio IVA, M1b	Metástases limitadas confirmadas	Cérebro: apenas radiocirurgia estereotáxica (SRS) ou ressecção cirúrgica, se sintomática ou necessária para diagnóstico, seguida de SRS ou radioterapia holocraniana (WBRT). Outro local: considerar terapia sistêmica e reestadiamento para confirmar a ausência de progressão ou avançar para terapia definitiva ou terapia sistêmica para doença metastática.
Estádio IVB (M1c); doença avançada ou metastática	Múltiplas metástases	Terapia sistêmica para doença metastática.

Fonte: National Comprehensive Cancer Network[17]; Brasil[21].

POSSÍVEIS DIAGNÓSTICOS DE ENFERMAGEM E INTERVENÇÕES

A Tabela 6 apresenta diagnósticos de enfermagem (DE), características definidoras, fatores de risco, fatores relacionados, populações em risco/condições associadas e intervenções/atividades de enfermagem possíveis na assistência ao paciente com câncer de pulmão. Ressalta-se que não se pretende, com isso, estabelecer padrões de DE, nem de intervenções, haja vista que o processo de enfermagem deve ser aplicado pelo enfermeiro de forma individualizada.

Incube ao enfermeiro oncologista a promoção do estilo de vida saudável e a detecção precoce de neoplasias, o manejo dos sintomas da doença e dos efeitos colaterais do tratamento, além da coordenação das necessidades de cuidado ao longo do contínuo assistencial do câncer. Assim, as intervenções de enfermagem envolvem não apenas pacientes oncológicos com neoplasias pulmonares, mas também a população geral, fumantes ativos e passivos, familiares e cuidadores[22]. Alguns DE, como proteção ineficaz, dor aguda, risco de integridade da pele prejudicada e fadiga, tendem a estar presentes em decorrência do tratamento quimioterápico, radioterápico ou cirúrgico. No entanto, optou-se por listar outros DE, levando em consideração que estes já serão apresentados em outros capítulos. Na Tabela 6 estão listados 4 DE relacionadas ao câncer de pulmão.

• **TABELA 6** Principais diagnósticos de enfermagem, características definidoras, fatores relacionados, fatores de risco, populações em risco, condições associadas e intervenções/atividades de enfermagem no contexto do câncer pulmonar

Diagnóstico de enfermagem	Características definidoras	Fatores relacionados, fatores de risco, populações em risco, condições associadas	Intervenções de enfermagem/atividades
Comportamento de saúde sujeito a risco	Abuso de substâncias, tabagismo, não aceitação da mudança do estado de saúde.	FRe: compreensão inadequada de informações de saúde, baixa autoeficácia, estressores, ansiedade social, apoio social inadequado, percepção negativa da estratégia recomendada de cuidados de saúde. PR: indivíduos com história de alcoolismo, indivíduos desfavorecidos economicamente.	• Registrar o estado atual do uso do cigarro e a história como fumante. Aplicar escala, como a escala de Fagerström, para avaliação da tolerância e da dependência de nicotina*. • Ajudar o paciente a identificar as razões para deixar de fumar e as barreiras para isso. • Orientar o paciente sobre os sintomas físicos de retirada da nicotina e alertar que os sintomas são temporários. • Ajudar o paciente a desenvolver um plano para parar de fumar que aborde os aspectos psicossociais que influenciam o comportamento de fumante e a desenvolver métodos práticos para resistir aos desejos fortes. • Orientar sobre o tratamento medicamentoso para tabagismo (fármacos de primeira linha, como bupropiona, e terapia de reposição da nicotina) e de segunda linha (clonidina e nortriptilina). • Realizar orientações sobre a TRN: - As gomas devem ser mastigadas com força até surgir a sensação de formigamento da mucosa bucal ou o sabor do tabaco. Então o paciente deve parar de mastigar e manter a goma entre a bochecha e a gengiva até desaparecer o formigamento, voltando a repetir a operação por 30 minutos, quando deve jogar fora a goma.

(continua)

• **TABELA 6** Principais diagnósticos de enfermagem, características definidoras, fatores relacionados, fatores de risco, populações em risco, condições associadas e intervenções/atividades de enfermagem no contexto do câncer pulmonar (*continuação*)

Diagnóstico de enfermagem	Características definidoras	Fatores relacionados, fatores de risco, populações em risco, condições associadas	Intervenções de enfermagem/atividades
			- O paciente não deve ingerir nenhum tipo de líquido enquanto estiver mascando a goma. - O paciente deve parar de fumar assim que iniciar a TRN. - Orientar sobre os possíveis efeitos sistêmicos da TRN: náuseas, soluços e cefaleia. • Orientar sobre a importância de participar de grupos de psicoterapia individual ou em grupo. Isso é especialmente significativo quando a dependência é acompanhada de outras afecções, como depressão e ansiedade. Informar que os tabagistas participantes dos grupos de abandono do fumo no SUS têm direito à farmacoterapia gratuita.

(*continua*)

• **TABELA 6** Principais diagnósticos de enfermagem, características definidoras, fatores relacionados, fatores de risco, populações em risco, condições associadas e intervenções/atividades de enfermagem no contexto do câncer pulmonar (*continuação*)

Diagnóstico de enfermagem	Características definidoras	Fatores relacionados, fatores de risco, populações em risco, condições associadas	Intervenções de enfermagem/atividades
Troca de gases prejudicada	Taquipneia, taquicardia, agitação psicomotora, cor da pele anormal, hipoxemia, hipercapnia, pH arterial anormal, profundidade respiratória alterada, ritmo respiratório alterado.	FRe: padrão respiratório ineficaz. CA: alterações na membrana alveolocapilar, desequilíbrio na ventilação-perfusão.	• Monitorar frequência e profundidade respiratórias, dispneia, cianose, posição de três pontos e eventos que possam piorá-la. • Observar o uso de músculos acessórios, expansibilidade pulmonar e retração muscular. • Percutir tórax anterior e posterior bilateralmente para avaliar sons de macicez que possam indicar derrame pleural. • Monitorar tempo de enchimento capilar e presença de cianose periférica • Avaliar oximetria digital e comunicar alterações significativas. • Monitorar contagem de hemácias, Hb, Ht e gasometria. • Auscultar sons respiratórios, observando áreas de ventilação diminuídas ou ausentes e presença de ruídos adventícios. • Instalar oxigenoterapia no máximo a 3 L/minuto ou conforme prescrição médica e avaliar a resposta do paciente à terapêutica. • Manter repouso, conforme a necessidade.

(continua)

• **TABELA 6** Principais diagnósticos de enfermagem, características definidoras, fatores relacionados, fatores de risco, populações em risco, condições associadas e intervenções/atividades de enfermagem no contexto do câncer pulmonar (*continuação*)

Diagnóstico de enfermagem	Características definidoras	Fatores relacionados, fatores de risco, populações em risco, condições associadas	Intervenções de enfermagem/atividades
Fadiga	Apatia, expressa cansaço, expressa fraqueza, letargia, dificuldade para manter atividade física e rotinas habituais, necessidade de descanso aumentada, desinteresse pelo ambiente que o cerca.	PR: indivíduos expostos a evento de vida negativo. CA: neoplasia, radioterapia, quimioterapia.	• Racionalizar a deambulação e o planejamento das atividades que consomem mais energia. • Manter nutrição adequada. • Monitorar o nível de fadiga de acordo com escala analógica numérica, em que zero representa sem fadiga e 10, fadiga insuportável, e o impacto da fadiga na realização das atividades de vida diária. • Planejar as atividades dentro do nível de tolerância do paciente. • Monitorar níveis de Hb e Ht. • Oferecer recursos auxiliares que promovam o sono e o relaxamento (p. ex., música, massagem, aromaterapia, ioga, *mindfulness* ou medicamentos, conforme a prescrição médica). • Orientar medidas de higiene do sono: evitar alimentos e bebidas estimulantes, evitar ir pra cama se não for para dormir, adotar rituais antes de dormir, manter a rotina de atividade física, se não houver contraindicação, e de acordo com a situação do doente, criar ambiente confortável no momento de dormir, evitar longos cochilos durante o dia. • Verificar junto ao médico a liberação para realização de atividade física, pois ela, comprovadamente, mehora fadiga no câncer.

(*continua*)

• **TABELA 6** Principais diagnósticos de enfermagem, características definidoras, fatores relacionados, fatores de risco, populações em risco, condições associadas e intervenções/atividades de enfermagem no contexto do câncer pulmonar (*continuação*)

Diagnóstico de enfermagem	Características definidoras	Fatores relacionados, fatores de risco, populações em risco, condições associadas	Intervenções de enfermagem/atividades
Risco de síndrome de abstinência de substâncias agudas	–	FRi: desenvolvimento de dependência de substância aditiva, interrupção repentina de substância aditiva. PR: indivíduos com história de sintomas de abstinência.	• Usar uma abordagem calma e segura. • Explicar os procedimentos, inclusive sensações que o paciente pode ter ao parar de fumar: cefaleia, tontura, irritabilidade, agressividade, alteração do sono, dificuldade de concentração, tosse, indisposição gástrica e outros. • Orientar que o sintoma "fissura" geralmente não dura mais que 5 minutos, e tende a ficar mais tempo que os outros sintomas. Porém, vai reduzindo gradativamente a intensidade e aumentando o intervalo entre um episódio e outro. • Ouvir atentamente e buscar compreender a perspectiva do cliente sobre sua situação • Manejar os estímulos ambientais (p. ex., excesso de ruído, luminosidade excessiva) e administrar medicamentos para reduzir ansiedade, conforme prescrito. • Utilizar intervenções cognitivo-comportamentais. • Verificar a necessidade de encaminhamento para terapia, conforme a necessidade.

* A pontuação da escala total oscila de zero a 11, e considera-se que há dependência baixa da nicotina quando o somatório é inferior a 3. Pontuação ≥ 7 indica dependência alta (grave) da nicotina.

CA: condições associadas; FRe: fatores relacionados; FRi: fatores de risco; Hb: hemoglobina; Ht: hematócrito; PR: populações em risco; TRN: terapia de reposição de nicotina.

Fonte: Herdman et al.[23]; Butcher et al.[24]; Divisão de Controle do Tabagismo[25].

REFERÊNCIAS BIBLIOGRÁFICAS

1. Hung RJ, Warkentin MT, Brhane Y, Chatterjee N, Christiani DC, Landi MT, et al. Assessing lung cancer absolute risk trajectory based on a polygenic risk model. Cancer Res. 2021;81(6):1607-15.
2. Nacional Comprehensive Cancer Network. NCCN Guidelines®. Clinical Practice Guidelines in Oncology (NCCN Guidelines®) for small cell lung cancer, version 1.2022. Disponível em: https://www.nccn.org/patients/guidelines/content/PDF/SCLC-patient-guideline.pdf. Acesso em: 1 mar. 2023.
3. Ost DE, Yeung SC, Tanoue LT, Gould MK. Clinical and organizational factors in the initial evaluation of patients with lung cancer: diagnosis and management of lung cancer, 3.ed: American College of Chest Physicians evidence-based clinical practice guidelines. Chest. 2013;143(5 Suppl):e121S-41S.
4. Global Cancer Observatory. World Health Organization (WHO). Graphic: Estimated number of new cases in 2020, world, both sexes, all ages. Internacional Agency for Research on Cancer, 2022. Disponível em: http://gco.iarc.fr/. Acesso em: 11 set. 2022.
5. Brasil. Ministério da Saúde. Instituto Nacional de Câncer (INCA). Estimativa 2023: incidência de câncer no Brasil. 2023. Disponível em: https://www.inca.gov.br/publicacoes/livros/estimativa-2023-incidencia-de-cancer-no-brasil.pdf. Acesso e 14 de ago 2023.
6. Payne NWS, Brown KF, Delon C, Kotrotsios Y, Soerjomataram I, Shelton J. Socio-economic deprivation and cancer incidence in England: quantifying the role of smoking. PLoS One. 2022;17(9):e0272202.
7. Gupta A, Omeogu CH, Islam JY, Joshi AR, Akinyemiju TF. Association of area-level socioeconomic status and non-small cell lung cancer stage by race/ethnicity and health care–level factors: analysis of the National Cancer Database. Cancer. 2022;128(16):3099-108.
8. Sayani A, Vahabi M, O'Brien MA, Liu G, Hwang S, Selby P, et al. Advancing health equity in cancer care: the lived experiences of poverty and access to lung cancer screening. PLoS One. 2021:e0251264.
9. Oncology Nursing Society (ONS). E-cigarettes are not an effective smoking cessation strategy. 2022. Disponível em: https://voice.ons.org/news-and-views/e-cigarettes-are-not-an-effective-smoking-cessation-strategy. Acesso em: 17 jul. 2023.
10. Brasil. Instituto Nacional de Câncer (Inca). O que causa o câncer? 2023. Disponível em: https://www.gov.br/inca/pt-br/assuntos/causas-e-prevencao-do-cancer/o-que-causa-o-cancer/. Acesso em: 1 mar. 2023.
11. National Comprehensive Cancer Network (NCCN). Lung Cancer Screening. Version 1.2023. October 26, 2022. Disponível em: https://www.nccn.org/professionals/physician_gls/pdf/lung_screening.pdf. Acesso em: 23 fev. 2023.
12. Sheikh M, Mukeriya A, Shangina O, Brennan P, Zaridze D. Postdiagnosis Smoking cessation and reduced risk for lung cancer progression and mortality. Ann Intern Med. 2021;174(9):1232-9.
13. McGinnis A. Data supports smoking cessation as part active lung cancer treatment. ILCN.org (ILCN/WCLC). 2022. Disponível em: https://www.ilcn.org/data-supports-smoking-cessation-as-part-active-lung-cancer-treatment/?utm_source=iaslc.org&utm_medium=association-website&utm_campaign=rss-feed&utm_content=link-headline. Acesso em: 1 mar. 2023.
14. Fundação Centro de Controle de Oncologia do Estado do Amazonas (FECON). Câncer de pulmão. 2023. Disponível em: http://www.fcecon.am.gov.br/cancer/cancer-de-pulmao/. Acesso em: 1 mar. 2023.
15. American Society of Clinical Oncology (Asco). Lung cancer – small cell: diagnosis. 2022. Disponível em: https://www.cancer.net/cancer-types/lung-cancer-small-cell/diagnosis. Acesso em: 1 mar. 2023.
16. Thomas KW, Gould MK, Naeger D. Overview of the initial evaluation, diagnosis, and staging of patients with suspected lung cancer. UpToDate. 2023 Feb 8. Disponível em: https://www.uptodate.com/contents/overview-of-the-initial-evaluation-diagnosis-and-staging-of-patient-

s-with-suspected-lung-cancer?search=cancer%20de%20pulmao&source=search_result&selectedTitle=1~150&usage_type=default&display_rank=1. Acesso em: 1 mar. 2023.
17. National Comprehensive Cancer Network. NCCN Guidelines for Patients® Small Cell Lung Cancer. 2022. Disponível em: https://www.nccn.org/patients/guidelines/content/PDF/SCLC-patient-guideline.pdf. Acesso em: 1 mar. 2023.
18. Brasil. Instituto Nacional de Câncer José Alencar Gomes da Silva (Inca). Detecção precoce do câncer. Rio de Janeiro: Inca; 2021. Disponível em: https://www.inca.gov.br/publicacoes/livros/deteccao-precoce-do-cancer. Acesso em: 1 mar. 2023.
19. Detterbeck FC, Boffa DJ, Kim AW, Tanoue LT. The eighth edition Lung Cancer Stage Classification. Chest. 2017;151(1):193-203.
20. Franceschini JP, Santoro IL. Lung cancer staging in Brazil: an epidemiological perspective. J Bras Pneum. 2020;46(1).
21. Brasil. Ministério da Saúde. Protocolos clínicos e diretrizes terapêuticas em oncologia. Rio de Janeiro: Ministério da Saúde; 2014.
22. Oncology Nursing Society (ONS). The oncology nursing specialty. Oncol Nurs Forum. 2020;47(2):125-6.
23. Herdman H, Kamitsuru S, Takao-Lopes C. Nanda-I – International nursing diagnoses: definition and classification 2021-2023. Thieme; 2021.
24. Butcher HK, Bulechek GM, Dochterman JM, Wagner CM. Classificação das Intervenções de Enfermagem (NIC). 7.ed. Rio de Janeiro: Gen/Guanabara-Koogan; 2020.
25. Divisão de Controle do Tabagismo. Coordenação de Ações Estratégicas. Instituto Nacional de Câncer José Alencar Gomes da Silva (Inca). Ministério da Saúde. Protocolo clínico e diretrizes terapêuticas dependência à nicotina. Maio de 2013. Disponível em: https://www.cevs.rs.gov.br/upload/arquivos/201704/25092135-protocolo-clinico-e-diretrizes-terapeuticas-dependencia-a-nicotina-inca-2014.pdf. Acesso em: 4 jul. 2023.
26. Instituto Nacional de Câncer José Alencar Gomes da Silva (Inca). Coordenação de Prevenção e Vigilância. Os primeiros dias sem fumar: manual do participante. Sessão 2. 2.ed. Rio de Janeiro: Inca; 2019.

7

Câncer de cólon e reto

Dayara Ainne de Sousa Araújo
Maysa Mayran Chaves Moreira
Quenia Camille Soares Martins
Maria Isis Freire de Aguiar

INTRODUÇÃO

O câncer colorretal (CCR) é o terceiro mais comum diagnosticado em todo o mundo, precedido pelo câncer de pele não melanoma, o de próstata nos homens e o de mama nas mulheres. Abrange os tumores que acometem o intestino grosso (cólon) e/ou reto, em que 50% localizam-se no reto e no sigmoide e 30% no ceco[1,2].

Entre os indivíduos diagnosticados com câncer colorretal, na presença de metástase, a taxa de sobrevida além de 1 ano está aproximadamente entre 70 e 75% dos pacientes. A depender do estadiamento da doença, a sobrevida em 5 anos para tumores localizados, com metástases regionais e metástases distantes, é de aproximadamente 90, 71 e 15%, respectivamente[3].

Ressalta-se que tem alto potencial para prevenção primária, com a modificação de hábitos de vida, que serão discutidos mais adiante[4].

EPIDEMIOLOGIA

Em muitos países desenvolvidos, a incidência de CCR em pessoas acima de 50 anos mostra-se estável. No entanto, a doença em idade precoce evidenciou uma tendência crescente e contínua nesses países[5].

A Organização Mundial da Saúde (OMS) prevê que, até 2040, a carga dessa doença aumentará para 3,2 milhões de novos casos por ano e 1,6 milhão de mortes por ano[6].

No Brasil, segundo o Instituto Nacional de Câncer (Inca), a estimativa é de 704 mil novos casos por ano no triênio 2023-2025, com destaque para as regiões Sul e Sudeste, que concentram cerca de 70% da incidência. O tipo colorretal é o quarto mais incidente, com estimativa de 6,5% nas regiões que apresentam maior Índice de Desenvolvimento Humano (IDH)[7].

As taxas de mortalidade padronizadas por idade diminuíram nas últimas três décadas, em países com IDH alto, como Canadá, Dinamarca e Reino Unido. Por outro lado, observou-se uma prevalência de comportamentos adversos à saúde nas populações com baixo nível socioeconômico, que contribuiu para as disparidades relacionadas ao risco da doença de início precoce[8].

ETIOLOGIA

O risco para desenvolver o CCR depende das condições sociais, ambientais, políticas e econômicas, além das características biológicas de cada indivíduo. Dessa forma, o risco está associado a fatores modificáveis e não modificáveis descritos na Tabela 1[9].

• **TABELA 1** Fatores de risco para o câncer colorretal e comentários

Fatores de risco modificáveis	Observações
Dieta	Aumento no consumo de alimentos processados, ultraprocessados e aditivos. Alta concentração de açúcares, que contribui para um padrão de dieta com elevada carga glicêmica[10,11].
Consumo de álcool	O consumo de bebida alcoólica pode aumentar a produção de metabólitos que são genotóxicos e carcinogênicos, além de apresentar deficiência de folato que induz danos ao DNA[10].
Tabagismo	O tabagismo está associado à maior incidência, pois danifica diretamente o DNA das células epiteliais colorretais[12].
Obesidade	Está associada a mediadores inflamatórios e anormalidades metabólicas e endócrinas, que promovem o crescimento celular e exercem efeitos antiapoptóticos. Assim, as células cancerígenas não se autodestroem, além de envolver inflamação, resistência à insulina e alteração nas adipocitocinas, hormônios sexuais e microbiota intestinal[10,11].
Sedentarismo	O comportamento sedentário pode contribuir para o desenvolvimento do câncer colorretal em adultos jovens[11].
Fatores de risco não modificáveis	**Observações**
Idade	Maior risco acima dos 50 anos, apesar do aumento da incidência do câncer colorretal entre os indivíduos com menos de 50 anos[13].

(continua)

• **TABELA 1** Fatores de risco para o câncer colorretal e comentários (*continuação*)

Fatores de risco não modificáveis	Observações
Sexo	O sexo masculino foi um fator de risco para desenvolver a doença, no entanto, para os homens, a idade acima de 70 anos foi mais associada ao risco de câncer retal. No cólon, a idade avançada foi associada a risco maior de câncer em mulheres[14].
Etnia	Em comparação com os caucasianos, a morbidade e a mortalidade em pacientes da raça negra são 28 e 60% maiores, respectivamente[15].
História familiar	Cerca de 35% dos pacientes têm história familiar da doença decorrente de fatores genéticos[15].
Doenças inflamatórias intestinais	Os fatores de risco incluem indicadores como duração, prevalência da lesão, início da doença em idade jovem e presença de complicações como colangite esclerosante primária ou estenose intestinal[15].
Doenças hereditárias	Presença de polipose adenomatosa familiar (PAF) e síndrome de Lynch[15].
Mutações genéticas	Embora já tenha sido proposta uma classificação molecular para o CCR, sua utilização rotineira exige validação adicional. No momento, apenas três parâmetros moleculares são utilizados no processo de decisão clínica: o MMR (*DNA-mismatch repair*), a mutação RAS (*RAS-mut*) e a mutação BRAF (*BRAF-mut*). Na doença localizada, uma assinatura genética caracterizada por deficiente MMR (dMMR), expressando elevado número de erros na replicação do DNA (RER+) e alta instabilidade de microssatélites (MSI-H), está associada a melhor prognóstico do que a forma proficiente (pMMR) com baixa instabilidade de microssatélites (MSI-L). Na doença metastática (CCRm), o papel do MMR é menos reconhecido, prevalecendo a importância prognóstica e preditiva das mutações RAS e BRAF. A mutação K-RAS e a N-RAS são acompanhadas de piora prognóstica e tornam o CCRm refratário ao cetuximabe, um bloqueador EGFR (*Epidermal Growth Factor Receptor*). A mutação BRAF, particularmente a ocorrida no códon V600 (BRAF V600E), está associada com importante deterioração prognóstica (sobrevida mediana de 11 meses), pois torna o CCRm refratário às intervenções terapêuticas convencionais. Ao contrário do que vem ocorrendo em outros modelos de doença metastática (melanoma e carcinoma brônquico não de pequenas células), a inibição BRAF V600E exclusiva não tem sido muito promissora, considerando a indesejável ocorrência no CCRm *BRAF-mut* de uma retroalimentação positiva (*feedback* +) sobre a expressão de EGFR[16].

CCR: câncer colorretal.
Fonte: INCA[10]; Chang et al.[11]; Arai et al.[12]; Chen et al.[13]; Wang et al.[14]; Medvedeva et al.[15]; Kopetz et al.[16].

MANIFESTAÇÕES CLÍNICAS

Nos estádios iniciais, geralmente não há sintomas evidentes. Quando presentes, podem variar dependendo do tamanho, da localização e do estadiamento do tumor. Os sintomas são frequentemente relacionados às mudanças nos hábitos intestinais, como constipação, diarreia, frequência das evacuações e consistência das fezes, sensação de esvaziamento intestinal incompleto, presença de sangramento retal, dor abdominal ou cólicas, com sensação de plenitude, perda de peso não intencional, causando fraqueza e fadiga[17].

O retardo do diagnóstico pode levar a metástases, dificultando o tratamento. Os locais mais acometidos por metástases por esse tipo de câncer são os linfonodos regionais, os ossos, o fígado, o pulmão e o peritônio[18].

Além dos sintomas orgânicos, esses pacientes podem necessitar de suporte psicológico, em razão do próprio diagnóstico, do provável uso de colostomia e das limitações da dieta, influenciando negativamente a qualidade de vida[19].

MÉTODOS DIAGNÓSTICOS E ESTADIAMENTO

A OMS recomenda ações de rastreamento e diagnóstico precoce, indicado para homens e mulheres com mais de 50 anos[1]. Os exames de rastreio e diagnóstico são: sangue oculto nas fezes, testes imunoquímicos fecais, colonoscopia, que permite a visualização do cólon e reto, e retossigmoidoscopia, que permite a visualização da parte final do intestino grosso, sigmoide e reto[1].

Os exames endoscópicos, além de serem utilizados como testes de rastreamento alternativos, são também confirmatórios dos demais exames alterados ou com sinais e sintomas suspeitos, permitindo biopsiar achados suspeitos e retirar lesões pré-malignas. Assim, é importante a identificação precoce das principais manifestações clínicas, de modo a proporcionar o acesso oportuno à investigação diagnóstica e ao tratamento em fases iniciais[1].

Após o diagnóstico, é realizado o estadiamento do câncer: em estádio 0, a doença é considerada inicial; em estádio IV, doença metastática. O sistema de estadiamento utilizado com mais frequência é o sistema TNM do American Joint Committee on Cancer (AJCC), que se baseia em três informações principais:

- T: extensão do tumor primário.
- N: disseminação para os gânglios linfáticos.
- M: disseminação de metástase[20].

A Tabela 2 mostra o estadiamento do CCR.

• **TABELA 2** Estadiamento de câncer de cólon conforme a classificação TNM

Estágio 0	Tis – Carcinoma *in situ*: intraepitelial ou invasão da lâmina própria N0 – Sem metástase de linfáticos regionais M0 – Não há metástase distante
Estágio I	T1 – Tumor invade submucosa ou T2 – Tumor invade muscular própria N0 – Sem metástase de linfáticos regionais M0 – Não há metástase distante
Estágio IIA	T3 – Tumor invade através da muscular própria dentro dos tecidos pericolorretais N0 – Sem metástase de linfáticos regionais M0 – Não há metástase distante
Estágio IIB	T4a – Tumor penetra na superfície do peritônio visceral N0 – Sem metástase de linfáticos regionais M0 – Não há metástase distante
Estágio IIC	T4b – Tumor invade diretamente ou está aderente a outros órgãos ou estruturas N0 – Sem metástase de linfáticos regionais M0 – Não há metástase distante
Estágio IIIA	T1 a T2 – Tumor invade submucosa e muscular própria N1 – Metástase em 1-3 linfonodos regionais/N1c – Tumor invade subserosa, mesentério ou pericólica não peritonealizada ou tecidos perirretais sem metástase de nódulos regionais M0 – Não há metástase distante Ou T1 – Tumor invade submucosa N2a – Metástase em 4-6 linfonodos regionais M0 – Não há metástase distante

(continua)

• **TABELA 2** Estadiamento de câncer de cólon conforme a classificação TNM (*continuação*)

Estágio IIIB	T3 a T4a – Tumor invade através da muscular própria dentro dos tecidos pericolorretais e penetra na superfície do peritônio visceral N1 – Metástase em 1-3 linfonodos regionais/N1c – Tumor invade subserosa, mesentério ou pericólica não peritonealizada ou tecidos perirretais sem metástase de nódulos regionais M0 – Não há metástase distante Ou T2 a T3 – Tumor invade muscular própria dentro dos tecidos pericolorretais N2a – Metástase em 4-6 linfonodos regionais M0 – Não há metástase distante Ou T1 a T2 – Tumor invade submucosa e muscular própria N2b – Metástase em 7 ou mais linfonodos regionais M0 – Não há metástase distante
Estágio IIIC	T4a – Tumor penetra na superfície do peritônio visceral N2a – Metástase em 4-6 linfonodos regionais M0 – Não há metástase distante Ou T3 a T4a – Tumor invade através da muscular própria dentro dos tecidos pericolorretais e penetra na superfície do peritônio visceral N2b – Metástase em 7 ou mais linfonodos regionais M0 – Não há metástase distante Ou T4b – Tumor invade diretamente ou está aderente a outros órgãos ou estruturas N1 a N2 – Metástase em um ou mais linfonodos regionais M0 – Não há metástase distante
Estágio IVA	Qualquer estágio T e N M1a – Metástase confinada a um órgão ou local (p. ex., fígado, pulmão, ovário, nódulo não regional)
Estágio IVB	Qualquer estágio T e N M1b – Metástases em mais de um órgão distante (como o fígado ou pulmão) ou conjunto distante de linfonodos, mas não distante do peritônio
Estágio IVC	Qualquer estágio T e N M1c – Metástase distante do peritônio e pode ou não ter atingido órgãos distantes ou linfonodos

Fonte: American Cancer Society [20].

TRATAMENTO

O tratamento é planejado de acordo com a localização (cólon ou reto), a presença de metástase e o estado de saúde geral. Existem várias opções de tratamento, como cirurgia, quimioterapia, terapia-alvo molecular e radioterapia, como descrito na Tabela 3.

• **TABELA 3** Opções terapêuticas para o tratamento do câncer de cólon e reto

Opção terapêutica	Comentários
Cirurgia	É o tratamento padrão com intenção curativa. Realiza-se a colectomia do segmento com o tumor, com excisão dos linfonodos comprometidos, seguida geralmente de tratamento adjuvante, podendo ser utilizado também tratamento neoadjuvante. Pode ser indicada também com intenção paliativa para casos avançados, em que haja obstrução intestinal. Em cânceres retais distais (< 5 cm da borda anal), excisão de 1-2 cm da margem negativa da parede intestinal distal pode ser aceitável.
Quimioterapia antineoplásica	Os fármacos utilizados na quimioterapia contra esses tipos de câncer incluem mais comumente: 5-fluorouracil (5-FU), oxaliplatina, capecitabina, leucovorina e irinotecano. Para doença nodal volumosa ou estádio T4b, tratamento neoadjuvante com Folfox ou Capeox pode ser considerado antes da cirurgia. Para estádios iguais ou superiores a T3, considera-se a administração de quimioterapia adjuvante com capecitabina ou 5-FU + leucovorina ou esquema Folfox ou Capeox, assim como para estágios em que há invasão de linfonodos e tumores ressecáveis com metástase de fígado e pulmão. Em casos de metástases hepáticas e/ou pulmonares, e metástases irressecáveis em outros locais, pode-se utilizar terapia neoadjuvante e/ou adjuvante, podendo ser considerados outros esquemas, como Folfiri ou Folfirinox, com ou sem bevacizumabe, cetuximabe ou panitumumabe (terapia-alvo molecular para BRAFV600E). A quimioterapia também pode ser prescrita como tratamento isolado, em casos nos quais, por exemplo, haja doença metastática peritoneal ou outro sítio que não o hepático ou o pulmonar.

(continua)

• **TABELA 3** Opções terapêuticas para o tratamento do câncer de cólon e reto *(continuação)*

Opção terapêutica	Comentários
Radioterapia	A radioterapia tem papel como terapia adjuvante ou neoadjuvante, possibilitando melhor controle local da doença, reduzindo risco de recidivas e metástases.
Terapia-alvo molecular	Englobam os anticorpos monoclonais e os inibidores de receptores de tirosina quinase: bevacizumabe, panitumumabe, cetuximabe. A partir do estádio T4b, pode ser considerado também nivolumabe ± ipilimumabe ou pembrolizumabe (somente dMMR/MSI-H).

Capeox: capecitabina e oxaliplatina; dMMR/MSI-H: *mismatch repair-deficient* (deficiência dos genes de reparo/*microsatellite instability-high* (instabilidade de microssatélites); Folfiri: irinotecano, leucovorina, 5-FU; Folfirinox: oxaliplatina, leucovorina, irinotecano e 5-FU; Folfox: oxaliplatina, leucovorina, 5-fluorouracil (5-FU).
Fonte: NCCN[21].

Apesar de as terapias quimioterápicas terem evoluído, um de seus maiores problemas é o surgimento de efeitos colaterais. Os principais incluem: fadiga, mucosite, mielossupressão, hiperpigmentação cutânea, náuseas, vômitos, anorexia, neurotoxicidade, ototoxicidade, oftalmotoxicidade, nefrotoxicidade e eritrodisestesia palmoplantar, mais conhecida como "síndrome mão-pé". A síndrome mão-pé (SMP), ou eritrodisestesia palmopalmar, é uma reação cutânea tóxica que ocorre com frequência após a administração de drogas como capecitabina, fluorouracil, citarabina e doxorrubicina, e caracteriza-se por edema, dor, eritema e descamação de mãos e pés[21,22].

POSSÍVEIS DIAGNÓSTICOS DE ENFERMAGEM E INTERVENÇÕES

Na Tabela 4, apresentam-se alguns possíveis diagnósticos de enfermagem (DE), características definidoras, fatores de risco, fatores relacionados, populações em risco/condições associadas e intervenções/atividades de enfermagem para pacientes com CCR. Ressalta-se que o processo de enfermagem deve ser aplicado pelo enfermeiro de forma individualizada.

TABELA 4 Principais diagnósticos de enfermagem, características definidoras, fatores relacionados, fatores de risco, condições associadas, populações em risco e intervenções/atividades de enfermagem

Diagnósticos de enfermagem	Características definidoras, fatores relacionados, fatores de risco, condições associadas e populações em risco	Intervenções/atividades de enfermagem
Diarreia*	CD: cólica abdominal, dor abdominal, urgência intestinal, desidratação e ruídos intestinais hiperativos. CA: doença gastrointestinal (câncer), regime de tratamento (efeitos adversos de quimioterapia e terapia biológica, radioterapia**), infecção decorrente da imunossupressão (pós-tratamento).	• Determinar o histórico da diarreia. • Orientar o paciente/família sobre registro da cor, do volume, da frequência e da consistência das fezes. • Encorajar refeições menores e frequentes, acrescentando alimentos mais consistentes de forma gradativa. • Sugerir dieta BRAT* (dieta indicada por consenso de especialistas da Oncology Nursing Society, porém baseadas em evidências de baixo nível e consenso uniforme, composta de bananas, arroz, purê de maçã e torradas) para diarreia induzida por quimioterapia. • Orientar sobre dieta com baixo teor de: fibras, alimentos gordurosos e fritos, lactose e cafeína. • Orientar sobre dieta com elevado teor proteico e calórico. • Ensinar o paciente a eliminar da dieta alimentos formadores de gases e muito temperados. • Monitorar a pele na área perianal quanto à irritação e à formação de feridas, orientando sobre a preferência por higiene com água e sabão. • Instruir quanto à aplicação de protetores de barreira na pele da região perianal. Se o paciente for portador de colostomia, proceder à aplicação de creme barreira periestomal, *spray* de resina sintética ou outro material adequado ao caso.

(continua)

• **TABELA 4** Principais diagnósticos de enfermagem, características definidoras, fatores relacionados, fatores de risco, condições associadas, populações em risco e intervenções/atividades de enfermagem (*continuação*)

Diagnósticos de enfermagem	Características definidoras, fatores relacionados, fatores de risco, condições associadas e populações em risco	Intervenções/atividades de enfermagem
		• Educar o paciente para os cuidados na troca de bolsa de colostomia, evitando recortar a placa com tamanho muito superior ao estoma. Deixar espaço em torno de 3 mm, de forma que a pele não fique exposta às fezes. • Administrar medicamentos prescritos, como loperamida e/ou acetato de octreotida. • Verificar se há queixa de dor abdominal, utilizando escala padronizada na instituição, e implementar medidas para seu controle. • Averiguar o estado de hidratação (turgor da pele, pressão arterial, débito urinário, balanço hídrico). • Medicar com *Psyllium*, conforme prescrição médica, para diarreia induzida por radioterapia. O *Psyllium* trata a diarreia por sua capacidade de absorver líquidos e aumentar o peso das fezes.

(*continua*)

• **TABELA 4** Principais diagnósticos de enfermagem, características definidoras, fatores relacionados, fatores de risco, condições associadas, populações em risco e intervenções/atividades de enfermagem (*continuação*)

Diagnósticos de enfermagem	Características definidoras, fatores relacionados, fatores de risco, condições associadas e populações em risco	Intervenções/atividades de enfermagem
Constipação	CD: esforço para evacuar, fezes endurecidas, evacuar menos de 3 vezes por semana, sensação de evacuação incompleta, sensação de obstrução anorretal. CA: bloqueio no cólon ou bloqueio no reto, doenças do sistema digestório, radioterapia, preparações farmacêuticas (uso de antieméticos prévios ao esquema quimioterápico).	• Monitorar movimentos intestinais, frequência, consistência, formato, volume e cor das fezes. • Instituir um horário para o uso do vaso sanitário. • Encorajar o aumento da ingestão de líquidos, a menos que contraindicado. • Orientar o paciente/família sobre dieta com elevado teor de fibras, conforme apropriado, após conversa com o médico (pacientes com tecido cicatricial ou um tumor estreitando o intestino podem ter que fazer o oposto, ou seja, dieta pobre em fibras). • Orientar o paciente/família sobre o uso adequado de laxantes ou enemas, se prescrito (contraindicado se houver neutropenia ou plaquetopenia grave). • Orientar o paciente/família sobre a importância de manter certo nível de atividade, a menos que contraindicado.

(*continua*)

• **TABELA 4** Principais diagnósticos de enfermagem, características definidoras, fatores relacionados, fatores de risco, condições associadas, populações em risco e intervenções/atividades de enfermagem (*continuação*)

Diagnósticos de enfermagem	Características definidoras, fatores relacionados, fatores de risco, condições associadas e populações em risco	Intervenções/atividades de enfermagem
Integridade tissular prejudicada***	CD: dor, dormência localizada, inchaço localizado, integridade da pele prejudicada, relata sensação de formigamento. CA: preparações farmacêuticas (drogas quimioterápicas ou bioterápicas que promovem degeneração da camada basal da pele e necrose de queratinócitos, com infiltração linfo- -histiocítica e separação parcial da derme e da epiderme)***.	▪ Proceder a uma avaliação mediante escalas padronizadas do grau da SMP (p. ex., *Common Terminology of Adverse Effects* – CTCAE – do National Cancer Institute – NCI). ▪ Comunicar o médico para revisão do protocolo de tratamento, pois, a depender do grau da SMP, deve ser feita alteração no intervalo, ou redução da dose. ▪ Educar o paciente para que evite meias ásperas e sintéticas, preferindo de algodão; evitar temperaturas quentes, andar descalço, sapatos apertados, exposição ao sol. ▪ Educar o paciente para aplicar protetor solar nas áreas acometidas e cremes hidratantes, conforme orientação da equipe de saúde (estes podem ser à base de *aloe vera*, lanolina, ou ureia), utilizar luvas e meias de algodão ao dormir para aumentar absorção dos hidratantes. ▪ Orientar a manter a área acometida descoberta sempre que possível. ▪ Orientar a efetuar ingestão hídrica aumentada. ▪ Realizar curativos, conforme apropriado. ▪ Avaliar a dor, mediante o uso de escalas padronizadas na instituição, e aplicar intervenções farmacológicas, conforme prescrito, e não farmacológicas.

(*continua*)

• **TABELA 4** Principais diagnósticos de enfermagem, características definidoras, fatores relacionados, fatores de risco, condições associadas, populações em risco e intervenções/atividades de enfermagem (*continuação*)

Diagnósticos de enfermagem	Características definidoras, fatores relacionados, fatores de risco, condições associadas e populações em risco	Intervenções/atividades de enfermagem
Nutrição desequilibrada: menor do que as necessidades corporais	CD: diarreia, dor abdominal, perda de peso com ingestão adequada de alimentos, ingestão de alimentos menor que a ingestão diária recomendada, letargia, membranas mucosas pálidas. FRe: percepção gustativa alterada (em razão da quimioterapia), sintomas depressivos. CA: neoplasias.	• Pesar o paciente a intervalos específicos, medir e calcular o IMC, classificando. • Determinar com o nutricionista a quantidade de calorias e o tipo de nutrientes necessários para atender às exigências nutricionais, inclusive suplementos, conforme apropriado. • Determinar as preferências alimentares, considerando as preferências culturais e religiosas. • Monitorar alimentos/líquidos ingeridos. • Monitorar níveis de albumina, proteína total, hemoglobina e hematócrito. • Monitorar a ocorrência de ressecamento da pele, descamações ou lesões. • Monitorar turgor, ocorrência de cabelos ressecados e finos. • Monitorar as gengivas quanto a edema, aspecto esponjoso, retração gengival e sangramento. • Monitorar a ocorrência de náusea e vômito. • Orientar o paciente para que dê preferência a alimentos de forma atraente, agradável, levando em conta a cor, a textura e a variedade. • Providenciar a higiene oral antes das refeições.

(continua)

• **TABELA 4** Principais diagnósticos de enfermagem, características definidoras, fatores relacionados, fatores de risco, condições associadas, populações em risco e intervenções/atividades de enfermagem (*continuação*)

Diagnósticos de enfermagem	Características definidoras, fatores relacionados, fatores de risco, condições associadas e populações em risco	Intervenções/atividades de enfermagem
Fadiga	CD: expressa falta de energia, fraqueza, cansaço, estado de sonolência, letargia, introspecção, dificuldade de manter rotinas habituais. FRe: desnutrição, ansiedade, sintomas depressivos. PR: indivíduos expostos a evento de vida negativo. CA: anemia, desnutrição, neoplasia, quimioterapia e radioterapia.	• Usar instrumentos válidos para medir fadiga (intensidade, fatores de alívio e de piora, horário do dia que mais sente fadiga etc.). • Avaliar hemograma, para identificar anemia, que contribui para a fadiga. • Monitorar/orientar o paciente sobre manifestações clínicas de depressão (fator contribuinte para fadiga): falta de motivação para fazer atividades diárias, incluindo cuidar de si mesmo, perda de interesse em atividades de que costumava gostar, afastamento de amigos ou familiares, choro frequente, problemas de memória, pensamentos negativos. • Encorajar exercícios físicos, conforme a tolerância. • Orientar no gerenciamento das atividades, programando atividades mais cansativas para o período do dia em que o paciente esteja mais disposto. • Encorajar períodos alternados de descanso e atividade. • Usar exercícios passivos e/ou ativos de amplitude de movimentos para aliviar a tensão muscular. • Limitar estímulos ambientais (p. ex., iluminação e ruídos) para facilitar o relaxamento. • Oferecer recursos auxiliares que promovam o sono e o relaxamento (p. ex., técnica de respiração lenta e profunda, música, relaxamento muscular progressivo#, massagem, aromaterapia com óleo essencial de hortelã-pimenta).

(continua)

• **TABELA 4** Principais diagnósticos de enfermagem, características definidoras, fatores relacionados, fatores de risco, condições associadas, populações em risco e intervenções/atividades de enfermagem (*continuação*)

Diagnósticos de enfermagem	Características definidoras, fatores relacionados, fatores de risco, condições associadas e populações em risco	Intervenções/atividades de enfermagem
		• Encaminhar ou orientar a busca por psicoterapia em casos de depressão, caso apropriado/desejado. • Encaminhar ou comunicar o médico na busca por medicamentos antidepressivos, caso apropriado. • Orientar quanto ao reconhecimento de sinais e sintomas de fadiga que exijam redução da atividade. • Utilizar intervenções cognitivo-comportamentais para favorecer novos comportamentos para o enfrentamento eficaz.

CA: condições associadas; CD: características definidoras; DE: diagnósticos de enfermagem; FRe: fatores relacionados; FRi: fatores de risco; IMC: índice de massa corporal; PR: populações em risco.

* BRAT: *bananas, rice, applesauce and toast.*

** A diarreia induzida por radiação é observada com mais frequência com irradiação para os campos abdominal e pélvico. A enterite aguda por radiação pode ser observada em até 70% dos pacientes, dependendo do tratamento e dos fatores predisponentes.

*** Optou-se por listar o DE integridade tissular prejudicada em função da alta taxa de incidência de eritrodisestesia palmoplantar (síndrome mão-pé – SMP), com o uso de drogas utilizadas para o CCR.

Essa é uma técnica que envolve apertar e relaxar os músculos. Apertar e relaxar progressivamente todos os músculos, iniciando pelos dedos dos pés ou pela cabeça, e depois lentamente os músculos de todo o corpo.

Fonte: Nanda-I[23]; Butcher et al.[24]; NOS[25]; LeFebvre et al.[26]; NOS[27]; BC Cancer Agency[28]; Murphy et al.[29]; Asco[30].

REFERÊNCIAS BIBLIOGRÁFICAS

1. Brasil. Instituto Nacional de Câncer José Alencar Gomes da Silva (INCA). Detecção precoce do câncer. Rio de Janeiro: Ministério da Saúde; 2021.
2. International Agency for Research on Cancer (Iarc). Câncer colorretal. Word Health Organization, 2023.
3. Biller LH, Schrag D. Diagnosis and treatment of metastatic colorectal cancer: a review. JAMA. 2021;325(7):669-85.
4. Brasil. Instituto Nacional de Câncer José Alencar Gomes da Silva (Inca). Estimativa 2023: incidência de câncer no Brasil. Rio de Janeiro: Ministério da Saúde; 2022.
5. Pan H, Zhao Z, Deng Y, Zheng Z, Huang Y, Huang S, et al. The global, regional, and national early--onset colorectal cancer burden and trends from 1990 to 2019: results from the Global Burden of Disease Study 2019. BMC Public Health. 2022;22:1896.
6. Morgan E, Arnold M, Gini A, Lorenzoni V, Cabasag C J, Laversanne M, et al. Global burden of colorectal cancer in 2020 and 2040: incidence and mortality estimates from Globocan. Gut. 2023;72:338-44.
7. Brasil. Instituto Nacional de Câncer José Alencar Gomes da Silva (Inca). Inca estima 704 mil casos de câncer por ano no Brasil até 2025. Rio de Janeiro: Ministério da Saúde; 2022.
8. Hong M-Z, Li J-M, Chen Z-J, Lin X-Y, Pan J-S, Gong L-L. Global burden of major gastrointestinal cancers and its association with socioeconomics, 1990-2019. Front Oncol. 2022;12:942035.
9. Brasil. Instituto Nacional de Câncer José Alencar Gomes da Silva (Inca). ABC do câncer: abordagens básicas para o controle do câncer. Rio de Janeiro: Ministério da Saúde; 2020.
10. Brasil. Instituto Nacional de Câncer José Alencar Gomes da Silva (Inca). Dieta, nutrição, atividade física e câncer – uma perspectiva global: um resumo do terceiro relatório de especialistas com uma perspectiva brasileira. Rio de Janeiro: Ministério da Saúde; 2020.
11. Chang VC, Cotterchio M, De P, Tinmouth J. Risk factors for early-onset colorectal cancer: a population-based case-control study in Ontario, Canada. Cancer Causes Control. 2021;32:1063-83.
12. Arai J, Aoki T, Hayakawa Y, Niikura R, Ishibashi R, Suzuki N, et al. Risk and preventive factors of early-onset colorectal neoplasms: endoscopic and histological database analysis. J Gastroenterol Hepatol. 2023;38(2):259-68.
13. Chen Y, Chen Z, Huang J, Hu J, He X, Lan P, et al. Clinicopathological and molecular characteristics of early-onset vs late-onset colorectal cancer according to tumor location. International Journal of Clinical Oncology. 2022;27:749-55.
14. Wang H, Yuan Z, Wang S, Pang W, Wang W, Liu X, et al. The comparison of risk factors for colorectal neoplasms at different anatomical sites. Int J Colorectal Disease. 2023;38(26).
15. Medvedeva EA, Maryin GG, Leshchenko AA, Chernogorova MV, Dolgova MB, Nazarov DA, et al. Carga global do câncer colorretal: epidemiologia, fatores de risco. Research'n Practical Medicine J. 2022;9(4):134-46.
16. Kopetz A, Grothey A, Yaeger R, Vam Cutsem E, Desai J, Yoshino T, et al. Encorafenib, binimetinib, and cetuximab in BRAF V600E-mutated colorectal cancer. N Engl J Med. 2019;381:1632-43.
17. American Cancer Society. Colorectal cancer. Signs and symptoms of colorectal cancer. Atlanta, 2020. Disponível em: https://www.cancer.org/cancer/colon-rectal-cancer/detection-diagnosis-staging/signs-and-symptoms.html. Acesso em: 4 jul. 2023.
18. Lobo FLR, del Giglio A, Aguiar. Colorretal cancer epidemiological profile. Clin Onc Let, Ahead of Print, 2020. Disponível em: https://www.clinicaloncologyletters.com/article/doi/10.4322/col.2019.005. Acesso em: 4 jul. 2023.
19. Moura SF, de Mello MRSP, Muzi CD, Guimarães RM. Padrão sintomatológico em pacientes do câncer colorretal de acordo com a idade. Rev Bras Cancerol. 2020;66(1):e-15474. Disponível em: https://rbc.inca.gov.br/index.php/revista/article/view/474. Acesso em: 4 jul. 2023.

20. American Cancer Society. Early detection, diagnosis, and staging. Atlanta, 2020. Disponível em: https://www.cancer.org/cancer/colon-rectal-cancer/detection-diagnosis-staging/staged.html. Acesso em: 4 jul. 2023.
21. National Comprehensive Cancer Network (NCCN). Clinical practice guidelines in oncology. Colon cancer. Version 3.2022. 2023. Disponível em: http://www.nccn.org/professionals/physician_gls/pdf/colon.pdf. Acesso em: 5 abr. 2023.
22. Simão DAS, Lima EDRP, Souza RS, Faria TV, Azevedo GF. Hand-foot syndrome induced by chemotherapy: a case study. Rev Bras Enferm. 2012;65(2):374-8.
23. Nanda International (Nanda-I). Diagnósticos de enfermagem da Nanda International: definições e classificação 2021-2013. 12.ed. NewYork: Thieme; 2023.
24. Butcher HK, Bulechek GM, Dochterman JM, Wagner CM. Classificação das Intervenções de Enfermagem (NIC). 7.ed. Rio de Janeiro: Gen/Guanabara-Koogan; 2020.
25. Oncology Nursing Society (NOS). Symptom interventions. Chemotherapy-induced diarrhea. 2017. Disponível em: https://www.ons.org/pep/chemotherapy-induced-diarrhea. Acesso em: 20 abr. 2023.
26. LeFebvre KB, Rogers B, Wolles B. Cancer constipation: Clinical Summary of the ONS Guidelines™ for Opioid-Induced and Non-Opioid-Related Cancer Constipation. Clin J Oncol Nurs. 2020;24(6):1-4.
27. Oncology Nursing Society (NOS). Symptom interventions. Fatigue. 2017. Disponível em: https://www.ons.org/pep/fatigue. Acesso em: 24 abr. 2023.
28. BC Cancer Agency. Professional practice nursing standards – symptom management guidelines: palmar-plantar erithrodysesthesia (PPE). 2013. Disponível em: www.bccancer.bc.ca. Acesso em: 4 jul. 2023.
29. Murphy J, Stacey D, Crook J, Thompson B, Panetta D. Testing control of radiation-induced diarrhea with a psyllium bulking agent: a pilot study. Can Oncol Nurs J. 2000;10(3):96-100.
30. American Society of Clinical Oncology (Asco). Cancer.net. Fatigue. 2020. Disponível em: https://www.cancer.net/coping-with-cancer/physical-emotional-and-social-effects-cancer/managing-physical-side-effects/fatigue. Acesso em: 4 jul. 2023.

8

Câncer de mama

Natália Frota Goyanna
Cristina Poliana Rolim Saraiva dos Santos
Ana Fátima Carvalho Fernandes
Régia Christina Moura Barbosa Castro

INTRODUÇÃO

O câncer de mama constitui-se de um grupo de doenças em que as células do tecido mamário sofrem alteração e divisão descontrolada, geralmente resultando em um caroço ou massa[1,2]. Pela complexidade etiológica, multiplicidade de fatores de riscos associados, heterogeneidade particular da doença observada pelas variadas manifestações clínicas e morfológicas, diferentes assinaturas genéticas e consequentes diferenças nas respostas terapêuticas, além da representatividade do órgão, impactando na imagem corporal, feminilidade, sexualidade e relacionamento social, configura-se como uma neoplasia muito temida pelas mulheres[2,3].

Representa um relevante problema de saúde pública, e um desafio no cenário atual de envelhecimento populacional e enfrentamento das doenças crônicas não transmissíveis[4]. Nesse sentido, o câncer de mama integra o Plano de Ações Estratégicas para o Enfrentamento das Doenças Crônicas não Transmissíveis no Brasil, no qual houve a projeção de metas para a década 2011 a 2022[5].

A prevenção do câncer de mama está relacionada ao controle dos fatores de risco conhecidos e à promoção de práticas e comportamentos considerados protetores[6]. Dessa forma, a prevenção depende da criação de um ambiente que incentive a alimentação saudável ao longo da vida e de um estilo de vida fisicamente ativo, sendo essenciais políticas para a saúde pública que priorizem a prevenção, na forma de leis, regulamentos e diretrizes[7].

Além da modificação dos fatores de risco, outro componente estratégico é a redução das barreiras de acesso aos serviços de saúde, possibilitando a detecção precoce[8], que pode levar à cura e à melhoria da qualidade de vida das pacientes.

EPIDEMIOLOGIA

O câncer de mama é o mais incidente em mulheres no mundo e a causa mais frequente de morte por câncer nessa população[9,10], representando 31% das neoplasias malignas projetadas para 2023, nos EUA[11]. No Brasil, o câncer de mama é também o tipo de câncer mais incidente em mulheres de todas as regiões, após o câncer de pele não melanoma. As taxas são mais elevadas nas regiões mais desenvolvidas (Sul e Sudeste), e a menor é observada na região Norte[12]. Para o triênio 2023-2025, são estimados 74 mil novos casos da doença por ano[13].

A incidência e a mortalidade por essa doença tendem a crescer progressivamente a partir dos 40 anos de idade[13].

Os cânceres de mama geralmente são tumores epiteliais de origem lobular ou ductal[14]. Historicamente, o carcinoma ductal *in situ* e o carcinoma lobular *in situ* foram considerados os principais tipos de câncer de mama *in situ*. No entanto, o carcinoma lobular *in situ* foi removido da última edição do sistema de estadiamento do câncer de mama da American Joint Committee on Cancer (AJCC), uma vez que se acredita que seja uma condição benigna associada ao aumento do risco de câncer de mama, mas sem o potencial de progredir para câncer invasivo. Em contrapartida, o carcinoma ductal *in situ* é um precursor do câncer invasivo, embora nem todo progrida[1].

A maioria (81%) dos cânceres de mama é invasiva ou infiltrativa, no quais as células anormais romperam as paredes das glândulas ou ductos onde se originaram e cresceram no tecido mamário circundante[1].

Dessa forma, o carcinoma ductal invasivo (CDI) é um tipo de câncer invasivo em que células cancerígenas anormais que começaram a se formar nos ductos de leite se espalharam além deles, invadindo outras partes do tecido mamário e podendo se espalhar para outras partes do corpo. Também são identificados como carcinoma ductal infiltrativo. O CDI é o tipo mais comum, representando cerca de 70 a 80% de todos os diagnósticos de cancro de mama[14].

Dois outros tipos de câncer de mama mais raros e que se apresentam de forma diferenciada são o câncer de mama inflamatório, pela característica atípica de inflamação, e a doença de Paget, que atinge os mamilos[15].

Por muitos anos, o câncer de mama foi considerado uma doença única. No entanto, agora é considerado um grupo de doenças, composto por quatro subtipos moleculares principais e pelo menos 21 subtipos histológicos distintos (tipo de tecido no qual o câncer se origina) que diferem em fatores de risco, apresentação, resposta ao tratamento e resultados[1].

ETIOLOGIA

A etiologia desse grupo de doenças é influenciada por múltiplas exposições ocorridas ao longo da vida. Muitos fatores de risco já foram identificados e outros ainda precisam ser elucidados por pesquisas adicionais. Além disso, as associações entre os fatores de risco e o câncer de mama podem variar de acordo com o subtipo de câncer de mama[16].

Nesse sentido, os fatores de risco conhecidos para o desenvolvimento de câncer de mama estão apresentados na Tabela 1.

• **TABELA 1** Fatores de risco para o câncer de mama

Fatores de risco	Justifcativa
Envelhecimento	O envelhecimento é um dos fatores de risco mais importantes, uma vez que a incidência de câncer de mama está altamente relacionada ao aumento da idade[17].
Câncer de mama anterior	Mulheres diagnosticadas com câncer de mama, portadoras de mutações genéticas que as predisponham ao desenvolvimento de câncer de mama, têm risco substancialmente aumentado de desenvolver a doença na mama contralateral[18].
Doença benigna da mama	A doença benigna da mama é um fator de risco de longo prazo para o câncer de mama. Em estudo recente, o aumento do risco permaneceu estável por 20 anos após o diagnóstico de doença benigna da mama e afetou mulheres de todas as idades. As mulheres com doença proliferativa benigna da mama tiveram um risco maior do que aquelas com doença não proliferativa[19].
História familiar	Quase um quarto de todos os casos de câncer de mama está relacionado à história familiar. A suscetibilidade hereditária ao câncer de mama é parcialmente atribuída às mutações de genes relacionados a essa neoplasia[17]. Dessa forma, ter um parente de primeiro grau com câncer de mama aumenta o risco de uma mulher desenvolver a doença em duas a três vezes[20].
Alterações genéticas	A suscetibilidade hereditária ao câncer de mama é parcialmente atribuída às mutações de genes relacionados ao câncer de mama[17]. Essas mutações são mais comumente encontradas nos genes *BRCA1* e *BRCA2*, mas também são frequentes em outros genes, como *PALB2, CHEK2, BARD1, ATM, RAD51C, RAD51D* e *TP53*[21].
Idade da primeira menstruação e da menopausa	Idade mais jovem na menarca e idade mais avançada na menopausa estão associadas ao aumento do risco de câncer de mama, refletindo potencialmente o número de ciclos ovulatórios ao longo da vida de uma mulher e a exposição ao estrogênio[16].

(continua)

• **TABELA 1** Fatores de risco para o câncer de mama (*continuação*)

Fatores de risco	Justifcativa
Idade tardia da primeira gravidez	Idade tardia no primeiro parto está fortemente associada ao desenvolvimento de câncer de mama, uma vez que leva à falta de diferenciação do tecido mamário, maior exposição a mutagênicos não estrogênicos e genotoxicidade por estrogênio[22].
Uso de contraceptivos orais	Constantes pesquisas sobre os efeitos dos contraceptivos no aumento do câncer de mama são realizadas. Pesquisa recente aponta que há um aumento relativo de cerca de 20-30% no risco de câncer de mama associado ao uso atual ou recente de contraceptivos orais combinados ou apenas de progestágeno[23].
Terapia hormonal	O uso de terapia hormonal pós-menopausa foi avaliado em vários estudos. O uso combinado de estrogênio e progestágeno aumenta substancialmente o risco, e as associações são mais fortes para uso atual/recente e entre aqueles com durações mais longas de uso. Já o uso prolongado de estrogênio apenas está associado a aumentos mais modestos no risco[24].
Obesidade	A obesidade é forte fator de risco para câncer de mama em mulheres na pós-menopausa, estando também associada a resultados ruins da doença em mulheres de todas as idades. Além disso, mulheres obesas com câncer de mama têm pior sobrevida livre de doença e sobrevida global do que mulheres não obesas com câncer de mama[25].
Inatividade física	Comportamento sedentário ou inatividade física pode estar associado a risco aumentado de câncer de mama[26].
Consumo de álcool	O consumo de álcool pode aumentar o risco de câncer de mama, pois está associado à elevação do nível de hormônios relacionados ao estrogênio no sangue e desencadear as vias dos receptores de estrogênio[17].
Tabagismo	O tabagismo, fator estudado ao longo dos anos, com resultados contraditórios, é atualmente classificado como agente carcinogênico com limitada evidência para câncer de mama em humanos[27].
Exposição à radiação	A exposição à radiação ionizante se constitui em fator cancerígeno com evidência suficiente em humanos[27]. Doses altas ou moderadas de radiação ionizante, ou mesmo doses baixas e frequentes, aumentam o risco de câncer de mama[28].
Alta densidade do tecido mamário	A alta densidade mamária foi identificada recentemente como fator de risco importante para o câncer de mama, podendo dificultar a visualização de tumores em uma mamografia. Mulheres com mamas densas são mais propensas a ter câncer de mama[29,30].

MANIFESTAÇÕES CLÍNICAS

O câncer de mama geralmente não apresenta sintomas quando o tumor é pequeno e mais facilmente tratado. O sinal físico mais comum é a presença de um nódulo, geralmente indolor, duro e irregular, embora haja tumores com consistência branda, globosos e bem definidos[1,2].

Sinais e sintomas menos comuns incluem dor ou peso nas mamas, alterações persistentes, como inchaço, espessamento ou vermelhidão da pele; e alterações nos mamilos, como descarga espontânea, descamação ou retração[1]. A secreção, decorrente da descarga papilar, normalmente é unilateral e espontânea, podendo ser rosada ou avermelhada, em decorrência da presença de glóbulos vermelhos. Podem também surgir linfonodos palpáveis na axila[2].

Em estágios avançados, pode corroer a pele, causando ulceração, sem necessariamente ter presença de dor. O câncer de mama pode, ainda, se espalhar para outras áreas, como os gânglios linfáticos axilares; ou outros órgãos, incluindo pulmões, fígado, cérebro e ossos, desencadeando outros sintomas[31].

MÉTODOS DIAGNÓSTICOS E ESTADIAMENTO

A Organização Mundial da Saúde (OMS) recomenda ações de prevenção, detecção precoce e acesso ao tratamento para o controle do câncer[32].

A detecção precoce do câncer compreende duas estratégias: rastreamento e diagnóstico precoce. O rastreamento objetiva encontrar o câncer pré-clínico ou as lesões pré-cancerígenas, por meio de exames de rotina em uma população alvo sem sinais e sintomas sugestivos do câncer rastreado. Já o diagnóstico precoce intenta identificar o câncer em estágio inicial em pessoas que apresentam sinais e sintomas suspeitos da doença[33].

Os benefícios do rastreamento compreendem encontrar a doença em fase inicial e obter melhor prognóstico, com tratamento mais efetivo e menor morbidade associada[15]. Atualmente, a mamografia é considerada o exame padrão para o rastreamento. A recomendação do Ministério da Saúde é que a mamografia de rastreamento seja oferecida às mulheres de 50 a 69 anos, uma vez a cada 2 anos. Porém, acreditando que a mamografia em mulheres acima dos 40 anos é capaz de reduzir em até 30% o número de mortes, a Sociedade Brasileira de Mastologia (SBM), o Colégio Brasileiro de Radiologia e Diagnóstico por Imagem (CBR) e a Federação Brasileira das Associações de Ginecologia e Obstetrícia (Febrasgo) recomendam a mamografia anual para as mulheres a partir dos 40 anos de idade[34].

No que se refere às mulheres que apresentam alto risco para o desenvolvimento de câncer de mama, ainda não foram identificadas estratégias efetivas de rastreamento diferenciadas e eficazes para reduzir a mortalidade por câncer de mama, sendo recomendado acompanhamento clínico individualizado para a definição da conduta, em um processo de decisão compartilhada, considerando os riscos e benefícios para a saúde da mulher[15].

Os métodos diagnósticos reconhecidos estão apresentados na Tabela 2.

• **TABELA 2** Métodos diagnósticos para o câncer de mama, indicação e comentários

Exame	Indicação	Comentários
Mamografia[35-38]	Avaliação radiológica da mama em população sintomática ou não.	Exame radiológico considerado padrão-ouro para o rastreamento e diagnóstico precoce. Uma mamografia muitas vezes pode encontrar alterações na mama que podem ser câncer anos antes do desenvolvimento de sintomas físicos.
Ultrassonografia mamária[38-40]	Observar algumas alterações na mama, como nódulos (especialmente aqueles que podem ser sentidos, mas não vistos na mamografia) ou cistos.	Útil em mulheres com tecido mamário denso, o que pode dificultar a visualização de áreas anormais nas mamografias.
TMD[41]	Mulheres com risco médio de câncer de mama convocadas por lesões suspeitas na triagem mamográfica.	A TMD é uma técnica de imagem pseudo-3D baseada em uma série de imagens de baixa dose da mama de diferentes ângulos que tem o potencial de superar o problema de superposição de tecidos, melhorando assim a detecção de lesões mamárias.
Biópsia por agulha grossa (*core biopsy*) e PAAF[40,42]	Determinar a classificação anatomopatológica e/ou citológica da lesão mamária, quando nódulo ou cisto.	Consiste na remoção de parte ou totalidade do nódulo ou cisto, a depender do tamanho, utilizando uma agulha oca adaptada a uma pistola especial ou agulha hipodérmica, respectivamente. Esses exames podem ser realizados com ou sem auxílio de um aparelho de ultrassonografia para guiar.

(continua)

• **TABELA 2** Métodos diagnósticos para o câncer de mama, indicação e comentários (*continuação*)

Exame	Indicação	Comentários
Biópsia cirúrgica[35]	Examinar parte ou totalidade da lesão suspeita.	Em biópsia incisional apenas parte da área suspeita é removida; na biópsia excisional toda a área da lesão suspeita é retirada.
BLS[43]	Identificar o primeiro linfonodo da cadeia de drenagem linfática axilar que pode estar acometida por células cancerígenas.	Consiste em uma alternativa segura para evitar a linfadenectomia axilar (esvaziamento axilar) desnecessária.
Receptores hormonais de estrogênio (RE) e progesterona (RP)[44,45]	Auxilia na designação dos subtipos moleculares para identificação da evolução clínica e prognóstico.	É um critério vastamente utilizado na definição do protocolo de tratamento, principalmente terapias-alvo direcionadas.
Produtos de genes *HER-2* (HER- 2/gene neu)[44-47]	Esse marcador determina a sensibilidade à quimioterapia ou a fármacos bloqueadores de hormônios. Descreve a avaliação do *status* do HER-2 (*Human Epidermal growth factor Receptor-Type 2*), que pode ser traduzido como "receptor tipo 2 do fator de crescimento epidérmico humano". Cerca de 15-20% dos cânceres de mama são *HER-2* positivos.	HER-2 configura-se como importante proteína relacionada ao desenvolvimento e crescimento epidérmico das células. Quando em níveis muito elevados, ocasiona a formação de tumores cancerígenos agressivos.
BRCA 1 e BRCA 2[48,49]	Recomenda-se o teste para alguns grupos de pessoas, dentre as quais aquelas que têm pessoas na família com mutação dos genes *BRCA 1* e *BRCA 2*, ou das quais existe história pessoal de câncer de mama aos 45 anos de idade ou menos, câncer de mama em membro da família aos 50 anos ou mais.	São marcadores genômicos. Dos cânceres de mama 3% (cerca de 7.500 mulheres por ano) resultam de mutações hereditárias nos genes *BRCA 1* e *BRCA 2*[48]. Estima-se que 5-10% dos casos de câncer de mama são identificados em indivíduos que apresentam mutações herdadas de maneira autossômica dominante, e uma parcela destas está associada a mutações nos genes supressores tumorais *BRCA 1* e *BRCA 2* (*BReast CAncer type 1 and 2*)[49].

(continua)

• **TABELA 2** Métodos diagnósticos para o câncer de mama, indicação e comentários (*continuação*)

Exame	Indicação	Comentários
Radiografia de tórax[50]	Avaliação inicial em população sintomática.	Estadiamento com pesquisas de metástases em região torácica após a confirmação da neoplasia mamária.
RM[51], TC de abdome e pelve[52,53]	Exames mais específicos para detecção de invasão parametrial e de linfonodos.	Útil para definir extensão da doença, prognóstico e tratamento personalizado
Cintilografia óssea corporal total[53]	Rastreamento de metástases ósseas.	Exame que utiliza radiofármacos – substâncias radioativas em conjunto com fármacos – para marcar áreas suspeitas de câncer.
PET-CT[53]	Detecção de metástases linfonodais para-aórticas e outras metástases corporais.	Exame que combina duas modalidades de exame: a tomografia computadorizada e a emissão de pósitron (PET), sendo capaz de detectar a atividade metabólica aumentada. Esse exame pode ser uma alternativa adequada para substituir as tomografias e a cintilografia. Não está indicado de rotina no estadiamento de tumores EC I, II ou III (operáveis), podendo ser considerado quando os métodos convencionais são inconclusivos

BLF: biópsia de linfonodo sentinela; PAAF: punção aspirativa por agulha fina; RM: ressonância magnética; TC: tomografia computadorizada; TMD: tomossíntese mamária digital.

A classificação histológica do tipo de tumor maligno da mama é apresentado no laudo da biópsia, mas, além dessa classificação, é necessária a identificação molecular, podendo esta ser realizada no mesmo material histopatológico já coletado. Esse estudo imuno-histoquímico descreve a positividade do receptor de estrogênio (RE), receptor de progesterona (RP) com percentual de acometimento, além de verificar o *status* do HER-2 (*Human Epidermal growth factor Receptor-Type* 2). Esses dados são importantes para definição dos protocolos de tratamento, principalmente terapia-alvo associada, ou seja, encontrar alvos terapêuticos em tumores de todos os subtipos moleculares[45].

A classificação molecular envolve cinco subtipos, com base nos padrões de expressão gênica: luminal A; luminal B; luminal híbrido; HER-2 e basal-símile[45,54].

A classificação histológica está descrita na Tabela 3.

Atualmente, o carcinoma lobular *in situ* não é classificado mais como câncer, já que normalmente não se espalha além do lóbulo, se tratado adequadamente. Porém, ter um carcinoma lobular *in situ* aumenta o risco de desenvolver, posteriormente, um câncer de mama invasivo em qualquer uma das mamas[58].

• **TABELA 3** Principais tipos histológicos do câncer de mama

Tipo histológico	Comentários
Carcinoma ductal *in situ*[55]	É considerado a forma mais precoce do câncer de mama. Considerado não invasivo ou pré-invasivo.
Carcinoma ductal invasivo[56]	Tem início nos ductos de leite, mas rompe a parede, invadindo o tecido mamário circundante. Pode metastatizar para outras partes do corpo. É responsável por cerca de 80-90% dos cânceres de mama invasivos.
Carcinoma lobular invasivo[57]	É a segunda forma histológica mais comum do câncer de mama, representando 5-15% de todos os cânceres de mama invasivos. Geralmente está associado ao carcinoma lobular *in situ*.

ABORDAGEM TERAPÊUTICA

O prognóstico e o tratamento do câncer de mama são definidos pela localização, idade de apresentação e estadiamento, levando em consideração os critérios histopatológicos, biológicos, moleculares e genéticos. O prognóstico é mais favorável quando realizado diagnóstico e tratamento precoce[45].

O tratamento envolve uma combinação de abordagens locais, como cirurgia, avaliação do acometimento axilar e radioterapia; e o tratamento medicamentoso sistêmico, que inclui a quimioterapia e a hormonioterapia[59].

A cirurgia é o principal tratamento do câncer de mama inicial (estádios I a III) e inclui a intervenção na mama e axila. De acordo com as características do câncer e de cada paciente, o tratamento cirúrgico envolve abordagens parciais, como a cirurgia conservadora da mama, na qual é removido apenas o tecido canceroso, além de uma borda de tecido normal (margem do tumor); e abordagens totais (mastectomia), nas quais é realizada a remoção de toda a mama. Tanto a cirurgia conservadora como a mastectomia podem ser acompanhadas pela remoção de um ou alguns linfonodos da axila, a fim de determinar se a doença se espalhou além da mama[1,45].

A radioterapia também tem papel importante no tratamento do câncer de mama, uma vez que pode evitar que uma mulher tenha que se submeter a uma cirurgia mais agressiva, reduzir o risco de recorrência ou mesmo a probabilidade de morrer em decorrência da doença[1,31].

O tratamento sistêmico pode ser prévio à cirurgia (neoadjuvante) ou posterior à cirurgia e à radioterapia (adjuvante). As modalidades terapêuticas combinadas podem ter objetivo curativo ou paliativo[59]. A decisão do tratamento adjuvante é complexa e deve ser baseada no risco de recidiva, havendo consenso pelo uso de quimioterapia adjuvante em poucos grupos de pacientes, como as que apresentam quatro ou mais linfonodos positivos[45].

A escolha do tratamento da doença avançada (metastática – estádio IV) depende de diversos fatores, incluindo as características do paciente e do tumor, a localização da(s) metástases(s), a agressividade da doença, a resposta às terapias anteriores, o tempo desde a última exposição à quimioterapia ou hormonioterapia, os agentes antineoplásicos usados e suas doses cumulativas. Devem ser consideradas ainda as preferências do paciente; os eventos adversos esperados; a adesão ao tratamento; a disponibilidade dos medicamentos; os aspectos logísticos e a via de administração[60]. Para as pessoas com câncer de mama avançado, o tratamento objetiva o aumento da sobrevida, o alívio dos sintomas e a melhoria ou manutenção da qualidade de vida[45].

POSSÍVEIS DIAGNÓSTICOS DE ENFERMAGEM E INTERVENÇÕES

Embora o processo de enfermagem deva ser individualizado, buscou-se neste capítulo delinear os padrões funcionais de saúde que podem manifestar-se comprometidos em pacientes com câncer de mama. Assim, a Tabela 4 apresenta os diagnósticos de enfermagem, características definidoras, fatores de risco, fatores relacionados, populações em risco/condições associadas e intervenções/atividades de enfermagem possíveis na assistência ao paciente com esse câncer.

TABELA 4 Possíveis diagnósticos de enfermagem, características definidoras, fatores relacionados, fatores de risco, populações em risco/condições associadas e intervenções/atividades de enfermagem

Diagnósticos de enfermagem	Características definidoras	Fatores relacionados, fatores de risco, populações em risco, condições associadas	Intervenções de enfermagem/atividades
Padrão de sexualidade ineficaz	Alteração nas relações com a pessoa significativa, alterações na percepção do papel sexual, conflitos envolvendo valores, dificuldades relatadas nas atividades sexuais ou comportamentos sexuais, limitações relatadas nas atividades ou nos comportamentos sexuais, relato de mudanças nas atividades ou nos comportamentos sexuais.	FRe: conhecimento insuficiente sobre alternativas relacionadas à sexualidade e déficit de habilidades sobre alternativas relacionadas à sexualidade (como a estrutura corporal alterada das mamas), relacionamento prejudicado com uma pessoa significativa. PR: ausência de pessoa significativa (p. ex., uma separação).	• Identificar as expectativas da paciente em relação à sexualidade. • Discutir as dúvidas com a paciente. • Evitar juízos de valor. • Auxiliar o(a) companheiro(a) a compreender e a lidar com alterações nos comportamentos sexuais. • Orientar sobre a utilização de lubrificantes hidrossolúveis em razão do ressecamento do canal vaginal nos casos em que a paciente for submetida à terapêutica hormonal. • Fornecer informações sobre o tratamento, conforme a necessidade. • Identificar formas alternativas de expressão sexual que possam ser aceitáveis pelos dois parceiros. • Encorajar atitude de esperança realista como uma forma de lidar com sentimentos de desamparo.

(continua)

• **TABELA 4** Possíveis diagnósticos de enfermagem, características definidoras, fatores relacionados, fatores de risco, populações em risco/condições associadas e intervenções/atividades de enfermagem (*continuação*)

Diagnósticos de enfermagem	Características definidoras	Fatores relacionados, fatores de risco, populações em risco, condições associadas	Intervenções de enfermagem/atividades
Processos familiares interrompidos	Mudanças em expressões de conflito na família, mudanças na satisfação com a família, mudanças nas tarefas designadas, mudanças nos padrões e rituais familiares, mudanças na disponibilidade para apoio emocional e na resposta afetiva, mudança nos padrões de comunicação familiar.	FRe: troca de papéis na família. PR: crise situacional, mudanças nas finanças da família, transição situacional. CA: mudança do estado de saúde de um membro da família.	• Oferecer alternativas disponíveis na comunidade para manutenção do ambiente familiar. • Disponibilizar horários flexíveis de visita hospitalar para o(a) companheiro(a). • Estabelecer um relacionamento de confiança. • Estimular novos padrões de comunicação familiar. • Estimular o apoio da família. • Oferecer informações e opiniões. • Validar ou normalizar respostas emocionais. • Incentivar as narrativas de doenças. • Incentivar o descanso.
Dor aguda	Relato verbal de dor, mudanças no apetite, alteração de pressão sanguínea e/ou frequência cardíaca, comportamento de proteção, distúrbio do sono, evidência observada de dor, expressão facial, relato codificado (uso de escala de intensidade de dor).	FRe: linfedema.	• Realizar levantamento abrangente da dor relativo à intensidade, localização, fatores predisponentes. • Avaliar eficácia do analgésico em intervalos regulares e frequentes, em especial após as primeiras doses. • Observar sinais e sintomas de efeitos colaterais dos fármacos. • Posicionar a paciente para facilitar o conforto. • Encorajar a pessoa a escolher técnicas não farmacológicas desejadas, como música, aromaterapia ou outro. • Educar para seguir as orientações de exercícios ou *taping* pelo fisioterapeuta.

(*continua*)

TABELA 4 Possíveis diagnósticos de enfermagem, características definidoras, fatores relacionados, fatores de risco, populações em risco/condições associadas e intervenções/atividades de enfermagem (*continuação*)

Diagnósticos de enfermagem	Características definidoras	Fatores relacionados, fatores de risco, populações em risco, condições associadas	Intervenções de enfermagem/atividades
Risco de infecção	–	FRi: agentes farmacêuticos (quimioterapia antineoplásica), conhecimento deficiente, destruição de tecidos, procedimentos invasivos.	• Monitorar sinais/sintomas sistêmicos e locais de infecção. • Seguir rotina de higiene das mãos e orientar paciente e acompanhantes. • Utilizar técnicas assépticas no manuseio de cateteres venosos, realizando curativo com clorexidina alcoólica. • Trocar a punção venosa periférica a períodos estabelecidos na instituição. • Trocar os dispositivos venosos (equipos, extensores) a períodos estabelecidos na instituição, mantendo identificação de data e horário neles. • Monitorar hemograma. • Orientar a evitar contato com pessoas com doenças infectocontagiosas, principalmente no período de nadir da droga quimioterápica. • Trocar curativos cirúrgicos e de drenos de forma asséptica.

(continua)

TABELA 4 Possíveis diagnósticos de enfermagem, características definidoras, fatores relacionados, fatores de risco, populações em risco/condições associadas e intervenções/atividades de enfermagem (*continuação*)

Diagnósticos de enfermagem	Características definidoras	Fatores relacionados, fatores de risco, populações em risco, condições associadas	Intervenções de enfermagem/atividades
Risco de lesão*	–	FRi: disfunção imune decorrente da retirada de linfonodos axilares, disfunção física causada pela mobilidade alterada, disfunção sensorial. CA: defesa primária prejudicada, disfunção de integração sensorial.	• Orientar paciente/pessoa significativa e equipe de saúde sobre a contraindicação de procedimentos invasivos ou aferição de pressão arterial no membro superior submetido à linfadenectomia axilar. • Avaliar a força muscular no membro superior submetido à linfadenectomia axilar. • Verificar se há sinais de lesão no membro com linfadenectomia axilar e qual seu estágio. • Orientar paciente/pessoas significativas sobre medidas de proteção, como evitar contato com produtos químicos irritantes (p. ex., cloro) e exposição solar no horário de maior incidência dos raios solares, manter medidas de segurança ambiental (p. ex., usar luvas térmicas para cozinhar, passar a ferro, evitar lâminas de barbear no lado afetado, evitar a retirada de cutículas no membro acometido, prevenir contra picada de insetos).

(*continua*)

• **TABELA 4** Possíveis diagnósticos de enfermagem, características definidoras, fatores relacionados, fatores de risco, populações em risco/condições associadas e intervenções/atividades de enfermagem (*continuação*)

Diagnósticos de enfermagem	Características definidoras	Fatores relacionados, fatores de risco, populações em risco, condições associadas	Intervenções de enfermagem/atividades
			▪ Estimular a procurar equipe de saúde se perceber alterações na pele do membro acometido (vermelhidão, edema crescente, calor) ou febre. ▪ Educar para seguir as informações de exercícios orientados por fisioterapeuta. ▪ Introduzir cuidados relativos ao risco de infecção (citados no DE risco de infecção).

CA: condições associadas; DE: diagnóstico de enfermagem; FRe: fatores relacionados; FRi: fatores de risco; LADT: linfadenectomia; PR: populações em risco.
* Os vasos linfáticos compõem o sistema imune, realizando defesa contra microrganismos. Pacientes submetidas à retirada de linfonodos axilares não têm o sistema linfático tão eficiente, necessitando de alguns cuidados especiais em relação ao membro acometido.

REFERÊNCIAS BIBLIOGRÁFICAS

1. American Cancer Society (ACS). Breast cancer facts & figures 2019-2020. Atlanta: American Cancer Society; 2019.
2. Brasil. Instituto Nacional de Câncer José Alencar Gomes da Silva (INCA). Conceito e magnitude. INCA, 2022. Disponível em: https://www.gov.br/inca/pt-br/assuntos/gestor-e-profissional-de-saude/controle-do-cancer-de-mama/conceito-e-magnitude. (Acesso em 12 abr. 2023.)
3. Rodrigues FSS, Santos GA, Berlese DB, Cardoso EH. Reflexões sobre feminilidade, sexualidade e socialização da mulher em processo de envelhecimento no contexto do câncer de mama. Rev Humanidades e Inovação. 2021;8(58).
4. Brasil. Instituto Nacional de Câncer José Alencar Gomes da Silva. A situação do câncer de mama no Brasil: síntese de dados dos sistemas de informação. Rio de Janeiro: Inca; 2019. Disponível em: https://www.inca.gov.br/publicacoes/livros/situacao-do-cancer-de-mama-no-brasil-sintese-de-dados-dos-sistemas-de-informacao. Acesso em: 18 abr. 2023.
5. Brasil. Ministério da Saúde. Secretaria de Vigilância em Saúde. Departamento de Análise em Saúde e Vigilância de Doenças Não Transmissíveis. Plano de ações estratégicas para o enfrentamento das doenças crônicas e agravos não transmissíveis no Brasil 2021-2030. Brasília: Ministério da Saúde; 2021. Disponível em: https://www.gov.br/saude/pt-br/centrais-de-conteudo/publicacoes/publicacoes-svs/doencas-cronicas-nao-transmissiveis-dcnt/09-plano-de-dant-2022_2030.pdf/. (Acesso em: 18 abr. 2023.)
6. Brasil. Instituto Nacional de Câncer José Alencar Gomes da Silva (INCA). Prevenção do câncer de mama. 2022. Disponível em:https://www.gov.br/inca/pt-br/assuntos/gestor-e-profissional-de-saude/controle-do-cancer-de-mama/acoes/prevencao#:~:text=Como%20medidas%20que%20podem%20contribuir,%C3%A9%20tamb%C3%A9m%20um%20fator%20protetor. (Acesso em: 13 abr. 2023.)
7. Brasil. Instituto Nacional de Câncer José Alencar Gomes da Silva (INCA). Dieta, nutrição, atividade física e câncer: uma perspectiva global: um resumo do terceiro relatório de especialistas com uma perspectiva brasileira. Rio de Janeiro: Inca; 2020.
8. Brasil. Instituto Nacional de Câncer José Alencar Gomes da Silva (INCA). Ações de controle do câncer de mama. 2021. Disponível em: https://www.inca.gov.br/controle-do-cancer-de-mama/acoes-de-controle. (Acesso em: 13 abr. 2023.)
9. Sung H, Ferlay J, Siegel RL, Laversanne M, Soerjomataram I, Jemal A, et al. Global cancer statistics 2020: Globocan estimates of incidence and mortality worldwide for 36 cancers in 185 countries. CA Cancer J Clin. 2021;71(3):209-49.
10. International Agency for Research on Cancer (IARC). Cancer today. Lyon: WHO; 2020. Disponível em: https://gco.iarc.fr/today/home. (Acesso em: 13 abr. 2023.)
11. Siegel RL, Miller KD, Wagle NS, Jemal A. Cancer statistics. CA: Cancer J for Clinicians. 2023;73(1):17-48.
12. Brasil. Instituto Nacional de Câncer José Alencar Gomes da Silva (Inca). Atlas da mortalidade. Rio de Janeiro: Inca; 2021. Base de dados. Disponível em: https://www.inca.gov.br/app/mortalidade. (Acesso em: 18 abr. 2023.)
13. Brasil. Instituto Nacional de Câncer José Alencar Gomes da Silva (Inca). Estimativa 2023: incidência de câncer no Brasil. Rio de Janeiro: INCA; 2022.
14. National Breast Cancer Foundation. Types of breast cancer. 2020. Disponível em: https://www.nationalbreastcancer.org/types-of-breast-cancer/. (Acesso em: 12 abr. 2023.)
15. Brasil. Instituto Nacional de Câncer José Alencar Gomes da Silva (Inca). Detecção precoce do câncer. Rio de Janeiro: INCA; 2021.
16. Houghton SC, Hankinson SE. Cancer progress and priorities: breast cancer. Cancer Epidemiol Biomarkers Prev. 2021;30(5):822-44.

17. Sun YS, Zhao Z, Yang ZN, Xu F, Lu HJ, Zhu ZY, et al. Risk factors and preventions of breast cancer. Int J Biol Sci. 2017;13(11):1387-97.
18. Yadav S, Boddicker NJ, Na J, Polley EC, Hu C, Hart SN, et al. Contralateral breast cancer risk among carriers of germline pathogenic variants in ATM, BRCA1, BRCA2, CHEK2, and PALB2. J Clin Oncol. 2023;41(9):1703-13.
19. Kim S, Tran TXM, Song H, Ryu S, Chang Y, Park B. Mammographic breast density, benign breast disease, and subsequent breast cancer risk in 3.9 million Korean women. Radiol. 2022;304(3):534-41.
20. Shiyanbola OO, Arao RF, Miglioretti DL, et al. Tendências emergentes na história familiar de câncer de mama e risco associado. Cancer Epidemiol Biomark Prev Publ Am Assoc Cancer Res. Copatrocinado. Am Soc Prev Oncol. 2017;26;1753-60.
21. Breast Cancer Association Consortium, et al. Breast cancer risk genes: association analysis in more than 113,000 women. N New Engl J Med. 2021;384(5):428-39.
22. Kashyap D, Pal D, Sharma R, Garg VK, Goel N, Koundal D, et al. Global increase in breast cancer incidence: risk factors and preventive measures. Biomed Res Int. 2022;2022:9605439.
23. Fitzpatrick D, Pirie K, Reeves G, Green J, Beral V. Combined and progestagen-only hormonal contraceptives and breast cancer risk: a UK nested case-control study and meta-analysis. PLoS Med. 2023;20(3):e1004188.
24. Collaborative Group on Hormonal Factors in Breast Cancer. Type and timing of menopausal hormone therapy and breast cancer risk: individual participant meta-analysis of the worldwide epidemiological evidence. Lancet Lond Engl. 2019;394:1159-68.
25. Picon-Ruiz M, Morata-Tarifa C, Valle-Goffin JJ, Friedman ER, Slingerland JM. Obesity and adverse breast cancer risk and outcome: mechanistic insights and strategies for intervention. CA J Clin. 2017;67(5):378-97.
26. Chan DSM, Abar L, Cariolou M, Nanu N, Greenwood DC, Bandera EV, et al. World Cancer Research Fund International: continuous update project-systematic literature review and meta-analysis of observational cohort studies on physical activity, sedentary behavior, adiposity, and weight change and breast cancer risk. Cancer Causes Control. 2019;30(11):1183-200.
27. International Agency for Research on Cancer (Iarc). List of classifications by cancer sites with sufficient or limited evidence in humans, Iarc monograph volumes 1-133 a. Lyon: IARC; 2023. Disponível em: https://monographs.iarc.who.int/wp-content/uploads/2019/07/Classifications_by_cancer_site.pdf. Acesso em: 23 abr. 2023.
28. Brasil. Instituto Nacional de Câncer José Alencar Gomes da Silva (INCA). Prevenção e fatores de risco. 2022. Disponível em: https://www.gov.br/inca/pt-br/assuntos/cancer/tipos/mama. (Acesso em: 25 abr. 2023.)
29. Mann RM, Athanasiou A, Baltzer PAT, Camps-Herrero J, Clauser P, Fallenberg EM, et al.; European Society of Breast Imaging (Eusobi). Breast cancer screening in women with extremely dense breasts recommendations of the European Society of Breast Imaging (Eusobi). Eur Radiol. 2022;32(6):4036-45.
30. Gordon PB. The impact of dense breasts on the stage of breast cancer at diagnosis: a review and options for supplemental screening. Curr Oncol. 2022;29(5):3595-636.
31. World Heath Organization (WHO). Breast cancer. 2021. Disponível em: https://www.who.int/news-room/fact-sheets/detail/breast-cancer. (Acesso em 20 abr. 2023.)
32. World Heath Organization (WHO). Guide to cancer early diagnosis. Geneva: WHO; 2017. Disponível em: https://apps.who.int/iris/bitstream/handle/10665/254500/9789241511940-eng. pdf?-sequence=1. (Acesso em: 20 abr. 2023.)
33. World Heath Organization (WHO). WHO report on cancer: setting priorities, investing wisely and providing care for all. Geneva: WHO; 2020. Disponível em: https://apps.who.int/iris/handle/10665/330745. (Acesso em: 20 abr. 2023.)

34. Colégio Brasileiro de Radiologia e Diagnóstico por Imagem (CBR). Nota de esclarecimento do CBR, SBM e Febrasgo sobre publicações falsas a respeito da mamografia. 2020. Disponível em: https://cbr.org.br/wp-content/uploads/2021/09/Nota-de-esclarecimento-do-CBR-SBM-e-FEBRASGO-sobre-publicacoes-falsas-a-respeito-da-mamografia_SETEMBRO2021.pdf. (Acesso em: 13 abr. 2023.)
35. Brasil. Instituto Nacional de Câncer José Alencar Gomes da Silva (Inca). Parâmetros técnicos para rastreamento do câncer de mama. Rio de Janeiro: INCA; 2021. Disponível em https://www.inca.gov.br/sites/ufu.sti.inca.local/files//media/document/parametrostecrastreamentocamama_2021_0.pdf. (Acesso em: 28 abr. 2023.)
36. National Comprehensive Cancer Network (NCCN). NCCN guidelines for patients are based on the NCCN guidelines for breast cancer screening and diagnosis. Version 1.2022. Disponível em: https://www.nccn.org/patients/guidelines/content/PDF/breastcancerscreening-patient.pdf. (Acesso em: 28 abr. 2023.)
37. National Cancer Institute (NIH). Mammograms. Disponível em: https://www.cancer.gov/types/breast/mammograms-fact-sheet#how-are-screening-and-diagnostic-mammograms-different. (Acesso em: 28 abr. 2023.)
38. American Cancer Society (ACS). Recommendations for the early detection of breast cancer. Disponível em: https://www.cancer.org/cancer/breast-cancer/screening-tests-and-early-detection/american-cancer-society-recommendations-for-the-early-detection-of-breast-cancer.html. (Acesso em: 28 abr. 2023.)
39. Yang L, Wang S, Zhang L, Sheng C, Song F, Wang P, et al. Performance of ultrasonography screening for breast cancer: a systematic review and meta-analysis. BMC Cancer. 2020;20:499.
40. Bretas G, Renna NL, Bines J. Practical considerations for expediting breast cancer treatment in Brazil. The Lancet Regional Health-Americas. 2021;2.
41. European Commission Initiatives on Breast and Colorectal Cancer (EC). European guidelines on breast cancer screening and diagnosis. Disponível em: https://healthcare-quality.jrc.ec.europa.eu/ecibc/european-breast-cancer-guidelines. (Acesso em: 28 abr. 2023.)
42. American Cancer Society (ACS). Core needle biopsy of the breast. 2022. Disponível em: https://www.cancer.org/cancer/breast-cancer/screening-tests-and-early-detection/breast-biopsy/core-needle-biopsy-of-the-breast.html. (Acesso em: 28 abr. 2023.)
43. National Cancer Institute (NIH). Sentinel lymph node biopsy. 2019. Disponível em: https://www.cancer.gov/about-cancer/diagnosis-staging/staging/sentinel-node-biopsy-fact-sheet#what-is-a-sentinel-lymph-node-biopsyc. (Acesso em: 28 abr. 2023.)
44. European Society for Medical Oncology (Esmo). Esmo pocket guidelines breast cancer. 2022. Disponível em: https://interactiveguidelines.esmo.org/esmo-web-app/toc/index.php?subjectAreaID=8&loadPdf=1. (Acesso em: 28 abr. 2023.)
45. Brasil. Conitec. Diretrizes diagnósticas e terapêuticas do carcinoma da mama. 2022. Brasília. Disponível em: https://www.gov.br/conitec/pt-br/midias/consultas/relatorios/2022/20220919_rrcarcinoma_mama.pdf. (Acesso em: 28 abr. 2023.)
46. Brasil. Instituto Nacional de Câncer José Alencar Gomes da Silva (Inca). Receptores de membrana e câncer. Disponível em: https://www.gov.br/inca/pt-br/assuntos/pesquisa/pesquisa-basica-e-experimental/oncobiologia-celular-e-molecular/receptores-de-membrana-e-cancer. (Acesso em: 28 abr. 2023.)
47. American Cancer Society (ACS). Breast cancer HER-2 status. 2023. Disponível em: https://www.cancer.org/cancer/breast-cancer/understanding-a-breast-cancer-diagnosis/breast-cancer-her2-status.html. (Acesso em: 28 abr. 2023.)
48. Centers for Disease Control and Prevention (CDC). The BRCA 1 and BRCA 2: genes. Disponível em: https://www.cdc.gov/genomics/disease/breast_ovarian_cancer/genes_hboc.htm. (Acesso em: 5 maio 2023.)

49. Neves NMBC, Boaventura CS, Costa MAF, Bitencourt AVG. Ethical implications of genetic testing of susceptibility to breast cancer. Rev Bioét. 2022;30(3):636-43.
50. Colégio Brasileiro de Radiologia (CBR). Rastreamento de metástases pulmonares. 2017. Disponível em: https://cbr.org.br/wp-content/uploads/2017/06/01_11v2.pdf. (Acesso em: 5 maio 2023.)
51. França LKL, Bitencourt AGV, Makdissi FBA, Curi C, de Souza JA, Marques EF. Impact of breast magnetic resonance imaging on the locoregional staging and management of breast cancer. Radiol Bras. 2019;52(4):211-6.
52. Teichgraeber DC, Guirguis MS, Whitman GJ. Breast cancer staging: updates in the AJCC cancer staging manual, 8th edition, and current challenges for radiologists, from the AJR special series on cancer staging. AJR Am J Roentgenol. 2021;217(2):278-90.
53. Sociedade Brasileira de Oncologia Clínica (SBOC). Mama: estadiamento. Diretrizes 2021 – atualização. Disponível em: https://ninho.inca.gov.br/jspui/bitstream/123456789/11145/1/Diretriz%20SBOC%202021.pdf. (Acesso em: 5 maio 2023.)
54. Johnson KS, Conant EF, Soo MS. Molecular subtypes of breast cancer: a review for breast radiologists. J Breast Imaging. 2021;3(1):12-24.
55. American Cancer society. Ductal Carcinoma In situ. 2021. Disponível em: https://www.cancer.org/cancer/types/breast-cancer/about/types-of-breast-cancer/dcis.html. (Acesso em 5 maio. 2023.)
56. American Cancer Society (ACS). Invasive breast cancer (IDC/ILC). 2021. Disponível em: https://www.cancer.org/cancer/types/breast-cancer/about/types-of-breast-cancer/invasive-breast-cancer.html. (Acesso em: 5 maio 2023.)
57. Limaiem F, Khan M, Lotfollahzadeh S. Lobular breast carcinoma. In: StatPearls. Treasure Island (FL): StatPearls Publishing; 2023.
58. American Cancer Society (ACS). Lobular carcinoma in situ. 2022. Disponível em: https://www.cancer.org/cancer/types/breast-cancer/non-cancerous-breast-conditions/lobular-carcinoma-in-situ.html. (Acesso em: 5 maio 2023.)
59. Moraes MW. Câncer de mama. In: Mohallem AGC, Rodrigues AB. Enfermagem oncológica (eds.). 2.ed. Barueri: Manole; 2007 (Série Enfermagem). p.262-72.
60. Moraes MW, Martin LGR. Câncer de mama. In: Molhallem AGC, Farah OGD, Laselva C (eds.). Enfermagem pelo método de estudo de caso. Barueri: Manole; 2011. p. 361-74.
61. Moraes MW, Cunha MLR, Delgado AVA, Moreira DAS. Câncer de mama metastático. In: Rodrigues AB, Oliveira PP (eds.). Casos clínicos em oncologia. São Paulo: Iátria; 2013. p.208-21.
62. Herdman TH, Kamitsuru S, Lopes CT (org.). Diagnósticos de enfermagem da NANDA-I: definições e classificação – 2021-2023. Porto Alegre: Artmed, 2021.
63. Bulechek GM, Butcher HK, Dochterman JM, Wagner CM. Classificação das intervenções de enfermagem – NIC. 7.ed. São Paulo: GEN/Guanabara-Koogan; 2020.
64. Santos MCL, Fernandes AFC. Câncer de mama in situ. In: Rodrigues AB, Oliveira PP (eds.). Casos clínicos em oncologia. São Paulo: Iátria; 2013. p.198-207.
65. Wight LM, Leahey M. Enfermeiras e famílias: guia para avaliação e intervenção na família. 5.ed. São Paulo: Roca; 2012. p.155-81.

9

Câncer de próstata

Rafael Campos Silva
Suzy Ramos Rocha

INTRODUÇÃO

O câncer de próstata (CP) encerra um grupo heterogêneo de tumores, representando um espectro que varia de doença indolente, sem necessidade de tratamento específico, a agressiva, com interferência na sobrevida do paciente. O adenocarcinoma de próstata é responsável por 99% dos casos[1].

EPIDEMIOLOGIA

É o câncer mais incidente em homens. No Brasil, no triênio de 2023-2025, estima-se a ocorrência de 72 mil novos casos por ano[2]. Apenas 2% ocorrem antes dos 50 anos, sendo a maioria, 63%, detectada após 65. É o segundo em mortalidade, mas sua sobrevida câncer-específica, em 5 anos, é de 96,8%. Isso é explicado em parte pelo uso do antígeno prostático específico (PSA), permitindo diagnóstico precoce, sendo 81% dos casos restritos à próstata à apresentação inicial[3].

FATORES DE RISCO

Os fatores de risco estabelecidos são a idade, a raça negra e fatores hereditários/genéticos. O risco aumenta consideravelmente aos 50 anos, indo de 1:298 homens com menos de 49 anos para 1:9 homens após os 70 anos. Em negros, a incidência é 60% maior, com 39% mais mortalidade, além de doença em idade mais precoce. A causa dessa suscetibilidade é multifatorial[4].

Quanto à hereditariedade, o risco é inversamente proporcional à idade do parente acometido e ao grau de parentesco e diretamente proporcional ao número de parentes acometidos. Há mais de 100 *loci* de suscetibilidade. Dentre eles, mutações germinativas nos genes *BRCA 1* e *2* são associados a doença mais agressiva e em homens mais jovens. Além disso, há associação com mutações germinativas nos genes *PMS2, MLH1, MSH2* ou *MSH6*[5]. Outro gene importante é o *HOXB13*[6].

Suplementação de licopeno, vitamina E e selênio para evitar CP não foram efetivos em ensaios clínicos[7,8]. O uso de inibidores da enzima 5-alfa-redutase reduziu a incidência de doença de baixo risco, mas houve aumento de doença de alto risco[9,10]. Atualmente, não há medida preventiva, dietética, medicamentosa e/ou comportamental que evite o CP.

MANIFESTAÇÕES CLÍNICAS

Sintomas são raros na fase inicial e, quando presentes, denotam doença localmente avançada e/ou metastática, e incluem: alterações urinárias obstrutivas, obstrução de meatos ureterais, e consequente insuficiência renal, dores ósseas, fraturas patológicas, edema de membros inferiores, hematospermia, hipospermia e disfunção erétil.

RASTREAMENTO E DETECÇÃO PRECOCE

Rastreamento é a estratégia de testagem para uma doença em indivíduos assintomáticos para detecção precoce e maior chance de cura, embora esteja associada a morbidade[11]. O rastreamento do CP diminui a incidência de doença avançada, bem como a mortalidade, mas ainda há controvérsia em relação a seu benefício[12,13].

Os ensaios clínicos *European randomized trial of prostate cancer screening* (ERSPC) e o *Prostate, lung, colon, and ovary trial* (PLCO) avaliaram o impacto do rastreamento na mortalidade. No primeiro, evidenciou-se diminuição de 21% na mortalidade em seguimento de 13 anos, entretanto se estimou que para prevenir uma morte é necessário o rastreamento de 781 e diagnóstico de 27 pacientes. Já no PLCO não foram identificadas diferenças significativas na mortalidade entre os grupos, entretanto 90% dos pacientes do grupo controle haviam realizado exame de PSA previamente, portanto, na prática, compara-se rastreamento sistemático com oportunístico[14].

Em 2012, o US Preventive Services Task Force (USPSTF) também recomendou não praticar o rastreamento do câncer de próstata (categoria D), em indivíduos saudáveis, independentemente de etnia, idade ou história familiar, com a justificativa de que há moderada a alta probabilidade de não haver benefício ou que o risco supera o benefício[15]. Coincidente com a recomendação, houve aumento da incidência de doença avançada[16]. Em 2017, o USPSTF reverteu parcialmente suas recomendações, tornando o rastreamento categoria C para indivíduos entre 55 e 69 anos, que implica ofertá-lo ao paciente após explicar seus riscos e benefícios, como o diagnóstico de doença indolente e o tratamento em excesso. Para maiores de 70 anos manteve-se com categoria D[17].

A Sociedade Brasileira de Urologia recomenda que homens a partir dos 50 anos sejam submetidos a avaliação especializada e lhes sejam expostos os potenciais riscos e benefícios do rastreamento. Os homens com história familiar e/ou negros devem iniciar aos 45 anos. Após os 75 anos, é recomendado apenas em pacientes com expectativa de vida além de 10 anos. O rastreamento é realizado por meio do exame de PSA e o exame digital retal (EDR) da próstata a intervalo individualizado[18].

DIAGNÓSTICO E ESTADIAMENTO

O diagnóstico de CP é realizado a partir de um EDR e/ou nível de PSA suspeitos, seguido de biópsia de próstata para confirmação. Em até 18% dos casos, ocorre alteração apenas do EDR, com PSA baixo. Além disso, o EDR alterado está associado a maior grau na classificação da International Society of Urological Pathology (ISUP) é excelente para estadiamento local[19].

O PSA é um marcador específico da próstata, podendo se elevar em outras alterações. Isoladamente, é melhor que o EDR para predizer câncer[20]. Seus valores são diretamente proporcionais ao risco de CP, com taxas de 6,6% quando até 0,5 ng/dL a 26,9% quando entre 3,1 e 4 ng/dL[21]. A indicação de biópsia, em caso de EDR normal, leva em consideração não apenas elevação do PSA em exame repetido, mas também a presença de fatores de risco, alterações em outros marcadores, como densidade do PSA (dPSA), relação PSA livre/PSA total, escore PHI, escore 4K, IsoPSA, PCA3 e SelectMDX, e alterações em exame de ressonância magnética multiparamétrica da próstata (RMmp). Deve ser sempre realizada, assim que a indicação de biópsia se estabelece, pois aumenta sua acurácia, bem como indica áreas suspeitas de doença clinicamente significativa (ISUP > 2), melhorando sua detecção, por meio de escore de cinco itens, chamado *Prostate Imaging Reporting & Data System* (PI-RADS) (Tabela 1). Tem baixa capacidade detectar doença indolente, até 30% de ISUP 1. Desempenha papel importante no cenário de repetição de biópsia. Além disso permite estadiamento local, especialmente na avaliação de envolvimento de feixe neurovascular[22].

A ultrassonografia transretal é um exame não confiável para detecção de CP, mas tem papel fundamental na realização de biópsia transretal. A fusão de suas imagens com as da RMmp, por meio de *software* específico, ou o direcionamento de forma cognitiva ou durante a realização da própria RMmp, melhora sua acurácia e deve sempre ser recomendada[23].

• **TABELA 1** Escores de PI-RADS

PI-RADS	Comentários
1	Muito baixa probabilidade de doença clinicamente significativa
2	Baixa probabilidade de doença clinicamente significativa
3	A presença de doença clinicamente significativa é possível
4	Alta probabilidade de doença clinicamente significativa
5	Muito alta probabilidade de doença clinicamente significativa

PI-RADS: *Prostate Imaging Reporting & Data System.*

Já a tomografia computadorizada (TC) e a ressonância magnética de abdome (RM) têm papel no estadiamento linfonodal. Por meio do tamanho e do formato, indicam se há linfonodos suspeitos, entretanto linfonodos normais também variam em tamanho, logo não há consenso quanto ao ponto de corte definitivo. A especificidade dessas modalidades é menor que 40%. Indicado para estadiamento inicial em alguns casos de risco intermediário e todos os casos de alto risco e metastáticos[24].

A cintilografia óssea com ^{99m}Tc (CO) é o exame mais utilizado na prática clínica para estadiamento ósseo. Possui a mesma indicação que TC ou RM. Suas sensibilidade e especificidade atingem 79 e 82%, respectivamente, sendo melhores com PSA e ISUP mais elevados. Atualmente, a RM de corpo inteiro mostrou melhores resultados para avaliação esquelética[25].

O PET-CT com *Prostate Specific Membrane Antigen* (PSMA), por utilizar o PSMA, tem altíssima especificidade pelo tecido prostático. Tem maior sensibilidade e especificidade para estadiamento linfonodal que TC e RM[26]. Comparado à CO tem maior acurácia, levando à mudança de conduta em 28% *versus* 15%. Indicado no estadiamento inicial de casos de alto risco e metastáticos[27]. É pouco utilizado em razão de baixa disponibilidade e alto custo.

Biópsia de próstata

É realizada de forma guiada pela RMmp com, no mínimo, 12 fragmentos do ápice à base da próstata, e fragmentos adicionais de área suspeita evidenciada pela RMmp. As vias possíveis são a transretal ou a transperineal, com vantagem de menos infecção desta última, porém maior ocorrência de retenção urinária[28].

A avaliação histopatológica dos fragmentos confirma o diagnóstico e define o grau de diferenciação tumoral, definido por meio do escore de Gleason, que gradua as alterações histológicas de 3 a 5 pontos, indo do mais para o menos diferenciado. Para cálculo do escore de cada fragmento, soma-se o Gleason mais frequente com o mais alto. Se houver somente um tipo, multiplica-se por dois. O escore global é atribuído ao Gleason mais alto. Em 2014, a ISUP definiu novo sistema de graduação (Tabela 2)[29].

• **TABELA 2** Escore de ISUP

ISUP	Comentários
1	Gleason 3+3
2	Gleason 3+4
3	Gleason 4+3
4	Gleason 4+4 ou Gleason 5+3 ou Gleason 3+5
5	Gleason 4+5 ou Gleason 5+4 ou Gleason 5+5

ISUP: *International Society of Urological Pathology.*

Especificamente em CP há a classificação de risco de recidiva bioquímica após prostatovesiculectomia radical ou radioterapia. Existem variações dessa classificação, mas seguem o princípio básico da European Association of Urology (EAU)[30] (Tabela 3).

• **TABELA 3** Classificação de risco da EAU

Baixo risco	Risco intermediário	Alto risco	
PSA < 10 ng/dL	PSA 10-20 ng/dL	PSA > 20 ng/dL	Qualquer PSA
e ISUP 1	ou ISUP 2 ou 3	ou ISUP > 3	Qualquer ISUP
e cT1-2[a]	ou cT2b	ou cT2c	cT3-4 ou cN+
Localizado			Localmente avançado

EAU: European Association of Urology; ISUP: International Society of Urological Pathology; PSA: antígeno prostático específico.

TRATAMENTO

Deve ser individualizado, levando em consideração a expectativa de vida do paciente, idade e comorbidades, além do estadiamento, classificação de risco e anseios. As modalidades de tratamento encontram-se listadas na Tabela 4.

• **TABELA 4** Modalidades terapêuticas para o câncer de próstata, comentários e possíveis complicações

Modalidades terapêuticas	Comentários	Possíveis complicações
Observação vigilante	Indicado a pacientes de qualquer estádio, não elegíveis a tratamento curativo e expectativa de vida < 10 anos. Intervenções são realizadas somente em progressão de doença e/ou sintomas[31].	–
Vigilância ativa	Indicado a pacientes com doença localizada, de baixo risco ou risco intermediário, que não requerem tratamento imediato como forma de evitar tratamento desnecessário e o fazer no momento mais adequado[32].	–
PTR	Indicada para doença localizada ou localmente avançada, com expectativa de vida > 10 anos. Promove sobrevida câncer-específica de 99% em 10 anos. São possíveis as técnicas retropúbica aberta, laparoscópica e robótica, com evidência de menos complicações na robótica[33].	Os principais eventos adversos são a incontinência urinária, que ocorre em aproximadamente 20% dos casos, e disfunção erétil, em 70%[33].
Radioterapia	Indicada para doença localizada ou localmente avançada, recidiva bioquímica após tratamento inicial com PTR e para tratamento de metástases. Recomendam-se a radioterapia externa, preferencialmente por intensidade modulada (IMRT) e guiada por imagem (IGRT), a braquiterapia e a terapia com fótons, mais dispendiosa e menos disponível. No tratamento inicial da próstata, tem eficácia semelhante à da PTR[34].	A toxicidade do tratamento ocorre afetando a função urinária e intestinal. É mais comum durante o tratamento, mas pode persistir e cronificar após[34].

(continua)

• **TABELA 4** Modalidades terapêuticas para o câncer de próstata, comentários e possíveis complicações (*continuação*)

Modalidades terapêuticas	Comentários	Possíveis complicações
Terapia hormonal	Tem papel no cenário metastático sensível e resistente à castração, sendo a base do tratamento nessas fases, e associado à RT, de forma temporária. Consiste no bloqueio à produção de testosterona pelos testículos, atuando na hipófise, por meio de medicações agonistas de LHRH (gosserrelina, busserrelina, leuprorrelina e triptorrelina), antagonistas de LHRH (degarrelix, relugolix), ou por meio de orquiectomia bilateral[35].	Osteoporose, ondas de calor (fogachos), ginecomastia, anemia, alterações cognitivas, disfunção erétil, perda da massa muscular, fadiga, depressão e aumento do colesterol. Dor, vermelhidão e inchaço no local da injeção são comuns, bem como elevação das enzimas hepáticas[35].
Antiandrogênios periféricos	Mostraram aumento de sobrevida associados ao BAC. Os aprovados para uso no cenário metastático sensível à castração são abiraterona, apalutamida e enzalutamida; no cenário não metastático resistente à castração são apalutamida, ezalutamida e darolutamida; e no cenário metastático resistente à castração são enzalutamida e abiraterona[36].	Enzalutamida: fadiga e hipertensão. Abiraterona: retenção hídrica, artralgias, hipertensão arterial. Apalutamida: *rash* cutâneo, fadiga. Darolutamida: fadiga, astenia, *rash* cutâneo[36].
Quimioterapia	O adenocarcinoma da próstata é pouco sensível aos antineoplásicos disponíveis, mas docetaxel mostrou aumento de sobrevida associado ao BAC no cenário metastático hormônio-sensível e metastático resistente à castração. Cabazitaxel mostrou aumento de sobrevida em segunda linha no cenário metastático resistente à castração pós-docetaxel[37].	Reações de hipersensibilidade (febre, rubor, dispneia), retenção hídrica, náusea, diarreia, hiperpigmentação, mucosite, mielodepressão, arritmia aguda, insuficiência cardíaca[37].
Outros tratamentos	Além das terapias supracitadas, para os casos metastáticos, consideram-se: inibidores de PARP, *Radium*-223, ^{177}Lu--PSMA-617* e Sipuleucel-T.	–

BAC: bloqueio androgênico central; PTR: prostatovesiculectomia radical; RT: radioterapia.
* ^{177}Lu-PSMA-617 é uma terapia-alvo de radioligante que distribui radiação de partículas beta para células que que expressam PSMA.

POSSÍVEIS DIAGNÓSTICOS DE ENFERMAGEM E INTERVENÇÕES

Na Tabela 5, apresentam-se diagnósticos de enfermagem, características definidoras, fatores de risco, fatores relacionados, populações em risco/condições associadas e intervenções/atividades de enfermagem possíveis na assistência ao paciente com câncer de próstata. Ressalta-se que não se pretende, com isso, estabelecer padrões de DE, nem de intervenções, haja vista que o processo de enfermagem deve ser aplicado pelo enfermeiro de forma individualizada.

• **TABELA 5** Principais diagnósticos de enfermagem, características definidoras, fatores relacionados, fatores de risco, populações em risco, condições associadas e intervenções/atividades de enfermagem

Diagnóstico de enfermagem	Características definidoras	Fatores relacionados, fatores de risco, populaçoes em risco, condições associadas	Intervenções de enfermagem/atividades
Eliminação urinária prejudicada	Retenção e/ou hesitação urinária, urgência urinária, disúria.	CA: obstrução anatômica. PR: idosos. FRe: estenose da anastomose vesicuretral pós--prostatectomia.	• Avaliar distensão de globo vesical, débito urinário e necessidade de cateterismo vesical intermitente. • Orientar sobre diário miccional para registrar a ingestão hídrica, horários miccionais e débito urinário. • Reduzir as barreiras ambientais à micção.
Disfunção sexual	Limitação sexual, alteração indesejada da função sexual.	FRe: complicação pós-operatória transitória ou permanente; uso de radiação e/ou antiandrogênios. CA: função corporal alterada.	• Explicar a natureza da perda do desejo sexual para o homem e para sua(seu) parceira(o)*, seja pela redução dos níveis de testosterona ou pela disfunção erétil. • Orientar sobre eventual sensação transitória de redução do pênis em até 1 polegada após prostatectomia, mas que o pênis recupera seu tamanho após cerca de 1 ano. • Incentivar a comunicação aberta entre o casal e estimular outros modos de sexualidade (toque, carícias). • Orientar a conversar com o médico sobre as possíveis medidas para um desempenho sexual satisfatório (uso de medicações, anel de constrição peniana ou implantes)**. • Fornecer apoio emocional, aconselhamento ou encaminhamento para outros recursos[39,40].

(continua)

• **TABELA 5** Principais diagnósticos de enfermagem, características definidoras, fatores relacionados, fatores de risco, populações em risco, condições associadas e intervenções/atividades de enfermagem (*continuação*)

Diagnóstico de enfermagem	Características definidoras	Fatores relacionados, fatores de risco, populaçoes em risco, condições associadas	Intervenções de enfermagem/atividades
Risco de incontinência urinária de urgência		FRi: relaxamento esfincteriano involuntário. CA: regime de tratamento, doenças urológicas. PR: idosos.	• Realizar diário miccional. • Orientar exercícios para o assoalho pélvico. • Orientar aumento da ingestão hídrica (2-3 litros) para evitar infecção urinária e constipação intestinal, exceto se contraindicado. • Suspender consumo de álcool e cafeína. • Encaminhar para profissional habilitado em disfunções do assoalho pélvico, como estomaterapeutas.
Risco de retenção urinária		FRi: estenose da anastomose vesicouretral pós-prostatectomia. CA: obstrução do trato urinário.	• Informar o paciente sobre a necessidade de aumento da ingestão de líquidos (no mínimo 8 copos), no primeiro mês após a cirurgia, e enquanto houver hematúria, se não for contraindicado. • Monitorar débito e aspecto urinário por sonda vesical de demora, com atenção a sangramentos, e, se necessário, manter irrigação contínua com solução fisiológica 0,9%.

(*continua*)

• **TABELA 5** Principais diagnósticos de enfermagem, características definidoras, fatores relacionados, fatores de risco, populações em risco, condições associadas e intervenções/atividades de enfermagem (*continuação*)

Diagnóstico de enfermagem	Características definidoras	Fatores relacionados, fatores de risco, populaçoes em risco, condições associadas	Intervenções de enfermagem/atividades
Risco de infecção		FRi: dificuldade no manejo da sonda vesical de demora, higiene inadequada e integridade da pele prejudicada (ferida operatória). PR: indivíduos em desvantagem econômica e baixo nível educacional. CA: procedimentos invasivos e imunossupressão.	• Manter permeabilidade da sonda vesical de demora, monitorar fixação e irrigação da sonda. • Observar volume e aspecto de débito urinário. • Manusear coletor urinário sem contaminação de meio interno. • Monitorar sinais e sintomas de infecção urinária: febre, disúria, coloração turva da urina, com ou sem grumos.

CA: condições associadas; CVD: cateter vesical de demora; FRe: fatores relacionados; FRi: fatores de risco; PR: populações de risco.
* Parceiros cientes de que existe a possibilidade potencial de perda de libido, bem como seu significado para além do sexo, podem compreender melhor e auxiliar o homem em seu tratamento. A perda de libido não significa perda de interesse sexual. Manter o toque e a conexão emocional é importante[39].
** Alguns medicamentos estimulam a ereção, como sildenafila, tadalafila e vardenafila.
. O anel de constrição peniana é um anel de silicone ou borracha que, quando colocado na base do pênis após a ereção, ajuda a manter o sangue no eixo peniano, podendo ser usado em conjunto com outras terapias[40].
Fonte: Inca[38], American Cancer Society[39].

CONSIDERAÇÕES FINAIS

O CP é a neoplasia mais comum do sexo masculino e a segunda causa de morte. É assintomático, na maioria das vezes, até se tornar localmente avançado ou metastático. O rastreamento visa ao diagnóstico precoce, aumento de sobrevida e manutenção de qualidade de vida. Esforços globais concentram-se em limitar a detecção dos menos agressivos e o consequente tratamento em excesso.

O enfermeiro tem papel primordial na orientação da população sobre o rastreamento e diagnóstico precoce, bem como na assistência ao homem em tratamento, seja ele cirúrgico, hormonoterápico, quimioterápico ou radioterápico.

REFERÊNCIAS BIBLIOGRÁFICAS

1. Marcus DM, Goodman M, Jani AB, Osunkoya AO, Rossi PJ. A comprehensive review of incidence and survival in patients with rare histological variants of prostate cancer in the United States from 1973 to 2008. Prostate Cancer Prostatic Dis. 2012;15(3):283-8.
2. Brasil. Instituto Nacional de Câncer (Inca). Estimativa 2023: incidência de câncer no Brasil. Rio de Janeiro: Inca; 2022. Disponível em: https://www.inca.gov.br/sites/ufu.sti.inca.local/files/media/document/estimativa-2023.pdf. Acesso em: 21 fev. 2023.
3. Surveillance, epidemiology, and end results program. Prostate cancer 2018. Disponível em: https://seer.cancer.gov/statfacts/html/prost.html. Acesso em: 21 fev. 2023.
4. Robbins HA, Engels EA, Pfeiffer RM, Shiels MS. Age at cancer diagnosis for blacks compared with whites in the United States. J Natl Cancer Inst. 2015;107(3):dju489.
5. Dominguez-Valentin M, Sampson JR, Seppala TT, Broeke SWT, Plazzer J-P, Nakken S, et al. Cancer risks by gene, age, and gender in 6350 carriers of pathogenic mismatch repair variants: findings from the Prospective Lynch Syndrome Database. Genet Med. 2020;22:15-25.
6. Ewing CM, Ray AM, Lange EM, Zuhlke KA, Robbins CM, Tembe WD, et al. Germline mutations in HOXB13 and prostate-cancer risk. N Engl J Med. 2012;366(2):141-9.
7. Ilic D, Misso M. Lycopene for the prevention and treatment of benign prostatic hyperplasia and prostate cancer: a systematic review. Maturitas. 2012;72:269.
8. Lippman SM, Klein EA, Goodman PJ, Lucia MS, Thompson IM, Ford LG, al. Effect of selenium and vitamin E on risk of prostate cancer and other cancers: the selenium and vitamin E cancer prevention trial (Select). JAMA. 2009;301:39-51.
9. Thompson IM, Goodman PJ, Tangen CM, Lucia MS, Miller GJ, Ford LG, et al. The influence of finasteride on the development of prostate cancer. N Engl J Med. 2003;349:215-24.
10. Andreoli GL, Bostwick DG, Brawley OW, Gomella LG, Marberger M, Montorsi F, et al. Effect of dutasteride on the risk of prostate cancer. N Engl J Med. 2010;362:1192-202.
11. Welch HG. Should I be tested for cancer? Maybe not and here's why. University of California Press: Oakland; 2004.
12. Aus G, Bergdahl S, Lodding P, Lilja H, Hugosson J. Prostate cancer screening decreases the absolute risk of being diagnosed with advanced prostate cancer: results from a prospective, population-based randomized controlled trial. Eur Urol. 2007;51(3):659-64.
13. Schröder FH, Hugosson J, Roobol MJ, Tammela TJL, Zappa M, Nelen V, et al. Screening and prostate cancer mortality: results of the European randomised study of screening for prostate cancer (ERSPC) at 13 years of follow-up. Lancet. 2014;384(9959):2027-35.

14. Andriole GL, Crawford ED, Grubb RL 3rd, Buys SS, Chia D, Church TR, et al. Prostate cancer screening in the randomized prostate, lung, colorectal, and ovarian cancer screening trial: mortality results after 13 years of follow-up. J Natl Cancer Inst. 2012;104(2):125-32.
15. Moyer VA. U.S. Preventive Services Task Force. Screening for prostate cancer: US Preventive Services Task Force recommendation statement. Ann Intern Med. 2012;157(2):120-34.
16. Fleshner K, Carlsson K, Roobol MJ. The effect of the USPSTF PSA screening recommendation on prostate cancer incidence patterns in the USA. Nat Rev Urol. 2017;14:26.
17. US Preventive Services Task Force; Grossman DC, Curry SJ, Owens DK, Bibbins-Domingo K, Caughey AB, Davidson KW, et al. Screening for prostate cancer: US Preventive Services Task Force Recommendation Statement. JAMA. 2018;319(18):1901-13.
18. Sociedade Brasileira de Urologia (SBP). Nota oficial 2018 – rastreamento do câncer de próstata. Disponível em: https://portaldaurologia.org.br/publico/noticias/nota-oficial-2018-rastreamento-do-cancer-de-prostata/. Acesso em: 22 fev. 2023.
19. Prebay ZJ, Medairos R, Doolitle J, Langenstrber P, Jacobsohn K, See KA, et al. The prognostic value of digital rectal exam for the existence of advanced pathologic features after prostatectomy. Prostate. 2021;81:1064-70.
20. Catalona WJ, Richie JP, Ahmann FR, Hudson MA, Scardino ST, Flanigan RC, et al. Comparison of digital rectal examination and serum prostate specific antigen in the early detection of prostate cancer: results of a multicenter clinical trial of 6,630 men. J Urol. 1994;151:1283-90.
21. Thompson IM, Pauler DK, Goodman PJ, Tangen CM, Lucia MS, Parnes HL, et al. Prevalence of prostate cancer among men with a prostate-specific antigen level < or =4.0 ng per milliliter. N Engl J Med. 2004;350:2239-46.
22. de Rooij M, Hamoen EHJ, Witjes JA, Barentsz JO, Rovers MM. Accuracy of magnetic resonance imaging for local staging of prostate cancer: a diagnostic meta-analysis. Eur Urol. 2016;70:233-45.
23. Smeenge M, Barentsz J, Cosgrove D, de la Rosette J, Reijke T, Eggener S, et al. Role of transrectal ultrasonography (Trus) in focal therapy of prostate cancer: report from a Consensus Panel. BJU Int. 2012;110:942-8.
24. Hovels AM, Heesakkers RAM, Adang EM, Jager GJ, Strum S, Hoogeveen YL, et al. The diagnostic accuracy of CT and MRI in the staging of pelvic lymph nodes in patients with prostate cancer: a meta-analysis. Clin Radiol. 2008;63:387-95.
25. Van Nieuwenhove S, Van Damme J, Padhani AR, Vandecaveye V, Tombal B, Wuts J, et al. Whole-body magnetic resonance imaging for prostate cancer assessment: current status and future directions. J Magn Reson Imaging. 2020;55(3):653-80.
26. Wu H, Xu T, Wang X, Yu YB, Fan ZY, Li DX, et al. Diagnostic performance of (6)(8)gallium labelled prostate-specific membrane antigen positron emission tomography/computed tomography and magnetic resonance imaging for staging the prostate cancer with intermediate or high risk prior to radical prostatectomy: a systematic review and meta-analysis. World J Mens Health. 2020;38:208-19.
27. Hofman MS, Lawrentschulk N, Francis RJ, Tang C, Vela I, Thomas P, et al. Prostate-specific membrane antigen PET-CT in patients with high-risk prostate cancer before curative-intent surgery or radiotherapy (proPSMA): a prospective, randomised, multicentre study. Lancet. 2020;395:1208.
28. Roberts MJ, Macdonald A, Ranasinghe S, Bennett H, Teloken PE, Harris P, et al. Transrectal versus transperineal prostate biopsy under intravenous anaesthesia: a clinical, microbiological and cost analysis of 2048 cases over 11 years at a tertiary institution. Prostate Cancer Prostatic Dis. 2021;24:169-76.
29. Epstein JI, Egevad L, Amin MB, Delahunt M, Srigley JR, Humphrey PA, et al. The 2014 International Society of Urological Pathology (ISUP) consensus conference on Gleason grading of prostatic carcinoma: definition of grading patterns and proposal for a new grading system. Am J Surg Pathol. 2016;40:244-52.
30. Cooperberg MR, Pasta DJ, Elkin EP, Litwin MS, Latini DM, Du Chane J, et al. The University of California, San Francisco Cancer of the Prostate Risk Assessment score: a straightforward

and reliable preoperative predictor of disease recurrence after radical prostatectomy. J Urol. 2005;173(6):1938-42.

31. Albertsen PC, Moore DF, Shih W, Lin Y, Li H, Lu-Yao GL. Impact of comorbidity on survival among men with localized prostate cancer. J Clin Oncol. 2011;29:1335-41.
32. Bruinsma SM, Roobol MJ, Carroll PR, Klotz L, Pickles T, Moore CM, et al. Expert consensus document: semantics in active surveillance for men with localized prostate cancer – results of a modified Delphi consensus procedure. Nat Rev Urol. 2017;14:312-22.
33. Ramsay C, Pickard R, Robertson C, Close A, Vale L, Armstrong N, et al. Systematic review and economic modelling of the relative clinical benefit and cost-effectiveness of laparoscopic surgery and robotic surgery for removal of the prostate in men with localised prostate cancer. Health Technol Assess. 2012;16:(41):1-313.
34. Wolff RF, Ryder S, Bossi A, Briganti A, Crook J, Henry A, et al. A systematic review of randomised controlled trials of radiotherapy for localised prostate cancer. Eur J Cancer. 2015;51:2345-367.
35. Klotz L, O'Callaghan C, Ding K, Toren P, Dearnaley D, Higano CS, et al. Nadir testosterone within first year of androgen-deprivation therapy (ADT) predicts for time to castration-resistant progression: a secondary analysis of the PR-7 trial of intermittent versus continuous ADT. J Clin Oncol. 2015;33:1151-6.
36. Sayegh N, Swami U, Agarwal N. Recent advances in the management of metastatic prostate cancer. JCO Oncol Pract. 2022;18(1):45-55.
37. Nanda International (Nanda-I). Diagnósticos de enfermagem Nanda-I: definições e classificação 2021-2023. Rio de Janeiro: Thieme; 2021.
38. Brasil. Instituto Nacional de Câncer (Inca). Ações de enfermagem para o controle do câncer: uma proposta de integração ensino-serviço. 3.ed. rev., atual., ampl. Rio de Janeiro: INCA; 2008. p.319-31.
39. American Cancer Society (ACS). Cancer.net. Sexual health and cancer treatment: men. 2019. Disponível em: https://www.cancer.net/navigating-cancer-care/dating-sex-and-reproduction/sexual-health-and-cancer-treatment-men. Acesso em: 17 mar. 2023.
40. American Cancer Society (ACS). Cancer.net. Prostate cancer: coping with treatment. 2022. Disponível em: https://www.cancer.net/cancer-types/prostate-cancer/coping-with-treatment. Acesso em: 17 mar. 2023.

10

Câncer do colo do útero

Walquíria Jesusmara dos Santos
Patrícia Peres de Oliveira

INTRODUÇÃO

O câncer do colo do útero, também chamado câncer cervical, é causado por uma infecção persistente do papilomavírus humano (HPV), particularmente os de alto risco oncogênico.

As alterações das células do colo uterino são descobertas facilmente no exame de colpocitologia oncótica, conhecido popularmente como preventivo ou Papanicolaou, e, quando as alterações são detectadas no início, a grande maioria dos casos tem cura. Por isso, torna-se importante a realização periódica deste exame[1,2].

O útero é um órgão fibromuscular, ímpar, oco, em forma de pera invertida, localizado no plano sagital mediano da cavidade pélvica. Morfológica e funcionalmente podem ser identificadas três porções: o corpo do útero, que compreende os 2/3 superiores do órgão e que aparece no sentido anteroposterior; o istmo, porção mais estreita, de forma cilíndrica, mais inferior; e o colo ou cérvice, que se une à vagina[3].

O colo do útero é revestido, de forma ordenada, por várias camadas de células epiteliais pavimentosas que, ao sofrerem transformações intraepiteliais progressivas, podem evoluir para uma lesão cancerosa invasiva em um período de 10 a 20 anos. Na maioria dos casos, a evolução do câncer do colo do útero é lenta, passando por fases pré-clínicas detectáveis e curáveis[3].

EPIDEMIOLOGIA

A estimativa mundial aponta que o câncer do colo do útero foi o quarto mais frequente em mulheres em todo o mundo, com uma estimativa de 604 mil casos novos, representando 6,5% de todos os tipos de câncer em mulheres[4]. A grande maioria das mortes por câncer de colo do útero ocorreu em países em desenvolvimento como os países da África Subsaariana, da América do Sul e do Sudeste Asiático[5]. Em termos de mortalidade no Brasil, em 2020, ocorreram 6.627 óbitos, e a taxa de mortalidade bruta por câncer do colo do útero foi de 6,12 mortes a cada 100 mil mulheres[6].

No Brasil, excluídos os tumores de pele não melanoma, o câncer de colo do útero ocupa a sexta posição entre os tipos de câncer mais frequentes, sendo o terceiro tipo de câncer mais incidente entre as mulheres[5]. Para cada ano do triênio 2023-2025, foram estimados 17.010 novos casos, o que representa um risco de 15,38 novos casos a cada 100 mil mulheres[7].

Atualmente, o câncer de colo do útero é considerado passível de erradicação, por meio da vacinação contra os tipos de HPV mais prevalentes e do rastreamento e tratamento das lesões precursoras[8]. A estratégia global proposta pela Organização Mundial da Saúde (OMS) para acelerar a eliminação da doença como problema de saúde pública inclui metas que devem ser alcançadas até 2030: 90% das meninas vacinadas contra HPV aos 15 anos, 70% das mulheres submetidas a um teste de rastreamento de alta *performance* aos 35 e aos 45 anos, e 90% das mulheres identificadas com lesões precursoras e câncer recebendo tratamento[8].

ETIOLOGIA

Os fatores de risco relacionados à oncogênese do câncer de colo uterino podem ser divididos em dois grupos: os documentados experimentalmente e os clínicos ou epidemiológicos. Entre os documentados experimentalmente, encontra-se a infecção pelo HPV. Os fatores de risco podem ser visualizados na Tabela 1.

MANIFESTAÇÕES CLÍNICAS

Nas fases iniciais, o câncer do colo do útero é assintomático. Quando os sintomas aparecem, os mais importantes são: sangramento vaginal, especialmente depois das relações sexuais, no intervalo entre as menstruações ou após a menopausa; e secreção anormal.

Nos estádios mais avançados da doença, outros sinais podem aparecer. Entre eles, vale destacar: massa palpável, hemorragia, obstrução das vias urinárias e dos intestinos, dores lombares ou abdominais, anorexia e perda de peso[10,11].

• **TABELA 1** Fatores de risco para o câncer do colo do útero e comentários

Fatores de risco	Comentários
Papilomavírus humano (HPV)	É o principal agente etiológico do câncer de colo do útero, sendo detectado em 99,7% dos casos. Contudo, a infecção pelo HPV, por si só, não representa uma causa suficiente para o aparecimento da neoplasia, faz-se necessária sua persistência. Além de aspectos relacionados ao próprio vírus, como o tipo, a carga viral e se é uma infecção única ou múltipla, outros fatores ligados à genética e ao comportamento sexual parecem influenciar os mecanismos, ainda incertos, que determinam a regressão ou a persistência da infecção e também sua progressão para lesões precursoras de câncer[1]. A International Agency of Cancer Research (IARC) classifica como carcinogênicos em humanos os tipos 16, 18, 31, 33, 35, 39, 45, 52, 56, 58, 59, 66, 67, 68, 70, 73 e 82, sendo que os HPV 16 e 18 estão presentes em 70% dos casos de câncer do colo do útero. Já os HPV 6 e 11 são encontrados em 90% dos condilomas genitais e são considerados não oncogênicos[8]. O HPV atualmente tem mais de 150 tipos definidos e constitui um grupo complexo, diferindo em tropismo e potencial carcinogênico.
Fatores genéticos, tabagismo, uso prolongado de anticoncepcionais orais, imunossupressão	Dentre os fatores genéticos, está o polimorfismo da proteína p-53[9]. O tabagismo é considerado fator para o carcinoma espinocelular e tem relação com o número de cigarros fumados por dia. Alguns estudos relacionam o uso de anticoncepcionais orais ao tipo histológico adenocarcinoma[10].
Início precoce da atividade sexual, multiplicidade de parceiros, baixa escolaridade e baixo nível socioeconômico e renda, a multiparidade e a história de infecções sexualmente transmissíveis (IST)	Incluem-se nos fatores de risco clínico ou epidemiológico[10].

MÉTODOS DIAGNÓSTICOS

O diagnóstico inicia-se com o exame ginecológico, sendo que a região pode apresentar aspecto normal até ulceração superficial ou tumor exofítico. Em mulheres com tumor visível, deve ser feita a biópsia. Mulheres sem lesão aparente e com exame de citologia oncótica anormal devem ser submetidas à colposcopia com biópsia das lesões suspeitas. A conização torna-se necessária se uma colposcopia adequada não for possível, bem como para o diagnóstico de doença microinvasiva.

O exame de citologia oncótica do Papanicolaou é recomendado por organizações nacionais e internacionais de saúde. Após dois exames anuais seguidos com resultado normal, ele deve ser oferecido com periodicidade de 3 anos às mulheres na faixa etária de 25 a 64 anos e que já iniciaram atividade sexual[1]. Após os 65 anos, em contrapartida, se a mulher tiver feito os exames de detecção precoce regularmente, com resultados normais por pelo menos 2 anos, o risco de desenvolvimento do câncer cervical é reduzido dada sua evolução lenta, e o exame citológico pode ser interrompido[6].

Esse exame consiste no esfregaço de células descamadas esfoliadas das partes externa (ectocérvice) e interna (endocérvice) do colo do útero[3].

NOMENCLATURA DOS EXAMES CITOPATOLÓGICOS

Para uniformizar o sistema de terminologias para o exame citopatológico do colo do útero, foi criado o Sistema Bethesda, que visa a estabelecer normas de classificação citológica para reduzir confusões diagnósticas entre alterações celulares benignas e atípicas.

Nele, foram introduzidos os termos citológicos de lesão intraepitelial de baixo grau (*low grade intraepithelial lesion* – LSIL ou LIBG), compreendendo as alterações sugestivas de infecção pelo HPV e neoplasias intraepiteliais de grau I (NIC I); lesão intraepitelial de alto grau (*high-grade intraepithelial lesion* – HSIL ou LIAG), como expressões citológicas de NIC II e III; e atipias em células escamosas de significado indeterminado (*atypical squamous cells of undetermined significance* – ASCUS), definidas pela presença de achados citológicos insuficientes para o diagnóstico de lesão intraepitelial[12].

A Sociedade Brasileira de Citopatologia adota o Sistema Bethesda em sua íntegra, nos moldes da versão estabelecida no último consenso em 2015, inclusive com a aplicabilidade da nomenclatura não apenas das amostras cervicais, mas também das amostras vaginais (histerectomizadas), de canal endocervical e ainda nas avaliações de material obtido de canal anal. Os laudos emitidos pelos serviços públicos de saúde devem contemplar os mesmos itens, classificações e terminologias da nomenclatura de Bethesda, revisada em 2014 e publicada em

2015, contudo estando restritos às avaliações de amostras obtidas apenas no colo do útero[13]. Entretanto, a última versão da Nomenclatura Brasileira de Exames Citopatológicos foi publicada em 2012. Recomenda-se sua leitura para uma descrição mais detalhada das categorias diagnósticas atualmente utilizadas no Brasil[14].

ESTADIAMENTO

Há dois sistemas utilizados para o estadiamento da maioria dos tipos de câncer do colo do útero: o FIGO (Federação Internacional de Ginecologia e Obstetrícia) e o TNM da AJCC (American Joint Committee on Cancer). O sistema AJCC classifica o câncer do colo do útero com base em três fatores: extensão do tumor (T), se o câncer se disseminou para os linfonodos (N) e se ele se disseminou para locais distantes (M).

Na Tabela 2 encontram-se os estádios do câncer do colo do útero, segundo o estadiamento FIGO[15].

No caso de citologia ou colposcopia positiva, outros exames devem ser indicados para o estadiamento da lesão[15]:

- Hemograma completo, fosfatase alcalina, desidrogenase lática (DHL), ureia e creatinina para todos os estádios.
- Radiografia de tórax, ressonância magnética (RM) ou tomografia computadorizada (TC) de abdome e pelve para avaliar ureteres, linfonodos pélvicos e retroperitoneais (opcional para estádios inferiores a IB1).
- Nas clientes que apresentam sinais sugestivos de invasão de bexiga ou de reto pelos exames de imagem, devem-se realizar cistoscopia e retossigmoidoscopia com biópsia, respectivamente[14].

TRATAMENTO

A escolha do tipo de tratamento depende da extensão da doença. As formas localizadas iniciais podem ser tratadas com *laser*, conização (remoção de fragmento de tecido em forma de cone do colo do útero que inclui toda a área lesada) e crioterapia (inativação do tecido doente pelo resfriamento com nitrogênio líquido). Podem também ser indicadas a cirurgia, a radioterapia e a quimioterapia ou, mais comumente, uma combinação desses três tratamentos. A melhor escolha pode depender de muitos fatores, como: idade, extensão da doença, envolvimento de linfonodos próximos à área, desejo de manter a fertilidade e características da atividade sexual da mulher[15].

A National Comprehensive Cancer Network (NCCN) baseia todos os seus protocolos de tratamento no sistema de estadiamento FIGO.

• **TABELA 2** Estádios do câncer do colo do útero segundo o estadiamento FIGO*

Estádio I – Carcinoma cervical confinado à cérvice
Estádio IA – Carcinoma invasivo diagnosticado somente ao microscópio, invasão estromal com no máximo 5 mm de profundidade e 7 mm ou menos de extensão horizontal. Estádio IA1 – Invasão estromal com menos de 3 mm de profundidade e 7 mm ou menos de extensão horizontal. Estádio IA2 – Invasão estromal de 3 a 5 mm de profundidade e menos do que 7 mm de extensão horizontal. Estádio IB – Lesão clinicamente visível confinada à cérvice ou lesão microscópica maior que IA2. Estádio IB1 – Lesão clinicamente visível menor que 4 cm na maior dimensão. Estádio IB2 – Lesão clinicamente visível maior que 4 cm na maior dimensão.
Estádio II – Lesão que cresceu para além do colo do útero, mas não da parede pélvica
Estádio IIA – Tumor com invasão parametrial. Estádio IIA2 – Lesão maior que 4 cm na maior dimensão. Estádio IIB – O câncer disseminou-se para os tecidos próximos ao colo do útero.
Estádio III – O câncer disseminou-se para a parede da pelve e/ou invadiu o terço inferior da vagina e/ou pode estar bloqueando os ureteres, causando hidronefrose ou comprometimento renal
Estádio IIIA – Tumor envolve o terço inferior da vagina, mas não compromete a parede pélvica. Estádio IIIB – O câncer cresceu pelas paredes da pelve e/ou causa hidronefrose ou mal funcionamento renal. Estádio IVA – O câncer disseminou-se para a bexiga ou o reto e/ou estende-se pela pelve verdadeira. Estádio IVB – Metástases a distância, incluindo disseminação peritoneal, mediastinal, linfonodos para-aórticos, pulmão, fígado ou ossos.

Fonte: Koh et al.[15].
* Na última revisão do sistema FIGO (Federação Internacional de Ginecologia e Obstetrícia), não é considerado mais o estádio 0 (Tis).

O tratamento de acordo com o estádio pode ser verificado na Tabela 3[15].

A radioterapia intraoperatória é útil nos casos de recidiva com irradiação prévia[14]. Aproximadamente 75% das recidivas ocorrem nos primeiros 2 anos de acompanhamento. Os locais mais comuns de recidiva são: vagina, paramétrios e linfonodos retroperitoneais. Os casos de recidiva devem ser avaliados, considerando-se o tratamento realizado anteriormente, e, dependendo do caso, pode ser resgatado com radioterapia associada a quimioterapia, cirurgias radicais, entre outros[16].

• **TABELA 3** Tratamento do câncer do colo do útero de acordo com o estádio

Carcinoma/adenocarcinoma *in situ*: amputação cônica do colo do útero, criocirurgia, histerectomia abdominal total ou vaginal, braquiterapia com radiomoldagem.
Estádio IA: lesões pequenas (3 mm ou menos) com porcentagem reduzida de metástase em linfonodo pélvico: indica-se a amputação cônica ou histerectomia simples. Lesões entre 3 e 5 mm com aproximadamente 6% de metástase para linfonodo pélvico: a indicação é de histerectomia radical. Radioterapia e braquiterapia em clientes sem condições cirúrgicas.
Estádios IB1 e IIA (tumor < 4 cm): indicação de histerectomia radical com linfadenectomia pélvica. Podem-se preservar os ovários de clientes jovens. Se houver comprometimento dos paramétrios e linfonodos pélvicos, preconiza-se tratamento adjuvante com radioterapia externa concomitante com cisplatina e 5-fluorouracil (5-FU).
Estádios IB2 e IIA (tumor > 4 cm): indicação concomitante de quimioterapia e radioterapia neoadjuvantes, seguidas de histerectomia e linfadenectomia, ou quimioterapia e radioterapia neoadjuvantes seguidas de histerectomia.
Estádios IIIB, III e IVA: radioterapia externa concomitante com quimioterapia e, após, braquiterapia. Os protocolos de quimioterapia incluem cisplatina, 5-FU ou ainda, gencitabina.
Estádio IVB: não há tratamento-padrão. A radioterapia pode ser usada para tratamento paliativo de doença central ou metástase a distância. Os clientes deste estádio são candidatos aos ensaios clínicos, podendo ser utilizadas as seguintes drogas/esquemas: paclitaxel-cisplatina-bevacizumabe, cisplatina-topotecano, paclitaxel-cisplatina, 5-FU, carboplatina-paclitaxel, gencitabina-cisplatina.

Fonte: Koh WJ et al.[15]; Bonassa et al.[17].

POSSÍVEIS DIAGNÓSTICOS DE ENFERMAGEM E INTERVENÇÕES

Embora o processo de enfermagem deva ser individualizado, não podendo ser generalizado, buscou-se, neste capítulo, delinear os padrões funcionais de saúde que podem manifestar-se em clientes com câncer do colo do útero. Assim, encontram-se na Tabela 4 os cinco diagnósticos de enfermagem que podem ser identificados em clientes com esse câncer.

• **TABELA 4** Possíveis diagnósticos de enfermagem, características definidoras, fatores relacionados/fatores de risco, população em risco, condições associadas e intervenções de enfermagem/atividades relacionadas ao câncer de colo do útero

Diagnóstico de Enfermagem	Características Definidoras	Fatores relacionados/fatores de risco, população em risco condições associadas	Intervenções/atividades de enfermagem
Disfunção Sexual	Interesse alterado Atividade sexual alterada Excitação sexual alterada Papel sexual alterado Diminuição do desejo sexual Limitação sexual percebida	FRe: Informações imprecisas sobre função sexual, conhecimento inadequado sobre função sexual, modelos de papel inadequados, vulnerabilidade percebida, conflitos de valor. PR: Indivíduos com doenças significativas. CA: Função corporal alterada, estrutura corporal alterada.	▪ Avaliar o conhecimento da cliente e do parceiro sobre a função sexual e os efeitos da doença atual/tratamento ▪ Determinar o que a cliente e o parceiro desejam saber para ajustar as informações à realidade vivida ▪ Ajudar a cliente e o parceiro a encontrar outras formas de solucionar problemas de expressão sexual ▪ Fornecer informações sobre o funcionamento sexual ▪ Identificar os recursos da comunidade para conseguir ajuda adicional (p. ex., Grupos de saúde mental)

(continua)

TABELA 4 Possíveis diagnósticos de enfermagem, características definidoras, fatores relacionados/fatores de risco, população em risco, condições associadas e intervenções de enfermagem/atividades relacionadas ao câncer de colo do útero (*continuação*)

Diagnóstico de Enfermagem	Características definidoras	Fatores relacionados/fatores de risco, população em risco condições associadas	Intervenções/atividades de enfermagem
Risco de baixa autoestima situacional		FRi: Diminuição da aceitação consciente, dificuldade em aceitar alteração em papel social, imagem corporal perturbada, medo de rejeição, impotência, estressores. PR: indivíduos passando por mudanças na vida, indivíduos experimentando alteração na imagem corporal, indivíduos experimentando alteração em função de papel. CA: depressão, comprometimento funcional, doenças físicas depressão.	· Reconhecer o sentimento da cliente e a imagem que ela tem de si mesma · Determinar o grau de controle que a cliente sente que tem sobre si · Atentar para a linguagem não verbal, procurando identificar incongruências com o discurso verbal. · Transmitir confiança na capacidade de a cliente enfrentar a situação atual · Estimular a cliente a estabelecer metas em médio e longo prazos para enfrentar as mudanças · Envolver a família/pessoas significativas no plano de tratamento · Sugerir a participação em atividades de grupo ou na comunidade, exceto em períodos de nadir da QT.
Conhecimento deficiente	Acompanhamento impreciso de instrução, comportamento inapropriado.	FRe: ansiedade, sintomas depressivos, conhecimento inadequado de recursos, participação inadequada no atendimento/planejamento, confiança inadequada nos cuidados de saúde profissional.	· Avaliar o nível de conhecimento da cliente em relação ao processo de doença e tratamento · Identificar as oportunidades de aprendizagem · Repetir informações importantes · Usar linguagem familiar e propiciar ambiente favorável à aprendizagem · Fornecer reforço positivo

(continua)

• **TABELA 4** Possíveis diagnósticos de enfermagem, características definidoras, fatores relacionados/fatores de risco, população em risco, condições associadas e intervenções de enfermagem/atividades relacionadas ao câncer de colo do útero (*continuação*)

Diagnóstico de Enfermagem	Características definidoras	Fatores relacionados/fatores de risco, população em risco condições associadas	Intervenções/atividades de enfermagem
Conhecimento deficiente (*continuação*)		PR: indivíduos em desvantagem econômica, indivíduos com baixo nível de escolaridade. CA: depressão.	• Informar sobre as formas de prevenção de infecções sexualmente transmissíveis • Orientar a cliente que fará braquiterapia a manter jejum de 8 horas antes do procedimento e comparecer com acompanhante, informar que permanecerá durante o procedimento em posição ginecológica com um avental e coberta por lençol, sendo exposta apenas a região genital. • Orientar que alguns procedimentos podem ser necessários antes da braquiterapia: sondagem vesical, bem como punção venosa para administração de antiespasmódicos e analgésicos para evitar a sensação dolorosa durante o procedimento. • Informar que após o procedimento pode haver sangramento discreto, mas que a persistência ou aumento devem ser comunicados à equipe de saúde. • Orientar que após o término do tratamento poderá retornar as atividades sexuais, no entanto, poderá haver estreitamento, ressecamento da mucosa vaginal. • Relatar à cliente que poderá sentir fogachos (ondas de calor) pela supressão da função ovariana após a braquiterapia. • Orientar sobre os efeitos colaterais mais comuns em relação às drogas quimioterápicas mais utilizadas para tratamento deste câncer.

(*continua*)

• **TABELA 4** Possíveis diagnósticos de enfermagem, características definidoras, fatores relacionados/fatores de risco, população em risco, condições associadas e intervenções de enfermagem/atividades relacionadas ao câncer de colo do útero (*continuação*)

Diagnóstico de Enfermagem	Características definidoras	Fatores relacionados/fatores de risco, população em risco condições associadas	Intervenções/atividades de enfermagem
Risco de integridade da pele prejudicada*		FRi: conhecimento inadequado do cuidador sobre como manter a integridade da pele.	• Orientar a cliente a evitar coçar a região tratada para prevenir irritações, lavar o local com água morna e sabonete neutro e não utilizar esparadrapos ou adesivos sobre a pele irradiada. • Informar para preferir o uso de tecidos de fibra natural como os de algodão, evitando roupas justas ou feitas com tecido sintético. • Informar para evitar a exposição da área tratada aos extremos de temperatura provocados pelos aparelhos de aquecimento e ar condicionado e pelo sol durante 6 meses após o término do tratamento, protegendo a pele com vestuário e aplicação de protetor solar. • Reforçar a importância da realização de exame periódico sistemático da pele em busca de lesões e/ou sinais de infecção. • Estimular a ingestão de pelo menos 2 litros de líquidos por dia e a preferência em alimentos ricos em calorias e proteínas.

(continua)

• **TABELA 4** Possíveis diagnósticos de enfermagem, características definidoras, fatores relacionados/fatores de risco, população em risco, condições associadas e intervenções de enfermagem/atividades relacionadas ao câncer de colo do útero (*continuação*)

Diagnóstico de Enfermagem	Características definidoras	Fatores relacionados/fatores de risco, população em risco condições associadas	Intervenções/atividades de enfermagem
Proteção ineficaz**	Anorexia Leucopenia	FRe: dificuldade para gerenciar regime de tratamento, sintomas depressivos, baixa autoeficácia. CA: neoplasias, regime de tratamento (quimioterapia antineoplásica).	▪ Ressaltar a técnica de higiene das mãos para todos os cuidadores. ▪ Certificar-se dos parâmetros hematológicos (leucócitos, neutrófilos e plaquetas) antes do início do protocolo quimioterápico (QT). ▪ Avaliar sinais de infecção, como hipertermia, dispneia, tosse, hiperemia, dor ou secreção em sítios cirúrgicos ou inserção de cateteres e drenos. ▪ Monitorar os visitantes e cuidadores quanto a doenças respiratórias. ▪ Trocar os curativos cirúrgicos e de cateteres conforme protocolo institucional. ▪ Orientar cliente e família para que indivíduos doentes ou recentemente curados de doenças infecto-contagiosas não visitem o cliente no período de 7 a 14 dias após o início da quimioterapia de acordo com a droga quimioterápica utilizada (período de nadir).

* A radioterapia utilizada no tratamento pode causar radiodermatite, o que pode ser uma das causas do diagnóstico risco de integridade da pele prejudicada. As intervenções prescritas aqui para esse diagnóstico são direcionadas à prevenção dessa alteração de pele.

** O propósito desse diagnóstico é combinar alguns DE em um único título, a fim de facilitar o planejamento da assistência, quando podem estar presentes algumas variáveis, como imunossupressão, risco de sangramento em decorrência do tratamento quimioterápico, que justificam uma redução da capacidade de proteger-se das ameaças internas ou externas.

Fonte: NANDA International[18], Bonassa et al.[17], Bulechek et al.[19], Doenges et al.[20] e Frigatto et al.[21].

CONSIDERAÇÕES FINAIS

Ressalta-se que, atualmente, o câncer do colo do útero é considerado passível de erradicação, por meio da vacinação contra os tipos de HPV oncogênicos mais prevalentes e do rastreamento e tratamento das lesões precursoras. A estratégia global proposta pela OMS para acelerar a eliminação da doença como problema de saúde pública inclui as seguintes metas, que devem ser alcançadas até 2030: 90% das meninas totalmente vacinadas contra HPV aos 15 anos; 70% das mulheres submetidas a um teste de rastreamento de alta *performance* aos 35 e aos 45 anos; e 90% das mulheres identificadas com lesões precursoras e câncer recebendo tratamento[22].

REFERÊNCIAS BIBLIOGRÁFICAS

1. Brasil. Ministério da Saúde. Instituto Nacional de Câncer (INCA). Coordenação de Prevenção e Vigilância. Divisão de Detecção Precoce e Apoio à Organização de Rede. Diretrizes brasileiras para o rastreamento do câncer do colo do útero. Rio de Janeiro: INCA; 2016.
2. Asotic A, Taric S, Asotic J. Correlation of cervical smear and pathohystological findings. Med Arch. 2014;68(2):106-9.
3. Araújo SR. Citologia cérvico-vaginal: passo a passo. Paraná: APP Freegraf; 2010.
4. Sung H, Ferlay J, Siegel RL, Laversanne M, Soerjomataram I, Jemal A, et al. Estatísticas globais de câncer 2020: estimativas Globocan de incidência e mortalidade em todo o mundo para 36 tipos de câncer em 185 países. CA Cancer J Clin. 2021;71:209-49.
5. World Health Organization (WHO). WHO guideline for screening and treatment of cervical pre--cancer lesions for cervical cancer prevention, second edition. Geneva: WHO; 2021.
6. Brasil. Ministério da Saúde. Instituto Nacional de Câncer José Alencar Gomes da Silva (INCA). Coordenação de Prevenção e Vigilância. Divisão de Detecção Precoce e Apoio à Rede. Dados e números sobre câncer de colo do útero. Rio de Janeiro: INCA; 2022. Disponível em: https://www.inca.gov.br/sites/ufu.sti.inca.local/files/media/document/dados_e_numeros_colo_22setembro2022.pdf. (Acesso em: jun. 2023.)
7. Brasil. Ministério da Saúde. Instituto Nacional de Câncer José Alencar Gomes da Silva (INCA). Coordenação de Prevenção e Vigilância. Estimativa de 2023: incidência de câncer no Brasil. Rio de Janeiro: INCA; 2022. Disponível em: https://www.inca.gov.br/sites/ufu.sti.inca.local/files//media/document//estimativa-2023.pdf. (Acesso em: jun. 2023.)
8. World Health Organization (WHO). WHO report on cancer: setting priorities, investing wisely and providing care for all; technical report. World Health Organization: Geneva, 2020.
9. International Agency of Cancer Research (IARC). Human papillomaviruses. IARC Monogr Eval Carcinog Risks Hum. 2011;100B:1-475.
10. Pinto AP, Tulio S, Cruz OR. Cofatores do HPV na oncogênese cervical. Rev Assoc Med Bras. 2002;48(1):73-8.
11. Diz MDPE, Medeiros RB. Câncer de colo uterino: fatores de risco, prevenção, diagnóstico e tratamento. Rev Med (São Paulo). 2009;88(1):7-15.
12. Brasil. Ministério da Saúde. Instituto Nacional de Câncer (INCA). Colo do útero. Disponível em: https://www.inca.gov.br/assuntos/cancer-do-colo-do-utero. (Acesso em: 20 jul. 2023.)
13. Miranda W, Miziara F, Saieg M, Fronza H. Atualização da Nomenclatura brasileira para laudos citopatológicos do colo uterino e áreas urogenitais. Rio de Janeiro: Sociedade Brasileira de Citopa-

tologia, 2020. Disponível em: https://colposcopia.org.br/wp-content/uploads/2020/08/E-BOOK-SOCIEDADE-BRASILEIRA-DE-CITOPATOLOGIA_SBC-1-1.pdf. (Acessado em: 20 jul 2023.)

14. Brasil. Ministério da Saúde. Instituto Nacional de Câncer (Inca). Coordenação de Prevenção e Vigilância. Divisão de Detecção Precoce e Apoio à Organização de Rede. Nomenclatura brasileira para laudos cervicais. Rio de Janeiro; 2012.
15. Koh WJ, Abu-Rustum NR, Bean S, Bradley K, Campos SM, Cho KR, et al. Cervical Cancer, Version 3.2019, NCCN Clinical Practice Guidelines in Oncology. J Natl Compr Canc Netw. 2019;17(1):64-84.
16. Moraes, MW, Cunha MLR. Câncer de colo de útero. In: Rodrigues AB, Oliveira PP de. Casos clínicos em oncologia. São Paulo: Iátria; 2013.
17. Bonassa EMA, Gato MIR. Terapêutica oncológica para enfermeiros e farmacêuticos. 4.ed. São Paulo: Atheneu; 2012.
18. Herdman H, Kamitsuru S, Takao-Lopes C. Nanda-I – International nursing diagnoses: definition and classification 2021-2023. Nova York: Thieme; 2021.
19. Bulechek GM, Butcher, HK, Dochterman JM. Nursing interventions classification – NIC. 5.ed. St. Louis: Mosby Elsevier; 2008.
20. Doenges ME, Moorhouse MF, Murr AC. Diagnósticos de enfermagem: intervenções, prioridades, fundamentos. 12.ed. Rio de Janeiro: Guanabara-Koogan; 2013.
21. Frigato S, Hoga LAK. Assistência à mulher com câncer de colo uterino: o papel da enfermagem. Rev Bras Cancerol. 2003;49(4):209-14.
22. Sung H,Ferlay J, Siegel RL, Laversanne M, Soerjomataram I, Jemal A et al. Estatísticas globais de câncer 2020: estimativas Globocan de incidência e mortalidade em todo o mundo para 36 tipos de câncer em 185 países. CA Cancer J Clin. 2021;71:209-49.

SEÇÃO III

Cânceres hematológicos

11

Leucemias mieloides

Janyce Cassiolato
Idira Soares de Oliveira

INTRODUÇÃO

Este capítulo abordará as leucemias mieloides – leucemia mieloide aguda (LMA) e leucemia mieloide crônica (LMC) –, suas principais características, bem como o curso de desenvolvimento da doença, tratamento e principais diagnósticos e intervenções de enfermagem aos pacientes portadores dessas leucemias.

A leucemia é uma neoplasia de caráter hematológico, especificamente dos leucócitos, de origem, na maioria das vezes, desconhecida. É considerada diferente dos demais tipos de câncer em razão de seu desenvolvimento, visto que sua disseminação não necessariamente depende de mecanismos de angiogênese, ruptura estrutural, e de produção de metástase, comuns em outros tipos de cânceres[1].

Uma célula sanguínea que ainda não atingiu a maturidade sofre uma mutação genética, o que acarreta expressividade anormal de genes como proto-oncogenes, responsáveis pelo crescimento e desenvolvimento celular normal na divisão, e antioncogenes, que codificam proteínas para bloquear a divisão celular ou induzir apoptose de células alteradas. Consequentemente, transformam-se em células cancerosas, com funcionalidade inadequada, multiplicando-se mais rápido e morrendo menos do que as células normais. Dessa forma, as células sanguíneas saudáveis da medula óssea vão sendo substituídas por células cancerosas[1].

EPIDEMIOLOGIA

O câncer é um dos mais relevantes problemas de saúde pública no mundo, figurando como uma das principais causas de morte, sendo então uma das grandes barreiras para o aumento da expectativa de vida em todo o mundo[2].

As leucemias acometem, predominantemente, idosos acima de 60 anos na LMA e adultos entre 40 e 60 anos, na LMC, sendo sua maior incidência no sexo masculino[3].

Para o ano de 2023, a Sociedade Americana de Câncer prevê, para os EUA, 59.610 novos casos de leucemia, sendo cerca de 20.380 novos casos de LCM[4].

Segundo estimativa do Instituto Nacional de Câncer (Inca), o número estimado de casos novos de leucemia para o Brasil, para cada ano do triênio de 2023 a 2025, é de 11.540 casos, o que corresponde a um risco estimado de 5,33 por 100 mil habitantes, sendo 6.250 em homens e 5.290 em mulheres. Estratificando por região, Ceará e Santa Catarina apresentam as maiores estimativas de incidência de casos de leucemia no Brasil[2].

FATORES DE RISCO

Não existem causas evidentes para o desenvolvimento da leucemia. No entanto, fatores como o envelhecimento, o tabagismo, a exposição a determinadas substâncias e a exposição à radiação, bem como síndromes genéticas, como anemia de Fanconi e síndrome de Bloom, estão relacionados a seu desenvolvimento[4]. Outros fatores incluem a exposição ao benzeno, radiações ionizantes e quimioterapia antineoplásica, bem como a síndrome de Down[5].

FATORES PROGNÓSTICOS

Praticamente todas as leucemias têm fatores prognósticos determinados por fatores citogenéticos (mutações adquiridas)[5]. Uma vez detectadas, possibilitam a abordagem adequada do paciente, ajudando a determinar o protocolo e a intensidade do tratamento. É importante classificar a doença e o grupo de risco em que se encontra, pois é por meio do prognóstico que é possível determinar o tratamento[3]. Essa classificação se dá pela realização de exames moleculares e citogenéticos para verificar as alterações, caracterizando-os por:

- Prognóstico favorável.
- Prognóstico intermediário.
- Mau prognóstico[6].

CLASSIFICAÇÃO

A leucemia mieloide pode ser classificada em dois tipos, aguda e crônica, em função da duração de evolução[4]. São classificadas de acordo com o tipo celular envolvido e o estado de maturidade das células leucêmicas. Na fase aguda, há proliferação de células da linhagem mieloide, ocorrendo produção insuficiente de células sanguíneas maduras e normais na medula óssea e sangue periférico, consequentemente substituindo o tecido normal[1].

Leucemia mieloide aguda

Caracteriza-se pelo crescimento descontrolado das células indiferenciadas, chamadas "blastos", de característica mielóide. A classificação morfológica e imunofenotípica tem implicações prognósticas, assim como a idade, condições clínicas e, principalmente, a citogenética. Apresenta-se com uma variedade de tipos de células que podem ser observadas no sangue e na medula óssea.

Para a classificação da LMA, utilizava-se o sistema de estadiamento Britânico-Americano-Francês (FAB), que não levava em consideração muitos dos fatores que hoje se sabe afetarem o prognóstico do paciente. A classificação da Organização Mundial da Saúde (OMS) atualmente é o principal sistema usado para classificar a LMA em subtipos, pois inclui anomalias cromossômicas e mutações genéticas que interferem no prognóstico e na previsão de resposta ao tratamento.

A classificação da OMS é geralmente revisada a cada 8 anos. A revisão de 2016 incorpora novas informações científicas e clínicas e divide a LMA em vários grupos, conforme a Tabela 1.

• **TABELA 1** Classificação das leucemias agudas, segundo a OMS

Subtipo de leucemia	Mutações genéticas	Gene
LMA com anormalidades genéticas recorrentes com	T t(8;21) (q22;q22.1)1	*RUNX1-RU NX1T1*
LMA com anormalidades genéticas recorrentes com	inv(16) (p13.1q22) ou t(16;16) (p13.1;q22)	*CBFß-MYH11*
LPA com	t(15;17)	*PML-RARA*
LPA com	t(9;11) (p21.3;q23.3)	*MLLT3-KMT2A*
LPA com	t(6;9) (p23;q34.1)	*DEK-NUP214*
LPA com	inv(3) (q21.3q26.2) ou t(3;3) (q21.3;q26.2)	*GATA2, MECOM*
LMA (megacarioblástica) com	t(1;22) (p13.3;q13.3)	–
LMA (megacarioblástica) com	T(9;22)	*BCR-ABL*

(continua)

• **TABELA 1** Classificação das leucemias agudas, segundo a OMS (*continuação*)

Subtipo de leucemia	Mutações genéticas	Gene
LMA (megacarioblástica) com		Mutação bialélica em CEBPA
LMA relacionadas a alterações mielodisplásicas Neoplasias mieloides associadas a terapias, LMA não anteriormente especificadas, classificadas morfologicamente em: LMA minimamente diferenciada, LMA sem maturação, LMA com maturação, leucemia mielomonocítica aguda, leucemia monoblástica/monocítica aguda, leucemia eritroide pura, leucemia megacarioblástica aguda, leucemia basofílica aguda, panmielose aguda com mielofibrose, sarcoma mieloide ou sarcoma granulocítico, proliferações mieloides relacionadas com a síndrome de Down, leucemias agudas de linhagem ambígua ou fenótipo misto, leucemia aguda indiferenciada		
Leucemia aguda com fenótipo misto ou ambíguo com	t(9;22) (q34.1;q11.2)	*BCR-ABL +1*
Leucemia aguda com fenótipo misto com	t(v;11q23.3)	Rearranjo *KMT2A*
Leucemia aguda com fenótipo misto B-mieloide não caracterizada por outros critérios		
Leucemia aguda com fenótipo misto T-mieloide não caracterizada por outros critérios		

LMA: leucemia mieloide aguda; LPA: leucemia promielocítica aguda; OMS: Organização Mundial da Saúde.
Fonte: Nunes[7].

Diagnóstico

Hemograma e esfregaço periférico são os primeiros exames efetuados. Em razão da supressão da atividade hematopoiética normal, ocorre a diminuição na produção e no número total de hemácias, leucócitos e plaquetas[8].

Nesses casos, ao fazer o mielograma e o hemograma do paciente, é frequente a observação de fatores associados à doença, como neutropenia, anemia e plaquetopenia; pancitopenia e presença de blastos periféricos (células imaturas). No esfregaço periférico, os blastos podem chegar a 90% da contagem de leucócitos[5].

A confirmação inclui também a realização de mielograma. Segundo a OMS, para o diagnóstico da leucemia o paciente deve apresentar uma contagem de blastos maior que 20% na medula óssea ou no sangue periférico[7].

Outro procedimento a ser realizado é o aspirado medular, que será encaminhado para citoquímica e imunofenotipagem, sendo a citoquímica o complemento mais antigo que estuda a composição química, unindo morfologia e bioquímica[5].

A análise cromossômica é particularmente útil na indicação do tipo de tratamento e na análise do prognóstico de cada caso[2]. Hoje, mutações identificadas por técnicas de hibridação *in situ* por fluorescência (FISH) e reação em cadeia da polimerase (PCR) também são importantes nesse sentido[5].

Manifestações clínicas

Os pacientes com LMA muitas vezes têm alguns sintomas inespecíficos, como perda de peso, febre, sudorese noturna e perda de apetite. A maioria relata cansaço e dispneia aos esforços, palidez, taquicardia, sinais de sangramento, como equimoses e hematomas na pele, sangramento nas mucosas, como nariz e outros locais, infecções graves e/ou de repetição, além de dores ósseas. Pode haver hepatoesplenomegalia e síndrome da lise tumoral[9].

Tratamento

Tão logo o diagnóstico seja esclarecido, os pacientes devem ser submetidos ao tratamento objetivando remissão da doença, com o desaparecimento das células blásticas na medula óssea. Define-se remissão completa como < 5% de blastos na medula óssea, contagem absoluta de neutrófilos > 1.000/mcL, contagem de plaquetas > 100.000/mcL e não necessidade de transfusão de sangue[6].

Para a leucemia mieloide aguda, o tratamento mais conhecido atualmente é a quimioterapia de indução, tratamento considerado o mais eficaz, que consiste em agentes químicos isolados ou combinados que têm por objetivo controlar a doença, levando o paciente ao estado de remissão completa. Esse estado não significa cura definitiva, mas já não é possível detectar a doença em métodos morfológicos convencionais[3]. Quando a remissão é atingida, a produção normal dos glóbulos vermelhos e brancos e plaquetas é restabelecida. Para atingir essa fase do tratamento, as drogas utilizadas são a citarabina e a idarrubicina ou daunorrubicina[5].

Para os pacientes cujas células leucêmicas têm mutação no gene *FLT3*, é possível administrar o medicamento de terapia dirigida midostaurina (Rydapt®) junto com a quimioterapia. Esse medicamento é administrado 2 vezes ao dia, via oral (VO). Em contrapartida, para pacientes cujas células leucêmicas têm a proteína CD33, o medicamento de terapia dirigido gentuzumabe ozogamicina pode ser adicionado à quimioterapia[4].

Aliado ao tratamento, essas terapias alvo revelaram-se altamente eficientes no tratamento da leucemia. Os anticorpos monoclonais agem em partes específicas das células cancerígenas, sendo eficazes mesmo quando utilizadas de forma isolada no tratamento da leucemia. Quando associadas ao tratamento quimioterápico, potencializam a resposta ao tratamento. Além dos já citados midostaurina, tem-se também o gilteritinibe (VO, 1 vez ao dia), o ivosidenibe (VO, 1 vez ao dia), o enasidenibe (VO, 1 vez ao dia) e o venetoclax (VO, 1 vez ao dia)[4].

Pacientes com alterações cardíacas, o uso de antraciclinas é contraindicado, de modo que poderiam ser tratados com outros quimioterápicos, como fludarabina ou etoposídeo. Nos poucos casos em que a leucemia se propaga para o cérebro ou a medula espinal, há ainda a opção de administrar a quimioterapia no líquido cefalorraquidiano[4].

O regime básico de indução é conhecido como "7 + 3" e inclui citarabina por infusão intravenosa contínua ou altas doses por 7 dias, seguido de daunorrubicina ou idarrubicina, administrada via intravenosa (IV), por 3 dias. O tratamento resulta em mielossupressão importante. Há um período de latência significativo antes da recuperação da medula, sendo essenciais os cuidados de suporte para garantir a segurança do paciente[6].

Os primeiros meses de tratamento são mais difíceis pelos efeitos colaterais, diante da administração de altas doses de quimioterapia, que levam a supressão medular. Essa é uma fase em que há maior número de óbitos em decorrência dos riscos de choque térmico, neutropenia febril, insuficiência respiratória, insuficiência renal e hemorragia alveolar[3].

A segunda fase do tratamento é chamada de consolidação e tem por objetivo destruir quaisquer células leucêmicas remanescentes e prevenir a recidiva[10].

O tratamento depende da idade do paciente, das condições clínicas e, principalmente, dos resultados da citogenética, podendo variar desde a intensificação das doses de quimioterapia em um ou mais ciclos com daunorrubicina, idarrubicina com citarabina, ou associar-se em diversas modalidades de transplantes de medula óssea (autólogo ou alogênico)[5].

Na quimioterapia de consolidação, em pacientes jovens, menores de 60 anos, é administrada a citarabina em altas doses durante 5 dias, repetindo a cada 4 semanas, em um total de 3 ou 4 ciclos. Para os pacientes que receberam midostaurina durante a indução, isso geralmente é continuado durante a consolidação. Para os pacientes que receberam quimioterapia mais gentuzumabe ozogamicina durante a terapia de indução, um esquema similar pode ser usado para a consolidação[4].

Outra abordagem após a terapia de indução consiste em administrar doses muito altas de quimioterapia seguidas por um alotransplante (de um doador) ou autotransplante (do próprio paciente). Os transplantes reduziram mais o risco de recidiva da leucemia em comparação com a quimioterapia convencional, embora propiciem causar complicações graves, incluindo um risco aumentado de morte[4].

Pacientes com idade mais avançada ou com maiores problemas de saúde podem não tolerar bem o regime de tratamento de consolidação intensivo. Nesse caso, os pacientes podem ser tratados com doses mais altas de citarabina (não tão altas como nos pacientes mais jovens); ou dose-padrão da referida substância conjugada com idarrubicina, daunorrubicina e mitoxantrona[4].

Atualmente, está disponível uma combinação lisossômica de daunorrubicina e citarabina para o tratamento de adultos com LMA recém-diagnosticada relacionada à terapia (t-LMA) ou LMA com alterações relacionadas à mielodisplasia (LMA-CRM). Essa combinação mostrou-se superior na taxa geral de sobrevida em comparação ao tratamento-padrão com citarabina mais daunorrubicina (regime 7 + 3) em pacientes com 60 a 75 anos de idade com t-LMA ou LMA-MRC recém-diagnosticada[6].

Os pacientes podem se beneficiar de outros métodos para atingir uma remissão completa, como a radioterapia e o transplante de células-tronco hematopoiéticas. Para os pacientes com baixo risco, recomendam-se apenas altas doses de quimioterapia, sem indicação de transplante alogênico ou autólogo, e, quando há casos de citogenética desfavorável, o transplante deve ser indicado como método de tratamento superior[3].

Associadas ao caráter tóxico dos agentes antineoplásicos, são esperadas reações adversas, especialmente hematológicas, como mielodepressão (leucopenia, trombocitopenia e anemia), náuseas e vômitos, entre outros[3]. Diante do risco de possíveis efeitos adversos relacionados ao tratamento, em alguns casos este é realizado por meio de internação hospitalar, pois por vezes é necessário o uso de antibioticoterapia e de transfusões sanguíneas para a maioria dos pacientes, além do uso de fatores de crescimento para aumentar a contagem de leucócitos[4].

LEUCEMIA MIELOIDE CRÔNICA

A LMC é uma doença que apresenta três fases: a crônica, a acelerada e a blástica. A maior parte dos pacientes, cerca de 85%, é diagnosticada na fase crônica, que dura geralmente de 3 a 5 anos em tratamento, com aparecimento de poucos sinais e sintomas e um hemograma com leucocitose e poucos blastos circulantes[1].

Ainda não se sabe ao certo o motivo para seu surgimento, mas é uma doença adquirida, cujas células alteradas, na maioria das vezes, funcionam adequadamente, levando a uma doença mais branda do que nos casos agudos[3].

A LMC começa com uma superprodução não letal de leucócitos, que logo evolui para leucemia. Essas células leucêmicas são identificadas principalmente pela presença de translocação cromossômica. Trata-se de uma doença clonal de célula precursora pluripotente, caracterizada por proliferação mieloide e pela translocação cromossômica, que resulta na fusão dos genes *BCR* e *ABL*, chamado cromossomo Philadelphia (Ph). Está presente em 90 a 95% dos casos de leucemia mieloide crônica e resulta do produto de uma translocação entre o cromossomo 9 e o cromossomo 22, t (9; 22). Durante essa translocação, uma parte do cromossomo 9 contendo o oncogene *ABL* é translocada para o cromossomo 22 e fundida no gene *BCR*. O gene de fusão *BCR-ABL* é responsável pela produção da tirosina quinase da oncoproteína *BCR-ABL*, que apresenta atividade descontrolada da tirosina quinase, desregulando a proliferação celular, reduzindo a adesão das células leucêmicas ao estroma da medula óssea e protegendo as células leucêmicas da morte celular programada normal[6,11].

Diagnóstico

A maioria dos pacientes é diagnosticada ao acaso, em exames clínicos ou de sangue realizados por motivos diversos, até mesmo para *check-up*. Podem ser utilizados os seguintes métodos para o estabelecimento de diagnóstico de LMC: medição da esplenomegalia, realização de hemograma completo, mielograma, biópsia de medula com coloração pela prata (para avaliar a presença de fibrose), cariótipo da medula óssea, PCR-qualitativo (para identificação do transcrito *BCR-ABL*) e PCR quantitativo. Com base nos resultados obtidos, é possível definir a fase de evolução da doença[12].

Na fase crônica, a aparência das células pode mostrar uma grande proporção de glóbulos brancos maduros em comparação com os imaturos. Na fase acelerada, há aumento de blastos na medula óssea e no sangue periférico, leucocitose e basofilia no sangue periférico, anemia e trombocitopenia, havendo um aumento ainda maior do baço e podendo o paciente apresentar hepatoesplenomegalia. Já na fase blástica, ocorre o aumento dos blastos mieloides, e, nesse estágio da doença, muitos pacientes podem chegar a óbito entre 3 e 6 meses[3].

Manifestações clínicas

O aparecimento de sinais e sintomas na LMC é geralmente insidioso. Os pacientes podem referir cansaço, palidez, sudorese, perda de peso e desconforto do lado esquerdo do abdome pelo aumento do baço. Na fase acelerada da doença, há aumento ainda maior do baço dos blastos[5].

Tratamento

Na LMC exige-se maior especificidade de tratamento quanto às fases da doença, pois pode evoluir para as fases acelerada e blástica, podendo levar rapidamente a óbito[3].

O tratamento convencional da LMC na fase crônica se baseia em medicamentos orais conhecidos como inibidores da tirosina quinase (TKI) e incluem o imatinibe, o dasatinibe, o nilotinibe, entre outros, e estes apresentam melhor resposta na fase crônica da doença[4]. O imatinibe foi o primeiro a ser aprovado pela Agência Nacional de Vigilância Sanitária (Anvisa) no Brasil, tendo como alvo o *BCR-ABL*[3].

É necessário avaliar o paciente a fim de verificar a resposta ao tratamento. Deve-se medir a quantidade do gene *BCR-ABL*, examinando também a medula óssea para verificar se o cromossomo Filadélfia está presente. O teste para o gene *BCR-ABL* ou cromossomo Filadélfia geralmente é feito de 3 a 6 meses. Se os resultados mostrarem que o tratamento é eficaz, orienta-se continuar com a medicação. Caso os resultados mostrem que o tratamento não está funcionando, pode ser necessário um novo tratamento[4].

Se a leucemia não responder bem ao tratamento inicial, pode-se trocar o inibidor de tirosina quinase por outro inibidor, como de imatinibe para dasatinibe. Interferon ou quimioterapia podem ser tentados para pessoas que não podem tomar TKI ou para aqueles casos em que não funcionaram. O transplante de células-tronco também pode ser uma opção de tratamento[4,13].

Outras terapias voltadas para o controle da LMC são a quimioterapia com hidroxiureia, terapias medicamentosas com alfainterferona (INF-alfa), bussulfano ou citarabina em baixa dose, a infusão linfocitária e o transplante de células medulares[3].

Os possíveis efeitos colaterais do tratamento dependem do tipo e da dose dos medicamentos administrados, bem como do tempo em que são administrados, sendo os mais comuns: alopecia, inapetência, náuseas, vômito, leucopenia, trombocitopenia, anemia, fraqueza, cansaço, hematomas e hemorragias[4].

Todos os fármacos utilizados para o tratamento citado podem levar à hepatotoxicidade, e, em casos muito graves associados a problemas gastrointestinais, a outros sintomas, devendo-se, assim, avaliar necessidade de reajuste de dose. No caso de manutenção de toxicidades intolerantes, avalia-se a realização de transplante[3,13].

PRINCIPAIS DIAGNÓSTICOS DE ENFERMAGEM E INTERVENÇÕES

Tendo em vista todos os efeitos colaterais trazidos pela terapia antineoplásica, é relevante o manejo dessas toxicidades, bem como o tratamento de queixas objetivas e subjetivas dos pacientes, a fim de garantir qualidade de vida e maior adesão ao tratamento. Para tanto, a equipe de enfermagem dispõe dos diagnósticos de enfermagem (DE) a fim de organizar o cuidado centrado na pessoa por meio da individualização de suas ações, garantindo a segurança do paciente e proporcionando um atendimento de qualidade e eficiente.

Na Tabela 2 apresentam-se alguns DE e intervenções/atividades de enfermagem possíveis na assistência ao paciente portador de leucemias mieloides. Ressalta-se que não se pretende, com isso, estabelecer padrões de DE, nem de intervenções, haja vista que o processo de enfermagem deve ser aplicado pelo enfermeiro de forma individualizada.

Da mesma forma, as características definidoras, fatores de risco, fatores relacionados e populações em risco/condições associadas devem ser considerados dentro do contexto de cada indivíduo.

Alguns DE, como dor aguda ou crônica, náuseas e constipação, podem ocorrer, contudo priorizaram-se outros DE, uma vez que esses são apresentados em outros capítulos.

• **TABELA 2** Principais diagnósticos de enfermagem, características definidoras, fatores relacionados, fatores de risco, população em risco e condição associada e intervenções/atividades de enfermagem

Diagnósticos de enfermagem	Características definidoras	Fatores relacionados/ fatores de risco	População de risco/ condição associada	Intervenções/atividades de enfermagem
Diarreia	Cólica abdominal, dor abdominal, desidratação, ruídos intestinais hiperativos, urgência intestinal.	FRe: práticas de higiene pessoal inadequadas.	PR: indivíduos em extremos de idade. CA: regime de tratamento, imunossupressão (decorrente do uso de antineoplásicos), infecções.	• Identificar fatores capazes de causar ou contribuir com a diarreia. • Orientar o paciente/família quanto a cor, volume, frequência e consistência das fezes. • Encorajar refeições menores e frequentes, acrescentando alimentos mais consistentes, de forma gradativa. • Monitorar a pele na área perianal quanto à irritação e formação de úlceras. • Observar regularmente o turgor da pele. • Pesar o paciente com regularidade. • Orientar alimentação com baixo teor de fibras, elevado teor proteico e calórico. • Sugerir evitar alimentos com lactose.

(continua)

• **TABELA 2** Principais diagnósticos de enfermagem, características definidoras, fatores relacionados, fatores de risco, população em risco e condição associada e intervenções/atividades de enfermagem (*continuação*)

Diagnósticos de enfermagem	Características definidoras	Fatores relacionados/ fatores de risco	População de risco/ condição associada	Intervenções/atividades de enfermagem
Risco de infecção		FRi: conhecimento inadequado para evitar patógenos, desnutrição, dificuldade para manejar dispositivos invasivos de longo prazo (p. ex., cateteres venosos centrais), higiene inadequada, letramento em saúde inadequado, hábitos de higiene oral inadequados.	PR: indivíduos expostos ao aumento de patógenos ambientais (p. ex., hospitalização). CA: imunossupressão, leucopenia, resposta inflamatória suprimida (decorrentes do regime terapêutico e da própria doença), procedimento invasivo.	• Monitorar sinais e sintomas sistêmicos de infecção. • Limitar a quantidade de visitas, conforme for apropriado. • Manter protocolo de higienização das mãos. • Examinar a pele e mucosas em busca de hiperemia, calor e drenagem. • Assegurar o manuseio asséptico de todas as linhas endovenosas. • Assegurar prática segura de implantação e manejo de cateteres venosos centrais. • Instituir precauções universais. • Estimular o repouso. • Orientar o uso de antibiótico, conforme prescrição. • Comunicar suspeita de infecção aos profissionais do controle de infecção. • Comunicar cultura positiva aos profissionais do controle de infecção. • Monitorar contagem de neutrófilos e leucócitos.

(continua)

• **TABELA 2** Principais diagnósticos de enfermagem, características definidoras, fatores relacionados, fatores de risco, população em risco e condição associada e intervenções/atividades de enfermagem (*continuação*)

Diagnósticos de enfermagem	Características definidoras	Fatores relacionados/ fatores de risco	População de risco/ condição associada	Intervenções/atividades de enfermagem
Integridade da membrana mucosa oral prejudicada	Dificuldade para comer e deglutir, dor oral, edema oral, estomatite, hiperemia, lesão oral, placa esbranquiçada na boca, percepção gustativa diminuída, xerostomia, sangramento.	FRe: hábitos de higiene oral inadequados, salivação diminuída, desnutrição, dificuldade para realizar o cuidado oral, estressores.	CA: quimioterapia, plaquetas diminuídas (secundário ao uso de antineoplásicos), infecções.	• Usar escova de dente macia para higienização da região oral. • Orientar o paciente a comunicar ao médico sinais de infecção. • Determinar a percepção do paciente quanto às mudanças no paladar, deglutição, qualidade de voz e conforto. • Desencorajar o tabagismo e o uso de álcool. • Encorajar o enxágue frequente da boca com uso de bicarbonato de sódio, ou solução salina. • Orientar e auxiliar, se necessário, o paciente a fazer higiene oral logo após as refeições e sempre que necessário. • Monitorar os efeitos terapêuticos de anestésicos tópicos, pasta de proteção oral e analgésicos tópicos ou sistêmicos, conforme apropriado.

(*continua*)

• **TABELA 2** Principais diagnósticos de enfermagem, características definidoras, fatores relacionados, fatores de risco, população em risco e condição associada e intervenções/atividades de enfermagem (*continuação*)

Diagnósticos de enfermagem	Características definidoras	Fatores relacionados/ fatores de risco	População de risco/ condição associada	Intervenções/atividades de enfermagem
Fadiga	Apatia, cansaço, expressa fraqueza, letargia, velocidade da marcha diminuída, introspecção.	FRe: estressores, sintomas depressivos, desnutrição.	PR: indivíduos expostos a evento da vida negativo. CA: anemia, neoplasia, quimioterapia.	• Mensurar o nível de fadiga, de acordo com escalas padronizadas na instituição, bem como as repercussões da fadiga nas atividades de vida diária. • Proporcionar períodos de descanso após atividades físicas e refeições. • Verificar pulso, FC e FR, desconforto respiratório após atividade física. Se hospitalizado, monitorar oximetria digital a intervalos apropriados. • Monitorar níveis de hemoglobina e hematócrito, e comunicar alterações significativas. • Conversar com o médico sobre a possibilidade de exercício físicos apropriados a cada caso, se não houver contraindicação. • Preparar para hemotransfusão, conforme prescrito, a depender do valor de Hb e das condições clínicas do doente.

(continua)

• **TABELA 2** Principais diagnósticos de enfermagem, características definidoras, fatores relacionados, fatores de risco, população em risco e condição associada e intervenções/atividades de enfermagem (*continuação*)

Diagnósticos de enfermagem	Características definidoras	Fatores relacionados/ fatores de risco	População de risco/ condição associada	Intervenções/atividades de enfermagem
Distúrbio no padrão do sono	Despertar não intencional, dificuldade no desempenho das funções diárias, dificuldade para iniciar o sono, dificuldade para manter o sono, expressa insatisfação com o sono.	FRe: privacidade insuficiente e perturbação causada pelo parceiro de sono, distúrbios ambientais (p. ex., no processo de hospitalização, quando em enfermaria).	–	• Avaliar padrão de sono/vigília do paciente. • Ajudar a eliminar padrões estressantes antes de dormir. • Determinar os efeitos dos medicamentos do paciente sobre os padrões de sono. • Adaptar o ambiente. • Implementar medidas de conforto. • Ajustar os horários de administração dos medicamentos em apoio ao ciclo de sono/vigília do paciente. • Orientar a evitar dormir de forma prolongada durante o dia.
Distúrbio na imagem corporal	Expressa preocupação com mudança e preocupações sobre sexualidade, monitora mudanças no próprio corpo, sintomas depressivos, expressa medo da reação dos outros.	–	PR: indivíduos vivenciando peso corporal alterado, indivíduos vivenciando puberdade, sobreviventes de câncer.	• Usar orientações antecipadas para preparar o paciente para mudanças possíveis em sua imagem corporal. • Ajudar o paciente a discutir mudanças causadas por doença e cirurgia, conforme apropriado. • Ajudar o paciente a identificar ações que melhorem sua aparência. • Identificar grupos de apoio disponíveis ao paciente. • Monitorar a frequência das declarações de autocrítica.

(continua)

TABELA 2 Principais diagnósticos de enfermagem, características definidoras, fatores relacionados, fatores de risco, população em risco e condição associada e intervenções/atividades de enfermagem (*continuação*)

Diagnósticos de enfermagem	Características definidoras	Fatores relacionados/ fatores de risco	População de risco/ condição associada	Intervenções/atividades de enfermagem
Distúrbio na imagem corporal (*continuação*)			CA: regime de tratamento (alterações físicas causadas pela quimioterapia antineoplásica), procedimentos cirúrgicos (p. ex., implante de cateteres venosos).	
Risco de sangramento	–	FRi: conhecimento inadequado sobre precauções de sangramento.	PR: indivíduos com histórico de quedas. CA: regime de tratamento (uso de antineoplásicos).	• Identificar a causa do sangramento. • Aplicar curativo compressivo em locais de sangramento, conforme indicado. • Monitorar a quantidade e a natureza da perda de sangue. • Monitorar o surgimento de sinais e sintomas de sangramento persistente. • Monitorar o funcionamento neurológico. • Observar todas as excreções à procura de evidências de vômito, secreções pulmonares, fezes e urina. • Examinar mucosas em busca de sangramento, contusão após trauma mínimo, secreções de locais de inserção de cateteres e drenos e presença de petéquias.

(continua)

• **TABELA 2** Principais diagnósticos de enfermagem, características definidoras, fatores relacionados, fatores de risco, população em risco e condição associada e intervenções/atividades de enfermagem (*continuação*)

Diagnósticos de enfermagem	Características definidoras	Fatores relacionados/ fatores de risco	População de risco/ condição associada	Intervenções/atividades de enfermagem
Risco de quedas no adulto	–	FRi: diarreia, incontinência, mobilidade física prejudicada, desidratação, cenário pouco conhecido, falta de barras de segurança, iluminação inadequada, ambiente desordenado, objetos fora do alcance, calçados inapropriados, levantar-se à noite sem auxilio.	PR: indivíduos com história de quedas, indivíduos com idade maior ou igual a 60 anos, indivíduos com limitações, indivíduos vivenciando hospitalização prolongada. CA: anemia, hipotensão ortostática, transtornos sensoriais (p. ex., neuropatia associada a preparações farmacêuticas).	· Identificar comportamentos e fatores que afetam o risco de queda. · Monitorar o modo de andar, o equilíbrio e o nível de fadiga na deambulação. · Identificar características ambientes capazes de aumentar o potencial de queda. · Auxiliar na deambulação. · Encorajar e orientar o paciente quanto ao uso de andador e bengala, conforme apropriado. · Orientar o paciente a solicitar ajuda, quando necessário. · Responder imediatamente ao chamado. · Providenciar superfícies antiderrapantes e não causadoras de tropeços. · Providenciar iluminação adequada para aumentar a visibilidade. · Orientar calçados seguros. · Manter grades do leito elevadas e cama travada.

CD: caracteristicas definidoras; DE: diagnósticos de enfermagem; FC: frequência cardíaca; FR: frequência respiratória; FRe: fatores relacionados; FRi: fatores de risco; PR: população de risco.
Fonte: Nanda-I[14]; Bulechek[15].

CONSIDERAÇÕES FINAIS

Com o avanço de pesquisas científicas, maior conhecimento da doença e descoberta de novos fármacos, tem havido uma revolução no tratamento das leucemias. Diante da estimativa da doença e alta taxa de mortalidade, é necessária a intervenção de medidas eficazes para assegurar acesso ao diagnóstico precoce, além de capacitação contínua de profissionais em face das novas mudanças no tratamento e manejo da doença com aplicabilidade científica e habilidades técnicas. O objetivo é garantir maior qualidade de vida e eficácia no cuidado e monitorização dos pacientes portadores da doença.

REFERÊNCIAS BIBLIOGRÁFICAS

1. Puggina DAB. Um panorama geral sobre as leucemias. [Trabalho de conclusão de curso. S.D. – Pós-graduação lato sensu em Hematologia.] São José do Rio Preto; Instituto Naoum de Hematologia; 2017.
2. Brasil. Instituto Nacional do Câncer (Inca). Estimativas 2023: incidência de câncer no Brasil. 2023. Disponível em: https://www.inca.gov.br/sites/ufu.sti.inca.local/files//media/document//estimativa-2023.pdf. Acesso em: 16 jan. 2023.
3. Santos MMF, Jesus GP, Ferreira LP, França RF. Leucemia mieloide, aguda e crônica: diagnósticos de possíveis tratamentos. Revista Saúde em Foco. 2019;11:279-94. Disponível em: https://portal.unisepe.com.br/unifia/wp-content/uploads/sites/10001/2019/02/022_LEUCEMIA-MIELOIDE-AGUDA-E-CRÔNICA-DIAGNÓSTICOS-E-POSSÍVEIS-TRATAMENTOS.pdf. Acesso em: 24 jan. 2023.
4. American Cancer Society (ACS). Homepage. Disponível em: https://www.cancer.org/es/cancer/leucemia-mieloide-aguda/tratamiento.html. Disponível em: 23 jan. 2023.
5. Hamerschlak N. Leucemia: fatores prognósticos e genética. Jornal de Pediatria (Rio de Janeiro). 2008;84(4):52-7.
6. Emadi A, Law JY. Leucemia mieloide aguda (LMA). Manual MSD: versão profissionais da saúde. Disponível em: https://www.msdmanuals.com/pt-br/profissional/hematologia-e-oncologia/leucemia/leucemia-mieloide-aguda-lma. Acesso em: 14 jan. 2023.
7. Nunes AL, Paes CA, Murao M, Viana MB, Oliveira VBM. Anomalias citogenéticas, classificação da OMS e evolução de crianças e adolescentes com leucemia mieloide aguda. Hematol, Transf, Terapia Celular. 2019;41(3):236-43. Disponível em: https://www.sciencedirect.com/science/article/pii/S2531137919300203?via%3Dihub. Acesso em: 3 mar. 2023.
8. National Comprehensive Cancer Network (NCCN). Guidelines Version 1.2023. Acute myeloid leukemia (age ≥ 18 years). Disponível em: https://www.nccn.org/professionals/physician_gls/pdf/aml.pdf. Acesso em: 3 mar. 2023.
9. Abreu GM, Sousa SC, Gomes EV. Leucemia linfoide e mieloide: uma breve revisão narrativa. Braz J Develop. 2021;7(8):80666-81. Disponível em: https://ojs.brazilianjournals.com.br/index.php/BRJD/article/view/34429/pdf. Acesso em: 3 mar. 2023.
10. Oncoguia. Homepage. Esquemas de tratamento para leucemia mieloide aguda (LMA). Disponível em: http://www.oncoguia.org.br. Acesso em: 26 jan. 2023.
11. Bollmann PW, Giglio A. Leucemia mieloide crônica: passado, presente, futuro. Einstein. 2011;9(2):236-43.
12. Sossela FR, Zoppas BCA, Weber LP. Chronic myeloid leukemia: clinical aspects, diagnosis and main changes observed in complete blood count. Braz J Clin Analyses. Disponível em: https://www.rbac.org.br/artigos/leucemia-mieloide-cronica-aspectos-clinicos-diagnostico-e-principais-alteracoes-observadas-no-hemograma/. Acesso em: 3 mar. 2023.

13. NCCN Clinical Practice Guidelines in Oncology (NCCN Guidelines®). Chronic myeloid leukemia. Version. 2023. Disponível em: https://www.nccn.org/professionals/physician_gls/pdf/cml.pdf. Acesso em: 3 mar. 2023.
14. Nanda International (Nanda-I). Diagnósticos de enfermagem: definições e classificações 2021-2023. Garcez RM (trad.). Porto Alegre: Artmed; 2021.
15. Bulechek GM, Butcher HK, Dochterman JM. Classificação das intervenções de enfermagem (NIC). 5.ed. Oliveira SI (trad.). Rio de Janeiro: Elsevier; 2010.

12

Linfoma de Hodgkin

Suzy Ramos Rocha

INTRODUÇÃO

O linfoma de Hodgkin (LH) é uma neoplasia monoclonal linfoide, derivada dos linfócitos B e, muitas vezes, restrita aos linfonodos e aos órgãos linfoides. Mais de 75% de todos os pacientes recém-diagnosticados com LH no adulto podem ser curados com quimioterapia combinada e/ou radioterapia[1].

EPIDEMIOLOGIA E FATORES DE RISCO

As estimativas de incidência e mortalidade para essa doença foram de 8.540 casos novos e 920 mortes para o ano de 2022 nos EUA[2]. No Brasil, o número de casos novos esperados para cada ano do triênio 2023-2025 é de 1.500, em homens, e de 1.580, em mulheres. Esses valores correspondem a um risco estimado de 1,40 caso novo a cada 100 mil homens; para as mulheres, o risco estimado foi de 1,41 para cada 100 mil[3].

O LH apresenta incidência aproximada de 10% de todos os linfomas e 1% do total de neoplasias[4]. Possui uma distribuição etária bimodal, sendo o primeiro pico observado nos pacientes entre 15 e 39 anos de idade, e o segundo pico observado em idosos acima de 75 anos[3]. Os homens são mais acometidos do que as mulheres, com proporção homem:mulher de 2,9:2,2[5].

A etiologia da doença não é conhecida, mas um risco aumentado existe, diante da exposição a agentes ambientais, incluindo história de tratamento com fenitoína, radioterapia ou quimioterapia; e agentes infecciosos, como o vírus Epstein-Barr (EBV) e o vírus da imunodeficiência humana (HIV), elevando o risco em 5 a 25 vezes. A idade (segunda a terceira décadas de vida e/

ou acima de 65 anos), imunossupressão e LH prévio em parentes de primeiro grau elevam o risco de desenvolver a doença[3,6].

CLASSIFICAÇÃO DE LINFOMA DE HODGKIN E FISIOPATOLOGIA

O LH pode ser classificado em dois tipos histológicos: linfoma de Hodgkin clássico (LHC), com cerca de 90% dos casos, e linfoma de Hodgkin com predominância linfocítica nodular (LHPLN), com cerca de 10%. O LHC divide-se ainda em: esclerose nodular, celularidade mista, rico em linfócitos e depleção linfocitária[7-9]. O perfil imunofenotípico do LHPLN mostra expressão de CD15–, CD20+, CD30– e CD45+[9], além de manifestar a doença de forma mais precoce e com menos falhas de tratamento, porém com maior risco de transformação para linfoma não Hodgkin (LNH) de alto grau[10]. Já o LHC expressa CD20–, CD30+, CD15+ e CD45–[9].

Todas as formas do LH apresentam apagamento da arquitetura normal dos linfonodos, presença da célula maligna característica da doença – a célula de Reed-Sternberg (RS) – originada do linfócito B, e que perdeu seus antígenos típicos, além de infiltração de diversos tipos celulares, incluindo linfócitos T reativos, plasmócitos, neutrófilos, histiócitos e conteúdo inflamatório não neoplásico que compõem o estroma tumoral, do qual cerca de 3% corresponde às RS[7-9]. Já o LHPLN caracteriza-se pela variante de células RS com linfócitos e histiócitos (L&H), conhecida como *popcorn*[10,11].

MANIFESTAÇÕES CLÍNICAS

De modo geral, o primeiro sinal clínico constitui o surgimento indolor de linfonodomegalia isolada ou generalizada, com predomínio cervical (60 a 80%) e/ou mediastinal (60 a 70%). Sítios extranodais podem ser acometidos, como baço, fígado, pulmões e medula óssea, seja por invasão ou por via hematogênica. Sudorese noturna, perda de peso (perda ponderal não intencional > 10% nos últimos 6 meses) e febre superior a 38°C são denominados sintomas B (20 a 25% dos casos), importantes para o prognóstico e o estadiamento, podendo implicar envolvimento de linfonodos internos (mediastinais ou retroperitoneais), vísceras (fígado) ou medula óssea. A febre de Pel-Ebstein (padrão de febre intermitente, contínua por 1 a 2 semanas, seguida de períodos afebris de duração semelhante) é ocasional. Astenia e prurido generalizado também podem estar presentes[6,8,10-13].

A compressão local por massas tumorais geralmente causa sintomas, incluindo icterícia secundária à obstrução intra ou extra-hepática do ducto biliar, linfedema secundário à obstrução linfática pelo tumor, desconforto respiratório associado ao acometimento mediastinal, que ocorre em um terço dos casos, ou à infiltração do parênquima pulmonar, acompanhado por dor torácica e tosse persistente. A invasão epidural, que comprime a medula espinal, pode resultar em paraplegia. Síndrome de Horner e paralisia da laringe podem acontecer quando os linfonodos aumentados comprimem os nervos simpático cervical e laríngeo recorrente. A dor nevrálgica segue-se à compressão da raiz nervosa[6,8,10-13].

DIAGNÓSTICO

Os exames iniciais devem ser realizados para diagnóstico, estadiamento e avaliação de prognóstico, e devem incluir[12,14-16]:

- História clínica, exame físico com atenção às áreas linfonodais, *performance status* e presença de sintomas B.
- Biópsia excisional de linfonodo, com interpretação por patologista qualificado, ou massa com imuno-histoquímica.
- Testes laboratoriais: hemograma completo com contagem diferencial e velocidade de hemossedimentação (VHS), desidrogenase láctica (DHL), painel químico (eletrólitos, ureia nitrogenada sanguínea, creatinina, cálcio, transaminases, bilirrubina, fosfatase alcalina), ácido úrico e fósforo.
- Exames de imagem: radiografia de tórax; imagem metabólica com tomografia por emissão de pósitrons PET, com flúor 18-fludeoxiglicose, acoplada à TC (FGD-PET-CT) ou à ressonância magnética (PET-RM). Se a combinação FDG-PET-CT não estiver disponível, fazer tomografia computadorizada (TC) com contraste do tórax, abdome e pelve.
- Sorologias para HIV, hepatites B e C, sífilis e HTLV I/II.
- TSH, T4 livre e beta-HCG para mulheres em idade fértil.
- Ecocardiograma (avaliar o *status* cardíaco, uma vez que a doxorrubicina é muito utilizada nos regimes de tratamento, e é cardiotóxica).
- Prova de função respiratória incluindo medida de difusão do monóxido de carbono (DLCO) (avaliar o *status* pulmonar, uma vez que a bleomicina é muito utilizada nos regimes de tratamento, e possui toxicidade pulmonar).
- Biópsia de medula óssea, se PET-CT indisponível, ou se PET-CT negativo em medula óssea e presença de citopenias.

ESTADIAMENTO

O estadimento antigamente baseava-se na classificação de Ann Arbor, porém, atualmente, baseia-se na classificação de Lugano, adotada pela American Joint Comitte on Cancer (AJCC)[6,12,19], descrita na Tabela 1.

• **TABELA 1** Estadiamento de Lugano dos linfomas de Hodgkin e não Hodgkin

Estágio	Descrição
Estágio limitado	
I	Envolvimento de apenas 1 região de linfonodos ou local extranodal.
IE	Local extralinfático único na ausência de envolvimento nodal (raro no linfoma de Hodgkin).
II	Envolvimento em ≥ 2 regiões de linfonodos no mesmo lado do diafragma, e pode incluir envolvimento extranodal contínuo limitado.
IIE	Extensão extralinfática contígua de um local nodal com ou sem envolvimento de outras regiões linfonodais do mesmo lado do diafragma.
II *bulky*	Estágio II com presença de *bulky**.
Estágio avançado	
III	Envolvimento dos linfonodos nos dois lados do diafragma; ou nódulos acima do diafragma com envolvimento de baço.
IV	Envolvimento difuso ou disseminado de um ou mais órgãos extra linfonodais (p. ex., medula óssea, pulmões, fígado), podendo ou não ter linfonodo acometido; OU envolvimento de órgãos extra linfáticos, não contíguos, em conjunto com doença nodal estágio II; OU qualquer envolvimento de órgão extra linfático na doença nodal estágio III.

Fonte: ACS[6]; Cheson et al.[12]; Amim et al.[19].
* O termo "*bulky*" relaciona-se com o maior diâmetro dos grupamentos linfonodais.

De modo geral, a doença é classificada em localizada favorável (estádios I e II, sem fator de risco), localizada desfavorável (estádios I e II, com um ou mais fatores de risco) e doença avançada (estádios III e IV). Os pacientes no grupo favorável são tratados com terapias de curta duração, enquanto os pacientes com prognóstico desfavorável são tratados com terapias combinadas. Os pacientes do grupo com prognóstico favorável e com doença inicial podem ser tratados somente com radioterapia[6,9,20].

Para tanto, são utilizados índices prognósticos que permitirão estratégias de tratamento adaptadas ao risco individual. Considerando a doença localizada, são utilizados os critérios do National Comprehensive Network (NCCN), que estabelece os fatores de risco[6,16,21]: presença de doença volumosa (*bulky* mediastinal ou > 10 cm de doença), ≥ 4 sítios de linfonodos envolvidos, envolvimento extranodal, VHS > 50 mm/hora, sem sintomas B ou > 30 mm/hora, com presença de sintomas B.

Já para a doença avançada, são utilizados os índices do Escore Prognóstico Internacional (IPS), que considera favorável a presença de até 4 fatores, e desfavorável a presença de mais de 4 dos seguintes fatores[9,22]: albumina < 4 g/dL, hemoglobina < 10,5 g/dL, sexo masculino, idade de 45 anos ou mais, LH em estágio IV, leucocitose > 15.000 mcL, linfopenia < 600 mcL (ou 8% da contagem leucocitária total).

TRATAMENTO

A abordagem atual compreende o tratamento combinado com quimioterapia e radioterapia, sendo para a doença localizada favorável a recomendação de 2 ciclos de quimioterapia com o protocolo ABVD (vimblastina, doxorrubicina, bleomicina e dacarbazina), e radioterapia de campo envolvido (20 Gy)[6,23]. Já para a doença localizada desfavorável, segue a recomendação de 4 ciclos de ABVD e radioterapia de campo envolvido (30 Gy)[6,24].

Doença em estágio avançado é tratada com quimioterapia combinada, embora a radioterapia subsequente possa ser aplicada para doença volumosa inicial (≥ 10 cm de massa mediastinal) ou para adenopatia residual (> 2,5 cm) com achados positivos em PET *scan* pós-quimioterapia[25]. O protocolo BEACOPP (bleomicina, etoposide, doxorrubicina, ciclofosfamida, vincristina, procarbazina e prednisona) tem sido avaliado, porém, sem diferença de sobrevida global e com maior toxicidade associada[8,9].

O número de ciclos e a necessidade de combinar ou não com radioterapia baseia-se no estadiamento, nos fatores prognósticos e na avaliação do PET-CT entre os ciclos de quimioterapia, considerando os escores de Deauville[26], que varia de 1 a 5 escores de acordo com a captação de FDG na imagem do PET-CT

Para a doença avançada, a recomendação geral é de 6 ciclos de ABVD, podendo realizar radioterapia (30 a 36 Gy) na presença de *bulky*. Depois é feito novo reestadiamento. Se houver remissão completa, indica-se radioterapia, na presença de *bulky* inicial. Se houver massa residual, considerar PET-CT e/ou biópsia. Se houver doença recaída ou refratária, considerar terapia de resgate com quimioterapia de alta dose, seguida de transplante de células hematopoiéticas autólogo[6,27,28]. A Tabela 2 sintetiza os principais protocolos para o LH[6,29].

• **TABELA 2** Principais regimes de tratamento para linfoma de Hodgkin

Regime	Doses	Prognóstico
ABVD	Adriamicina (doxorrubicina) 25 mg/m² IV (D1 e D15) Bleomicina 10 UI/m² IV (D1 e D15) Vimblastina 6 mg/m² IV (D1 e D15) Dacarbazina 375 mg/m² IV (D1 e D15) Intervalo entre os ciclos: 28 dias	Doença localizada favorável ou desfavorável

(continua)

• **TABELA 2** Principais regimes de tratamento para linfoma de Hodgkin[6,29] (*continua*)

Regime	Doses	Prognóstico
BEACOPP	Bleomicina 10 UI/m² IV (D8) Etoposídeo 100 mg/m² IV (D1 a D3) Adriamicina (doxorrubicina) 25 mg/m² IV (D1) Ciclofosfamida 650 mg/m² IV (D1) Vincristina 1,4 mg/m² IV (máximo = 2 mg) (D8) Procarbazina 100 mg/m² VO (D1 a D7) Prednisona 40 mg/m² VO (D1 a D14) G-CSF SC, a partir do D8 Intervalo entre os ciclos: 21 dias	Doença avançada ou localizada desfavorável
GVD	Vinorelbina 20 mg/m² IV em 10 minutos (D1 e D8) Gencitabina 1.000 mg/m² IV em 30 minutos (D1 e D8) Doxorrubicina lipossomal peguilada: 15 mg/m² IV em 30-60 minutos (D1 e D8) Intervalo entre os ciclos: 21 dias	Doença recidivante
ICE	Ifosfamida 5 g/m² + mesna 5 g/m² IV (D2) Etoposídeo 100 mg/m² IV (D1 ao D3) Carboplatina AUC 5 IV (D2) Filgrastima: 5 mcg/kg (D5 a D12) Intervalo entre os ciclos: 14 dias	Doença recidivante
MOPP	Mostarda nitrogenada 6 mg/m² IV (D1 e 8) Vincristina 1,4 mg/m² IV (D1 e 8) Procarbazina 100 mg/m² VO (D1 a 14) Prednisona 40 mg/m² VO (D1 a 14) Intervalo entre os ciclos: 28 dias	Doença avançada
BEAM	Carmustina 300 mg/m² IV (D6) Etoposídeo 200 mg/m² IV de 12/12 horas (D5 a D2) Citarabina 200 mg/m² IV de 12/12 horas (D5 a D2) Melfalano 140 mg/m² IV (D1) Infusão de células-tronco no D0	Doença recidivante
DHAP	Dexametasona 40 mg VO (D1 ao D4) Cisplatina 100 mg/m² IV, infusão contínua por 24 horas (D1) Citarabina 2.000 mg/m² IV em 2 horas, de 12/12 horas (D2) Filgrastima 300 mcg SC (D4 ao D13) *Devem ser realizados 2-4 ciclos e, no caso de resposta, coleta de células progenitoras e posterior TMO. ** Profilaxia de conjuntivite por citarabina com colírio de dexametasona.	Doença recidivante

IV: intravenoso; SC: subcutâneo; TMO: transplante de medula óssea; VO: via oral.
Fonte: ACS[6]; SBOC[29].

Terapias-alvo para pacientes com doença refratária ou recidivada podem ser utilizadas, os chamados inibidores de *checkpoint*, como é o caso do brentuximabe vedotina (anticorpo monoclonal anti-CD-30), do nivolumabe (inibidor PD-1) e do pembrolizumabe (inibidor PD-1)[30,31].

VIGILÂNCIA PÓS-TRATAMENTO

O acompanhamento dos pacientes deve ocorrer a cada 3 meses no primeiro ano, e a cada 4 meses no segundo ano. A partir de então, será a cada 6 meses, até completar 5 anos. Nas consultas, o exame clínico minucioso deve ser realizado, bem como exames laboratoriais, incluindo hemograma, bioquímica, VHS e TSH. Radiografia de tórax deve ser utilizada para vigilância; já o PET-CT, apenas se surgirem sinais ou sintomas. A triagem para o câncer de mama também deve ser considerada para as pacientes que receberam radioterapia em região de tórax, anualmente, após 8 a 10 anos do tratamento, ou a partir dos 40 anos de idade.

PRINCIPAIS DIAGNÓSTICOS DE ENFERMAGEM E INTERVENÇÕES

O quadro com alguns diagnósticos de enfermagem e intervenções/atividades de enfermagem possíveis na assistência ao paciente portador de linfomas de Hodgkin encontra-se no Capítulo 13, "Linfomas não Hodgkin", uma vez que são aplicados às duas situações. Ressalta-se que não se pretende, com isso, estabelecer padrões de DE, nem de intervenções, haja vista que o processo de enfermagem deve ser aplicado pelo enfermeiro de forma individualizada.

Da mesma forma, as características definidoras, fatores de risco, fatores relacionados e populações em risco/condições associadas devem ser considerados dentro do contexto de cada indivíduo.

CONSIDERAÇÕES FINAIS

O enfermeiro desempenha papel de extrema relevância, tanto na detecção precoce, participando da educação em saúde a populações expostas a risco aumentado (p. ex., imunossuprimidos), e levando informações para a população em geral sobre fatores de risco e manifestações clínicas, bem como no contexto terciário, devendo ter conhecimento aprofundado sobre quimioterapia antineoplásica, radioterapia, seus efeitos colaterais e manejo.

REFERÊNCIAS BIBLIOGRÁFICAS

1. Brenner H, Gondos A, Pulte D. Ongoing improvement in long-term survival of patients with Hodgkin disease at all ages and recent catch-up of older patients. Blood. 2008;111(6):2977-83.
2. American Cancer Society (ACS). Cancer facts and figures 2022. 2022. Disponível em: https://www.cancer.org/content/dam/cancer-org/research/cancer-facts-and-statistics/annual-cancer-facts-and-figures/2022/2022-cancer-facts-and-figures.pdf. Acesso em: 26 fev. 2023.
3. Brasil. Instituto Nacional de Câncer José Alencar Gomes da Silva (Inca). Estimativa 2023: incidência de câncer no Brasil. Rio de Janeiro: Inca; 2022.
4. Siegel RL, Miller KD, Jemal A. CA Cancer statistics. Cancer J Clin. 2017;67(1);7-30.
5. National Cancer Institute (NCI). Cancer statistics review: 1975-2015. Bethesda. 2018. Disponível em: https://seer.cancer.gov/csr/1975_2015/. Acesso em: 16 mar. 2023.
6. American Cancer Society (ACS). Adult Hodgkin lymphoma treatment (PDQ®): Health Professional Version. 2022. Disponível em: https://www.cancer.gov/types/lymphoma/hp/adult-hodgkin-treatment-pdq#_1. Acesso em: 16 mar. 2023.
7. Hoppe RT, Advani RH, Ai WZ. Hodgkin lymphoma, version 2.2012 featured updates to the NCCN guidelines. J Natl Compr Canc Netw. 2012;10(5):589-97.
8. Lopes GCB, Moreira WB, Soares AN. Avaliação dos resultados do tratamento de pacientes portadores de linfoma de Hodgkin com esquema ABVD em primeira linha. Rev Brasil Oncol Clín. 2012;8(29). Disponível em: https://www.sboc.org.br/app/webroot/Site_RBOC_OFICIAL/pdf_edicao_29/artigo1.pdf. Acesso em: 17 mar. 2023.
9. Escovar CES. Doença de Hodgkin. Rev Bras Oncol Clín. 2005;1(5):35-40. Disponível em: https://www.sboc.org.br/sboc-site/revista-sboc/pdfs/5/artigo7.pdf. Acesso em: 4 jul. 2023.
10. Santos M, et al. Diretrizes oncológicas 2. São Paulo: Doctor Press; 2019.
11. Cliquet MG, Assis JR, Tahan SF, Santos ID, Consoni I, Gozzano MLC. Linfoma Hodgkin com predominância linfocítica nodular. Rev Facul Ciên Méd Sorocaba. 2019;21(Supl.). Disponível em: https://revistas.pucsp.br/index.php/RFCMS/article/view/46261. Acesso em: 17 mar. 2023.
12. Cheson BD, Fisher RI, Barrington SF, Schwartz LH, Zucca E, Lister TA, et al. Recommendations for initial evaluation, staging, and response assessment of Hodgkin and non-Hodgkin lymphoma: The Lugano classification. J Clin Oncol. 2014;32(27):3059-68.
13. Peruzini GAA, Queiroz BBR, Cariello IC, Boechat TO. Linfoma difuso de grandes células B rico em células T/histiócitos com características do linfoma de Hodgkin de predomínio nodular linfocitário: relato de caso. Rev Saúde. 2020;11(1):5-9. Disponível em: http://editora.universidadedevassouras.edu.br/index.php/RS/article/view/1920/1350. Acesso em: 4 jul. 2023.
14. Naumann R, Beuthien-Baumann B, Reiss A, Schultze J, Hänel A, Bredow J, et al. Substantial impact of FDG PET imaging on the therapy decision in patients with early-stage Hodgkin's lymphoma. Br J Cancer. 2004;90(3):620-5.
15. Barrington SF. When should FDG-PET be used in the modern management of lymphoma? Br J Haematol. 2014;164(3):315-28.
16. NCCN. NCCN Guidelines Version 1.2017. Panel Members Hodgkin Lymphoma; 2017.
17. Lister TA, Crowther D, Sutcliffe SB, Glatstein E, Canellos GP, Young RC, et al. Report of a committee convened to discuss the evaluation and staging of patients with Hodgkin disease. J Clin Oncol. 1989;7(11):1630-6.
18. Carbone PP, Kaplan HS, Musshoff K, Smithers DW, Tubiana M. Report of the Committee on Hodgkin's Disease Staging Classification. Cancer Res. 1971;31(11):1860-1.
19. Hodgkin and non-Hodgkin lymphoma. In: Amin MB, Edge SB, Greene FL, et al. AJCC cancer staging manual. 8.ed. Springer; 2017. p.937-58.
20. Jost LM, Stahel RA; ESMO Guidelines Task Force: ESMO Minimum Clinical Recommendations for diagnosis, treatment and follow-up of Hodgkin's disease. Ann Oncol 2005;16(Suppl 1):i54-5.

21. Evens AM, Helenowski I, Ramsdale E, Nabhan C, Karmali R, Hanson B, et al. A retrospective multicenter analysis of elderly Hodgkin lymphoma: outcomes and prognostic factors in the modern era. Blood. 2012;119(3):692-5.
22. Hasenclever D, Diehl V. A prognostic score for advanced Hodgkin's disease. International prognostic factors project on advanced Hodgkin's disease. N Engl J Med. 1998;339(21):1506-14.
23. Meyer RM, Gospodarowicz MK, Connors JM, et al. ABVD alone versus radiation-based therapy in limited-stage Hodgkin's lymphoma. N Engl J Med. 2012;366(5):399-408.
24. Eich HT, Diehl V, Görgen H, Pabst T, Markova J, Debus J, et al. Intensified chemotherapy and dose-reduced involved-field radiotherapy in patients with early unfavorable Hodgkin's lymphoma: final analysis of the German Hodgkin Study Group HD11 trial. J Clin Oncol. 2010;28(27):4199-206.
25. Engert A, Haverkamp H, Kobe C, et al. Reduced-intensity chemotherapy and PET-guided radiotherapy in patients with advanced stage Hodgkin's lymphoma (HD15 trial): a randomised, open-label, phase 3 non-inferiority trial. Lancet. 2012;379(9828):1791-9.
26. Johnson P, Federico M, Kirkwood A, Markova J, Renner C, Ho A, et al. Adapted treatment guided by interim PET-CT scan in advanced Hodgkin's lymphoma. N Engl J Med. 2016; 374(25):2419-29.
27. Advani R. Optimal therapy of advanced Hodgkin lymphoma. Hematology Am Soc Hematol Educ Program. 2011;2011:310-6.
28. Bauer K, Skoetz N, Monsef I, Engert A, Brillant C. Comparison of chemotherapy including escalated BEACOPP versus chemotherapy including ABVD for patients with early unfavourable or advanced stage Hodgkin lymphoma. Cochrane Database Syst Rev. 2011;10(8):CD007941.
29. Sociedade Brasileira de Oncologia Clínica (SBOC). Guia prático para o oncologista clínico: linfoma de Hodgkin. Rio de Janeiro: SBOC; 2011. p.154-8.
30. Connors JM, Jurczak W, Straus DJ, Ansell SM, Kim WS, Gallamini A, et al. Brentuximab vedotin with chemotherapy for stage III or IV Hodgkin's lymphoma. N Engl J Med. 2018;378(4):331-44.
31. Straus DJ, Długosz-Danecka M, Connors JM, et al. Brentuximab vedotin with chemotherapy for stage III or IV classical Hodgkin lymphoma (ECHELON-1): 5-year update of an international, open-label, randomised, phase 3 trial. Lancet Haematol. 2021;8(6):e410-e421.

13

Linfomas não Hodgkin

Suzy Ramos Rocha

INTRODUÇÃO

Os linfomas não Hodgkin (LNH) constituem um grupo heterogêneo de neoplasias linfoproliferativas, com diferentes padrões de comportamento e respostas ao tratamento, que variam de acordo com sua biologia, histologia e características clínicas. Marcadores moleculares e genéticos também têm sido identificados como fatores prognóstico desses tumores e auxiliares na escolha terapêutica[1].

EPIDEMIOLOGIA E FATORES DE RISCO

Estimativas mundiais mostram que ocorreram aproximadamente 544 mil casos novos de linfoma não Hodgkin, o equivalente a 2,8% do total de casos[1,2]. Nos EUA, para o ano de 2023, foram estimados 80.550 casos novos[3], enquanto no Brasil, para cada ano do triênio 2023-2025, o número de casos novos é de 6.420 em homens e de 5.620 em mulheres[4]. Em homens, o risco de desenvolver a doença aumenta em até 6 vezes, principalmente na faixa etária acima dos 70 anos[5,6]. Em termos de mortalidade, no Brasil, em 2020, ocorreram 2.422 óbitos por linfoma não Hodgkin em homens e 1.933 óbitos em mulheres[4].

Os LNH apresentam etiologia multifatorial. No entanto, o fator de risco mais bem estabelecido é a imunossupressão, seja por manifestação de doenças genéticas hereditárias, transplante de órgãos, uso de drogas imunossupressoras ou por infecção viral, como é o caso do vírus da imunodeficiência humana (do inglês, *human immunodeficiency virus* – HIV), cujos pacientes têm risco aumentado de desenvolver LNH de alto grau[7-9].

A infecção desempenha um papel no desenvolvimento de alguns linfomas, seja por inibição da função imunológica ou por outros mecanismos, como a indução de resposta inflamatória. O vírus Epstein-Barr, por exemplo, tem reconhecidas associações com o linfoma de Burkitt e linfomas nasais de células NK ou T. A infecção por *Helicobacter pylori* aumenta o risco para linfoma associadas à mucosa gástrica. Outros microrganismos associados a linfomas específicos incluem o vírus da hepatite C, o vírus linfotrópico de células T humanas do tipo 1 (HTLV1), *Borrelia burgdorferi* e *Chlamydia psittaci*[7-9].

Outros fatores incluem doenças inflamatórias, como síndrome de Sjögren, doença celíaca e artrite reumatoide. Translocações cromossômicas recorrentes, como t (14-18) ocorrem em cerca de 50% dos linfomas de células B[8]. Outros fatores incluem: risco ocupacional e ambiental envolvendo exposição a substâncias químicas (pesticidas, benzeno), radiação ionizante e radiação ultravioleta[4,7,8].

CLASSIFICAÇÃO, FISIOPATOLOGIA E MANIFESTAÇÕES CLÍNICAS

A Organização Mundial da Saúde (OMS), em sua edição de 2017, atualizou a classificação das neoplasias linfoides em: linfoma de Hodgkin, neoplasia de células B (provenientes de linfócitos B) e neoplasia de células T/*natural killer* (provenientes de linfócitos T e NK)[3,10]. A combinação de aspectos morfológicos, imunofenotípicos, genotípicos e clínicos compõe a definição de cada entidade. Dentro das categorias de células B e células T, duas subdivisões são reconhecidas: neoplasias precursoras, que correspondem aos estágios iniciais de diferenciação, e neoplasias diferenciadas mais maduras[3].

Os tumores de linfócitos B correspondem a aproximadamente 90% de todos os linfomas, e, destes, os dois tipos histológicos mais comuns são o linfoma difuso de grandes células B e o linfoma folicular (37 e 29%, respectivamente)[6]. O restante deriva de linfócitos T ou NK. Uma visão clínica dos LNH, necessária para manejo terapêutico, pode classificar essas doenças de acordo com a apresentação e o comportamento clínico em indolentes, agressivos e altamente agressivos[8,9,10].

Os linfomas altamente agressivos, como o linfoma de Burkitt e o linfoma linfoblástico, crescem de forma muito rápida (dias a semanas), porém apresentam excelente resposta à quimioterapia. Os linfomas agressivos também têm crescimento rápido (meses) e boa resposta à quimioterapia. O tipo mais frequente dessa classificação é o LNH difuso de grandes células B (DGCB). Já os linfomas indolentes (p. ex., LNH folicular, LNH de pequenas células) crescem lentamente, por anos, tendo relativamente bom prognóstico, com sobrevida média de até 20 anos, mas com história natural mais curta nos estágios avançados. O LNH folicular corresponde a 70% de todas as formas indolentes e a 22% de todos os linfomas[6,9-11].

Os sintomas dos linfomas não Hodgkin variam de pessoa para pessoa e incluem linfadenopatia periférica indolor, especialmente em região cervical, axilas e virilha; sudorese noturna, febre, erupção cutânea disseminada, náusea, vômito, dor abdominal, perda de peso inexplicável e/ou cansaço. As formas mais agressivas podem apresentar dor no pescoço, nos braços ou no abdome, dificuldade para respirar e confusão mental[3,4,9].

Uma síntese dos subtipos mais prevalentes e suas características principais estão apresentadas na Tabela 1.

• **TABELA 1** Principais subtipos de linfomas não Hodgkin e suas características

Subtipo de LNH	Características principais
LF	• Representa 20% de todos os LNH, sendo comum a partir dos 60 anos[12]. • Apresenta linfadenopatia periférica indolor, que pode aumentar e diminuir de tamanho[12]. • Ao diagnóstico, a doença pode estar disseminada no baço (40% dos casos), no fígado (50%) e na medula óssea[12]. • Superexpressão de *BCL2* está presente em mais de 90% dos pacientes (inibição da apoptose)[12].
LDGCB	• Representa 30% dos LNH e é o mais comum entre eles[13-15]. • Começa como uma massa de crescimento rápido em órgãos como intestinos, ossos, cérebro, medula ou em um gânglio linfático[13-15]. • O gene *BCL2* e o rearranjo do gene *MYC* conferem um pior prognóstico[15]. • Risco de recidiva em sistema nervoso central.
LPM	• Mais comum em mulheres jovens, entre 30-40 anos (60% dos casos)[16,17]. • Massa localmente invasiva no mediastino anterior, que causa sintomas respiratórios ou síndrome da veia cava superior[16,17].
LCTP	• Linfoma difuso de células grandes ou linfoma misto que expressa um fenótipo de superfície celular de uma célula T pós-tímica (ou periférica) expressando CD4 ou CD8[18].
LCM	• Representa 5% do total de casos, sendo mais frequente em homens na faixa dos 60 anos[19]. • Atinge linfonodos, medula e baço e é difícil de tratar, embora não tenha progressão rápida[19]. • Caracterizado por células B foliculares do manto CD5 positivas, uma translocação dos cromossomos 11 e 14 e uma superexpressão da proteína ciclina D1[19].

LCM: linfoma de células do manto; LCTP: linfoma de células T periféricas; LDGCB: linfoma difuso de grandes células B; LF: linfoma folicular; LNH: linfoma não Hodgkin; LPM: linfoma primário de mediastino.

DIAGNÓSTICO E ESTADIAMENTO

Deve-se proceder a biópsia excisional, com exame imuno-histoquímico em todos os casos de LNH. É obrigatória a coleta de sorologia para HIV, hepatites B e C. Para os linfomas de células T, incluir pesquisa de HTLV 1 e 2. Tomografia computadorizada (TC) de tórax, abdome total e pescoço deve ser realizada, sendo a PET-CT (TC por emissão de pósitrons) indicado para os casos de linfomas agressivos. A biópsia de medula óssea está indicada para estadiamento dos linfomas, em especial os indolentes, ou nos casos em que há suspeita de transformação. Coleta de liquor com realização de citometria de fluxo e imagem do crânio (TC ou ressonância magnética com contraste) estão indicadas em pacientes com sintomas neurológicos ou quando há risco de infiltração do sistema nervoso central[6,20,21].

O estadiamento de Ann Arbor[22] ou o de Lugano[23] são utilizados rotineiramente para estadiar e avaliar a extensão da doença, conforme já descrito no Capítulo 12, "Linfoma de Hodgkin". O Índice Prognóstico Internacional (IPI)[24] é a ferramenta utilizada atualmente para estratificação de risco nos LNH, cujas características clínicas associadas à sobrevida foram: idade (> 60 anos), concentração de lactato desidrogenase, Escala Eastern Cooperative Oncology Group (ECOG) para capacidade funcional ≥ 2, estágio Ann Arbor III e/ou IV e número de sítios extralinfáticos > 1. A partir disso, quatro grupos de risco foram delineados: baixo risco (zero a 1 característica clínica), risco intermediário baixo (2 características), risco intermediário alto (3 características) e alto risco (4 características)[9,22,24].

Para os linfomas foliculares, é utilizado o Índice Prognóstico Internacional para Linfoma Folicular (Flipi), que estratifica o risco do paciente e define melhor o tratamento. O Flipi considera idade superior a 60 anos, estádios III a IV, hemoglobina < 12g/dL, número de sítios linfonodais > 4 e desidrogenase láctica (DHL) elevados. A presença de zero a 1, 2 ou mais fatores caracteriza o risco como baixo, intermediário e alto, respectivamente[9,25].

MODALIDADES TERAPÊUTICAS

Protocolos quimioterápicos

Os principais protocolos adotados para tratamento do LNH são apresentados na Tabela 2.

• **TABELA 2** Principais regimes de tratamento para linfoma não Hodgkin

Subtipo de LNH	Principal esquema de tratamento*
LF	• Estádios I e II, assintomático, sem *bulky*: radioterapia 24-30 Gy[26,27]. • Estádios I e II, com *bulky*: rituximabe 375 mg/m²/semana por 4 semanas[26,27]. • Estádio III ou IV: R-CHOP** ou R-CVP*** ou BR[£26,27]. • Obs.: o anticorpo monoclonal anti-CD20 obinutuzumabe poderá substituir rituximabe na terapia combinada[26,27].
LDGCB	• 1ª linha: R-CHOP, 6 ciclos, a cada 21 dias, com ou sem radioterapia[13-15]. • Translocação MYC e BCL-2 e/ou BCL-6 (linfomas de alto grau): R-DA Epoch[¥] ou HyperCVAD[Ω13-15]. • Profilaxia do SNC pode ser feita com 4-8 doses de metotrexato e/ou citarabina via intratecal OU metotrexato endovenoso em altas doses (3 a 3,5 g/m²), durante ou após o tratamento[16,28,29].
LPM	• 1ª linha: R-DA-Epoch, 6 ciclos, a cada 21 dias, com ou sem radioterapia[17,30].
LCTP	• 1ª linha: A+CHP, com adição do anticorpo monoclonal anti-CD30+ brentuximabe vedotina[18,31,32]. • Recidiva: R-ICE[€], R-DAHP, R-Epoch, R-GemOX[β], R-GDP[∞18,31,32].
LCM	• Idosos: R-CHOP ou BR[19,33,34]. • Jovens (+ agressivo): R-Hyper-CVAD ou R-DHAP, ambos seguidos por transplante de medula autólogo[19,33,34]. • Inibidor de tirosina quinase: ibrutinibe 560 mg (4 comprimidos), VO, uso contínuo OU acalabrutinibe 100 mg, VO, a cada 12 horas[19,33,34]. • Inibidor de bcl-2: venetoclax, dose escalonada de 20-400 mg, VO[19,33,34].

IV: intravenoso; LCM: linfoma de células do manto; LCTP: linfoma de células T periféricas; LDGCB: linfoma difuso de grandes células B; LF: linfoma folicular; LNH: linfoma não Hodgkin; LPM: linfoma primário de mediastino; VO: via oral.

* Descrição de alguns protocolos[2,35].

** R-CHOP: rituximabe (375 mg/m² D1) + ciclofosfamida (750 mg/m² IV D1) + doxorrubicina (50 mg/m² IV D1) + vincristina (1,4 mg/m² IV D1 – dose máxima 2 mg) + prednisona (100 mg/m² VO D1 a D5).

*** R-CVP: ciclofosfamida (750 mg/m² IV D1) + vincristina (1,4 mg/m² IV D1 – dose máxima 2 mg) + prednisona (40 mg/m² VO D1 a D5) + rituximabe (375 mg/m² IV D1).

£ BR: rituximabe (375 mg/m² IV D1) + bendamustina (90 mg/m² IV D1 e D2).

¥ R-DA-Epoch: rituximabe (375 mg/m² IV D1) + doxorrubicina (10 mg/m²/dia IV em infusão contínua D1 a D4) + etoposide (50 mg/m² IV em infusão contínua D1 a D4) + vincristina (0,4 mg/m²/dia em infusão contínua D1 a D4) + ciclofosfamida (750 mg/m² IV D5) + prednisona (60 mg/m², 2 x/dia, D1 a D5).

Ω HyperCVAD: ciclos ímpares → rituximabe (375 mg/m² IV D1) + ciclofosfamida (300 mg/m² IV, 12/12 horas, D2 a D4) + mesna (600 mg/m² IV, infusão contínua em 24 horas, D2 a D4) + doxorrubicina (50 mg/m²/dia IV D5) + vincristina (1,4 mg/m² – máx 2 mg, D5 e D12) + dexametasona (40 mg VO, D2 a D5). ciclos pares → rituximabe (375 mg/m² IV D1) + metotrexato (200 mg/m² em 2 horas, D2) + metotrexato (800 mg/m² em 22 horas, D2) + leucovorin (15 mg, VO, 6/6 horas por 8 doses – 24 horas após o metotrexato) + citarabina (3 g/m² 12/12 horas, D3 e D4) + metilprednisolona (50 mg 12/12 horas, D2 a D4).

€ R-ICE: rituximabe (375 mg/m² IV D1) + ifosfamida (5 g/m² + mesna 5 g/m² IV infusão contínua de 24 horas D2) + etoposídeo (100 mg/m² IV D1 a D3) + carboplatina (AUC 5 IV D2) + granulokine (5 mg/kg D5-12).

∞ R-GDP: rituximabe (375 mg/m² IV D1) + gencitabina (1.000 mg/m² D1 e D8) + dexametasona (40 mg D1 a D4) + cisplatina (75 mg/m² D1)

β R-GemOX: rituximabe (375 mg/m² IV D1) + gencitabina (1.000 mg/m² D2) + oxaliplatina (100 mg/m² D2).

Transplante de células-tronco hematopoiéticas

Quando não há resposta ao tratamento inicial, recaídas ou mesmo histologia em transformação para linfoma agressivo, pode-se considerar o transplante de células-tronco hematopoiéticas (TCTH) autólogo. Nos casos de LNH folicular, indica-se o TCTH quando há resposta pobre ao tratamento inicial, remissão inicial com duração menor que 12 meses, segunda recidiva e transformação em linfoma mais agressivo. Para o LNH difuso de grandes células B, indica-se o TCTH em recidivas, primeira remissão completa, em pacientes com IPI alto ou nos casos de resposta parcial após o primeiro tratamento. Já para o LNH de células do manto, indica-se o TCTH após o primeiro tratamento[8].

POSSÍVEIS DIAGNÓSTICOS DE ENFERMAGEM E INTERVENÇÕES

A Tabela 3 apresenta alguns possíveis diagnósticos de enfermagem, características definidoras, fatores de risco, fatores relacionados, populações em risco/condições associadas e intervenções/atividades de enfermagem para a assistência ao paciente com diagnóstico de linfomas Hodgkin (LH) e linfomas não Hodgkin (LNH). Ressalta-se que o processo de enfermagem deve ser aplicado pelo enfermeiro de forma individualizada.

• **TABELA 3** Principais diagnósticos de enfermagem, características definidoras, fatores relacionados, fatores de risco, condições associadas, populações em risco e intervenções/atividades de enfermagem

Diagnóstico de enfermagem	Características definidoras, fatores relacionados, fatores de risco, condições associadas, populações em risco	Intervenções/atividades de enfermagem
Proteção ineficaz	CD: trombocitopenia, leucopenia, baixo nível de hemoglobina sérica, fadiga, fraqueza. FRe: dificuldade para manejar um regime de tratamento complexo. CA: doenças do sistema imune, regime de tratamento, neoplasias, distúrbios de coagulação do sangue.	▪ Orientar sobre o uso de escovas de dentes com cerdas macias, e o uso de fio dental com delicadeza. ▪ Manter prevenção contra quedas. ▪ Orientar sobre medidas para evitar sangramentos, p. ex., não assoar o nariz, preferindo lavagem com soro. ▪ Evitar procedimentos invasivos (cateterismo vesical, sondagem nasoenteral, injeções subcutâneas e intramusculares), se contagem de plaquetas < 20.000/mm^3. ▪ Administrar e supervisionar a infusão de hemocomponentes, quando prescrito. ▪ Realizar curva térmica a cada 4 horas. ▪ Monitorar sinais e sintomas sistêmicos e locais de infecção. ▪ Monitorar hemograma completo. ▪ Orientar sobre higiene corporal, alimentação sem alimentos crus, não compartilhar utensílios e higienização adequada das mãos. ▪ Manter medidas de prevenção de infecção relacionada a acessos vasculares centrais, como realização de curativo com clorexidina alcóolica, uso de película transparente semipermeável, que deve ser trocada a cada 7 dias, ou antes, caso haja sujidade, sinais flogísticos ou descolamento; usar preferencialmente conectores sem agulhas, e, caso não seja possível, utilizar sistema de conexão do tipo *luer lock*, trocar as dânulas com o sistema de infusão no período de troca recomendado pela instituição, cobrir entradas não utilizadas com tampas estéreis de uso único, realizar desinfecção de cada via antes de sua utilização (com solução antisséptica à base de álcool, com movimentos aplicados de forma a gerar fricção mecânica, de 5 a 15 segundos); realizar a troca de conjuntos de administração IV contínuos não mais que a cada 96 horas. A periodicidade de troca depende também da solução infundida[*40].

(continua)

TABELA 3 Principais diagnósticos de enfermagem, características definidoras, fatores relacionados, fatores de risco, condições associadas, populações em risco e intervenções/atividades de enfermagem (*continuação*)

Diagnóstico de enfermagem	Características definidoras, fatores relacionados, fatores de risco, condições associadas, populações em risco	Intervenções/atividades de enfermagem
Risco de integridade da membrana mucosa oral prejudicada	FR: salivação diminuída, desidratação, higiene inadequada. CA: regime de tratamento, quimioterapia, radioterapia, imunossupressão, plaquetas diminuídas.	• Realizar inspeção diária da mucosa oral e classificar a mucosite, conforme escala institucional (OMS ou CTCAE ou RTOG)**. • Orientar sobre higiene oral adequada (escovação de 2-4 vezes/dia com escova de cerdas macias, bochechos com bicarbonato de sódio a 3% ou antissépticos bucais sem álcool)[38]. Em caso de não ser possível escovação com escova, utilizar gaze embebida em antisséptico oral sem álcool. • Proceder à avaliação de dor e sua intensidade. • Implementar medidas para controle da dor, conforme prescrição médica. • Aplicar hidratante labial e saliva artificial, se houver xerostomia[38]. • Realizar fotobiomodulação a cada 24-48 horas, para profilaxia e tratamento das lesões orais[38,39]. • Manter suporte nutricional, com dieta diversa, suplementação e hidratação oral[38]. Ressalta-se que pode ser necessária nutrição parenteral em casos severos, principalmente, TCTH.

(continua)

• **TABELA 3** Principais diagnósticos de enfermagem, características definidoras, fatores relacionados, fatores de risco, condições associadas, populações em risco e intervenções/atividades de enfermagem (*continuação*)

Diagnóstico de enfermagem	Características definidoras, fatores relacionados, fatores de risco, condições associadas, populações em risco	Intervenções/atividades de enfermagem
Risco de baixa autoestima situacional	FR: baixa autoeficácia, dificuldade para aceitar alteração em papel social, distúrbio na imagem corporal, dificuldade para manejar finanças, medo de rejeição, sentimento de impotência, estressores. CA: doença física. PR: indivíduos vivenciando alteração na imagem corporal, na função de papel e alteração na situação econômica.	• Prestar suporte em relação às mudanças na imagem corporal: informar e orientar sobre alopecia temporária e crioterapia capilar preventiva (se disponível), fornecer opções para cobrir a cabeça (peruca, chapéu, lenços). • Auxiliar o paciente a identificar os pontos fortes e reforçá-los. • Avaliar a reação emocional familiar à condição do paciente. • Pedir ao paciente/as pessoas significativas que identifiquem o que pode/não pode fazer sobre o que está acontecendo. • Reconhecer manifestações de emoção negativa. • Informar ao indivíduo/aos familiares sobre como acessar programas de subsídio, para auxiliar nas questões financeiras/direitos do paciente com câncer (p. ex, Abrale). • Fazer declarações compreensivas ou empáticas. • Fornecer *feedback* para a família em relação a seu enfrentamento. • Fornecer apoio durante os períodos do luto: negação, raiva, barganha e aceitação. • Encaminhar o paciente para aconselhamento, conforme apropriado. • Organizar visitas do conselheiro espiritual do indivíduo, se desejado. • Selecionar o óleo essencial apropriado ou a combinação de óleos essenciais para obter o resultado desejado (p. ex., lavanda nos momentos de raiva e tensão, laranja selvagem para ânimo etc.). • Avaliar e documentar a reação à aromaterapia. • Encaminhar o paciente a outros profissionais de saúde, conforme necessário.

(*continua*)

• **TABELA 3** Principais diagnósticos de enfermagem, características definidoras, fatores relacionados, fatores de risco, condições associadas, populações em risco e intervenções/atividades de enfermagem (*continuação*)

Diagnóstico de enfermagem	Características definidoras, fatores relacionados, fatores de risco, condições associadas, populações em risco	Intervenções/atividades de enfermagem
Risco de lesão	FR: exposição a substâncias químicas tóxicas (quimioterapia). CA: disfunção bioquímica e perfil sanguíneo anormal (síndrome de lise tumoral). Obs.: ler mais sobre o tema no Capítulo 21, "Síndrome da lise tumoral".	• Realizar hidratação venosa vigorosa. • Administrar agentes hipouricemiantes (alopurinol ou rasburicase). • Administrar eletrólitos, conforme prescrição médica. • Monitorizar exames laboratoriais (cálcio, fosfato, ácido úrico, ureia, potássio e provas de função renal). • Realizar rigoroso controle do débito urinário e comunicar alterações significativas ao médico.

Abrale: Associação Brasileira de Leucemia e Linfoma; CA: condições associadas; CD: características definidoras; CTCAE: *Common Terminology Criteria for Adverse Effects*; DE: diagnósticos de enfermagem; FRe: fatores relacionados; FRi: fatores de risco; OMS: Organização Mundial da Saúde; PR: populações em risco; RTOG: *Radiation Therapy Oncology Group*; TCTH: transplante de células-tronco hematopoiéticas.

Fonte: Nanda-I[36]; Inca[37]; AEOP[38]; Cronshaw et al.[39]; Anvisa[40]; Bulechek et al.[41]; Darmon et al.[42].

* Troca de equipos de administração intermitente a cada 24 horas. Troca de equipo e dispositivo complementar de nutrição parenteral a cada bolsa. Troca de equipo e dispositivo complementar de infusões lipídicas a cada 12 horas. Troca de equipo de hemocomponente a cada bolsa.

** Nos graus 2 a 4, o paciente pode queixar-se de dor oral. Nesses casos, recomendam-se: analgesia escalonada, *spray* de lidocaína tópica, uso de protetores de mucosa, em especial antes das refeições principais. Considerar alimentação entérica (sondagem gástrica ou entérica) complementar.

CONSIDERAÇÕES FINAIS

O LNH é uma neoplasia linfoproliferativa, podendo ser indolente ou agressivo. As opções terapêuticas se baseiam na quimioterapia, associada ou não a radioterapia, imunoterapia e TCTH autólogo para os casos refratários ou recidivados.

O enfermeiro desempenha papel primordial na detecção precoce dos casos de LNH, devendo atentar para queixas patognomônicas de LNH, características de pacientes gerontológicos, bem como conhecer as modalidades terapêuticas e suas complicações.

REFERÊNCIAS BIBLIOGRÁFICAS

1. Bray F, Ferlay J, Soerjomatarm I, Siegel RL, Torre LA, Jemal A. Global cancer statistics 2018: Globocan estimates of incidence and mortality worldwide for 36 cancers in 185 countries. CA Cancer J Clin. 2018;68(6):394-424.
2. Ferlay J, Colombet M, Soerjomataram I, Parkin DM, Piñeros M, Znaor A, et al. Cancer statistics for the year 2020: an overview. Inter J Cancer (New York). 2021.
3. American Cancer Society (ACS). Non-Hodgkin Lymphoma Treatment (PDQ®). Health Professional Version. 2022. Disponível em: https://www.cancer.gov/types/lymphoma/hp/adult-nhl-treatment-pdq. Acesso em: 17 mar. 2023.
4. Brasil. Instituto Nacional de Câncer José Alencar Gomes da Silva (Inca). Estimativa 2023-2025: incidência de câncer no Brasil. Rio de Janeiro: INCA; 2022.
5. American Cancer Society (ACS). Cancer facts and figures 2023. ACS, 2023. Disponível em: https://www.cancer.org/content/dam/cancer-org/research/cancer-facts-and-statistics/annual-cancer-facts-and-figures/2023/2023-cancer-facts-and-figures.pdf. Acesso em: 4 jul. 2023.
6. Santos M, et al. Diretrizes oncológicas 2. São Paulo: Doctor Press; 2019.
7. American Cancer Society (ACS). Cancer A-Z: non-Hodgkin lymphoma. Atlanta: ACS; 2022. Disponível em: https://www.cancer.org/cancer/non-hodgkinlymphoma/causes-risks-prevention/risk-factors.html. Acesso em: 16 mar. 2023.
8. Wolski J, Fassina K, Fernandes MS. Indicações de transplante de medula óssea (TMO) em linfomas não de Hodgkin. ver Bras Oncol Clínica. 2005;2(6):31-6. Disponível em: https://www.sboc.org.br/sboc-site/revista-sboc/pdfs/6/artigo5.pdf. Acesso em: 4 jul. 2023.
9. Shankland KR, Armitage JO, Hancock BW. Non-Hodgkin lymphoma. Lancet. 2012;1;380(9844):848-57.
10. Swerdlow SHCE, Harris NL, Jaffe ES, Pileri AS, Stein H, Thiele J. WHO classification of tomours of haematopoietic and lymphoid tissues. 4.ed. Lyion: Iarc; 2017.
11. Tan D, Horning SJ, Hoppe RT, Levy R, Rosenberg SA, Sigal RB, et al. Improvements in observed and relative survival in follicular grade 1-2 lymphoma during 4 decades: the Stanford University experience. Blood. 2013;122(6):981-7.
12. Kahl BS, Yang DT. Follicular lymphoma: evolving therapeutic strategies. Blood. 2016;(17):2055-63.
13. Ghesquières H, et al. Clinicopathologic characteristics and outcome of diffuse large B-cell lymphomas presenting with an associated low-grade component at diagnosis. J Clin Oncol. 2006;24(33):5234-41.
14. Staiger AM, Ziepert M, Horn H, Scott DW, Barth TFE, Bernd H-W, et al. Clinical Impact of the cell-of-origin classification and the MYC/BCL2 dual expresser status in diffuse large B-Cell lym-

phoma treated within prospective clinical trials of the German high-grade non-Hodgkin's lymphoma Study Group. J Clin Oncol. 2017;35(22):2515-26.

15. Sesques P, Johnson NA. Approach to the diagnosis and treatment of high-grade B-cell lymphomas with MYC and BCL2 and/or BCL6 rearrangements. Blood. 2017;129(3):280-8.
16. Van Besien K, Kelta M, Bahaguna P. Primary mediastinal B-cell lymphoma: a review of pathology and management. J Clin Oncol. 2001;19(6):1855-64.
17. Dunleavy K, Wilson WH. Primary mediastinal B-cell lymphoma and mediastinal gray zone
18. Rüdiger T, Weisenburger DD, Anderson JR, Armitage JO, MacLennan KA, Nathwani BN, et al. Peripheral T-cell lymphoma (excluding anaplastic large-cell lymphoma): results from the non-Hodgkin's lymphoma classification project. Ann Oncol. 2002;13(1):140-9.
19. Cohen JB, Zain JM, Kahl BS. Current approaches to mantle cell lymphoma: diagnosis, prognosis, and therapies. Am Soc Clin Oncol Educ Book. 2017;37:512-25.
20. Swerdlow SH, et al. The 2016 revision of the World Health Organization classification of lymphoid neoplasms. Blood. 2016;127(20):2375-90.
21. Swerdlow SH. Diagnosis of "double hit" diffuse large B-cell lymphoma and B-cell lymphoma, unclassifiable, with features intermediate between DLBCL and Burkitt lymphoma: when and how, FISH versus IHC. Hematology Am Soc Hematol Educ Program. 2014.
22. Lister TA, Crowther D, Sutcliffe SB, Glatstein GP, Canelllos GP, Young RC, et al. Report of a committee convened to discuss the evaluation and staging of patients with Hodgkin disease. J Clin Oncol. 1989;7:1630-6.
23. Cheson BD, Fisher RI, Barrington SF, Cavalli F, Schwartz LH, Zucca E, et al. Recommendations for initial evaluation, staging, and response assessment of Hodgkin and non-Hodgkin lymphoma: the Lugano classification. J Clin Oncol. 2014;32(27):3059-68.
24. The International NHL Prognostic Factors Project. A predictive model for aggressive non-Hodgkin's lymphoma. N Engl J Med. 1993;329:987-94.
25. Solal-Céligny P, Roy P, Colombat P, et al. Follicular lymphoma International Prognostic Index. Blood. 2004;104:1258-65.
26. Jegalian AG, Eberle FC, Pack SD, Mirvis M, Raffeld M, Pittalunga S, et al. Follicular lymphoma in situ: clinical implications and comparisons with partial involvement by follicular lymphoma. Blood. 2011;(11):2976-84.
27. Schaaf M, Reiser M, Borchmann P, Engert A, Skoetz N. High-dose therapy with autologous stem cell transplantation versus chemotherapy or immuno-chemotherapy for follicular lymphoma in adults. Cochrane Database Syst Rev. 2012;1:CD007678.
28. Puckrin R, El Darsa H, Ghosh S, Peters S, Owen C, Stewart D. Ineffectiveness of high-dose methotrexate for prevention of CNS relapse in diffuse large B-cell lymphoma. Am J Hematol. 2021;96(7):764-71.
29. Jeong H, Cho H, Kim H, Chae H, Lee J-B, Lee K, et al. Efficacy and safety of prophylactic high-dose MTX in high-risk DLBCL: a treatment intent-based analysis. Blood Adv. 2021;5(8):2142-52.
30. Dunleavy K, Pittaluga S, Maeda LS, Advani R, Chen CC, Hessler J, et al. Dose-adjusted Epoch-rituximab therapy in primary mediastinal B-cell lymphoma. N Engl J Med. 2013;368(15):1408-16.
31. Fanale MA, Horwitz SM, Forero-Torres A, Bartlett NL, Advani RH, Pro B, et al. Five-year outcomes for frontline brentuximab vedotin with CHP for CD30-expressing peripheral T-cell lymphomas. Blood. 2018;131(19):2120-4.
32. Carson KR, Horwitz SM, Pinter-Brown LC, Rosen ST, Pro B, Hsi ED, et al. A prospective cohort study of patients with peripheral T-cell lymphoma in the United States. Cancer. 2017;123(7):1174-83.
33. Greenwell IB, Staton AD, Lee MJ, Switchenko JM, Saxe DF, Maly JL, et al. Complex karyotype in patients with mantle cell lymphoma predicts inferior survival and poor response to intensive induction therapy. Cancer. 2018;124(11):2306-15.

34. Jain P, Dreyling M, Seymour JF, Wang M. High-risk mantle cell lymphoma: definition, current challenges, and management. J Clin Oncol. 2020;38(36):4302-16.
35. Brasil. Sociedade Brasileira de Oncologia Clínica (SBOC). Guia prático para o oncologista clínico: linfoma de Hodgkin. Rio de Janeiro: SBOC; 2011. p.154-8.
36. Nanda International (Nanda-I). Diagnósticos de enfermagem Nanda-I: definições e classificação 2021-2023. 12.ed. Rio de Janeiro: Thieme; 2020.
37. Brasil. Instituto Nacional de Câncer (Inca). Ações de enfermagem para o controle do câncer: uma proposta de integração ensino-serviço. 3.ed. Rio de Janeiro: INCA; 2008. p.319-31.
38. Associação de Enfermagem Oncológica Portuguesa (AEOP). Linha de consenso: mucosite oral em radioterapia. Linha de consenso de boa prática clínica. AEOP: 2017. Disponível em: https://www.aeop.pt/ficheiros/LCMucositeRT.pdf. Acesso em: 5 jul. 2023.
39. Cronshaw M, Parker S, Anagnostaki E, Mylona V, Lynch E, Grootveld M. Photobiomodulation and oral mucositis: a systematic review. Dent J. 2020;8(87).
40. Brasil. Agência Nacional de Vigilância Sanitária (Anvisa). Medidas de prevenção de infecção relacionada à assistência à saúde. Brasília: Anvisa; 2017.
41. Bulechek GM, Butcher HK, Dochterman JM, Wagner CM. NIC. Classificação das intervenções de enfermagem. São Paulo: Elsevier; 2010.
42. Darmon M, Malak S, Guichard I, Schlemmer B. Síndrome de lise tumoral: uma revisão abrangente da literatura. Rev Bras Ter Intensiva. 2008;20(3):278-85.

SEÇÃO IV

Cânceres sólidos em pediatria

14
Sarcoma de Ewing

Solange Spanghero Mascarenhas Chagas

INTRODUÇÃO

Os tumores da família Ewing (TFE) incluem o sarcoma de Ewing ósseo (SEO), o sarcoma de Ewing de partes moles (SEPM) e o tumor neuroectodérmico primitivo (PNET) ou tumor de Askin (PNET de parede torácica). Esse tipo de tumor foi descrito pela primeira vez em 1921, por James Ewing, que o caracterizou como um tumor de ossos longos, sensível à radioterapia, porém com alta taxa de recidiva local e disseminação para o pulmão e para outros ossos. Marcadores imuno-histoquímicos, citogenéticas, genética molecular e cultura de tecidos demonstram que esses tumores são derivados das mesmas células-tronco primordiais e por isso pertencem à mesma família[1-3].

A família de tumores de Ewing compreende um espectro de neoplasias de células neuroectodérmicas primitivas, que são células embrionárias que migram da crista neural. Esses tumores acometem primariamente osso e tecido mole. Dependendo do grau de diferenciação neural, são denominados sarcoma de Ewing, quando são um tumor indiferenciado (células muito diferentes da célula original), ou tumor neuroectodérmico primitivo periférico (PPNET), quando apresentam características de diferenciação neural[1].

EPIDEMIOLOGIA

Os TFE ocorrem mais frequentemente na segunda década de vida e representam aproximadamente 4% das neoplasias malignas que incidem em crianças e adolescentes. A incidência em meninos é levemente superior à incidência em meninas[1,4].

Os SEO representam 60% dos casos de TFE, e os sítios de incidência do tumor primário são as extremidades distais, proximais, pelve, tórax, coluna e crânio, em menor proporção. Os SEPM ocorrem com maior frequência no tronco e posteriormente nas extremidades, cabeça e pescoço, e retroperitônio. Já o sítio de maior frequência do PNET é o tórax[5].

ETIOLOGIA

Ainda não foi identificado nenhum fator ambiental associado a maior risco para desenvolvimento desses tumores. A exposição prévia à quimioterapia ou radioterapia também não parece influenciar a incidência de TFE[1].

A translocação cromossômica t (11; 22) (q24; q12), que envolve os braços longos dos cromossomos 11 e 22, tem sido identificada em 90 a 95% dos pacientes portadores de sarcoma de Ewing[2].

MANIFESTAÇÕES CLÍNICAS

As manifestações clínicas mais comuns são: dor local, massa palpável que cresce em período de semanas a meses, febre, perda ponderal e fratura óssea patológica. Podem ocorrer também necrose e hemorragia, que se manifestam por edema e calor local, muitas vezes confundido com processo infeccioso, o que pode retardar e até dificultar o diagnóstico. Entre os tumores axiais, os mais comuns estão localizados na região pélvica e podem desencadear dor em membros inferiores, enquanto tumores localizados na coluna podem causar dor toracolombar. A dor local apresenta-se intermitente, o que pode levar a atraso do diagnóstico. No caso de tumoração visível, o diagnóstico costuma ser mais precoce[2,5].

Os fatores prognósticos mais importantes estão relacionados ao sítio do tumor primário, ao volume tumoral e à presença de metástases. Nos SEO, o sítio mais favorável são extremidades distais e localização central (crânio, clavícula, vértebras e costelas). Os tumores axiais irressecáveis ou de localização pélvica estão associados a prognóstico mais desfavorável[4].

O volume ou o tamanho do tumor também têm importância para o prognóstico ser satisfatório ou não, pois lesões maiores tendem a se localizar em sítios considerados mais desfavoráveis[6].

MÉTODOS DIAGNÓSTICOS E ESTADIAMENTO

Nos tumores ósseos, a radiografia convencional pode fornecer informações importantes para o diagnóstico. Percebe-se uma lesão com componente de destruição óssea, elevação do periósteo e comprometimento das partes moles sem calcificações em seu interior[1,2].

A tomografia computadorizada (TC) e a ressonância magnética (RM) completam a investigação, demonstrando a relação do tumor com as estruturas anatômicas. Para o rastreamento das metástases, utilizam-se cintilografia óssea do corpo todo, TC de tórax, biópsia e aspirado da medula óssea. A utilização da tomografia por emissão de pósitrons (PET *scan*) é muito útil para acompanhamento da resposta ao tratamento[7].

Entre as doenças benignas que podem apresentar uma condição similar, a osteomielite é a maior delas. Pode aparecer dor e hiperemia local, febre, comprometimento de partes moles e hipercaptação de contraste no exame de cintilografia óssea. Entre as neoplasias que devem ser consideradas para um diagnóstico diferencial, estão o osteossarcoma, o condrossarcoma, o histiocitoma fibroso maligno, a metástase de neuroblastoma e o linfoma primário de osso. A biópsia ou punção aspirativa é que vai determinar o diagnóstico correto[1].

TRATAMENTO

O sarcoma de Ewing é uma neoplasia agressiva e requer de 9 meses a 1 ano de tratamento. Requer erradicação do tumor no local primário mediante procedimento cirúrgico, radioterapia e quimioterapia, pois é considerada doença sistêmica, uma vez que quase todos os pacientes apresentam metástase ao diagnóstico, necessitando de quimioterapia, seguida de cirurgia e radioterapia. Para obter melhor resultado, é necessária a combinação adequada dessas modalidades de tratamento[5,8,9].

A abordagem cirúrgica dos tumores ósseos é extremamente importante, pois técnicas especializadas são necessárias para a melhora da sobrevida e a qualidade de vida desses pacientes[1,3]. Os atuais esquemas quimioterápicos têm melhorado muito o controle sistêmico da doença, com consequente aumento da sobrevida[1,2].

O principal fator prognóstico para os pacientes portadores de sarcoma de Ewing é a presença ou ausência de metástase detectável ao diagnóstico. A sobrevida livre de doença para pacientes com doença localizada é em torno de 70%, e para pacientes com metástase a sobrevida não ultrapassa 30%[2].

Na Tabela 1, pode-se visualizar o protocolo quimioterápico neoadjuvante para tratamento da doença localizada; na Tabela 2, para doença metastática; e, na Tabela 3, o tratamento de resgate.

• **TABELA 1** Protocolo quimioterápico neoadjuvante

Vincristina (V)	2 mg (dose total)	IV
Doxorrubicina (D)	75 mg/m^2	IV
Ciclofosfamida (C)	1.200 mg/m^2 (com mesma na mesma dose)	IV
Actinomicina-D (A)	1,25 mg/m^2	IV
Ifosfamida (I)	1,8 g/m^2 – D1 a D5	IV
Etoposídeo (E)	100 mg/m^2 – D1 a D5	IV

IV: intravenoso.
Protocolo VDC nos ciclos 1, 3, 5, 7, 9, 11, 13, 15, 17.
Protocolo IE nos ciclos 2, 4, 6, 8, 10, 12, 14, 16 a cada 3 semanas, sendo D substituído por A ao atingir a dose de 375 mg/m^2 (devido ao risco de cardiotoxicidade da droga doxorrubicina).
Fonte: Hoff et al.[10], NCCN[11].

Considerar a abordagem cirúrgica na semana 12 do tratamento[10] e considerar avaliação para radioterapia após a cirurgia em tumores com margens positivas ou tumores considerados irressecáveis[10].

• **TABELA 2** Protocolo quimioterápico para doença metastática

Vincristina (V)	2 mg (dose total)	IV	D1
Doxorrubicina (D)	75 mg/m^2	IV	D1
Ciclofosfamida (C)	D após A	IV	D1
Actinomicina (A)	1,25 mg/m^2 (substituindo D após a dose máxima)	IV	D1

IV: intravenoso.
Fonte: Hoff et al.[10].

Conforme a resposta, considera-se a quimioterapia em alta dose e o resgate com transplante de células-tronco hematopoiéticas.

• **TABELA 3** Protocolo quimioterápico – tratamento de resgate (transplante de células-tronco hematopoiéticas)

Topotecano*	0,75 mg/m^2/dia	IV	D1 a D5
Ciclofosfamida*	250 mg/m^2/dia	IV	D1 a D5
Ifosfamida**	1,8 mg/m^2	IV	D1 a D5
Etoposídeo**	100 mg/m^2	IV	D1 a D5
Filgrastima**	300 mg/m^2	IV	D1 a D5

IV: intravenoso; * a cada 28 dias; ** a cada 21 dias.
Fonte: Hoff et al.[10]

O acompanhamento clínico deve incluir:

- TC de tórax a cada 4 meses nos primeiros 2 anos, a cada 6 meses do terceiro ao quinto ano e depois anualmente.
- RM do sítio primário acometido, anualmente.
- Cintilografia óssea anualmente[10].

PRINCIPAIS DIAGNÓSTICOS DE ENFERMAGEM E INTERVENÇÕES[12,13]

Na Tabela 4 apresentam-se alguns possíveis diagnósticos de enfermagem (DE) e intervenções/atividades de enfermagem possíveis na assistência ao paciente portador de tumores da família Ewing.

Ressalta-se que não se pretende, com isso, estabelecer padrões de DE, nem de intervenções, haja vista que o processo de enfermagem deve ser aplicado pelo enfermeiro de forma individualizada.

Da mesma forma, características definidoras, fatores de risco, fatores relacionados e populações em risco/condições associadas devem ser considerados dentro do contexto de cada indivíduo.

TABELA 4 Principais diagnósticos de enfermagem, características definidoras, fatores relacionados, fatores de risco, populações em risco, condições associadas e intervenções/atividades de enfermagem no contexto dos tumores de Ewing

Diagnóstico de enfermagem	Características definidoras	Fatores relacionados, fatores de risco, populações em risco, condições associadas	Intervenções/atividades de enfermagem
Dor aguda (DA) ou dor crônica (DC)*	Relata intensidade, usando escala padronizada da dor, expressão facial de dor, representante relata mudança nas atividades, comportamento protetor, alteração no apetite, parâmetro fisiológico alterado.	FRe: Agente biológico lesivo. PR (para dor crônica): mulheres. CA (para dor crônica): fraturas ósseas, neoplasia, síndromes compressivas de nervos.	• Avaliar dor periodicamente: local, intensidade (mediante utilização de escalas padronizadas), fatores que aliviam e pioram. • Observar indicadores não verbais de desconforto. • Realizar mudança de posição. • Promover distração. • Proporcionar apoio emocional ao paciente e à família. • Medicar com analgésicos regularmente, ou antes de uma atividade, conforme prescrito, e avaliar os riscos decorrentes de possível sedação. • Orientar paciente/acompanhante para não deixar a dor se agravar para solicitar analgésicos "de resgate".
Mobilidade física prejudicada	Amplitude de movimentos diminuída, dificuldade para virar-se, expressa desconforto, marcha alterada.	FRe: dor, apoio ambiental inadequado. CA: integridade das estruturas ósseas alterada, restrição de mobilidade prescrita.	• Ensinar o paciente a realizar exercícios de amplitude ativos nos membros não afetados. • Promover exercícios de alongamento, equilíbrio, controle muscular. • Evitar períodos prolongados na mesma posição (sentado ou deitado). • Ensinar precauções de segurança do indivíduo. • Instituir terapia de exercícios para deambular. • Auxiliar nas atividades de banho e higiene, conforme apropriado. • Auxiliar na movimentação no leito ou na poltrona, conforme a necessidade.

(continua)

• **TABELA 4** Principais diagnósticos de enfermagem, características definidoras, fatores relacionados, fatores de risco, populações em risco, condições associadas e intervenções/atividades de enfermagem no contexto dos tumores de Ewing (*continuação*)

Diagnóstico de enfermagem	Características definidoras	Fatores relacionados, fatores de risco, populações em risco, condições associadas	Intervenções/atividades de enfermagem
Tolerância à atividade diminuída	Desconforto ao esforço, dispneia ao esforço, expressa fadiga, resposta anormal da frequência cardíaca à atividade, resposta anormal da pressão arterial à atividade.	FRe: desequilíbrio entre a oferta e a demanda de oxigênio (no caso de metástases pulmonares), dor, medo da dor, sintomas depressivos. CA: distúrbios respiratórios (no caso de metástases pulmonares), neoplasias.	• Propor atividades de lazer tranquilas, considerando as preferências da criança/do adolescente e respeitando suas limitações. • Proporcionar períodos de descanso após atividades físicas e refeições. • Verificar pulso, FC e FR, desconforto respiratório após atividade física e brincadeiras. Se hospitalizado, monitorar oximetria digital a intervalos apropriados. • Monitorar níveis de hemoglobina e hematócrito e comunicar alterações significativas. • Implementar medidas para controle da dor (medicar a intervalos regulares, conforme prescrição médica, medicar com analgésicos "de resgate" sempre que apresentar dor, orientar paciente/acompanhante para não deixar a dor se agravar para solicitar analgésicos de resgate, aplicar escalas para mensuração da intensidade da dor).

(continua)

• **TABELA 4** Principais diagnósticos de enfermagem, características definidoras, fatores relacionados, fatores de risco, populações em risco, condições associadas e intervenções/atividades de enfermagem no contexto dos tumores de Ewing (*continuação*)

Diagnóstico de enfermagem	Características definidoras	Fatores relacionados, fatores de risco, populações em risco, condições associadas	Intervenções/atividades de enfermagem
Risco de baixa autoestima situacional		FRi: distúrbio na imagem corporal, dificuldade para aceitar alteração no papel social, fadiga, medo de rejeição**, sentimento de impotência. PR: Indivíduos vivenciando alteração na imagem corporal, indivíduos vivenciando alteração na função do papel, indivíduos vivenciando mudança no ambiente de vida. CA: doença física, prejuízo funcional, depressão.	• Encorajar o jovem a expressar como se vê, como encara as mudanças na autoimagem. • Proporcionar contato com pacientes que tenham vivenciado com sucesso situações semelhantes. • Potencializar aspectos positivos na imagem corporal do paciente, desviando o foco do local da doença. • Encorajar o contato com a família e os amigos. • Encaminhar à psicoterapia, se desejado e apropriado.

(*continua*)

TABELA 4 Principais diagnósticos de enfermagem, características definidoras, fatores relacionados, fatores de risco, populações em risco, condições associadas e intervenções/atividades de enfermagem no contexto dos tumores de Ewing (*continuação*)

Diagnóstico de enfermagem	Características definidoras	Fatores relacionados, fatores de risco, populações em risco, condições associadas	Intervenções/atividades de enfermagem
Risco de infecção		FRi: integridade da pele prejudicada. PR: indivíduos expostos a aumento de patógenos ambientais (hospitalização, p. ex.). CA: imunossupressão (pós quimioterapia antineoplásica), procedimento invasivo.	• Monitorar sinais e sintomas sistêmicos de infecção. • Limitar a quantidade de visitas, conforme for apropriado. • Manter protocolo de higienização das mãos. • Examinar a pele e a mucosa em busca de hiperemia, calor e drenagem. • Assegurar o manuseio asséptico de todas as linhas endovenosas. • Assegurar prática segura de implantação e manejo de cateteres venosos centrais. • Comunicar suspeita de infecção aos profissionais do controle de infecção. • Comunicar cultura positiva aos profissionais do controle de infecção.

* A diferença na definição dos DE dor aguda e dor crônica refere-se ao tempo de duração, em que, na dor aguda, a duração é menor que 3 meses, e na dor crônica, maior que 3 meses.

** O medo de rejeição pode ocorrer em razão dos efeitos indesejados do tratamento. Por exemplo, pode haver necessidade de amputação de membro ou os efeitos colaterais causados pelos quimioterápicos e seus adjuvantes (alopecia, facies cushingoide, palidez da pele etc.).

FC: frequência cardíaca; FR: frequência respiratória; FRi: fatores de risco.

Fonte: Hoff et al.[10]; Nanda-I[11]; Bulecheck et al.[12].

REFERÊNCIAS BIBLIOGRÁFICAS

1. Melaragno R, Camargo B. Oncologia pediátrica: diagnóstico e tratamento. São Paulo: Atheneu; 2013.
2. Camargo B, Lopes LF. Pediatria oncológica: noções fundamentais para o pediatra. São Paulo: Lemar; 2000.
3. Brasil. Instituto Nacional de Câncer (Inca). Ações de enfermagem para o controle do câncer: uma proposta de integração ensino-serviço. 3.ed. Rio de Janeiro: Inca; 2008.
4. Cotterill SJ, Ahrens PM, Paulussen M, Jürgens HF, Voute PA, Gadner H, et al. Prognostic factors in Ewing's tumor of bone: analysis of 975 patients from the European Intergroup Cooporative Ewing's sarcoma Study Group. J Clin Oncol. 2000;18(17):3108-14.
5. Widhe B, Widhe T. Initial symptoms and clinical features in osteossarcomas and Ewing sarcoma. J Bone Joint Surg Am. 2000;28(10):1158-65.
6. Sassi LM, Machado RA, Dissenha JL, Abrão D, Guebur MI, Cervantes O. Sarcoma de Ewing. Rev Bras Cir Cabeça Pescoço. 2008;37(1);56-7. Disponível em: https://pesquisa.bvsalud.org/portal/resource/pt/lil-482645. Acesso em: 5 jul. 2023.
7. Shancar AG, Pinkerton CR, Atra A, et al. Local therapy and other factors influencing site of relapse in patients with localised Ewing's sarcoma United Kingdom Children's Câncer Study Group. Eur J Cancer. 1999;35(12):1698-704. Apud Melaragno R, Camargo B. Oncologia pediátrica: diagnóstico e tratamento. São Paulo: Atheneu; 2013.
8. Hawkins DS, Schuetze SM, Butrynski JE, Rajendran JG, Vernon CB, Conrad 3rd EU, et al. [18F] Fluorodeoxyglucose positron emission tomografhy predicts outcome for Ewing sarcoma family of tumor. J Clin Oncol. 2005;23(34):8828-34.
9. Balamuth NJ, Womer RB. Ewing's sarcoma. Lancet Oncol. 2010;11:184-92.
10. Hoff PMG, Diz MDPE, Testa L. Manual de condutas em oncologia. 3.ed. Rio de Janeiro: Atheneu; 2019.
11. Nanda International (Nanda-I). Diagnósticos de enfermagem: definições e classificações 2021-2023. Garcez RM (trad.). Porto Alegre: Artmed; 2021.
12. Bulechek GM, Butcher HK, Dochterman JM. Classificação das intervenções de enfermagem (NIC). 5.ed. Oliveira SI (trad.) Rio de Janeiro: Elsevier; 2010.

15

Tumor de Wilms

Solange Spanghero Mascarenhas Chagas
Andrea Bezerra Rodrigues

INTRODUÇÃO

O tumor de Wilms (TW), também chamado nefroblastoma, é o tumor renal maligno mais frequente na infância. O pico de incidência em relação à idade varia entre o segundo e o terceiro ano de vida, sendo que 75% dos pacientes têm menos de 5 anos de idade e 90% têm menos de 7 anos. É muito raro em recém-nascidos e adultos. Normalmente, sua manifestação ocorre como uma massa assintomática que, na maioria das vezes, é descoberta por algum exame de rotina realizado pelo pediatra ou até mesmo por um familiar[1-3].

Os fatores mais importantes para a definição do prognóstico são a histologia e o estádio da doença. Cerca de 90% dos pacientes têm histologia favorável. Crianças com estádios I e II têm sobrevida em torno de 90%. Já nos estádios III e IV, a sobrevida cai para 70%. A identificação das alterações determinantes do surgimento da doença auxilia no melhor diagnóstico, classificação e tratamento dos pacientes que são portadores desse tipo de tumor[1,2,4].

EPIDEMIOLOGIA

Podem ser observadas diferenças em sua distribuição mundial, sendo um pouco mais frequente em população de origem negra, com incidência superior a 10/1.000.000 casos para negros norte-americanos e nigerianos, enquanto menor incidência é descrita para a população asiática[2].

No Brasil, a incidência média é de 9,5 por milhão, variando entre as regiões do país. Por exemplo, na cidade de Natal, Rio Grande do Norte, encontram-se os menores índices, enquanto em Goiânia encontra-se a maior incidência[5,6].

Em cerca de 95% dos casos, o tumor de Wilms é unilateral e, geralmente, acomete ambos os sexos na mesma proporção[1,2]. Os 5 a 10% restantes são bilaterais e apresentam história familiar, o que sugere uma origem germinativa. Nesses casos, a idade de aparecimento do tumor é mais precoce e está mais associada a malformações congênitas, principalmente do trato urinário e síndromes genéticas[1,2,4].

FATORES DE RISCO

O tumor de Wilms (hereditário ou esporádico) parece resultar de alterações em um ou mais de, pelo menos, 10 genes. Cerca de 10% das crianças com tumor de Wilms têm alguma anomalia congênita[5].

Essas síndromes forneceram pistas para a base genética da doença, como as síndromes e condições de crescimento excessivo, que são o resultado de excessivo crescimento somático[6]. Os genes supressores tumorais envolvidos na gênese do tumor de Wilms são o *WT1* e o *WT2*. O *WT1* está localizado na região 13 do braço curto do cromossomo 11 e parece ter papel importante na diferenciação e no desenvolvimento dos tecidos genitourinários. Mutações no locus do gene *WT2* (região 15,5 do braço curto do cromossomo 11), que representa uma região reguladora do crescimento, foram identificadas em 40% dos casos esporádicos e em síndromes caracterizadas tanto por retardo do crescimento, quanto supercrescimento, como a síndrome de Beckwith-Wiedemann, a síndrome WAGR, a síndrome de Denys-Drash (SDD), e a aniridia esporádica (Tabela 1).

MANIFESTAÇÕES CLÍNICAS

Os achados clínicos mais frequentes são tumoração palpável em loja renal, que pode ou não ultrapassar a linha média do abdome. A criança normalmente se apresenta em ótimo estado geral. Porém, outros sintomas podem estar presentes, como hematúria, hipertensão arterial, hipoglicemia, trombose da veia cava e anemia[1,2,4].

MÉTODOS DIAGNÓSTICOS E ESTADIAMENTO

Exames hematológicos, bioquímicos e urina tipo I devem ser realizados. É aconselhado verificar também a excreção urinária de catecolaminas (HVA, VMA e DOPA) para que o diagnóstico diferencial de uma massa de suprarrenal, conhecido como neuroblastoma, seja excluído[4].

• **TABELA 1** Fatores de risco para o tumor de Wilms e comentários

Fatores de risco	Comentários
Síndrome WAGR	Síndrome WAGR é caracterizada por tumor de Wilms, aniridia (falta congênita da íris do olho por uma deleção do gene *PAX6*, localizado no cromossomo 11), anomalia geniturinária e retardo mental. A prevalência é de 0,4% das crianças com tumores de Wilms.
Aniridia esporádica	Aniridia esporádica pode resultar de pequenas deleções da linha germinativa de uma cópia do gene *PAX6* que inclui parte ou a totalidade do gene *WT1* adjacente, mas não resulta em síndrome WAGR. O risco relativo de tumor de Wilms em aniridia esporádica é de 67 vezes.
Tumor de Wilms familial	Associado a alteração nos genes *FWT1* e *FWT2*.
Neurofibromatose, trissomia do 18, síndrome de Beckwith--Wiedemann e síndrome de Denys-Drash, síndrome de Bloom, síndrome de Fasier	Em pacientes portadores dessas anomalias verificou-se o aumento da incidência desse tipo de tumor. Síndrome de Denys-Drash e síndrome de Frasier são anomalias geniturinárias incluindo hipospadia, criptorquidia e outros que estão associados com deleções *WT1*. O risco de tumor de Wilms é cerca de 90% para as crianças com síndrome de Denys-Drash. Já a síndrome de Beckwith-Wiedemann é caracterizada por crescimento excessivo assimétrico de uma ou mais partes do corpo, como língua, hérnia umbilical, vincos ou nódulos na pele perto das orelhas, hipoglicemia e anormalidades nos rins. Caracteriza-se também pelo desenvolvimento de tumor de Wilms, rabdomiossarcoma e hepatoblastoma. É causada por metilação na região 11p15 ou mutação nessa região. Entre 20-30% dos pacientes com Beckwith-Wiedemann irão desenvolver tumor de Wilms.
Anemia de Fanconi	Os genes *BRCA2* bialélicos (FANCD1) ou *PALB2* (FANCN). *BRCA2* e *PALB2* desempenham papéis centrais de reparação do DNA de recombinação. Mutações em um ou outro podem levar à anemia Fanconi e aumentar o risco de câncer na infância, incluindo tumor de Wilms.

Fonte: Camargo et al.[1]; Piccoli[2]; Melaragno e Camargo[4]; Fischbach et al.[7]; Grønskov et al.[8]; Barbosa et al.[9]; Pelletier et al.[10]; Porteus et al.[11]; DeBaun et al.[12]; Reid et al.[13]

Crianças com um aumento significativo da predisposição a desenvolver tumor de Wilms (p. ex., a maioria das crianças com síndrome de Beckwith-Wiedemann ou outras síndromes de supercrescimento, síndrome WAGR, síndrome de Denys-Drash, aniridia esporádica) são geralmente indicadas para realização de ultrassom a cada 3 meses, pelo menos, até que atinjam a idade de 8 anos[14,15].

Testes e procedimentos utilizados para avaliar o estádio do tumor de Wilms incluem: exame físico e história clínica, hemograma completo, testes de função hepática e renal, exame de urina, tomografia computadorizada (TC) com contraste ou ressonância magnética (RM) do abdome, ultrassonografia do abdome (frequentemente realizada antes de uma TC ou RM), radiografia de tórax, abdome e ossos, TC de tórax, cintilografia óssea para avaliar metástase óssea, cistoscopia.

Alguns médicos recomendam a tomografia por emissão de pósitron (PET-CT), já que o tumor de Wilms é 18F-fluorodeoxiglicose (18F-FDG) ávido, e a 18F-FDG-PET-CT de imagem adiciona informações clinicamente aplicáveis à imagem convencional.

Em crianças com uma massa renal que, clinicamente, parece ser estádio I ou II de tumor de Wilms, a biópsia não é realizada, pois as células tumorais não estão distribuídas durante a biópsia. Portanto, o diagnóstico da patologia é visto pela primeira vez quando o espécime é examinado na nefrectomia. Biópsia de massa renal pode ser indicada se a massa é atípica por aparência radiográfica de tumor de Wilms, e o paciente não vai se submeter à nefrectomia de imediato. O uso de biópsia para determinar a histologia em um tumor inoperável permanece controverso porque pode causar disseminação local do tumor. É importante reconhecer que os dados da *National Wilms tumor study-4* (*NWTS-4*) e da *NWTS-5* demonstraram conclusivamente que, por causa da heterogeneidade histológica do tumor de Wilms, um número significativo de pacientes tem histologia desfavorável que é perdida durante uma biópsia adiantada, mas revelada no momento da cirurgia definitiva após a quimioterapia[14,16-18].

O estadiamento é sempre clínico, cirúrgico e histológico. Crianças com estádios I e II têm sobrevida em torno de 90%, enquanto, para as que se encontram nos estádios III e IV, a sobrevida cai para cerca de 70%[4].

Os dois sistemas mais utilizados para estadiamento do tumor de Wilms são o da *NWTS* nos EUA e o da Société Internationale d'Oncologie Pédiatrique (SIOP) na Europa (Tabela 2)[1,2].

TRATAMENTO

No início do século XX, a única forma de tratamento do tumor de Wilms era a cirurgia, e a sobrevida dos pacientes não ultrapassava 10%. Atribui-se a mudança desse panorama e o aumento da sobrevida às melhorias da abordagem cirúrgica. Atualmente, os casos de cura são superiores a 80%, quando

• **TABELA 2** Estadiamento da NWTS e da SIOP

Estádio	NWTS	SIOP
I	Tumor limitado ao rim completamente extirpado, superfície da cápsula renal intacta.	Tumor limitado ao rim completamente extirpado, superfície da cápsula renal intacta.
II	Tumor estende-se além do rim, mas é completamente extirpado. Existe extensão regional: penetração através da cápsula renal nos tecidos perirrenais. Vasos extrarrenais podem estar infiltrados ou conter trombos soltos, não aderentes e totalmente retirados. Nenhum gânglio pode estar comprometido.	Idem ao estadiamento II da NWTS, acrescentando-se gânglios peri-hilares, que podem estar comprometidos.
III	Tumor residual confinado ao abdome, porém podem ocorrer: • Linfonodos comprometidos no hilo, cadeias periaórticas ou outros. • Contaminação peritoneal por ruptura tumoral. • Implantes peritoneais. • Vasos com êmbolo tumoral aderente à íntima, não totalmente ressecado. • Tumor não completamente ressecado. • Biópsia prévia com contaminação peritoneal.	Tumor residual confinado ao abdome. Podem ocorrer: • Tumor biopsiado. • Ruptura durante ou após a cirurgia. • Metástases peritoneais. • Comprometimento dos linfonodos além dos regionais. • Ressecção incompleta.
IV	Metástases hematogênicas (principais locais: pulmão, fígado, osso e cérebro).	Metástases hematogênicas (principais locais: pulmão, fígado, osso e cérebro).
V	Envolvimento bilateral ao diagnóstico.	Envolvimento bilateral ao diagnóstico.

NWTS: National Wilms tumor study-4; SIOP: Société Internationale d'Oncologie Pédiatrique.
Fonte: adaptada de Camargo e Lopes[1].

utilizados esquemas terapêuticos combinando as três modalidades: cirurgia, radioterapia e quimioterapia[2,4].

O objetivo atual do tratamento do TW é curar com a menor morbidade possível em 90% dos casos e o tratamento mais agressivo ser usado apenas nos 10% restantes, que seriam os de pior prognóstico[4].

A cirurgia é de extrema importância para o tratamento desse tipo de tumor, objetivando a retirada completa sem que haja ruptura. Será realizada a nefrectomia quando o tumor for unilateral. Nos tumores bilaterais, pode-se fazer a enucleação bilateral do tumor ou nefrectomia parcial[1,4,19].

O tratamento quimioterápico deve ser sempre realizado, porém o tratamento quimioterápico pré-operatório é controverso. A maioria dos estudos clínicos randomizados para o tratamento de crianças com tumor de Wilms foi realizada por dois grandes grupos clínicos: o Children's Oncology Group (COG), o grupo anterior NWTS e o consórcio europeu SIOP.

O grupo NWTS estabelece o tratamento-padrão para o tumor de Wilms na América do Norte, que é composto por nefrectomia inicial, seguida de quimioterapia e, em alguns pacientes, radioterapia[1,4,6,20,21].

Já o SIOP fornece quimioterapia pré-operatória antes da ressecção definitiva para pacientes com tumores renais. As drogas mais utilizadas incluem: actinomicina D, ciclofosfamida, vincristina, doxorrubicina[1,4,7,19]. A duração do tratamento pode variar de 10 semanas a 12 meses[1,2,7]. Para tumores que apresentarem histologia desfavorável, sempre será indicado o tratamento com radioterapia[1,4,22].

Ressalta-se que sobreviventes de câncer requerem um acompanhamento atento, porque os efeitos colaterais da terapia do câncer podem persistir ou se desenvolver meses a anos após o tratamento. O risco de efeitos tardios depende de um número de fatores, tais como os tratamentos específicos, as doses de tratamento e a idade da criança quando tiver sido tratada. Esses efeitos tardios podem incluir: função renal reduzida, problemas cardíacos ou pulmonares, retardo do crescimento e desenvolvimento, mudanças no desenvolvimento sexual e na capacidade de ter filhos (especialmente em meninas).

Além dessas situações, em virtude de a maioria das crianças com tumor de Wilms ser muito jovem na época do diagnóstico, podem ocorrer problemas emocionais e psicológicos, afetando o funcionamento social e familiar. Problemas escolares e preocupações familiares, incluindo as financeiras, estão no rol de problemas advindos da doença e de seu tratamento.

O COG desenvolveu um *guideline* de acompanhamento desses pacientes, disponível no *site* da American Cancer Society (ACS)[23].

POSSÍVEIS DIAGNÓSTICOS DE ENFERMAGEM E INTERVENÇÕES DE ENFERMAGEM

Embora o processo de enfermagem deva ser individualizado, não podendo ser generalizado, buscou-se neste capítulo delinear os padrões funcionais de saúde que podem se encontrar acometidos em pacientes com tumor de Wilms. Alguns diagnósticos de enfermagem (DE), como dor aguda, risco de integridade da pele prejudicada e fadiga, tendem a estar presentes em decorrência do tratamento quimioterápico, radioterápico ou cirúrgico. No entanto, optou-se por listar outros DE, levando em consideração que estes já foram apresentados em outros capítulos. Assim, a Tabela 3 apresenta cinco DE passíveis de serem identificados em pacientes com esse câncer.

TABELA 3 Principais diagnósticos de enfermagem, características definidoras, fatores relacionados, fatores de risco, populações em risco, condições associadas e intervenções/atividades de enfermagem no contexto do tumor de Wilms.

Diagnósticos de enfermagem	Características definidoras	Fatores relacionados, fatores de risco, populações em risco, condições associadas	Intervenções/atividades de enfermagem
Conforto prejudicado	Choro, agitação psicomotora, expressa medo, expressa descontentamento com a situação, humor irritável, suspiros.	CA: regime de tratamento, sintomas relacionados à doença. FRe: controle situacional inadequado, estímulos ambientais desagradáveis, privacidade insuficiente, recursos de saúde inadequados.	▪ Determinar o tipo de desconforto (dor, sentimento de insatisfação). ▪ Promover posicionamento no leito que reduza o desconforto. ▪ Administrar analgésicos em horários prescritos. ▪ Proporcionar ambiente calmo e tranquilo. ▪ Proporcionar medidas de conforto apropriadas à idade, estimulando a inclusão da família sempre que possível (massagem, toque, mudança de posição). ▪ Planejar os cuidados de modo a permitir períodos de repouso necessários para evitar fadiga. ▪ Proporcionar atividades lúdicas dentro das possibilidades.

(continua)

• **TABELA 3** Principais diagnósticos de enfermagem, características definidoras, fatores relacionados, fatores de risco, populações em risco, condições associadas e intervenções/atividades de enfermagem no contexto do tumor de Wilms. (*continuação*)

Diagnósticos de enfermagem	Características definidoras	Fatores relacionados, fatores de risco, populações em risco, condições associadas	Intervenções/atividades de enfermagem
Medo	Diarreia, frequência cardíaca aumentada, transpiração aumentada, frequência respiratória aumentada, anorexia, concentração na origem do medo (p. ex., punção venosa, sessão de radioterapia, etc.), expressa medo, tensão, nervosismo.	FRe: reação aprendida a uma ameaça, situação não familiar, reação a um estímulo fóbico. PR: crianças, indivíduos expostos a situação traumática, indivíduos submetidos a procedimento cirúrgico.	• Atentar para os sinais não verbais do medo. • Avaliar a dinâmica familiar. • Permanecer com a criança ou facilitar para que alguém fique com ela nos momentos de medo. • Modificar os procedimentos na medida do possível (p. ex., conversar com o médico para substituir preparações IM por VO, quando possível). • Explicar os procedimentos de acordo com a idade da criança. • Avaliar com a equipe interdisciplinar a necessidade de apoio psicológico, essencialmente relacionado ao tratamento radioterápico (de forma a evitar anestésicos antes da radioterapia).

(continua)

• **TABELA 3** Principais diagnósticos de enfermagem, características definidoras, fatores relacionados, fatores de risco, populações em risco, condições associadas e intervenções/atividades de enfermagem no contexto do tumor de Wilms. (*continuação*)

Diagnósticos de enfermagem	Características definidoras	Fatores relacionados, fatores de risco, populações em risco, condições associadas	Intervenções/atividades de enfermagem
Proteção ineficaz	Níveis séricos de hemoglobina baixos, fadiga, fraqueza, leucopenia, calafrios, trombocitopenia.	FRe: dificuldade para manejar um regime de tratamento complexo. CA: regime de tratamento (antineoplásicos). Obs.: Os quimioterápicos antineoplásicos causam mielodepressão, cursando com leucopenia, neutropenia, anemia e trombocitopenia.	• Higienizar as mãos antes e após cada atividade com o paciente. • Trocar os equipamentos conforme protocolo da instituição. • Monitorar sinais e sintomas de infecção. • Monitorar hemograma diariamente. • Avaliar a presença de sangramentos. • Instituir precauções contra quedas, mantendo o acompanhante sempre orientado sobre o risco. • Restringir o número de visitas, conforme for apropriado. • Colher culturas no caso de apresentar febre e antes de iniciar a antibioticoterapia. • Manter cuidados assépticos com o acesso venoso, desde a instalação até a retirada. • Remover acesso periférico quando não se faz mais necessário. • Comunicar suspeita de infecção aos profissionais do controle de infecção. • Comunicar cultura positiva aos profissionais do controle de infecção.

(*continua*)

• **TABELA 3** Principais diagnósticos de enfermagem, características definidoras, fatores relacionados, fatores de risco, populações em risco, condições associadas e intervenções/atividades de enfermagem no contexto do tumor de Wilms. (*continuação*)

Diagnósticos de enfermagem	Características definidoras	Fatores relacionados, fatores de risco, populações em risco, condições associadas	Intervenções/atividades de enfermagem
Risco de paternidade ou maternidade prejudicada		FRi: apoio social inadequado, conhecimento insuficiente sobre a saúde da criança, dificuldade para manejar um regime de tratamento complexo, percepção de dificuldade econômica, sintomas de ansiedade aumentados, sintomas depressivos. PR (mãe/pai): pais e mães adolescentes, indivíduos com baixo nível educacional, indivíduos desfavorecidos economicamente, indivíduos vivenciando crise situacional, pais/mães solos. CA (lactentes/crianças): regime de tratamento complexo, transtorno de comportamento.	• Avaliar a composição familiar e os relacionamentos entre os familiares para detectar a existência e a eficácia dos sistemas de apoio e do modelo de papéis. • Avaliar o nível de habilidade dos pais, levando em consideração as potencialidades e dificuldades intelectuais, emocionais e físicas. • Reservar tempo para ouvir as preocupações dos pais. • Oferecer treinamentos de habilidades. • Identificar os recursos comunitários (p. ex., serviços de assistência à criança, casas de apoio). • Desenvolver sistemas de apoio apropriados à situação (p. ex., família ampliada, amigos, assistente social). • Estimular os pais a identificar oportunidades favoráveis ao atendimento das suas próprias necessidades (p. ex., marcação de encontros sociais, cuidar dos interesses pessoais).

CA: condições associadas; FRi: fatores de risco; FRe: fatores relacionados; IM: intramuscular; PR: populações em risco; VO: via oral.

* Centros que tratam muitos pacientes com tumores de Wilms podem ter programas para apresentar novos pacientes e suas famílias para outras pessoas que tenham terminado o tratamento. Isso pode dar aos pais uma ideia do que esperar durante e após o tratamento.

Fonte: Nanda-I[24]; Bulechek[25].

REFERÊNCIAS BIBLIOGRÁFICAS

1. Camargo B, Lopes LF. Pediatra oncológica: noções fundamentais para o pediatra. São Paulo: Lemar; 2000.
2. Piccoli FDS. Identificação de potenciais marcadores de resposta terapêutica para o tumor de Wilms através de microarray usando plataforma de DNA contendo genes pertencentes à via do ácido retinóico. [Tese.] São Paulo: Fundação Antônio Prudente; 2010.
3. Breslow N, Olshan A, Beckwich JB, Green DM. Epidemiology of Wilms tumor. Med Pediatr Oncol. 1993;21(3):172-81.
4. Melaragno R, Camargo B. Oncologia pediátrica: diagnóstico e tratamento. São Paulo: Atheneu; 2013.
5. De Camargo B, Ferreira JMO, De Souza Reis R, Ferman S, Santos MO, Pombo-de-Oliveira MS. Socioeconomic status and the incidence of non-central nervous system childhood embryonal tumours in Brazil. BMC Cancer. 2011(11):160.
6. Brasil. Ministério da Saúde. Instituto Nacional do Câncer (Inca). Coordenação de Prevenção e Vigilância do Câncer. Câncer na criança e no adolescente no Brasil: dados dos registros de Base Populacional e de Mortalidade. 2008. Disponível em: https://www.inca.gov.br/sites/ufu.sti.inca.local/files//media/document//livro-tumores-infantis.pdf. Acesso em: 26 fev. 2023.
7. Fischbach V, Trout KL, Lewis J, Luis CA, Sika M. WAGR syndrome: a clinical review of 54 cases. Pediatrics. 2005;116(4):984-8.
8. Grønskov K, Olsen JH, Sand A, Pedersen W, Carlsen N, Jylling AMB, et al. Population-based risk estimates of Wilms tumor in sporadic aniridia: a comprehensive mutation screening procedure of PAX6 identifies 80% of mutations in aniridia. Hum Genet. 2001;109(1):11-8.
9. Barbosa AS, Hadjiathanasiou CG, Theodoridis C, Papathanasiou A, Merksz M, Gyorvari B, et al. The same mutation affecting the splicing of WT1 gene is present on Frasier syndrome patients with or without Wilms' tumor. Hum Mutat. 1999;13(2):146-53.
10. Pelletier J, Bruening W, Kashtan CE, et al. Germline mutations in the Wilms' tumor suppressor gene are associated with abnormal urogenital development in Denys-Drash syndrome. Cell. 1991;67(2):437-47.
11. Porteus MH, Narkool P, Neuberg D, Mauer SM, Manivel JC, Striegel JE, et al. Characteristics and outcome of children with Beckwith-Wiedemann syndrome and Wilms' tumor: a report from the National Wilms Tumor Study Group. J Clin Oncol. 2000;18(10):2026-31.
12. DeBaun MR, Tucker MA. Risk of cancer during the first four years of life in children from The Beckwith-Wiedemann Syndrome Registry. J Pediatr. 1998;132(3 Pt 1):398-400.
13. Reid S, Schindler D, Hanenberg H, Barker K, Hanks S, Kalb R, et al. Biallelic mutations in PALB2 cause Fanconi anemia subtype FA-N and predispose to childhood cancer. Nat Genet. 2007;39(2):162-4.
14. Green DM, Breslow NE, Beckwith JB, Norkool P. Screening of children with hemihypertrophy, aniridia, and Beckwith-Wiedemann syndrome in patients with Wilms tumor: a report from the National Wilms Tumor Study. Med Pediatr Oncol. 1993;21(3):188-92.
15. Scott RH, Walker L, Olsen ØE, Levitt G, Kenney I, Maher E, et al. Surveillance for Wilms tumour in at-risk children: pragmatic recommendations for best practice. Arch Dis Child. 2006;91(12):995-9.
16. American Cancer Society (ACS). Wilms tumor: how are tumor Wilms diagnosed? 2018. Disponível em: http://www.cancer.org/cancer/wilmstumor/detailedguide/wilms-tumor-diagnosis. Acesso em: 26 fev. 2023.
17. National Cancer Institute (NCI). Wilms tumor and other childhood kidney tumors treatment. 2023. Disponível em: http://www.cancer.gov/cancertopics/pdq/treatment/wilms/HealthProfessional/page1/AllPages#_900_toc. Acesso em: 26 fev. 2023.
18. Medeiros AK, Scortegagnam F, Baldisseroto M. Tumor de Wilms: avaliação clínica e por meio de imagem. Acta Med. 2011;32:606-18. Disponível em: Acesso em: 5 jul. 2023.

19. Scott RH, Stiller CA, Walker L, Rahman N. Syndromes and constitutional chromosomal abnormalities associated with Wilms tumour. J Med Genet. 2006;43(9):705-15.
20. D'Angio GJ, Breslow N, Beckwith JB, Evans A, Baum H, deLorimier A, et al. Treatment of Wilms' tumor: results of the Third National Wilms' tumor study. Cancer. 1989;64(2):349-60.
21. Jereb B, Burgers JM, Tournade MF, Lemerle J, Bey P, DeLemare J, et al. Radiotherapy in the SIOP (International Society of Pediatric Oncology) nephroblastoma studies: a review. Med Pediatr Oncol. 1994;22(4):221-7.
22. Lapunzina P. Risk of tumorigenesis in overgrowth syndromes: a comprehensive review. Am J Med Genet C Semin Med Genet. 2005;137(1):53-71.
23. American Cancer Society (ACS). Wilms tumor after follow up. Disponível em: http://www.cancer.org/cancer/wilmstumor/detailedguide/wilms-tumor-after-follow-up. Acesso em: 26 fev. 2023.
24. Nanda Internacional (Nanda-I). Diagnósticos de enfermagem: definições e classificações 2021-2023. Garcez RM (trad.). Porto Alegre: Artmed; 2021.
25. Bulechek GM, Butcher HK, Dochterman JM. Classificação das intervenções de enfermagem (NIC). 5.ed. Oliveira SI (trad.). Rio de Janeiro: Elsevier; 2010.

SEÇÃO V

Tratamentos

16

Quimioterapia antineoplásica

Andrea Bezerra Rodrigues
Marcela Maria de Melo Perdigão

INTRODUÇÃO

A quimioterapia antineoplásica (QTA) é o emprego de substâncias químicas com o objetivo de tratar as neoplasias malignas, dentre outras doenças. A maioria dos quimioterápicos antineoplásicos atua de forma inespecífica, atingindo tanto as células normais quanto as cancerígenas. Assim, células que se encontram em rápido processo de divisão celular sofrem com a ação da QTA em mais larga escala. Por isso, atualmente, há uma preocupação em desenvolver fármacos mais seletivos, ou seja, tóxicos somente aos tecidos tumorais. Essas substâncias, chamadas terapia-alvo, serão discutidas em outro capítulo[1].

O tumor maligno é constituído por três grupos de células:

- As células que se dividem ativamente nas fases G1, S, G2 e M.
- As células paradas na fase G0.
- As células que, perdendo sua capacidade reprodutiva, estão morrendo, ou já estão mortas.

As células que estão se reproduzindo ativamente são as mais sensíveis à QTA. Por isso, opta-se por usar, mais frequentemente, a poliquimioterapia, por meio da qual mais de dois tipos de medicamentos de classificações farmacológicas diferentes são aplicados, buscando-se um efeito mais abrangente sobre as células tumorais sem, entretanto, elevar o grau de toxicidade[2].

FINALIDADES DA QUIMIOTERAPIA ANTINEOPLÁSICA

A QTA pode ser classificada quanto à sua finalidade em:

- Neoadjuvante: aplicada antes do tratamento curativo, com o objetivo de reduzir a radicalidade no procedimento cirúrgico e o risco de doença a distância.
- Adjuvante: administrada após o tratamento principal, com o objetivo de aumentar as chances de cura.

Pode, ainda, ser considerada:

- Curativa: que representa o tratamento sistêmico definitivo para a cura da doença.
- Paliativa: quando objetiva tratar os sintomas da doença, retardar o surgimento de sintomas e melhorar a qualidade de vida[1].

CLASSIFICAÇÃO DOS QUIMIOTERÁPICOS ANTINEOPLÁSICOS

Quanto à atuação no ciclo celular, os quimioterápicos antineoplásicos classificam-se em:

- Ciclo-inespecíficos: atuam nas células que estão ou não no ciclo proliferativo.
- Ciclo-específicos: atuam somente nas células que se encontram em proliferação, como é o caso da ciclofosfamida (na fase G2), da vincristina (na fase M) e dos antimetabólitos (fase S). Uma especificidade é que uma dose aumentada não consegue destruir mais células, portanto torna-se necessário aumentar a exposição, seja por infusão contínua ou aumentando o número de ciclos[1].

A QTA pode ainda ser classificada de acordo com seu mecanismo de ação (Tabela 1).

PRESCRIÇÃO E CÁLCULOS DOS QUIMIOTERÁPICOS ANTINEOPLÁSICOS

A QTA é prescrita de acordo com a superfície corpórea (SC) do paciente. Existem réguas e calculadoras para esse fim. No entanto, a SC também pode ser obtida por meio da seguinte regra: superfície corporal (m^2)= peso (em kg) x altura (em cm)/3.600.

Cabe ressaltar a importância da tripla checagem (feita por três profissionais), sendo realizada em três momentos: antes da preparação da QTA, após a preparação e antes de sua administração. Os itens a serem conferidos envolvem: o protocolo terapêutico proposto, dois identificadores do paciente (nome completo e número do prontuário médico, p. ex.) e a superfície corporal[3].

• **TABELA 1** Classificação dos quimioterápicos antineoplásicos, nomes dos medicamentos e mecanismo de ação

Classe do quimioterápico antineoplásico	Exemplos de medicamentos	Mecanismo de ação
Antimetabólitos (englobam os antagonistas do ácido fólico, os antagonistas purínicos, os antagonistas pirimidínicos)	MTX, fludarabina, cladribina, mercaptopurina, tioguanina, 5-FU, citarabina, gencitabina, capecitabina.	Incorporam-se à célula, bloqueando a produção de enzimas ou interpondo-se entre as cadeias de DNA e RNA, transmitindo mensagens errôneas. São do tipo ciclo-específicos.
Alquilantes (englobam as mostradas nitrogenadas, as etileniminas, as nitrosureias e os metais pesados)	Bussulfano, mecloretamina, melfalano, clorambucila, ifosfamida e ciclofosfamida, tiotepa, carmustina, lomustina, estreptozocina, cisplatina, carboplatina, oxaliplatina.	São compostos capazes de substituir, em outra molécula, um átomo de hidrogênio por um radical alquila. Eles se ligam ao DNA de modo a impedir a separação dos dois filamentos do DNA na dupla hélice espiralar, fenômeno indispensável para a replicação. Causam alterações nas cadeias de DNA, impedindo sua replicação. Os alquilantes afetam as células em todas as fases do ciclo celular.
Inibidores mitóticos (englobam os alcaloides da vinca e os taxanos)	Vincristina, vimblastina, vinorelbina, vindesina, docetaxel e paclitaxel.	Podem paralisar a mitose na metáfase, em decorrência de sua ação sobre a proteína tubulina, formadora dos microtúbulos pelos quais migram os cromossomos. Desse modo, os cromossomos, durante a metáfase, ficam impedidos de migrar, ocorrendo a interrupção da divisão celular. São do tipo ciclo-específicos.

(continua)

• **TABELA 1** Classificação dos quimioterápicos antineoplásicos, nomes dos medicamentos e mecanismo de ação (*continuação*)

Classe do quimioterápico antineoplásico	Exemplos de medicamentos	Mecanismo de ação
Antibióticos antitumorais	Doxorrubicina, daunorrubicina, epirrubicina, idarrubicina, mitomicina, mitoxantrona, dactinomicina.	Atuam interferindo na síntese de ácidos nucleicos, impedindo a duplicação e a separação das cadeias de DNA e RNA. São do tipo ciclo-inespecíficos.
Miscelânea	Hidroxiureia, procarbazina, L-asparaginase.	Medicamentos de composição química e ação pouco conhecidas.
Topoisomerase-interativos (englobam os derivados da camptotecina e os derivados da epipodofilotoxina)	Irinotecano e topotecano, etoposídeo e teniposídeo.	Interagem com a enzima topoisomerase I e II (enzimas responsáveis por evitar o sub ou superenrolamento das fitas de DNA), interferindo na síntese do DNA. São ciclo-específicos.

5-FU: 5-fluorouracil; MTX: metotrexato.
Fonte: Bonassa e Gato[1].

Na prescrição médica da QTA, devem constar: nome do paciente, um segundo identificador do paciente, a data em que o pedido foi escrito, o protocolo de QTA, a prescrição de QTA para o paciente, a SC, a data de administração, a via de administração, alergias, tratamentos de cuidados de suporte apropriados para o regime (p. ex., pré-medicação), os parâmetros para liberação da QTA (p. ex., parâmetros hematológicos, valores de ureia e creatinina). Prescrições de antineoplásicos não podem ser feitas verbalmente, exceto para suspensão, ou em casos de necessidade de interrupção da administração[3].

Antes da administração de antineoplásicos, o paciente deve receber, por escrito, informações sobre: diagnóstico, objetivos da terapia, duração do tratamento e esquema, possíveis efeitos adversos a curto e longo prazos, sintomas que exigem comunicação imediata com o serviço de saúde e informações de contato do serviço de saúde[3].

Antes da aplicação da QTA, deve-se analisar as condições gerais do paciente: peso (não deve exceder 10% de perda), contraindicações clínicas das drogas selecionadas, por exemplo, insuficiência cardíaca para drogas cardiotóxicas, ausência de infecções, capacidade funcional, segundo os índices propostos por

Zubrod e Karnofsky*, contagem de leucócitos (> 4.000/mm³), neutrófilos (> 2.000/mm³), plaquetas (> 150.000/mm³), hemoglobina (> 10 g/dL), dosagens séricas de ureia (< 50 mg/dL), creatinina (< 1,5 mg/dL), bilirrubina total (< 3 mg/dL) e ácido úrico (< 5 mg/dL)[4].

Algumas situações devem ser observadas antes da administração da QTA e comunicadas ao médico: alterações nos sinais vitais, incluindo temperatura acima de 37 °C, frequência cardíaca > 100 ou < 50 bpm, presença de equimoses/sangramentos, desidratação por vômitos e/ou diarreia.

Deve-se sempre questionar o paciente sobre reações alérgicas apresentadas anteriormente[1].

SEGURANÇA OCUPACIONAL

O risco de exposição ocupacional pode ocorrer em qualquer fase, desde o preparo até o descarte da QTA. Para garantir maior segurança, o Conselho Federal de Enfermagem (Cofen), por meio da Resolução n. 210/1998, definiu que o profissional responsável por ministrar os quimioterápicos antineoplásicos deve ser o enfermeiro[7]. O Conselho Federal de Farmácia (CFF), por meio da Resolução n. 640/2017, define ser privativo ao farmacêutico o preparo dos antineoplásicos[8].

A preparação do quimioterápico antineoplásico deve ser feita em área exclusiva, em Cabine de Segurança Biológica Classe II, tipo B2 (exaustão externa). Todas as superfícies de trabalho, inclusive a cabine, devem ser limpas e desinfetadas antes e depois de cada sessão de preparação, com produtos regularizados pela Agência Nacional de Vigilância Sanitária (Anvisa). A cabine deve ser ligada 30 minutos antes do início de qualquer manipulação e assim permanecer por 30 minutos após a conclusão do trabalho. A ingestão de alimentos ou líquidos, o fumo, portar adornos e a aplicação de cosméticos na área de trabalho são proibidos[9,10].

Durante o preparo, existem recomendações para a utilização de equipamentos de proteção individual (EPI), como:

---

* Esses instrumentos de avaliação permitem avaliar a capacidade funcional (*performance status*, o PS) que é um dos critérios para a indicação de um tratamento antineoplásico e também de fator prognóstico. O índice de Karnofsky descreve os níveis de atividade e independência com notas de zero a 100, em que zero significa morte e 100, um desempenho físico normal e força para realizar atividades normais. O Zubrod, também conhecido como Ecog, estabelece notas de zero a 5, em que zero indica que o paciente é completamente ativo e capaz de realizar as atividades e 5, que o paciente está morto[5,6].

- 2 pares de luvas (tipo cirúrgica) de látex, punho longo, sem talco e estéreis, trocados a cada hora ou sempre que sua integridade estiver comprometida.
- Avental longo ou macacão de uso restrito à área de preparação (Figura 1), com baixa liberação de partículas, baixa permeabilidade, frente fechada, com mangas longas e punho elástico. Em caso de paramentação reutilizável, esta deve ser guardada separadamente em ambiente fechado até que seja lavada (o avental impermeável não pode ser lavado).
- Touca tipo "ninja", propés com solado antiderrapante, protetor respiratório contra matéria particulada fina da classe PFF2, dotado com filtro HEPA, e utilização proporcional ao tempo de exposição e ao número de amostras manipuladas segundo as especificações do fabricante, além de óculos de proteção com as laterais fechadas[4,10].

Na administração (entende-se por administração o processo desde a instalação da QTA no paciente até a retirada dele, incluindo a manipulação dos sistemas de infusão – equipos, injetor de duas vias etc.), têm-se as seguintes recomendações:

- Utilizar, preferencialmente, sistema *needle free* (sem agulha) (Figura 2) e conexões do tipo *luer-lock*.
- Garantir que todas as conexões estejam adequadamente vedadas para evitar qualquer refluxo.

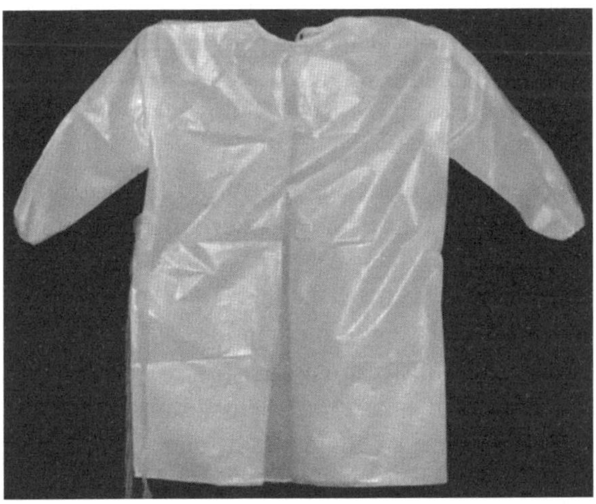

• **FIGURA 1** Avental impermeável de manga longa e punho fechado.
Fonte: acervo das autoras.

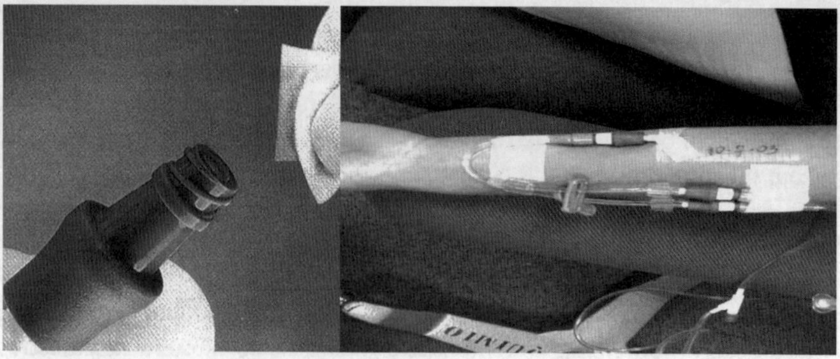

• **FIGURA 2** Sistema *needle free*.
Fonte: acervo das autoras.

- Usar luvas sem talco, duplas e trocadas a cada 30 minutos ou antes, se necessário.
- Aventais de procedimento, máscara com filtro de partículas e proteção ocular.

Ao manusear excretas de pacientes que receberam QTA nas últimas 48 horas, é preciso vestir aventais e luvas de procedimento. Os materiais perfurocortantes devem ser descartados em recipientes identificados, rígidos, providos com tampa, resistentes a punctura, ruptura e vazamento, e devem ser descartados quando o preenchimento atingir 3/4 de sua capacidade. Descartar frascos de antineoplásicos vazios ou com restos de medicamentos, equipos, algodão e gaze contaminados em um recipiente rígido e impermeável, identificado corretamente com a simbologia padronizada para resíduo químico (Figura 3)[10-12].

Em caso de derramamento no ambiente, devem-se adotar as seguintes condutas:

- Paramentar-se adequadamente antes de iniciar o procedimento.
- Identificar e restringir o acesso à área do derramamento e limitar com compressas absorventes.
- Se houver fragmentos de vidro, recolher com pá e vassourinha.
- Os pós devem ser recolhidos com compressa absorvente umedecida, e os líquidos devem recolhidos com compressas absorventes secas. Depois, a área deve ser limpa com água e sabão em abundância. Para isso, todas as áreas nas quais são realizadas atividades de manipulação, armazenamento, administração e transporte de antineoplásicos devem ter um *kit* de derramamento identificado (Figura 4)[10].

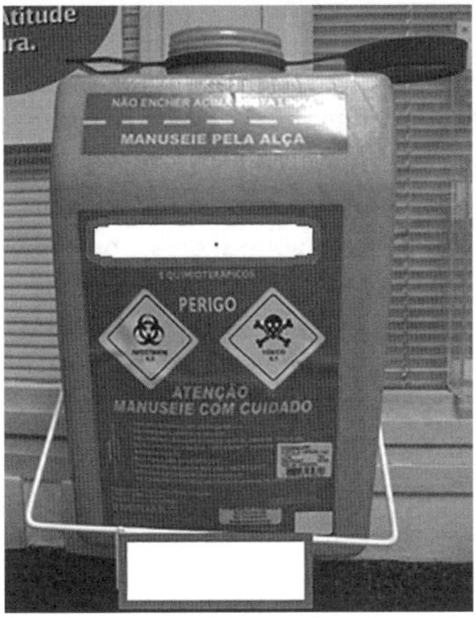

• **FIGURA 3** Recipiente rígido e impermeável, com simbologia padronizada que identifica o resíduo químico.

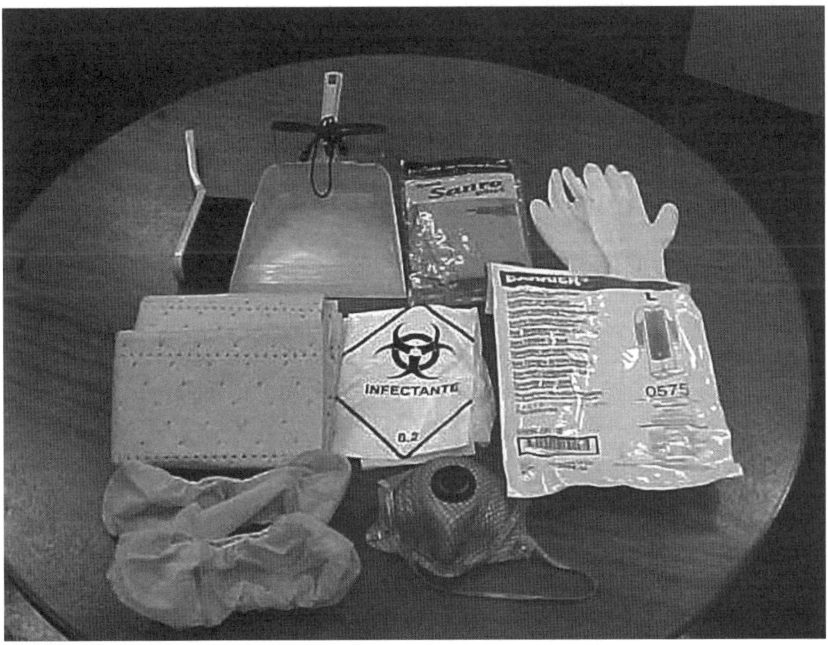

• **FIGURA 4** Materiais presentes no *kit* de derramamento.

Fonte: acervo das autoras.

Em caso de acidentes pessoais:

- Remover o vestuário imediatamente e lavar as áreas de pele atingidas com água e sabão.
- Se a contaminação comprometer os olhos ou outras mucosas, lavar com água ou solução isotônica em abundância e providenciar atendimento médico.
- Todo acidente deve ser documentado em formulário específico[10].

EFEITOS COLATERAIS DOS ANTINEOPLÁSICOS E INTERVENÇÕES DE ENFERMAGEM

Os efeitos colaterais dos antineoplásicos diferem de acordo com a classe quimioterápica, a dose e o intervalo do ciclo, entre outros fatores. Na Tabela 2, eles são apresentados pela classe quimioterápica e pelos sistemas orgânicos, de forma a facilitar a visualização e a compreensão. As intervenções de enfermagem para os principais efeitos podem ser vistas na Tabela 3.

• **TABELA 2** Principais efeitos colaterais dos antineoplásicos por classes e sistemas orgânicos

Classe do antineoplásico	Principais efeitos colaterais por sistemas orgânicos
Antimetabólitos	**Medula óssea:** mielodepressão. **Gastrointestinal:** mucosite, diarreia. **Tegumentar:** fotossensibilidade, hiperpigmentação da pele (5-FU), eritrodisestesia, comumente conhecida como "síndrome mão-pé" (com 5-FU), alopecia.
Alquilantes	**Medula óssea:** mielodepressão. **Gastrointestinal:** mucosite, náuseas e vômitos (principalmente com ciclofosfamida e ifosfamida), diarreia (principalmente com bussulfano e melfalano). **Geniturinário:** cistite e cistite hemorrágica (com ifosfamida e com ciclofosfamida é dose-dependente). **Cardíaco:** cardiotoxicidade.

(continua)

• **TABELA 2** Principais efeitos colaterais dos antineoplásicos por classes e sistemas orgânicos *(continuação)*

Classe do antineoplásico	Principais efeitos colaterais por sistemas orgânicos
Inibidores mitóticos	**Medula óssea:** mielodepressão. **Gastrointestinal:** mucosite, diarreia, náuseas e vômitos. **Neurológico:** neurotoxicidade periférica, central e/ou autonômica (alcaloides da vinca). **Tegumentar:** vesicância, alopecia.
Antibióticos antitumorais	**Medula óssea:** mielodepressão. **Gastrointestinal:** mucosite, diarreia, náuseas e vômitos. **Cardíaco:** cardiotoxicidade, que pode ser aguda (ocorre em até 24 horas da administração do quimioterápico antineoplásico e é autolimitada), subaguda (os sintomas surgem de 4-5 semanas da administração) ou crônica (irreversível, ocorre de meses a anos após a infusão do quimioterápico antineoplásico). **Tegumentar:** vesicância, alopecia, hiperpigmentação (doxorrubicina), fotossensibilidade.
Miscelânea	**Medula óssea:** mielodepressão (com mitomicina e lenalinomida). **Pulmonar:** dispneia e estertores finos. **Gastrointestinal:** náuseas e vômitos. **Tegumentar:** hiperpigmentação, eritema, erupções. **Neurológico:** talidomida. **Vascular:** trombose venosa (com lenalinomida).
Compostos de platina	**Medula óssea:** mielodepressão. **Neurológico:** ototoxicidade (com cisplatina). **Gastrointestinal:** mucosite, náuseas e vômitos intensos, diarreia, gosto metálico. **Urinário:** nefrotoxicidade.
Derivados vegetais	**Medula óssea:** mielodepressão. **Tegumentar:** vesicância (com alcaloides da vinca, taxanos), alopecia, eritrodisestesia (com capecitabina). Imunológico: reações alérgicas e anafiláticas (com taxanos). **Gastrointestinal:** mucosite, diarreia, náuseas e vômitos. **Neurológico:** neurotoxicidade periférica, central e/ou autonômica (com alcaloides da vinca).

5-FU: 5-fluorouracil.
Fonte: Bonassa e Gato[1]; Silva[2].

• **TABELA 3** Intervenções de enfermagem para os principais efeitos colaterais dos quimioterápicos antineoplásicos

Efeito colateral	Intervenções
Mielodepressão	**Neutropenia:** • Manter boa higienização das mãos[13-15]. • Administrar fator de crescimento de granulócitos (filgrastima; G-CSF) conforme prescrito. A recomendação é: pacientes com mais que 20% de risco de neutropenia febril, ou seja, idade > 65 anos, exposição prévia à quimioterapia ou radioterapia, neutropenia persistente, envolvimento da medula óssea pelo tumor, baixo desempenho funcional, cirurgia recente e/ou feridas abertas, disfunção renal ou hepática e infecção por HIV[13,16]. • Orientar sobre a vacina da gripe anual e a vacina pneumocócica conjugada após a avaliação do estado imunológico. Os contatos do paciente devem estar em dia com as vacinas[15]. • Administrar, conforme prescrito, profilaxia antibiótica com fluoroquinolona para pacientes neutropênicos de alto risco (pacientes com expectativa de contagem absoluta de neutrófilos de 100 células/mm^3, ou menos, por mais de 7 dias). • Administrar profilaxia antifúngica, conforme prescrição médica, para receptores de TCTH alogênico e pacientes com leucemia aguda submetidos a quimioterapia intensiva. • Administrar profilaxia antiviral com aciclovir (ou outro), conforme prescrição médica, para pacientes positivos para vírus herpes simples submetidos a TCTH alogênico ou terapia de indução de leucemia[13]. • Manter em quarto privativo os receptores de TCTH. Pacientes com neutropenia não precisam ser colocados em quartos individuais. Os receptores de TCTH alogênico devem estar em salas com mais de 12 trocas de ar, filtração de absorção de partículas de alta eficiência e pressão positiva. Plantas e flores secas ou frescas não devem ser permitidas nos quartos de pacientes neutropênicos internados[13]. • Instruir banhos diários para manter a integridade da pele (opinião de especialistas)[13]. • Utilizar água potável filtrada, fervida ou mineral, para o consumo[13,17] • Dar preferência para os alimentos como frutas, verduras, legumes, carnes e ovos sempre cozidos, lembrando que frutas e verduras cruas devem ser bem higienizadas[13,17].

(continua)

• **TABELA 3** Intervenções de enfermagem para os principais efeitos colaterais dos quimioterápicos antineoplásicos (*continuação*)

Efeito colateral	Intervenções
	· Orientar sobre evitar locais aglomerados, contato com pessoas doentes ou que receberam vacina recentemente[1]. · Orientar sobre proteger pele e mucosas de traumas. Evitar o uso de lâminas de barbear e alicates de cutícula[1]. · Evitar termômetro retal, enemas, supositórios e exames retais em neutropênicos (opinião de especialistas)[1,13]. · Limpar, desinfetar e/ou esterilizar equipamentos médicos[14]. · A higiene das mãos, precauções máximas de barreira estéril e antissepsia cutânea com clorexidina são recomendadas para todas as inserções de cateter venoso central[13]. · Trocar os equipos e dispositivos complementares sempre nas trocas dos cateteres venosos. Equipos de infusão contínua não devem ser trocados em intervalos inferiores a 96 horas. Trocar equipos de administração intermitente a cada 24 horas. Trocar o equipo e dispositivo complementar de nutrição parenteral a cada bolsa, na administração de infusões lipídicas a cada 12 horas, e na administração de hemocomponente, a cada bolsa[18,19]. · Fornecer educação e treinamento de prevenção de infecções para todos os profissionais de saúde[14].
	Anemia: · Manter prevenção contra quedas[4]. · Orientar o paciente sobre alternar períodos de atividade/repouso[4]. · Monitorar a contagem de hemácias, Hb e Ht[4]. · Monitorar a saturação de oxigênio e, se for $< 90\%$, instalar oxigenoterapia[4]. · Instalar concentrado de hemácia, conforme prescrito, se Hb ≤ 7 g/dL, e/ou outros valores, em pacientes com sintomatologia e/ou comorbidades, como doença cardíaca e doença pulmonar crônica[16,20].

(continua)

• **TABELA 3** Intervenções de enfermagem para os principais efeitos colaterais dos quimioterápicos antineoplásicos (*continuação*)

Efeito colateral	Intervenções
	Plaquetopenia: • Orientar a não utilizar, no período de plaquetopenia, objetos cortantes em geral[4]. • Manter prevenção contra quedas e evitar assoar o nariz[1,4]. • Utilizar escova dental de cerdas macias para higiene oral[1,4]. • Evitar o uso de fio dental (se contagem de plaquetas < 20.000/mm^3)[4]. • Comunicar sangramentos visíveis e ocultos. Atenção para cefaleia e alterações visuais, que podem indicar comprometimento no sistema nervoso central[4]. • Evitar punções. Se necessário, utilizar sempre calibres mais finos[4]. • Evitar constipação, bem como uso de enemas e supositórios[4]. • Administrar, se prescrito, ácido tranexâmico antes da cirurgia para pacientes com câncer de cabeça e pescoço[21]. • Realizar transfusão profilática de plaquetas: se contagens inferiores a 10.000/mcL, na ausência de fatores de risco e, se inferiores a 20.000/mcL, na presença de fatores associados a eventos hemorrágicos ou febre (febre consome plaquetas)[20,22].

(continua)

• **TABELA 3** Intervenções de enfermagem para os principais efeitos colaterais dos quimioterápicos antineoplásicos (*continuação*)

Efeito colateral	Intervenções
Náuseas e vômitos	▪ Avaliar o protocolo de drogas quimioterápicas para classificar o risco. Alto risco (> 90% de frequência), p. ex.: antraciclina, carboplatina, cisplatina, carmustina > 250 mg/m², ciclofosfamida > 1.500 mg/m², dacarbazina etc. Nesses casos, preconiza-se, preferencialmente, a administração de olanzapina, 5-10 mg, VO, diariamente, D2, D3 e D4 + antagonistas do receptor NK-1 (p. ex., aprepitanto – Emend®) 125 mg, VO, D2 e D3 + antagonista de 5-HT3 (p. ex., ondansetrona 16-24 mg, VO, 1 vez, ou 8-16 mg, EV, 1 vez) + dexametasona 12 mg, VO ou EV). Risco moderado (> 30-90% de frequência), p. ex., carboplatina, doxorrubicina, ifosfamida, oxaliplatina, irinotecano etc., preconiza-se antagonista de 5-HT3 (p. ex., ondansetrona 16-24 mg, VO, 1 vez, ou 8-16 mg, EV, 1 vez) + dexametasona 8 mg, VO ou EV, diariamente, D2 e D3. Baixo risco (10-30% de frequência), p. ex., fluorouracil, metotrexato, gencitabina, docetaxel, paclitaxel etc., preconiza-se dexametasona na dose de 8-12 mg, VO ou EV. Risco mínimo (< 10% de frequência), p. ex., bevacizumabe, bortezomibe, pertuzumabe, rituximabe, trastuzumabe etc., sem indicação de profilaxia de rotina[23]. ▪ Nos casos de náusea antecipatória, realizar terapia comportamental e considerar terapia ansiolítica com lorazepam, conforme prescrito, na noite anterior ao tratamento e repetido 1-2 horas antes do início da infusão[23]. ▪ Medicamentos à base de *cannabis* podem ser adjuvantes úteis no controle de náuseas e vômitos induzidos por QTA[24,25]. ▪ A granisetrona transdérmica é eficaz e segura no controle da êmese aguda induzida por QTA com potencial emetogênico moderado e alto[26,27]. ▪ Evitar períodos prolongados de jejum. Sugerir a ingestão de pequenas quantidades de alimentos, em intervalos frequentes[1,4,17]. ▪ Orientar para a ingestão de alimentos em temperatura ambiente ou fria e evitar condimentos, doces, frituras e alimentos com odor forte[1,4,17]. ▪ Evitar o preparo de alimentos[1,4,17]. ▪ Proporcionar um ambiente agradável e sem odores[1,4,17].

(continua)

TABELA 3 Intervenções de enfermagem para os principais efeitos colaterais dos quimioterápicos antineoplásicos (*continuação*)

Efeito colateral	Intervenções
	▪ Evitar alimentos preferidos no dia da administração da QTA, para evitar a aversão permanente a esses alimentos após o tratamento[1,4,17]. ▪ Fornecer líquidos gelados, como sucos de frutas, gelo, picolés de frutas, suplementos alimentares[1,4,17]. ▪ Evitar beber líquidos durante as refeições, utilizando-os em pequenas quantidades nos intervalos, preferencialmente gelados[1,4,17]. ▪ Utilizar gengibre em infusão, como tempero, ou adicionado a sucos (efeito antinauseante)[1,4,17]. ▪ Orientar sobre a importância de uma boa higiene oral[1,4,17]. ▪ Manter a cabeceira elevada (no mínimo 45 graus) durante e após as refeições. Não se deitar logo após as refeições[1,4,17].

(continua)

• **TABELA 3** Intervenções de enfermagem para os principais efeitos colaterais dos quimioterápicos antineoplásicos (*continuação*)

Efeito colateral	Intervenções
Mucosite	• Efetuar inspeção diária da mucosa oral[28] e proceder à classificação do grau de mucosite. Escalas que podem ser utilizadas: CTCAE ou a da OMS. • Promover a cessação tabágica e evitar bebidas alcoólicas[28]. • Manter boa higiene oral, utilizando escova dental de cerdas macias e creme dental não abrasivo[1,4,28]. • Remover e higienizar próteses dentárias[1,4,28]. • Realizar bochechos com soluções sem álcool pelo menos 4 vezes ao dia, após a escovação dos dentes (com 15 mL de solução de bicarbonato de sódio, gargarejar por 30 segundos e desprezar). Não ingerir alimentos sólidos ou líquidos nos 30 minutos seguintes aos bochechos[4,28]. • Estimular uma boa ingestão hídrica[4,28]. • Evitar alimentos picantes, ácidos/cítricos e duros, ingerir alimentos frios ou à temperatura ambiente e consumir alimentos mais macios e pastosos[17]. • Pode-se indicar peróxido de hidrogênio, em alguns casos, para remoção de debris hemorrágicos[29]. • Evitar xerostomia e oferecer goma de mascar sem açúcar para estimular a salivação, quando apropriado[4]. • Manter lábios hidratados[4]. • Anestésicos tópicos, como lidocaína a 2%, podem ser prescritos para redução da dor e do desconforto. Administrar outros analgésicos, como prescrito[4]. • Avaliar a necessidade de crioterapia, que está indicada no tratamento com o quimioterápico 5-fluorouracil (antes de 5-FU em bólus + durante + 30 minutos após), sendo contraindicada com uso de oxaliplatina[29]. • Orientar/encaminhar à laserterapia de baixa potência, que é indicada tanto para prevenção da mucosite e redução de seus sinais e sintomas quanto para o tratamento, principalmente em pacientes submetidos a TCTH. As aplicações podem ser diárias (5 vezes por semana) ou de acordo com a disponibilidade do paciente[29]. • Avaliar se há prescrição de palifermina (Kepivance®), que é um fator estimulador de queratinócitos, que pode ser prescrito na dose de 60 mcg/kg/dia, EV, por 3 dias, em pacientes submetidos a TCTH, avaliando-se o custo-benefício[29].

(*continua*)

• **TABELA 3** Intervenções de enfermagem para os principais efeitos colaterais dos quimioterápicos antineoplásicos (*continuação*)

Efeito colateral	Intervenções
Diarreia	• Proceder à avaliação do grau de diarreia de acordo com a CTCAE ou outra escala institucional padronizada[30]. • Avaliar prescrição médica: a loperamida pode ser prescrita em dose de ataque, seguida de 2 mg, a cada 4 horas; a octreotida (Sandostatin®) pode ser prescrita por via subcutânea na dose de 100-150 mcg, 3 vezes por dia; e a atropina, 0,25-1 mg, EV[4,29,31]. • Avaliar sinais de desidratação e monitorar ingestão hídrica. Aumentar o consumo de líquidos para, no mínimo, 3 litros ao dia[4,17]. • Monitorar nível sérico de eletrólitos[4,17]. • Monitorar peso e balanço hídrico, se diarreia significativa[4,17]. • Avaliar a integridade da região perianal[4,17]. • Orientar o paciente a lavar a região perianal com água e sabão, em vez do uso de papel higiênico, em razão do risco de lesão na pele/mucosa, o que seria uma porta de entrada para microrganismos[4,17]. • Contatar nutricionista para adaptação da dieta. Recomenda-se o manejo dietético, eliminando cafeína, álcool, lactose e alimentos ricos em gordura, aumentar o fracionamento da dieta e reduzir o volume por refeição, utilizar dieta pobre em fibras insolúveis e adequada em fibras solúveis, evitar temperaturas extremas e ingerir líquidos isotônicos entre as refeições. Em caso de aporte nutricional insuficiente, iniciar a ingestão de suplementos orais[17,30].

(continua)

• **TABELA 3** Intervenções de enfermagem para os principais efeitos colaterais dos quimioterápicos antineoplásicos (*continuação*)

Efeito colateral	Intervenções
Neurotoxicidade	• Proceder ao exame físico, buscando sinais e sintomas de neuropatia a intervalos regulares. Avaliar o grau de neuropatia de acordo com a escala da CTCAE ou outra escala institucional padronizada[1,4]. • Monitorar dosagens séricas de magnésio e outros eletrólitos, quando utilizada cisplatina, pois desregulações nesses níveis precipitam a toxicidade neurológica[1,4]. • Avaliar a prescrição médica para controle dos sintomas, com duloxetina ou gabapentina associada a um opioide[32,33]. • Ensinar os sinais e os sintomas de neuropatia periférica ao paciente, para que ele os relate imediatamente à equipe de saúde[1,4,33]. • Orientar sobre o tratamento precoce ser a melhor maneira de prevenir mais danos[1,4,33]. • Ensinar estratégias de gestão de segurança pessoal, prevenindo lesões por alterações de sensibilidade, por exemplo[1,4,33]. • Ensinar inspeção visual dos pés e a importância de usar sapatos confortáveis e antiderrapantes[1,4,33]. • Ensinar as estratégias para controlar os sintomas de disfunção autonômica, quando presentes (hipotensão postural, constipação intestinal)[1,4,33].
Cardiotoxicidade	• Encaminhar para avaliação do cardiologista pacientes com fatores de risco cardiovasculares ou doenças cardiovasculares já estabelecidas que serão submetidos a tratamento com potencial de cardiotoxicidade, antes de iniciar a terapia e seguimento de acordo com o protocolo específico[34]. • Atentar para os fatores associados a maior risco de cardiotoxicidade: doença miocárdica atual, fatores de risco cardiovasculares e demográficos (idade, história familiar de doença cardiovascular prematura, hipertensão arterial, diabetes *mellitus*, hipercolesterolemia), uso prévio de QTA do grupo das antraciclinas, radioterapia mediastinal ou de tórax, tratamento combinado de antraciclina e trastuzumabe) e fatores de risco de estilo de vida (tabagismo atual ou prévio e obesidade)[34]. • Atentar para a FEVE, pois a redução $\geq$ 10% na FEVE para um valor abaixo do limite inferior da normalidade (FEVE < 50%) é caracterizada como disfunção ventricular relacionada à terapia do câncer[34].

(continua)

• **TABELA 3** Intervenções de enfermagem para os principais efeitos colaterais dos quimioterápicos antineoplásicos (*continuação*)

Efeito colateral	Intervenções
	• Realizar a análise da função diastólica nos pacientes oncológicos, tanto antes do início da terapia quanto no acompanhamento. Porém, não há evidência de que o tratamento deva ser interrompido com base na função diastólica[34]. • Realizar ECG na avaliação inicial e durante o tratamento[34]. • Calcular e monitorar dose cumulativa de QTA cardiotóxica[34]. • Orientar sobre prevenção da cardiotoxicidade em todos os pacientes com câncer, com o reconhecimento dos fatores de risco cardiovasculares, desde a consulta inicial[34]. • Orientar sobre cessação de tabagismo e alcoolismo, implementação de dieta regular visando à manutenção do peso adequado, prática de exercícios físicos, controle da hipertensão arterial, tratamento do diabetes e da dislipidemia[34]. • Administrar, conforme protocolo institucional, protetor cardíaco (dexrazoxano) para pacientes que serão submetidos a doses altas de antraciclinas e com alto risco de cardiotoxicidade[34]. • Monitorar cansaço, fadiga, taquicardia, arritmias, dispneia, tosse seca, distensão das veias jugulares, edema[1].
Nefrotoxicidade	• Iniciar hiperidratação (2.500 $mL/m^2/24$ horas) e encorajar hidratação via oral[1,4]. • Antes da QTA, a diurese deve estar > 150 mL/hora[1,4]. • Verificar se há prescrição médica para administrar diurético osmótico (manitol) quando prescrita cisplatina. Conferir a diluição em, no mínimo, 1.000 mL de soro (adulto). O manitol combinado com a hidratação preveniu significativamente, em ensaio clínico, a nefrotoxicidade induzida pela cisplatina, principalmente quando a dose for > 80 mg/m^2 ou pacientes recebendo radiação concomitante[1,4,35]. • Avaliar se há prescrição de amifostina, que pode ser prescrita antes da QTA[1,4]. • Proceder à avaliação de dosagem de ureia e creatinina antes e durante o tratamento[1,4]. • Monitorar peso e balanço hídrico[1,4]. • Atentar aos sinais e aos sintomas de toxicidade renal[1,4]. • Manter o pH urinário > 7; realizar teste de fita reagente urinária[1,4]. • Atentar se há prescrição de alopurinol ou rasburicase, que devem ser prescritos para pacientes com doenças mieloproliferativas em tratamento quimioterápico, em razão de síndrome de lise tumoral, com possibilidade de nefropatia[1,4].

(*continua*)

• **TABELA 3** Intervenções de enfermagem para os principais efeitos colaterais dos quimioterápicos antineoplásicos (*continuação*)

Efeito colateral	Intervenções
Toxicidade vesical	• Proceder à hidratação EV e estimular a ingestão hídrica[1,4]. • Administrar mitexan quando utilizar o antineoplásico ifosfamida. Para manter adequado o nível de mitexan na bexiga durante a eliminação do metabólito tóxico, a citoproteção deve ser realizada, pelo menos, em três momentos: 15-30 minutos antes da infusão, 4 e 8 horas após o uso da droga. Para esquemas de infusão contínua, realizar bólus de mitexan, seguido de infusão com mitexan 40% da dose de ifosfamida em período de 12-14 horas[1,4]. • Instalar a QTA, preferencialmente, no período da manhã (evitar maior exposição na parede vesical)[1,4]. • Orientar o paciente a urinar frequentemente e a evitar substâncias irritantes, como café[1,4]. • Realizar teste de fita reagente urinária para verificação de hematúria microscópica[1,4].
Toxicidade dermatológica (extravasamento)	**Medidas de prevenção:** • Considera-se a prevenção como padrão de prática. • Atentar para os fatores de risco individuais (veias filiformes e/ou frágeis, obesidade, múltiplas punções venosas prévias, presença de doenças de pele disseminadas, movimentação do paciente e nível de consciência)[36]. • Orientar o paciente a comunicar qualquer sintoma, como dormência, formigamento ou prurido, dor, queimação[4,36]. • Evitar punção em membros com perda de sensibilidade, local de manipulação cirúrgica e membros irradiados anteriormente, veias puncionadas há mais de 24 horas, rígidas, com alterações de cor e doloridas[1,4,36]. • Escolher a veia de acordo com esta sequência: 1° antebraço, 2° dorso da mão, 3° punho[1,4,36]. • Evitar a utilização de dispositivos metálicos para a administração de QTA vesicante[4,36]. • Preferir dispositivos menos calibrosos e garantir uma adequada fixação do acesso, evitando excesso de adesivo que dificulte a visualização do local de punção. Recomenda-se utilização de película transparente estéril[1,4,36]. • Verificar o fluxo sanguíneo após a punção e, em seguida, lavar com 10 mL de solução salina normal e verificar se há sinais de extravasamento[1,36]. • Lavar com 10-20 mL de solução salina entre diferentes infusões de drogas antineoplásicas[36].

(*continua*)

TABELA 3 Intervenções de enfermagem para os principais efeitos colaterais dos quimioterápicos antineoplásicos (*continuação*)

Efeito colateral	Intervenções
	• Administrar soluções fisiológicas concomitantemente à infusão de QTA vesicante e/ou irritante e verificar o retorno de sangue antes que a QTA seja administrada e, regularmente, durante a infusão em bólus, checando o retorno a cada 2 mL[1,4,36]. • Contraindicar o uso de bombas de infusão para QT em bólus[36]. • Treinar a equipe de enfermagem e implementar protocolos de prevenção de extravasamento de QTA[1,36]. • Não administrar, por via periférica, droga vesicante em período superior a 30 minutos. Recomendar o uso de acesso venoso central para administração de drogas vesicantes ou irritantes[1,4,36]. **Condutas diante do extravasamento:** • Usar a incidência de extravasamento como indicador de qualidade[36]. • Se houver qualquer sinal/sintoma de extravasamento, interromper imediatamente a infusão e manter o dispositivo no local[1,4,36]. • Aspirar droga residual existente, remover o dispositivo, elevar o membro e aplicar compressas. Algumas drogas exigem compressas mornas, e outras, compressas frias[1,4,36]. • Demarcar e fotografar a área para documentação e acompanhamento[1,4,36]. • Acompanhar o extravasamento por telefone ou pessoalmente[36]. • Utilizar antídotos, se aplicável. O recomendado é dexrazoxano, único antídoto licenciado para o tratamento de extravasamento de antraciclina. Administrar por via IV em uma veia em área longe do local do extravasamento, a uma dose de 1.000 mg/m² dia e de 2 a 500 mg/m² no dia 3. Em caso de extravasamento de mitomicina C, iniciar DMSO tópico (99%), de preferência nos primeiros 10 minutos. Usar tiossulfato de sódio 0,17 M (uma solução de tiossulfato de sódio 4 mL de 10% e 6 mL de água estéril para injeção) em injeção subcutânea imediatamente em caso de extravasamento de mecloretamina. Administrar hialuronidase em injeção subcutânea (150-900 UI ao redor da área de extravasamento), em caso de extravasamento de alcaloides da vinca e taxanos[36]. • O uso de corticosteroides subcutâneo e tópico não é recomendado em extravasamentos de QTA (não tem nível de evidência científica)[36]. • Notificar o médico[1,4]. • Registrar em prontuário[1,4,36].

(*continua*)

• **TABELA 3** Intervenções de enfermagem para os principais efeitos colaterais dos quimioterápicos antineoplásicos (*continuação*)

Efeito colateral	Intervenções
Reações de hipersensibilidade (comumente chamadas também reações infusionais ou alérgicas)	**Medidas de prevenção:** • Atentar para a infusão de drogas potenciais para esse tipo de reação: compostos de platina, taxanos, L-asparaginase, procarbazina, etoposídeo, atraciclinas, anticorpos monoclonais[38]. • Levar em consideração uma história completa de reações alérgicas anteriores[38,39]. • Manter em local acessível medicação e equipamentos de suporte como epinefrina, anti-histamínicos, broncodilatador, oxigênio, equipamento de traqueostomia e desfibrilador para que o atendimento inicial não sofra atrasos[38,39]. • Verificar prescrição de pré-medicação (anti-histamínico, corticosteroide, inibidor de receptor de histamina)[38,39]. • Estar atento às manifestações clínicas mais leves, como: rubor, prurido, febre e/ou calafrios, e mais graves, como: dispneia, aperto na garganta, hipóxia e/ou convulsões. • Para rituximabe (anticorpo monoclonal), seguir protocolo: iniciar com velocidade de 50 mg/hora e, se não ocorrer reação infusional, deve-se aumentar 50 mg/hora a cada 30 minutos até o máximo de 400 mg/hora. Outra modalidade de administração do rituximabe é a via subcutânea, sendo indicada apenas para LNH e LLC. A via subcutânea só poderá ser elegível a partir do segundo ciclo, quando não houve reação de grau 3 ou 4 na primeira infusão. A região abdominal é a área de escolha para a aplicação e deve ser administrada lentamente, de 5-6 minutos[37]. **Medidas de tratamento:** • Proceder à avaliação do grau da reação, de acordo com a escala CTCAE ou outra escala institucional padronizada. Reações que se caracterizem como estágios 3 ou 4 necessitam de maior suporte, como o uso de anti-histamínicos e epinefrina endovenosos, e interrupção da administração. Reações de grau 1 ou 2, após melhora dos sintomas, podem ser reiniciadas com redução da taxa infusional, após avaliação médica[38,39].

(*continua*)

TABELA 3 Intervenções de enfermagem para os principais efeitos colaterais dos quimioterápicos antineoplásicos (*continuação*)

Efeito colateral	Intervenções
	• Quando interromper a droga, manter o acesso venoso com solução salina[38,39]. • Verificar os sinais vitais a cada 2-5 minutos, e nível de consciência, avaliar a via aérea e a respiração. Oxigênio suplementar é essencial em pacientes com doença pulmonar ou cardíaca. Caso haja hipotensão, posicionar em Trendelenburg, caso não haja contraindicação[38,39]. Infusão rápida de solução salina geralmente é necessária. Em casos mais severos, pode haver necessidade de vasopressores (dopamina)[39]. • Em casos de suspeita de reação anafilática, deve ser administrada epinefrina 0,01 mg/kg (máximo de dose de 0,5 mL) IM no vasto lateral da coxa[39]. • Em caso de reação moderada, o paciente deverá permanecer sob observação por um período de, no mínimo, 2-4 horas após o término da infusão. Caso o paciente não possa permanecer em observação no centro de infusão por esse período, deverá ser encaminhado à emergência a fim de completar o período de observação[38,39].

5-FU: 5-fluorouracil; CTCAE: *Common Toxicity Criteria for Adverse Effects*; DMSO: dimetilsulfóxido; ECG: eletrocardiograma; EV: endovenoso; FEVE: fração de ejeção de ventrículo esquerdo; Hb: hemoglobina; HIV: vírus da imunodeficiência humana; Ht: hematócrito; IM: intramuscular; IV: intravenoso; LLC: leucemia linfoide crônica; LNH: linfoma não Hodgkin; OMS: Organização Mundial da Saúde; QTA: quimioterapia antineoplásica; TCTH: transplante de células-tronco hematopoiéticas; VO: via oral.

REFERÊNCIAS BIBLIOGRÁFICAS

1. Bonassa EMA, Gato MIR. Terapêutica oncológica para enfermeiros e farmacêuticos. São Paulo: Atheneu; 2012.
2. Silva LMG. Quimioterapia. In: Mohallem AGC, Rodrigues AB. Enfermagem oncológica. Barueri: Manole; 2007. Capítulo 4. p.61-88.
3. Neuss MN, Gilmore TR, Belderson KM, Billett AL, Conti-Kalchik T, Harvey BE, et al. 2016 updated American Society of Clinical Oncology/Oncology Nursing Society Chemotherapy Administration safety standards, including standards for pediatric oncology. Oncology Nursing Forum. 2017;44(1):31-43.
4. Rodrigues AB, Martin LGR. Bases da quimioterapia, classificação dos quimioterápicos, cálculos em quimioterapia e segurança ocupacional. In: Rodrigues AB, Martin LGR, Moraes MW. Oncologia multiprofissional: bases para assistência. Barueri: Manole; 2016. p.187-203.
5. Polo LHV, Moraes MW. The Zubrod performance status and the Karnofsky index in quality of life evaluation of children with cancer. Einstein. 2009;7(3 Pt 1):314-21.
6. Brasil. Ministério da Saúde. Secretaria de Atenção à Saúde. Departamento de Regulação, Avaliação e Controle. Coordenação-Geral de Gestão dos Sistemas de Informações em Saúde. Oncologia: manual de bases técnicas. 30.ed. 2022. Disponível em: https://www.inca.gov.br/sites/ufu.sti.inca.local/files//media/document//manual_oncologia_30a_edicao_agosto_2022_25_08_2022_-_26-08-2022.pdf Acesso em: 11 mar. 2023.
7. Conselho Federal de Enfermagem (Cofen). Resolução n. 210, de 1º de julho de 1998. Dispõe sobre a atuação dos profissionais de enfermagem que trabalham com quimioterápico antineoplásicos. Diário Oficial da República Federativa do Brasil, Brasília. Disponível em: http://www.cofen.gov.br/resoluo-cofen-2101998_4257.html. Acesso em: mar. 2023.
8. Conselho Federal de Farmácia (CFF). Resolução n. 640, de 27 de abril de 2017. Dá nova redação ao artigo 1º da Resolução/CFF n. 623/16, estabelecendo titulação mínima para a atuação do farmacêutico em oncologia. Diário Oficial da República Federativa do Brasil, Brasília. Disponível em: http://www.crfsp.org.br/noticias/8560-res-cff-n-640-2017.html. Acesso em: 5 jul. 2023.
9. Brasil. Ministério do Trabalho. NR 32 – Segurança e saúde no trabalho em serviços de saúde. Portaria n. 485, de 11 de novembro de 2005. Disponível em: https://www.gov.br/trabalho-e-previdencia/pt-br/acesso-a-informacao/participacao-social/conselhos-e-orgaos-colegiados/ctpp/arquivos/normas-regulamentadoras/nr-32-atualizada-2022-2.pdf. Acesso em: mar. 2023.
10. Brasil. Agência Nacional de Vigilância Sanitária (Anvisa). Resolução/RDC n. 220, de 21 de setembro de 2004. Disponível em: https://bvsms.saude.gov.br/bvs/saudelegis/anvisa/2004/rdc0220_21_09_2004.html. Acesso em: mar. 2023.
11. Brasil. Agência Nacional de Vigilância Sanitária (Anvisa). Resolução/RDC n. 222, de 28 de março de 2018. Disponível em: https://bvsms.saude.gov.br/bvs/saudelegis/anvisa/2018/rdc0222_28_03_2018.pdf. Acesso em: mar. 2023.
12. National Institute for Occupation Safety and Health. NIOSH Alert. Preveting occupation exposures to antineoplastic and other hazardous drugs in health care settings. 2004. Disponível em: https://www.cdc.gov/niosh/docs/2004-165/pdfs/2004-165.pdf. Acesso em: 20 mar. 2023.
13. Freifeld AG, Bow EJ, Sepkowitz KA, Boeckh MJ, Ito JI, Mullen CA, et al. Clinical practice guideline for the use of antimicrobial agents in neutropenic patients with cancer: 2010 update by the infectious diseases society of America. Clin Infect Dis. 2011;52(4):e56-93.
14. National Center for Emerging and Zoonotic Infectious Diseases (NCEZID). Division of Healthcare Quality Promotion. Guide to infection prevention for outpatient settings: minimum expectations for safe care. 2016. Disponível em: https://www.cdc.gov/infectioncontrol/pdf/outpatient/guide.pdf. Acesso em: 25 mar. 2023.

15. Baden LR, Swaminathan S, Almyroudis NG, Angarone M, Barros N, Buss B, et al. Prevention and treatment of cancer-related infections. National Comprehensive Cancer Network. 2022. Disponível em: https://www.nccn.org/guidelines/category_3. Acesso em: 25 mar. 2023.
16. Griffiths LA, Roy V, Alwan L, Bachiashvili K, Baird J, Bakhshi S, et al. Hematopoietic growth factors. National Comprehensive Cancer Network. 2023. Disponível em: https://www.nccn.org/guidelines/category_3 Acesso em: 25 mar. 2023.
17. Brasil. Instituto Nacional de Câncer José Alencar Gomes da Silva (Inca). Coordenação Geral de Gestão Assistencial. Hospital do Câncer I. Serviço de Nutrição e Dietética. Consenso Nacional de Nutrição Oncológica. 2.ed. rev., ampl. atual. Rio de Janeiro: INCA; 2015. Disponível em: https://www.inca.gov.br/sites/ufu.sti.inca.local/files/media/document/consenso-nacional-de-nutricao-oncologica-2-edicao-2015.pdf. Acesso em: 15 abr. 2023.
18. O'Grady NP, Alexander M, Burns LA, Dellinger EP, Garland J, Heard SO, et al. Guidelines for the prevention of intravascular catheter-related infections. 2011. Departament of Health & Human Services – USA. 2017. Disponível em: https://www.cdc.gov/mmwr/preview/mmwrhtml/rr5110a1.htm. Acesso em: 15 abr. 2023.
19. Brasil. Agência Nacional de Vigilância Sanitária (Anvisa). Medidas de prevenção de infecção relacionada à assistência à saúde. Brasília: Anvisa; 2017.
20. Brasil. Ministério da Saúde. Secretaria de Atenção à Saúde. Departamento de Atenção Especializada e Temática. Guia para uso de hemocomponentes. 2. ed. Brasília: Ministério da Saúde; 2015. Disponível em: https://bvsms.saude.gov.br/bvs/publicacoes/guia_uso_hemocomponentes_2ed.pdf. Acesso em: 15 abr. 2023.
21. Anjan D, Surajit C, Debabrata M, Subinay C, Tapobrata M, Anindya M, et al. Does the preoperative administration of tranexamic acid reduce perioperative blood loss and transfusion requirements after head neck cancer surgery? A randomized, controlled trial. Anesth Essays Res. 2015;9(3):384-90.
22. Estcourt LJ, Stanworth SJ, Doree C, Hopewell S, Trivella M, Murphy MF. Comparison of different platelet count thresholds to guide administration of prophylactic platelet transfusion for preventing bleeding in people with haematological disorders after myelosuppressive chemotherapy or stem cell transplantation. Cochrane Database Syst Rev. 2015;2015(11):CD010983.
23. Ettinger DS, Berger MJ, Agarwal R, Anand S, Bagegni NA, Barbour S, et al. Antiemesis. National Comprehensive Cancer Network. 2023. Disponível em: https://www.nccn.org/guidelines/category_3. Acesso em: 26 mar. 2023.
24. Smith LA, Azariah F, Lavender VTC, Stoner NS, Bettiol S. Cannabinoids for nausea and vomiting in adults with cancer receiving chemotherapy. Cochrane Database Syst Rev. 2015;2015(11):CD009464.
25. Tafelski S, Häuser W, Schäfer M. Efficacy, tolerability, and safety of cannabinoids for chemotherapy-induced nausea and vomiting: a systematic review of systematic reviews. Schmerz. 2016;30(1):14-24.
26. Seol YM, Kim HJ, Choi YJ, Lee EM, Kim YS, Oh SY, et al. Transdermal granisetron versus palonosetron for prevention of chemotherapy-induced nausea and vomiting following moderately emetogenic chemotherapy: a multicenter, randomized, open-label, cross-over, active-controlled, and phase IV study. Support Care Cancer. 2016;24(2):945-52.
27. Tuca A. Use of granisetron transdermal system in the prevention of chemotherapy-induced nausea and vomiting: a review. Cancer Manag Res. 2009;16(2):1-12.
28. Associação de Enfermagem Oncológica Portuguesa (AEOP). Linha de consenso mucosite oral em radioterapia. Linha consenso de boa prática clínica. Consensos e Estratégias. 2017. Disponível em: https://www.aeop.pt/ficheiros/LCMucositeRT.pdf. Acesso em: 15 abr. 2023.
29. Oncology Nurses Society (ONS). Putting evidence into practice: mucositis guidelines. Disponível em: http://www.ons.org/Research/PEP/media/ons/docs/research/outcomes/mucositis/guidelines.pdf. Acesso em: 5 abr. 2023.
30. Maroun JA, Anthony LB, Blais N, Burkes R, Dowden SD, Dranitsaris G, et al. Prevention and management of chemotherapy-induced diarrhea in patients with colorectal cancer: a consensus

statement by the Canadian Working Group on Chemotherapy-Induced Diarrhea. Curr Oncol. 2007;14(1):13-20.

31. Benson AB, Ajani JA, Catalano RB, Engelking C, Kornblau SM, Martenson Júnior JA, et al. Recommended guidelines for the treatment of cancer treatment-induced diarrhea. J Clin Oncol. 2004;22(14):2918-26.
32. Hershman DL, Lacchetti C, Dworkin RH, Smith ELM, Bleeker J, Cavaletti G, et al. Prevention and management of chemotherapy-induced peripheral neuropathy in survivors of adult cancers: American Society of Clinical Oncology clinical practice guideline. J Clin Oncol. 2014;32(18):1941-67.
33. Oncology Nursing Society (ONS). What can I do about nerve change (called peripheral neuropathy)? 2017. Disponível em: https://www.ons.org/sites/default/files/2018-01/What%20to%20do%20about%20Peripheral%20Neuropathy.pdf?ref=CO. Acesso em: 9 abr. 2023.
34. Hajjar LA, Costa IBSS, Lopes MACQ, Hoff PMG, Diz MDPE, Fonseca SMR, et al. Diretriz brasileira de cardio-oncologia 2020. Arq Bras Cardiol. 2020;115(5):1006-43.
35. Sainamthip P, Saichaemchan S, Satirapoj B, Prasongsook N. The effect of intravenous mannitol combined with normal saline in preventing cisplatin-induced nephrotoxicity: a randomized, double-blind, placebo-controlled trial. JCO Glob Oncol. 2022;8:e2100275.
36. Melo JMA, Oliveira PP, Souza RS, Fonseca DF, Gontijo TF, Rodrigues AB. Prevenção e conduta frente ao extravasamento de agentes antineoplásicos: scoping review. Rev Bras Enferm. 2020;73(4):e20190008.
37. Rodrigues CA, Lima MTC, Domenico EBL. Boas práticas na administração do rituximab: revisão integrativa da literatura. Rev Bras de Cancerol. 2022;68(3):e-112194. Disponível em: https://rbc.inca.gov.br/index.php/revista/article/view/2194/2542. Acesso em; 15 abr. 2023.
38. Joerger M. Prevention and handling of acute allergic and infusion reactions in oncology. Ann Oncol. 2012;23(Suppl 10):x313-9.
39. Roselló S, Blasco I, García Fabregat L, Cervantes A, Jordan K; ESMO Guidelines Committee. management of infusion reactions to systemic anticancer therapy: ESMO clinical practice guidelines. Ann Oncol. 2017;28(suppl_4):iv100-iv118.

17

Radioterapia em enfermagem

Aline Mayra Lopes Silva

INTRODUÇÃO

Definida como o uso terapêutico das radiações ionizantes, a radioterapia existe há mais de 100 anos, com os primeiros relatos de seu uso por volta de 1900[1,2]. Ao longo das décadas, foi sendo mais bem compreendida em seus efeitos biológicos e riscos e aperfeiçoada em sua técnica de aplicação, tornando-se extremamente segura e eficiente nos dias atuais.

Seu emprego em oncologia pode se dar com intenção curativa, isoladamente ou associada a outras formas de tratamento, como quimioterapia e cirurgia, como consolidação de um tratamento cirúrgico ou quimioterapia (adjuvante), ou mesmo paliativa (hemostática, descompressiva, antiálgica)[3]. Estima-se que cerca de 50 a 70% de todos os pacientes oncológicos necessitarão de radioterapia em algum momento do tratamento, e em países subdesenvolvidos ou em desenvolvimento esse percentual é ainda maior[4].

A radioterapia é essencialmente uma disciplina multiprofissional, contando com rádio-oncologistas, físicos em medicina, dosimetristas, técnicos e tecnólogos em radioterapia, enfermeiros e técnicos de enfermagem, com protocolos elaborados internamente para melhor resolutividade do tratamento.

O papel da enfermagem em radioterapia vem se consolidando ao longo do tempo, migrando de uma atuação meramente corretivo-intervencionista para uma postura de prevenção e gerenciamento de novos cuidados, continuamente. A Resolução Cofen n. 211/1998 veio regulamentar a atuação dos profissionais de enfermagem nos serviços de radioterapia, medicina nuclear e imagem, visando assegurar a qualidade da assistência prestada aos pacientes submetidos a radiação ionizante em nível hospitalar e ambulatorial[5].

Em consonância com essa resolução, o enfermeiro deve, dentre outras competências, participar de protocolos terapêuticos de enfermagem na prevenção, tratamento e reabilitação em pacientes submetidos à radiação ionizante, assistir de maneira integral os pacientes e suas famílias, além de promover e difundir medidas de saúde preventivas e curativas, por meio da educação, na consulta de enfermagem[5].

MECANISMO DE AÇÃO DA RADIOTERAPIA

A radioterapia é modalidade de tratamento que utiliza as radiações ionizantes, uma forma de energia, com intenção de destruir as células tumorais ou impedir que elas se multipliquem. A radiação ionizante tem energia suficiente para retirar elétrons de um átomo, desfazendo seu equilíbrio e o tornando positivo. Esse átomo positivo é um íon, daí o nome ionizante, pela capacidade de formar íons[3].

A radioterapia fundamentalmente danifica o DNA das células tumorais por meio da ionização dos átomos que formam a cadeia de DNA, provocando danos que são progressivamente maiores e mais frequentes à medida que mais frações de irradiação são aplicadas. Esses danos, ao final do tratamento proposto, tornam as células tumorais inviáveis, induzindo-as à morte celular.

Cerca de 30% do efeito citotóxico das radiações acontece por efeito direto, quando a radiação ionizante interage diretamente com o DNA celular ou outro componente crítico para a sobrevivência da célula, causando lesão e morte celular. Porém, na maioria das vezes, as radiações irão interagir com a água do citoplasma celular, produzindo radicais livres (H^+/OH) que irão, por sua vez, causar o dano celular. Esse tipo de efeito biológico da radiação é chamado efeito indireto, que tem maior probabilidade de ocorrer em razão da grande quantidade de água na composição celular[6].

Tanto as células tumorais quanto as normais na área de tratamento estão sujeitas aos efeitos da radiação ionizante. As células normais geralmente são mais capazes de reparar os danos causados pela radiação em nível celular no DNA, enquanto as células tumorais têm esses mecanismos moleculares insuficientes ou inoperantes, sendo preferencialmente danificadas pela radiação. Entretanto, os tecidos normais têm limites de dose de radiação que podem suportar em segurança, sendo esses limites os determinantes da dose máxima que pode ser administrada de forma segura durante um tratamento[7].

Diante disso, torna-se fundamental na radioterapia o conceito de razão terapêutica, fornecendo uma abordagem de risco-benefício para o planejamento do tratamento. Um cuidadoso equilíbrio deve ser alcançado entre o que é a probabilidade aceitável de uma complicação radioinduzida em tecido normal e a probabilidade de controle tumoral.

A razão terapêutica prediz o sucesso de um tratamento com irradiação. Assim, quanto menor o volume de tecido normal irradiado, menores os efeitos colaterais agudos e tardios, e maior pode ser a dose entregue diretamente ao tumor, aumentando a chance de controle local da doença. Uma constante preocupação da radioterapia é sempre maximizar o efeito no tecido patológico e limitar a lesão no tecido normal, o que tem sido possível graças ao avanço tecnológico associado ao melhor conhecimento da radiobiologia e da tolerância dos tecidos[3].

TÉCNICAS DE RADIOTERAPIA

Radioterapia externa ou teleterapia

A abordagem mais comum de radioterapia é entregar a irradiação a partir de uma fonte externa ao paciente. Máquinas de radioterapia produzem irradiação ionizante eletronicamente por meio de aceleradores lineares. Esses equipamentos podem produzir fótons de energias variadas que atingem profundidades de tecido proporcionais à energia empregada e, menos frequentemente, feixes de elétrons, com profundidade tecidual menor que a dos fótons, o que se faz necessário quando os tumores são superficiais[7]. Para entregar a irradiação com precisão, existem etapas sequenciais para serem seguidas:

- Planejamento: envolve imobilização adequada (reproduzível e confortável ao paciente), determinação do campo de radiação (por meio de tomografia computadorizada específica, associado ou não a ressonância magnética ou PET-CT, utilizando os acessórios de imobilização escolhidos), assim como a dose e o regime ou protocolo de tratamento. Durante esse planejamento utilizam-se marcadores internos (fiduciais), ou mais comumente os externos, marcas cutâneas de referência ao tratamento, realizadas com corantes biológicos (fucsina, na cor vermelha) ou pequenas tatuagens cutâneas puntiformes com tinta nanquim (em negro) (Figuras 1A e B).
- Delineamento dos volumes-alvo: após o planejamento, o médico delineia a área tumoral visível (GTV), adiciona margem de risco para doença microscópica (CTV) e margem adicional de incertezas de posicionamento diário (PTV). Quanto maior a precisão para reprodutibilidade diária, menor a margem necessária ao PTV (e, por conseguinte, menor o volume de tecido normal irradiado, com redução de toxicidade aguda e tardia) (Figura 2).
- Escolha de dose total, dose por fração, intervalo de tratamento conforme protocolo de tratamento específico do serviço de radioterapia: a dose de radiação a ser administrada dependerá de diversos fatores, como a finali-

dade do tratamento (curativa ou paliativa), a radiossensibilidade do tumor, a dimensão da lesão, a proximidade do volume-alvo com o tecido normal adjacente e a tolerância desses tecidos normais à radiação ionizante.

Radioterapia convencional (ou bidimensional)

Forma de empregar radioterapia externa com técnica muito simples, com campos de irradiação baseados em referências ósseas e anatômicas planejados diretamente no acelerador linear ou em equipamento de planejamento de raios X. Nessa técnica, grande volume de tecido normal acaba sendo irradiado, e assim podem ocorrer maiores complicações agudas e tardias. Por isso, tem sido substituída pela radioterapia conformada tridimensional, mas ainda é utilizada em tratamentos paliativos, como irradiação cerebral total e metástases em extremidades ou mesmo no esqueleto axial[3] (Figura 3).

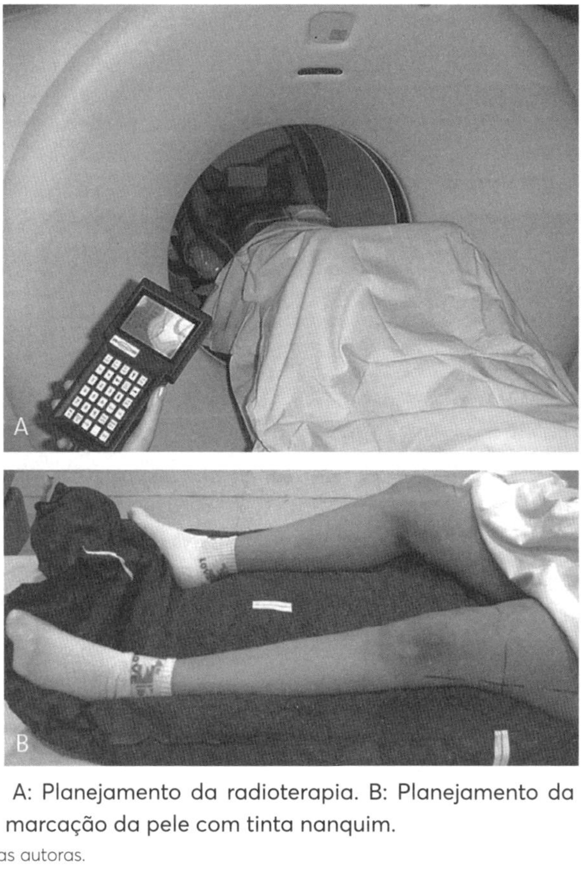

• **FIGURA 1** A: Planejamento da radioterapia. B: Planejamento da radioterapia, mostrando a marcação da pele com tinta nanquim.

Fonte: acervo das autoras.

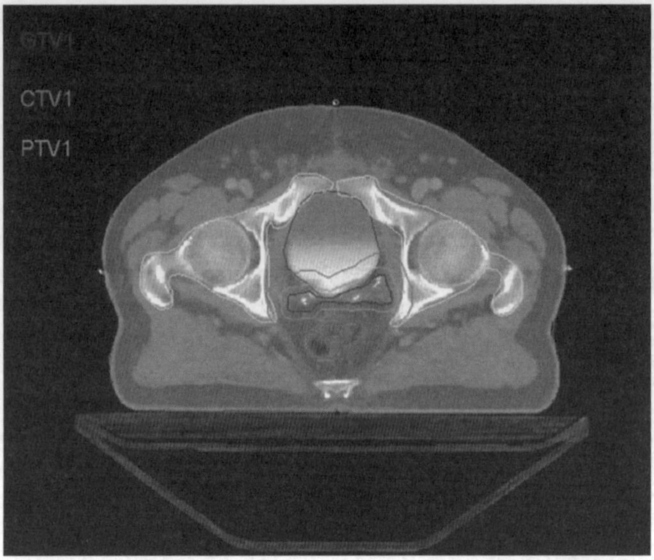

• **FIGURA 2** Planejamento computadorizado com desenho de estruturas de risco e volume-alvo.

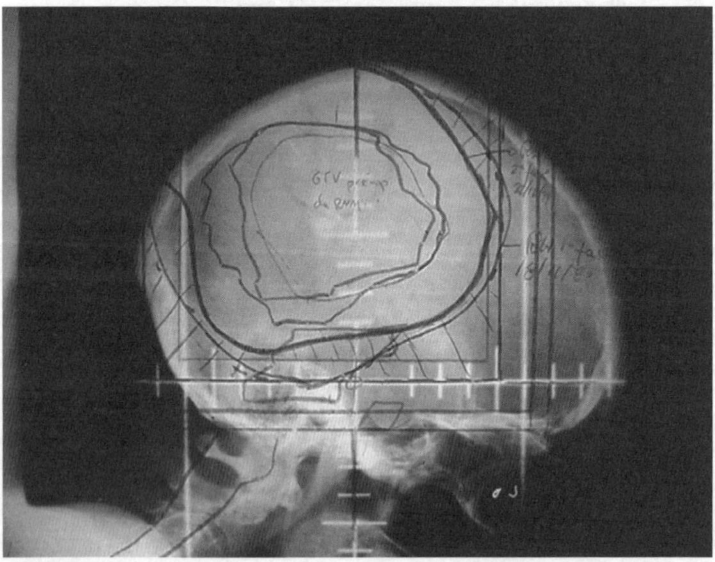

• **FIGURA 3** Radiografia simples e desenho do campo de um planejamento bidimensional de tratamento de neoplasia encefálica. O volume de tratamento é dado pelos desenhos realizados diretamente na radiografia de planejamento.

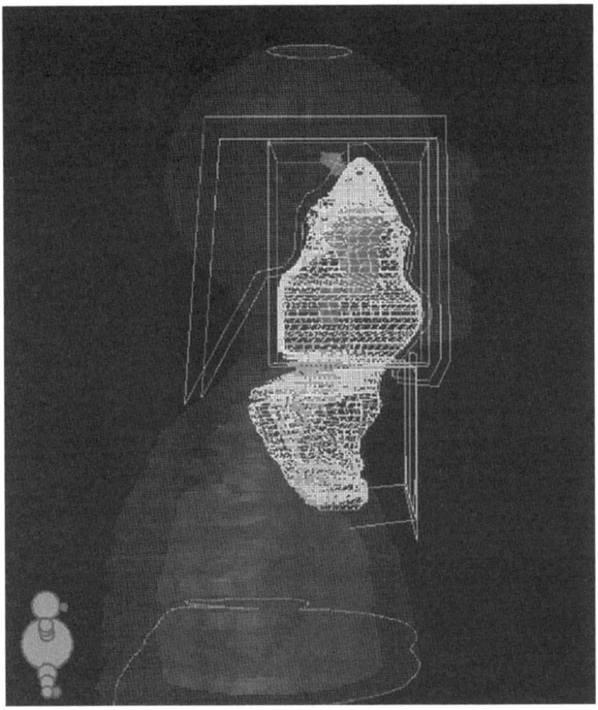

• **FIGURA 4** Plano de tratamento conformado tridimensional de tumor de cabeça e pescoço. Toda a área rendilhada foi delimitada à tomografia computadorizada de planejamento, porém recebe dose de irradiação homogênea.

Radioterapia conformada tridimensional (RTC-3D)

Utilizada quando os volumes de tratamento são definidos com base em uma tomografia computadorizada (TC) ou outro estudo de imagem de alta definição usado durante o planejamento do tratamento. A RTC-3D permite aos rádio-oncologistas otimização da dose de radiação recebida pelo tumor, bem como os tecidos normais adjacentes, sendo uma evolução em relação à radioterapia convencional. Implica reconstruir tridimensionalmente todas as estruturas internas do paciente (órgãos sadios, tecidos de risco e área tumoral) e delinear com precisão a região a ser irradiada, preservando os tecidos adjacentes. Permite escalonamento da dose com maior probabilidade de controle e redução de toxicidade[3] (Figura 4).

Intensidade modulada da radioterapia (IMRT)

É uma forma avançada de RTC-3D que altera a intensidade de irradiação em diferentes partes de um único campo de radiação, enquanto o tratamento é realizado. Permite ainda maior conformidade de dose ao volume tumoral, enquanto reduz a toxicidade dos tecidos adjacentes[8] (Figura 5).

Radioterapia guiada por imagem (IGRT)

A incerteza sobre o posicionamento diário do paciente requer a adição de margens extras para o volume-alvo. Essa incerteza pode ser devida a imprecisões na posição do paciente diariamente, apesar de imobilização, ou de movimento do órgão-alvo (p. ex., a respiração). Imagens em tempo real do volume-alvo de tratamento e dos órgãos normais permitem a minimização de tais margens adicionais e a redução dos volumes irradiados, uma vez que diminuem a chance de o volume-alvo estar fora da área irradiada. Essa tecnologia é chamada radioterapia guiada por imagem (IGRT) e emprega vários métodos para geração de imagens em tempo real e ajuste do posicionamento antes da liberação da irradiação[9].

Radioterapia estereotática

Compreende técnicas de irradiação intracraniana em dose única (radiocirurgia) ou em poucas frações (radioterapia estereotática hipofracionada), sem necessidade de abordagem cirúrgica. Emprega imobilizadores de crânio extremamente precisos e permite o emprego de doses elevadas, com características ablativas, para lesões intracranianas. Essa precisão permite que as doses

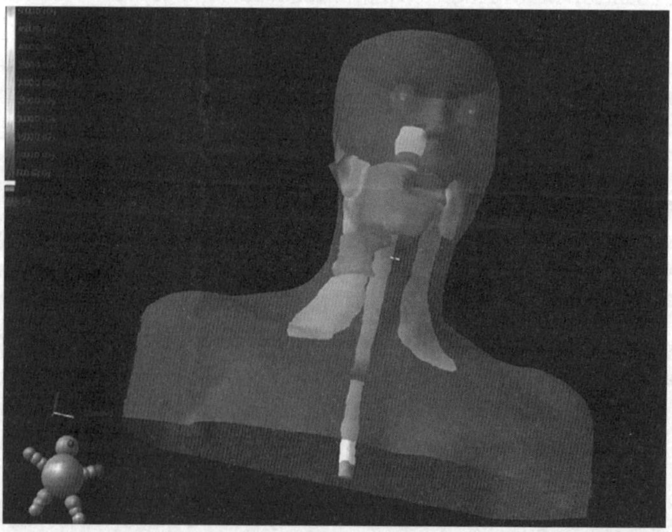

• **FIGURA 5** Plano de tratamento de cabeça e pescoço com IMRT. Os tons de cinza identificam a intensidade de dose determinada eletronicamente.

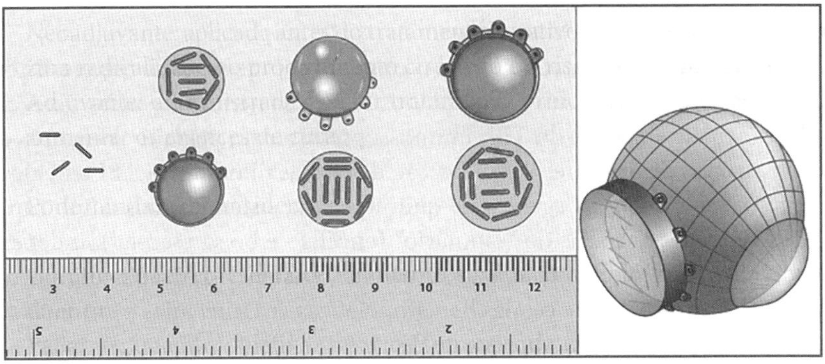

• **FIGURA 6** Braquiterapia oftálmica para tratamento de melanoma intraocular com os modelos de placa oftálmica e desenho esquemático de uma placa inserida na esclera.

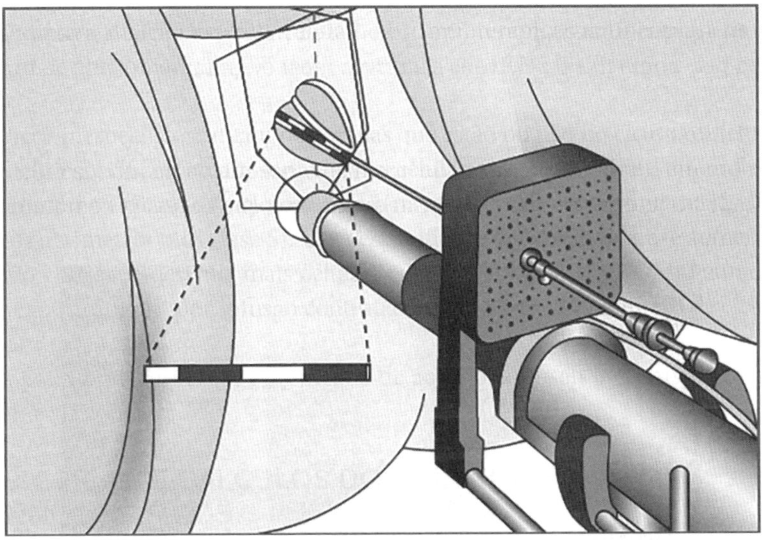

• **FIGURA 7** Desenho esquemático de implante intersticial prostático com sementes de iodo-125 em caráter definitivo para tratamento de neoplasias prostáticas.

elevadas (ablativas) atinjam somente a região tumoral, destruindo-a, enquanto preserva os tecidos normais[3]. Recentemente, a tecnologia avançada de IGRT permitiu o emprego de doses elevadas em poucas frações para as lesões fora do crânio, como em pulmão, coluna vertebral e fígado. Essa técnica é chamada radioterapia estereotática extracrânio (SBRT).

Irradiação corporal total (TBI)

A irradiação corporal total é usada como um componente de regimes citorredutores preparativos para o transplante de células hematopoiéticas. Existem dois principais objetivos do TBI: imunossupressão para permitir o enxerto de células-tronco de doadores e erradicação de células tumorais. A TBI tem algumas vantagens sobre os agentes de quimioterapia sistêmica, tais como capacidade de penetrar locais do "santuário" (encéfalo e bolsa escrotal), independência de fornecimento de sangue, e não há resistência cruzada com outros agentes. O transplante de células hematopoiéticas em leucemias e linfomas é a situação mais comum de emprego do TBI[3].

Irradiação de pele total (TSI)

Usada para um tipo especial de linfoma, o linfoma cutâneo de células T, um tipo não usual de linfoma que acomete difusamente a pele, sem acometimento de vísceras, enquanto em seu estádio inicial. A forma localizada pode ser tratada com agentes tópicos, porém, quando disseminado pela pele, a irradiação de toda a pele com feixe de elétrons é a forma ideal de tratamento[3].

Braquiterapia

A braquiterapia é uma forma de irradiação em que uma fonte de radiação é colocada no interior ou nas proximidades da área que necessita de tratamento.

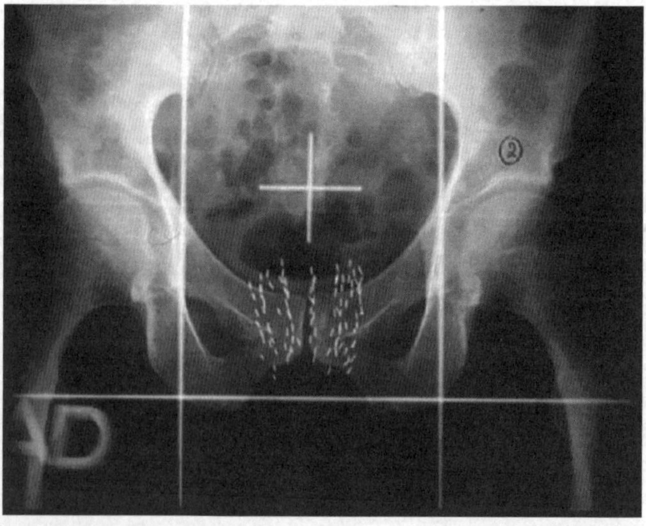

• **FIGURA 8** Radiografia mostrando as "sementes" de iodo-125 para tratamento de neoplasias prostáticas.

Fonte: acervo das autoras.

A irradiação emitida é geralmente terapêutica apenas a uma distância relativamente curta. Assim, a vantagem da braquiterapia é a capacidade de entregar doses elevadas de radiação no tumor, reduzindo a dose para os tecidos normais circundantes. Pode ser entregue com baixa taxa de dose (LDR) ou alta taxa de dose (HDR).

A braquiterapia tem papel importante em vários tumores. Neoplasias ginecológicas, em especial as de colo de útero, não podem ser tratadas com intenção curativa sem o uso concomitante da braquiterapia. Em outros sítios, como o melanoma primário ocular, o emprego da braquiterapia oftálmica permite preservação do olho, e frequentemente da visão, enquanto a alternativa é a enucleação (retirada cirúrgica do olho acometido e cegueira definitiva). Em câncer de próstata, o uso de sementes de iodo-125 implantadas em caráter definitivo permite elevados índices de controle tumoral, com um tratamento restrito a 24 a 40 horas em ambiente hospitalar, com alta sem limitações para atividades físicas[3] (Figuras 6 a 8).

Apesar de ser procedimento seguro e com muito poucos relatos de acidentes no mundo, a braquiterapia envolve riscos à equipe profissional, e treinamento específico é indispensável para a habilitação de profissionais e atuação sem acidentes.

Radioterapia intraoperatória (IORT)

É o emprego de radiação em dose única no momento da cirurgia. Por ser realizada durante a cirurgia, a IORT permite a exclusão de uma parte ou a totalidade da dose de irradiação em estruturas sensíveis por mobilização operatória e/ou a blindagem direta dessas estruturas. A decisão de entregar IORT é muitas vezes feita no intraoperatório, após avaliação clínica e patológica. Áreas com risco elevado de recorrência local (margens positivas, tumores incompletamente ressecados) podem ser visualizadas e tratadas enquanto o paciente está sob anestesia. O uso mais frequente da IORT é em tumores de mama, nos quais o tratamento em dose única no momento da cirurgia substitui as 25 a 30 aplicações diárias no pós-operatório[3].

EFEITOS COLATERAIS DA RADIOTERAPIA

Embora a radioterapia seja um tratamento local, no qual se busca lesar o tecido tumoral causando o menor dano possível às células normais circunvizinhas, reações agudas ou tardias são comumente observadas nos pacientes que se submetem a esse tipo de tratamento[10].

Os efeitos colaterais experimentados pelos pacientes durante ou depois de um período de radioterapia são previsíveis e estão limitados à área anatômica que está sob tratamento, relacionados a fatores como dose cumulativa, dose por fração, proximidade de tecidos e órgãos sensíveis e efeito de outros tratamentos, como a cirurgia e a quimioterapia[11].

Dentre os efeitos colaterais da radioterapia, destaca-se a radiodermite. Estima-se que cerca de 95% dos pacientes com câncer tratados com radioterapia desenvolverão algum grau de radiodermite na área tratada[10]. Trata-se de um dano celular causado pela exposição da pele a radiação ionizante, com consequente processo inflamatório[10]. Há também alteração de reparo da camada basal da derme e epiderme, que se acentua com o acúmulo de dose da radioterapia, levando à lentificação do processo de reparo. Essas alterações se manifestam com o aparecimento de eritema, descamação seca ou úmida, prurido, xerose, hiperpigmentação[11,12]. Em casos mais graves, pode levar a necrose, ulceração e sangramento.

Inicialmente, uma reação cutânea eritematosa se desenvolve associada com aumento da temperatura local. Seu desenvolvimento está relacionado ao processo inflamatório que se instala em resposta aos danos associados com a dose recebida de irradiação e a vasodilatação e hipervascularização local. Ocorre geralmente em doses entre 6 e 20 Gy[10-12].

Com a dose acumulada de irradiação cada vez mais alta a cada fração de radioterapia, o organismo tenta compensar o dano e, por meio da reação de reparo, estimula a atividade mitótica local, visando à substituição das células danificadas por células novas, porém estas são produzidas em uma velocidade maior do que as antigas são eliminadas, causando o efeito de descamação seca[10], comum em tratamentos com dose acima de 20 Gy. A descamação seca é a reação inflamatória em que há descamação da camada superficial da pele, sem extravasamento de linfa, com sensação de desconforto mais intensa.

A descamação úmida surge quando as células da epiderme não conseguem repor em tempo hábil as células mortas pela exposição contínua à radioterapia, culminando em desprendimento da epiderme com liberação de líquido seroso e formação de vesículas úmidas. O tecido está frágil e pode se romper, abrindo a porta para infecções[10]. Essa reação geralmente aparece em tratamentos com dose acima de 30 Gy.

Além disso, a radioterapia pode causar danos às glândulas sebáceas e aos folículos pilosos na derme, resultando em ressecamento e epilação. A hiperpigmentação está relacionada ao estímulo dos melanócitos pela radiação ionizante[10]. Já o prurido é consequente à reação inflamatória local. Outros efeitos dependem da área irradiada, como mostra a Tabela 1.

O desenvolvimento de graus mais graves, tanto de radiodermite quanto dos demais efeitos colaterais esperados, pode diminuir drasticamente a qualidade de vida do paciente, e em alguns casos necessitar de suspensão da radioterapia para recuperação do tecido sadio que está sofrendo toxicidade, gerando, assim,

• **TABELA 1** Efeitos colaterais decorrentes do tratamento radioterápico, de acordo com a área tratada

Área irradiada	Possíveis efeitos colaterais
Cabeça e pescoço	Disfagia, odinofagia, espessamento salivar, disgeusia, xerostomia, alterações dentárias, trismo, radiodermite, perda de pelos e mucosite oral, que pode favorecer infecções secundárias na cavidade oral por fungos (candidíase), vírus (herpes e citomegalovírus) e bactérias.
Tórax	Fibrose pulmonar, pneumonite, esofagite, gastrite, perda de apetite, náusea, enjoo, fadiga, tosse não produtiva e, eventualmente, hiperemia cutânea leve. Esses sintomas por sua vez podem levar a disfagia, ingestão oral deficiente e desidratação.
Abdome	Náuseas e vômitos, além de hiporexia (redução do apetite), cólicas abdominais e mais dificilmente alterações cutâneas importantes.
Pelve	Cistite, sintomas urinários como dor, desconforto e/ou urgência miccional, alterações intestinais, cólica, estenose vaginal, ressecamento da mucosa vaginal, infertilidade e radiodermite.

atraso na conclusão do tratamento e repercutindo negativamente no prognóstico e sucesso terapêutico.

ORIENTAÇÕES E INTERVENÇÕES DE ENFERMAGEM AOS PACIENTES SUBMETIDOS À RADIOTERAPIA

É importante que medidas de prevenção sejam implementadas visando minimizar esses efeitos indesejáveis provenientes do plano terapêutico. A consulta de enfermagem torna-se fundamental nesse contexto, sendo ferramenta essencial para que o enfermeiro prescreva e execute, em conjunto com a equipe multiprofissional da radioterapia, cuidados para prevenção ou minimização desses eventos, que são fatores limitantes para a continuidade do tratamento[10].

O nível de prevenção alcançado está diretamente relacionado com o ensino e as orientações que são repassadas ao paciente e com sua capacidade de aderir e continuar os cuidados preconizados. A seguir, estão resumidas as principais orientações de enfermagem, de acordo com a literatura, que devem ser fornecidas aos pacientes submetidos à radioterapia, visando prevenir os efeitos colaterais mais incidentes dessa terapêutica – a radiodermite e a mucosite oral (Tabelas 2 e 3).

• **TABELA 2** Orientações gerais de cuidados com a pele irradiada para prevenção de radiodermite

Orientações para prevenção e radiodermite	
Limpeza da pele	Utilizar sabonete de pH neutro sem perfume. Remover a espuma com água morna, sem atrito ou jatos de água diretamente sobre a área irradiada[13-15]. Secar a pele delicadamente, sem exercer atrito[8,13-15]. Permitir o uso de desodorante ou antitranspirantes, isentos de álcool, aos pacientes em que o campo de tratamento inclui a área da axila[11,13,15].
Hidratação	Utilizar creme hidratante hidrofílico, à base de água, sem perfume (3 vezes ao dia), e retirar antes da sessão de radioterapia, para evitar efeito bólus* na pele[13,14]. Hidratação oral com pelo menos 2 litros de água por dia[11,13,16]. Realizar compressa com chá de camomila, em temperatura ambiente, na pele da área irradiada, 3 vezes ao dia[13,15,16].
Outras recomendações	Proteger a área irradiada de exposição solar direta[13-15]. Utilizar roupas folgadas, dando preferência a tecidos de algodão[13-15]. Evitar roupas sintéticas. Não utilizar lâmina de barbear; se necessário, utilizar barbeador elétrico[13,15] (lâmina, cera e cremes depilatórios são desaconselhados durante a radioterapia)[14]. Evitar o uso de adesivos sobre a área irradiada[13,15]. Evitar produtos que contenham álcool, como perfume, talco, loção pós-barba, éter, maquiagem (irritação química) [13-15]. Evitar esfregar ou coçar a área irradiada (irritação mecânica) [13-15]. Evitar extremos de temperatura, como compressas quentes e frias (irritação térmica)[13-15]. Não nadar em água salgada, piscinas, lagos ou lagoas e evitar banhos em banheiras de hidromassagem, principalmente se a pele não estiver íntegra[13,15].

* Efeito bólus consiste na superficialização da dose absorvida, aumentando a dose de radiação entregue à epiderme.

• **TABELA 3** Orientações gerais de cuidados para prevenção de mucosite oral

Orientações gerais de cuidado com a cavidade oral	
Higiene oral	Realizar inspeção diária da mucosa oral[17]. Escovar os dentes pelo menos 4 vezes ao dia (após refeições e antes de dormir)[17,18]. Utilizar escova de cerdas macias[17]. Utilizar pasta com flúor e sem sabores fortes[17]. Fazer bochecho após a escovação (4 vezes ao dia) com solução de bicarbonato de sódio ou cloreto de sódio 0,9%[17,18]. Estimular o autocuidado e a adesão ao protocolo de cuidados com a cavidade oral durante o tratamento.
Recomendações gerais	Evitar bebidas alcóolicas e tabagismo[17]. Manter hidratação oral adequada[17]. Evitar alimentos picantes, ácidos e cítricos[17]. Ingerir alimentos frios ou em temperatura ambiente[17]. No caso de xerostomia, orientar o uso de saliva artificial[17]. Encaminhar para acompanhamento nutricional. Remover próteses dentárias em caso de irritação da mucosa oral[17]. Considerar o uso de *laser* de baixa intensidade em pacientes submetidos à radioterapia em região de cabeça e pescoço sem quimioterapia concomitante[17,18].

Ressalta-se que o enfermeiro deve realizar avaliação eficaz e monitorização da pele e da cavidade oral, bem como dos possíveis sintomas, de acordo com a região irradiada (ver Tabela 1), semanalmente, nas consultas de enfermagem.

CONSIDERAÇÕES FINAIS

Nas últimas duas décadas, a radioterapia sofreu grandes avanços clínicos e tecnológicos, com o desenvolvimento e a incorporação de tecnologias de imagem, proporcionando maior eficácia e precisão no tratamento. Apesar disso, ainda se observa o desenvolvimento de efeitos colaterais agudos e crônicos induzidos pela radiação que podem afetar a qualidade de vida dos pacientes submetidos a essa terapêutica.

Diante da grande complexidade do paciente oncológico em tratamento de radioterapia, é necessário acompanhamento multiprofissional para garantir um cuidado específico e individualizado. O enfermeiro desempenha papel importante diante desse paciente, e entre suas competências está a educação em saúde dos pacientes, cuidadores e familiares visando prevenir ou minimizar as complicações provenientes do plano terapêutico e tratá-las quando não puderem ser evitadas.

O enfermeiro que atua diretamente com o paciente oncológico submetido ao tratamento de radioterapia tem como desafio constante em sua prática a busca por estratégias que minimizem os efeitos colaterais. O planejamento e a implementação de assistência qualificada, individualizada e educativa pode contribuir para a prevenção de agravos, a manutenção da qualidade de vida e a recuperação da saúde do paciente com câncer em tratamento de radioterapia.

REFERÊNCIAS BIBLIOGRÁFICAS

1. Stenbeck T. Ein Fall von Hautkrebs geheilt durch Rontgenbestrahlung. Mitteil Grenzgeb Med Chir. 1900;6:347-52.
2. Die TS. Die Rontgenbehandlung des Ulcus rodens. Fortschr Rontgenstr. 1901;5(37-9).
3. Salvajoli JV, Souhami L, Faria SL (orgs.). Radioterapia em oncologia. São Paulo: Atheneu; 2023.
4. Wei J, Meng L, Hou X, Qu C, Wang B, Xin Y, et al. Radiation-induced skin reactions: mechanism and treatment. Cancer Manag Research. 2019;11:167-77.
5. Conselho Federal de Enfermagem (Cofen). Resolução n. 211/1998. Dispõe sobre a atuação dos profissionais de enfermagem que trabalham com radiação ionizante. Rio de Janeiro: Cofen; 1998. Disponível em: http://www.cofen.gov.br/resoluo-cofen-2111998_4258.html. Acesso em: 10 jan. 2023.
6. Segreto HRC, Held KD, Michael BD, Segreto RA. Radiobiologia: da bancada à clínica. São Paulo: Scortecci; 2022.
7. American College of Radiology. Astro practice parameter for radiation oncology. 2018. Disponível em: https://www.acr.org/-/media/ACR/Files/Practice-Parameters/RadOnc.pdf?la=en. Acesso em: 10 fev. 2023.
8. American College of Radiology. Ars practice parameter for intensity-modulated radiation therapy. 2021. Disponível em: https://www.acr.org/-/media/ACR/Files/Practice-Parameters/IMRT-RO.pdf. Acesso em: 2 fev. 2023.
9. Luh JY, Albuquerque KV, Cheng C, Ermoian RP, Nabavizadeh N, Parsai H, et al. ACR-Astro practice parameter for image-guided radiation therapy (IGRT). Am J of Clin Oncol. 2020;43(7):459-68.
10. Robijns J, Laubach HJ. Acute and chronic radiodermatitis: clinical signs, pathophysiology, risk factors and management options. J Egyptian Women's Dermatol Soc. 2018;15(1):2-9.
11. Gosselin T, Ginex PK, Backler C, et al. ONS guidelines™ for cancer treatment-related radiodermatitis. Oncol Nurs Forum. 2020;47(6):654-70.
12. Priscila de Souza MB, Marcia AC, Amanda G M, Giovana PRS, Elaine BF, Paula EDR. Radiodermatite aguda em pacientes com câncer: estimativa de incidência e severidade. Rev Esc Enferm USP. 2021;55:e03676.
13. Reis PED, Ferreira EB, Bontempo PSM. Enfermagem na prevenção e tratamento da radiodermatite. In: Santos M, et al. Diretrizes oncológicas 2. São Paulo: Doctor Press Ed. Científica; 2019.
14. Associação de Enfermagem Oncológica Portuguesa (AEOP). Linhas de consenso radiodermite: linhas de consenso em enfermagem para uma melhor intervenção, 2015. Disponível em: https://www.aeop.pt/ficheiros/8ebb2d9b91f80becead7974cb661ae2d.pdf. Acesso em: 15 jul. 2023.
15. Sherman DW, Walsh SM. Promoting comfort: a clinician guide and evidence-based skin care plan in the prevention and management of radiation dermatitis for patients with breast cancer. Healthcare 2022;10:1496.
16. Menêses AG, Ferreira EB, Bontempo PSM, Guerra ENS, Reis PED. Use of chamomile infusion to mitigate radiotherapy-induced dry desquamation in head and neck cancer patients. Integ Cancer Therapies. 2022;21:1-7.
17. Associação de Oncologia e Enfermagem Portuguesa (AEOP). Linha de consenso: mucosite oral em radioterapia. Consenso & Estratégias. 2017. Disponível em: https://www.aeop.pt/ficheiros/LCMucositeRT.pdf. Acesso em: 15 jul. 2023.

18. Elad S, Cheng KKF, Lalla RV, Yarom M, Hong C, Logan RM, et al. MASCC/ISOO clinical practice guidelines for the management of mucositis secondary to cancer therapy. [published correction appears in Cancer]. 2020;126(19):4423-31.
19. Seité S, Bensadoun RJ, Mazer JM. Prevention and treatment of acute and chronic radiodermatitis. Breast Cancer (Dove Med Press). 2017;9:551-7.

18

Modificadores da resposta biológica

Fernando Nunes Galvão de Oliveira
Debora Souza Gaudêncio
Antonio Marlos Duarte de Melo

INTRODUÇÃO

Modificadores da resposta biológica são drogas que agem no sistema imune, ajudando-o no combate ao câncer. Esses agentes também podem ser incluídos no grupo de terapia biológica ou bioterapia, que engloba citocinas (fator de crescimento epidérmico, fator de crescimento do endotélio vascular, interferons, interleucinas, fatores de necrose tumoral, fatores de crescimento hematopoiéticos), anticorpos monoclonais, inibidores de tirosina quinase, inibidores de *checkpoint*, vacinas, vírus oncolíticos e transferência adotivas de células T[1].

Embora os pilares da terapia antineoplásica, tradicionalmente, sejam a cirurgia, a quimioterapia e a radioterapia, o surgimento de agentes modificadores da resposta biológica, imunoterapia, bem como as terapias-alvo, têm revolucionado o tratamento oncológico[1].

Em 1868, quando Busch et al. infectaram intencionalmente um paciente portador de sarcoma de partes moles com Estreptococos, foi demonstrada uma regressão tumoral importante[2]. Desde que os primeiros relatos de regressão tumoral associada à imunoterapia foram evidenciados, seguiram-se diversas tentativas de tratamento com imunomoduladores, no entanto poucos trabalhos demonstraram algum sucesso com essa terapêutica[3-5].

Nos últimos anos, houve importante melhora no entendimento sobre a imunologia dos tumores, quando esses modificadores de resposta biológica começaram a fazer parte do algoritmo de tratamento de muitas neoplasias[3-5].

CITOCINAS

Citocinas são proteínas solúveis secretadas por células do sistema imune, como linfócitos ou monócitos, que agem ligando-se a receptores e alterando a atividade de uma célula-alvo por meio de uma ação regulatória em outras células. As citocinas podem se comportar também como fatores de crescimento, destacando-se, dentre outros, o epidérmico, o vascular e o hematopoiético. Dentre as famílias de citocinas mais extensivamente estudadas, destacam-se: fator de crescimento epidérmico (EGF), fator de crescimento endotelial vascular (VEGF), fator estimulador de colônia de granulócitos (GMCSF), além de interferons e interleucinas[6].

Fator de crescimento epidérmico

Em 1986 foi descoberto o fator de crescimento epidérmico (EGF) por Stanley Cohen e Rita Levi-Montalcini[7]. O EGF é uma proteína de baixo peso molecular composta[8] cuja afinidade pelo receptor do fator de crescimento epidérmico (EGFR), situado na superfície celular, gera uma atividade intrínseca da proteína de tirosina quinase. Esta, por sua vez, iniciará uma cascata de sinalização que, em última análise, provocará a síntese de DNA e a proliferação celular[9]. Uma vez fosforilado, o EGFR pode ativar diversas vias de sinalização intracelular. Dentre as proteínas que sofrem fosforilação e que, consequentemente, propagarão o sinal de proliferação celular, estão envolvidas MAPK, Akt, ERK e Jak/STAT. Essas vias estão relacionadas também a apoptose, invasão, angiogênese e metástases (Figura 1)[10].

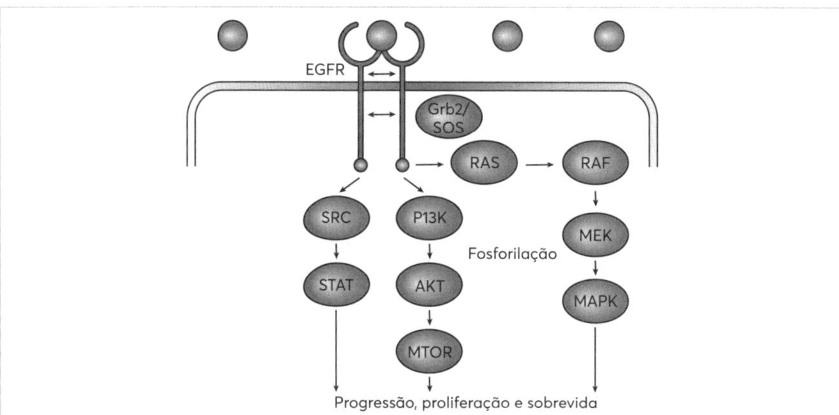

• **FIGURA 1** Vias de sinalização desde a ligação ao receptor até progressão, proliferação e sobrevida.

EGFR: receptor do fator de crescimento epidérmico.

Embora presente em muitas células normais, o EGFR está superexpresso em uma variedade de células tumorais, e tem sido associado com pior prognóstico e redução na sobrevida. Além disso, a ativação do EGFR também exerce papel na resistência à quimioterapia e à radioterapia em células neoplásicas[11].

Fator de crescimento do endotélio vascular

Duas isoformas circulantes de VEGF, o $VEGF_{121}$ e o VGF_{165}, são os principais mediadores da angiogênese tumoral. O principal indutor da expressão do VEGF é a hipóxia, mediada em parte pelo fator de transcrição HIF-1[12,13]. Um importante exemplo dessa cascata ocorre no carcinoma de células claras renais, no qual a perda do gene supressor de tumor Von Hippel Lindau (VHL) provoca uma hiperexpressão de HIF-1, ocasionando uma elevada presença de VEGF nesses tumores[14].

Outros fatores de crescimento também parecem exercer um aumento na função direta e indireta na angiogênese[15]. Os receptores VEGFR1 e VEGFR2 estão normalmente expressos em células endoteliais saudáveis, assim como estão em células de tumores sólidos e hematológicos. Esses receptores normalmente estão localizados na membrana celular, mas também podem ser encontrados no ambiente intracelular[16]. O receptor VEGFR2 é o principal regulador da proliferação e sobrevida da célula endotelial, assim como da sua permeabilidade[17]. Da mesma forma que ocorre com a família de ligantes EGF, o VEGF, ao se ligar ao domínio extracelular do VEGFR, provoca dimerização do receptor, que por sua vez fosforiza a tirosina, iniciando uma cascata de sinais que gera angiogênese, sobrevida e proliferação celular (Figura 2)[16].

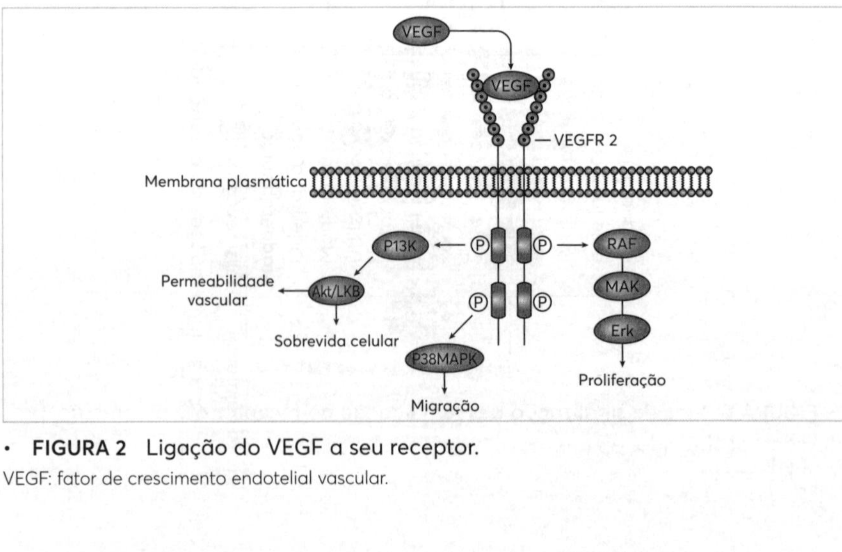

• **FIGURA 2** Ligação do VEGF a seu receptor.

VEGF: fator de crescimento endotelial vascular.

Interferons

São glicoproteínas com propriedades antivirais, antiproliferativas e imunomoduladoras. Subdivididos em tipos I, II e III, diferem em suas características antigênicas, biológicas e químicas, assim como em seus indutores e suas células de origem. A família de interferon tipo I é composta de subtipos alfa, beta, delta, épsilon, capa, tau e ômega. A família tipo II possui apenas um membro, o interferon gama. O tipo 3 possui 3 subtipos de interferon lambda[18].

Os interferons foram inicialmente descritos como proteínas secretadas que interferiam na habilidade de vírus infectar células, sendo posteriormente elucidada sua capacidade de induzir um estado no qual a replicação viral é impedida. Além disso, essas citocinas, por meio de potentes atividades antiangiogênicas e antiproliferativas, são fatores críticos na formação da resposta imune ao câncer[19].

Ambos os efeitos, desejados e adversos, dos interferons podem variar dramaticamente com a dose, regime e via de administração. Efeitos adversos dose-limitantes incluem hipotensão e toxicidade no sistema nervoso central, com os principais efeitos agudos: pirexia, fadiga, anorexia e mal-estar. Estão disponíveis para uso clínico na forma natural e recombinante, sendo este último o mais comumente utilizado em oncologia. A aplicação dessas drogas na terapia antineoplásica está mais embasada no uso de interferon alfa-2a e alfa-2b, os quais são aprovados pela Food and Drug Administration (FDA) dos EUA para uso em leucemia de células cabeludas, síndrome da imunodeficiência humana (aids) relacionada ao sarcoma de Kaposi, leucemia mieloide crônica (cromossomo Philadelphia positivo-interferon alfa-2a), linfoma folicular, câncer renal e melanoma (interferon alfa-2b), embora seu impacto a longo prazo na sobrevida global seja controverso[20-24].

Interleucinas

Assim como os interferons, as interleucinas são proteínas secretadas pelos leucócitos que afetam o crescimento e a função de outros leucócitos. A interleucina-2 recombinante (IL-2) tem sido a mais extensivamente estudada em *trials* randomizados e foi aprovada em 1992 pelo FDA após estudos em pacientes com câncer de rim metastático. AIL-2 exerce uma série de atividades biológicas, que incluem o aumento da atividade das células T citolíticas e indução de secreção de outras linfocinas, incluindo interferon alfa e fator de necrose tumoral (TNF), assim como fatores de crescimento para células B e células *natural killer* (NK), entre outras atividades. Diversos estudos têm provado sua eficácia na terapia anticâncer. Na década de 1980 foi descrita sua atividade no tratamento de carcinoma de células claras renal metastático. Em estudo de fase 3, foi demonstrado ganho em resposta e sobrevida global[25], além de ter sido evidenciada sua eficácia em tumores de pele do tipo melanoma. Atualmente o uso clínico de IL-2 vem perdendo força para os inibidores de *checkpoint*[26].

Fatores de crescimento hematopoiéticos

Os fatores de crescimento hematopoiéticos fazem parte de uma classe de drogas de suporte ao tratamento do paciente com câncer usando terapia mielossupressiva. Agem principalmente aumentando a produção e a maturação funcional de células hematopoiéticas, garantindo assim a distribuição adequada da droga citotóxica E poupando atrasos nos ciclos de quimioterapia. Interleucina 3, interleucina 6, interleucina 11, eritropoietina, trombopoetina (TPO) e fator estimulador de granulócitos e macrófagos são alguns dos exemplos. Por meio de técnica de DNA recombinante, os genes que codificam essas citocinas foram clonados e produzidos em grandes quantidades. Os fatores atualmente aprovados para uso na neutropenia são: fator estimulador de colônia de granulócitos recombinante humano (G-CSF rhu), fator estimulador de granulócito-macrófago recombinante humano (GM-CSF rhu) e G-CSF peguilado[28].

A eritropoietina é o regulador primário da produção dos glóbulos vermelhos. Os efeitos terapêuticos dos agentes estimuladores da eritropoiese incluem indução, proliferação e diferenciação dos progenitores eritroides. Quanto aos agentes trombopoiéticos, a TPO aparece como principal regulador, exercendo ampla atividade, estimulando o crescimento e a maturação dos megacarioblastos em plaquetas[29].

ANTICORPOS MONOCLONAIS

Anticorpos são produzidos por linfócitos B e se desenvolvem em resposta à exposição a uma variedade de antígenos. No uso terapêutico, o isótipo de imunoglobulina G é o mais empregado. A terapêutica com anticorpos monoclonais se concentra em partes do sistema imune do paciente para atacar as células tumorais e em métodos para alterar a transdução de sinal que levam à progressão da neoplasia. Alguns anticorpos ainda são conjugados a quimioterápicos e radionuclídeos, o que permite distribuir compostos tóxicos para os sítios tumorais[30-32]. Estruturalmente, o anticorpo é composto de três domínios, dois deles idênticos, conhecidos como domínios Fab, onde ocorre a ligação ao antígeno. O outro domínio, FC ou efetor, por meio de sua estrutura e função, define o isótipo da imunoglobulina (Figura 3).

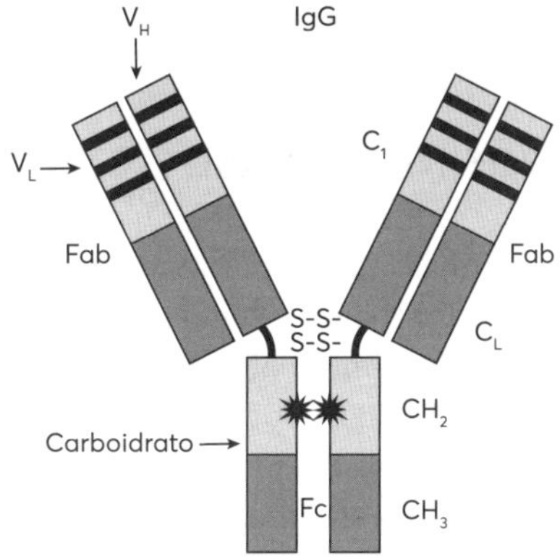

• **FIGURA 3** Estrutura do anticorpo.

Entre os anticorpos mais utilizados destaca-se o rituximabe, que é um anti-CD20, intensamente empregado no tratamento de linfomas que expressam essa proteína; o trastuzumabe, droga anti-HER-2, empregada em tumores de mama e estômago; o cetuximabe e o panitumumabe, utilizados em tumores de colón e de cabeça e pescoço e pulmão; o bevacizumabe, droga que se liga ao VEGF, inibindo a angiogênese, dentre outros[33-39].

Mais recentemente, vêm sendo empregados, para uso clínico, diversos anticorpos conjugados, como o trastuzumabe deruxtecano, utilizado atualmente em alguns tratamentos contra o câncer de mama HER-2 positivo ou HER-2 *low*. Essa medicação é uma IgG1 humanizada anti-HER-2 conjugada ao deruxtecano, que é um inibidor da topoisomerase I por meio de um ligante clivável. Após a ligação com o receptor HER-2, a droga sofre internalização e a ligação entre os dois princípios ativos sofre clivagem, ocasionando a liberação do deruxtecano, que é um agente citotóxico que causará um dano ao DNA da célula cancerígena, e, por fim, a apoptose desta[40].

Ainda, outro anticorpo conjugado, o sacituzumabe govitecan, também foi aprovado no tratamento contra o câncer de mama, tendo emprego no cenário triplo negativo localmente avançado ou metastático que já fez uso de tratamentos prévios[41].

O enfortumabe vedotina é um anticorpo IgG1 humano conjugado com droga, atualmente com emprego no tratamento contra o câncer de bexiga. A nectina-4 é uma molécula de adesão celular superexpressa no carcinoma urotelial e pode ocasionar o crescimento e a proliferação de células tumorais. O enfortumabe vedotina é um conjugado anticorpo-droga direcionado especificamente contra a nectina-4, e a molécula sintética da droga, a monometil auristatina E (MMAE), é um agente que interrompe a formação de microtúbulos.

A entrada direcionada de monometil auristatina E resulta na parada do ciclo celular e na apoptose[43].

INIBIDORES DE TIROSINA QUINASE

Proteínas de tirosina quinase são importantes reguladores da via de transdução de sinal intracelular. Esse sinal é mediador da proliferação celular, diferenciação, migração, metabolismo, sobrevida e comunicação multicelular (Figura 1). A via de sinalização ocorre pela fosforilação de grupos de tirosina e obedece a um rigoroso processo de autoinibição, resguardando a célula de uma proliferação indesejada. No entanto, essas vias de sinal são alvo de frequentes mutações somáticas, responsáveis por grande número de cânceres em humanos[45].

Por volta dos anos 1980 surgiram as primeiras evidências do uso de inibidores da tirosina quinase no tratamento do câncer. Quanto ao mecanismo de ação, a ocupação competitiva do sítio de ligação de adenosina trifosfato (ATP) parece ser o alvo de escolha por essa terapia. Diversos inibidores de tirosina quinase (TKI) já foram desenvolvidos, sendo os mais utilizados na prática o mesilato de imatinibe, o lapatinibe, o gefitinibe, o erlotinibe, o crizotinibe, o sorafanibe, o sunitinibe e, com dados robustos, o osimeterinibe[46].

O osimertinibe é um inibidor irreversível da tirosina quinase do EGFR e está sendo empregado, nos últimos anos, no câncer de pulmão com mutação nesse receptor. Como já mencionado neste capítulo, o EGFR mutado e superexpresso na célula tumoral tem sido associado à formação de uma cascata de sinalização molecular intracelular que, por fim, provocará a síntese de DNA e a proliferação celular, além de conferir maior resistência à quimioterapia e à radioterapia em células neoplásicas. Com isso, o osimertinibe tem sido empregado com o objetivo clínico de ocupar irreversivelmente esse receptor e impedir que a célula neoplásica se multiplique[47].

VACINAS ANTICÂNCER

As vacinas utilizadas na oncologia estão divididas em preventivas e terapêuticas. As preventivas geralmente estão direcionadas contra agentes infecciosos que causam ou contribuem para o desenvolvimento do câncer[48], como o vírus da hepatite B (HBV), que, em diversos estudos epidemiológicos, puderam ser relacionados com o desenvolvimento do carcinoma hepatocelular[49]. Dados do programa de vacinação em Taiwan, país onde o HBV é endêmico, e cuja vacinação universal foi instituída em 1984, demonstram uma redução de aproximadamente dois terços nos casos de carcinoma hepatocelular após a implantação do programa de imunização[50]. Assim como o HBV, o papiloma vírus humano (HPV) tem sido associado com algumas neoplasias, como câncer de colo de útero, câncer de canal anal e alguns tipos de neoplasias de cabeça e pescoço[48,51]. Os sorotipos mais relacionados ao câncer cervical são 6, 11, 16 e 18. Dois tipos de vacinas disponíveis no mercado cobrem até 90% das verrugas neoplásicas, demonstrando completa proteção de lesões com moderado a alto grau de displasia[52,53].

Diversas vacinas com objetivos terapêuticos foram testadas em inúmeros estudos. No entanto, aquela com maior impacto foi a Sipuleucel-T, que demonstrou ganho significante de 4 meses de sobrevida global em comparação a placebo em pacientes com câncer de próstata metastático resistente à hormonioterapia. Com base nesses dados, a FDA aprovou essa droga como a primeira vacina efetiva no tratamento oncológico[54].

INIBIDORES DE *CHECKPOINT* IMUNOLÓGICO

Sabe-se que o câncer é, muitas vezes, consequência de erros que se acumulam na molécula de DNA durante sua replicação, ocasionando mutações que podem trazer vantagens adaptativas às células tumorais, e que o sistema imune é capaz de reconhecer antígenos estranhos de origem interna, como células tumorais[55].

Os linfócitos T têm um grupo de proteínas presente em sua superfície denominadas *checkpoints* imunológicos, que se ligam, de forma específica, a outras proteínas presentes na superfície de outras células normais do organismo, mas também presentes na superfície de células cancerosas. Esses *checkpoints* são reguladores da resposta imunológica e desempenham papel fundamental na prevenção da autoimunidade, e ainda podem diminuir a resposta imune antitumoral quando as células cancerígenas possuem mecanismos para inibi-los. Os checkpoints imunológicos mais comuns são a proteína de morte celular programada 1 (PD-1) e o antígeno-4 de linfócitos T citotóxicos (CTLA-4)[55].

O PD-1 é uma proteína transmembrana expressa em células T, B e células NK. Foi clonado pela primeira vez em 1992, com a subsequente caracterização de seu ligante, o PD-L1, que é expresso na superfície de vários tipos de tecidos do organismo, como as células apresentadoras de antígeno (APC) ou células dendríticas (Figura 4). Contudo, muitas células tumorais também expressam o ligante, e essa interação entre PD-1 e PD-L1 tumoral é capaz de enganar as células T do sistema imune, que reconhecem a célula cancerígena como se fosse uma célula normal do organismo[55].

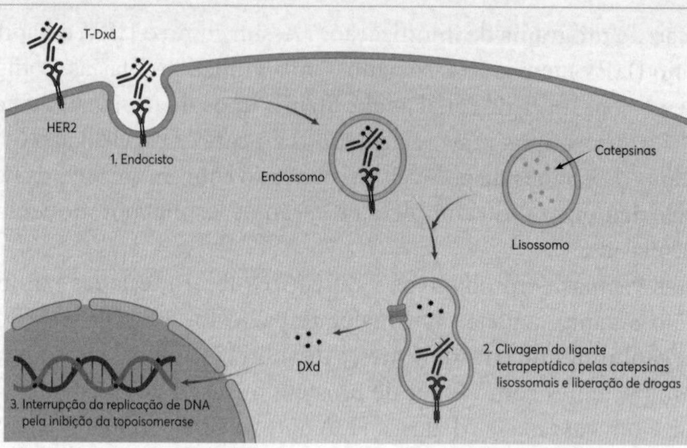

• **FIGURA 4** Mecanismo de ação do trastuzumabe deruxtecano. Após a ligação com o receptor HER-2 superexpresso na célula cancerígena, a droga sofre internalização, e a ligação entre os dois princípios ativos sofre clivagem, ocasionando a liberação do deruxtecano, que causará o dano ao DNA da célula cancerígena e, por fim, a apoptose desta.
Fonte: adaptada de Azar et al.[42].

Os inibidores do PD-1 (anti-PD-1) impedem o acoplamento desse ligante com seu receptor, permitindo que o sistema imune reconheça as células tumorais e programando a destruição destas. Nesse contexto, muitos ensaios clínicos randomizados de fase III vêm comprovando o benefício clínico com aumento de sobrevida global com o uso de inibidores de checkpoints anti-PD-1, como pembrolizumabe, nivolumabe, dostarlimabe, contra um número cada vez maior de neoplasias malignas, como os cânceres de pulmão, mama, bexiga, estômago, cólon, rim, dentre outros[55].

Ainda, os inibidores de *checkpoints* anti-PD-L1 também foram desenvolvidos para o tratamento antitumoral e são capazes de se ligar ao PD-L1 expresso nas células tumorais (Figura 4) ou nas células imunológicas infiltrantes de tumores e, com isso, acabam por inibir a interação entre o PD-1 das células T com o PD-L1 tumoral. Nesse contexto, estudos de fase III também evidenciam benefício clínico do uso de atezolizumabe, de avelumabe e de durvalumabe, que são exemplos de anti-PD-L1, tendo emprego em um número cada vez maior no tratamento contra neoplasias malignas[56-60].

A proteína 4 associada a linfócitos T citotóxicos (CTLA-4) foi descoberta em 1987 e é considerada um regulador negativo da ativação de células T. A CTLA-4 está presente na superfície celular dos linfócitos T CD4+ e CD8+, onde tem maior afinidade pelos receptores coestimulatórios CD80 e CD86 (B7-1 e B7-2) das APS (Figura 4) do que o receptor coestimulador de células T CD28. Como resultado desse mecanismo molecular, o CTLA-4 pode ser considerado um "freio" fisiológico na ativação de células T CD4+ e CD8+ que é desencadeado por APC. O anticorpo anti-CTLA-4 ipilimumabe foi um dos primeiros inibidores de *checkpoint* imunológico a serem aprovados contra o melanoma metastático (Figura 6)[61-66].

TRANSFERÊNCIA ADOTIVA DE CÉLULAS T

A transferência adotiva de células T refere-se amplamente à prática de manipular essas células específicas do paciente *ex vivo*, ou seja, fora do organismo dele, para torná-las mais reativas a antígenos tumorais específicos. Essa nova tática clínica pode ser obtida tanto por alterar as células T do receptor de antígeno quimérico (CAR) como pela expansão *ex vivo* de linfócitos infiltrantes de tumor (LIT)[68-74].

Células T do receptor de antígeno quimérico (CAR) são células T geneticamente modificadas a partir das próprias células T (autólogas) do paciente e manipuladas *ex vivo* (Figura 5) para uso clínico no tratamento contra malignidades hematológicas, como a leucemia linfoblástica aguda de células B. Os efeitos colaterais podem ser febre, hipotensão, estado mental alterado e convulsões. Ensaios em pacientes com leucemia linfocítica crônica (LLC) igual-

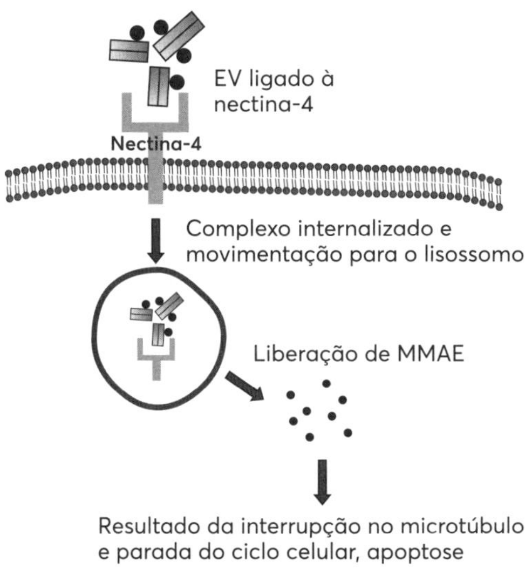

• **FIGURA 5** Ilustração do mecanismo de ação do enfortumabe vedotina.
Fonte: adaptada de Stecca et al.[44].

mente mostraram bons resultados. Existem estudos clínicos com transferência adotiva de células T em andamento também para o tratamento de neoplasias malignas de tumores sólidos direcionados a antígenos compartilhados, como KRAS, CEA, mesotelina e HER-2[68-74].

Os linfócitos infiltrantes de tumor (LIT) representam uma população de células imunes que reconhece o antígeno tumoral, com emprego clínico em alguns casos de melanoma. A expansão *ex vivo* de LIT utiliza tecido tumoral ressecado, depois cultivado com interleucinas-2 (IL-2) para estimular a expansão *in vitro* de TIL. Os LIT são posteriormente reintroduzidos em pacientes em altas doses, juntamente com IL-2, onde podem reconhecer antígenos tumorais específicos em um microambiente que agora é mais imunogênico contra o tumor (Figura 7)[74-77].

VÍRUS ONCOLÍTICOS

Os vírus oncolíticos são aqueles que podem ter efeitos antitumorais quando modificados para infectar eficientemente as células cancerígenas preferen-

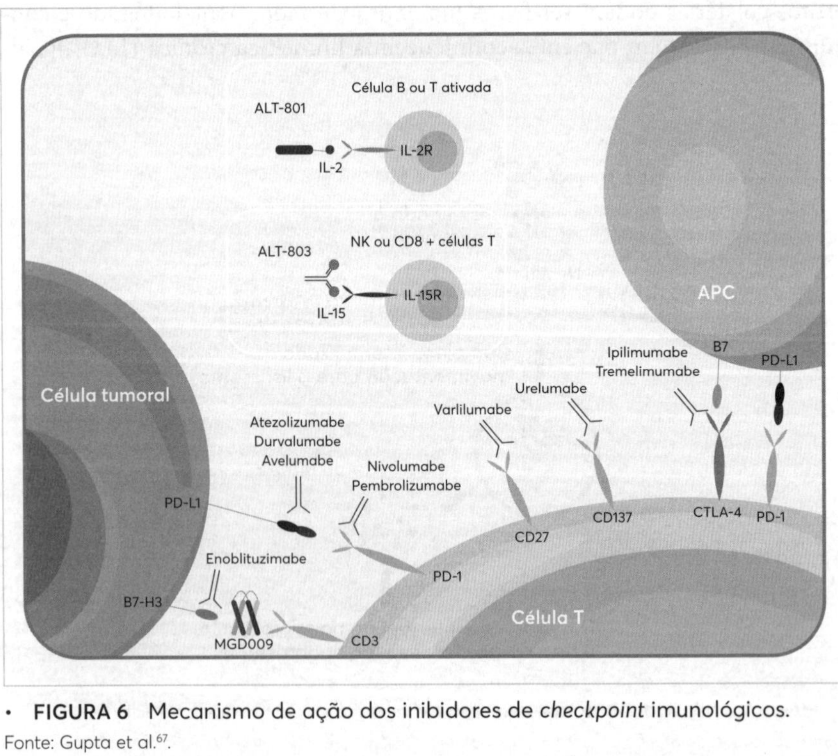

• **FIGURA 6** Mecanismo de ação dos inibidores de *checkpoint* imunológicos.
Fonte: Gupta et al.[67].

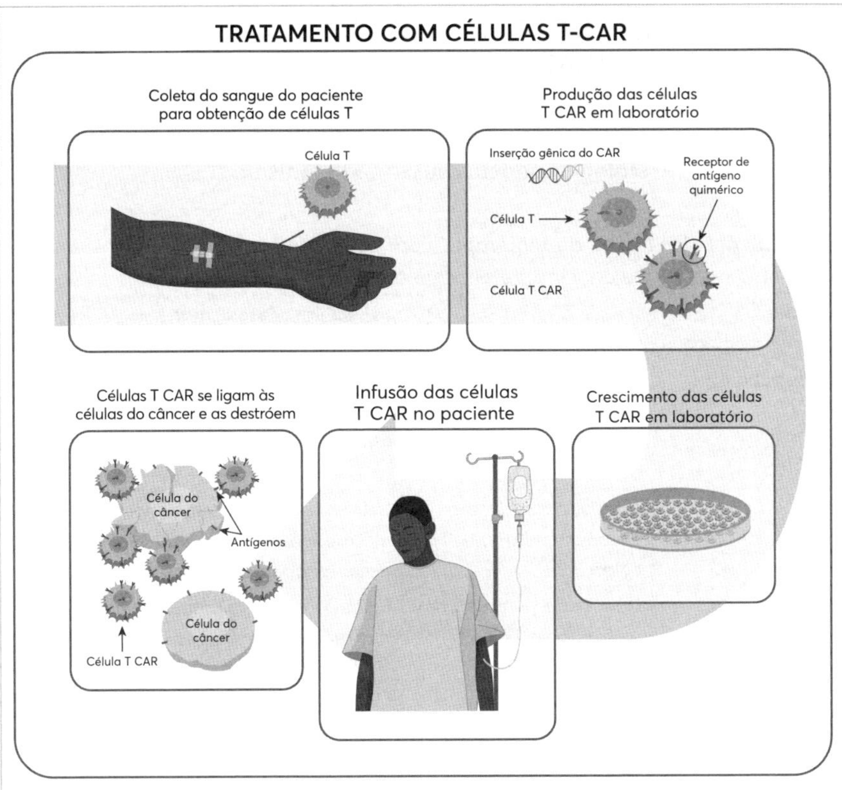

• **FIGURA 7** Manejo preparatório para a realização de transferência de células T no tratamento antitumoral.

Células T CAR: células T do receptor de antígeno quimérico.

Fonte: Almeida et al.[78].

cialmente sobre as células normais, acarretando a apresentação de antígenos associados ao tumor e promovendo um ataque mais eficiente do sistema imune ao microambiente tumoral. O Talimogene laherparepvec (T-VEC) utiliza um vírus herpes simples 1 atenuado para superexpressar o fator estimulador de colônias de macrófagos, ocasionando maior efeito do sistema imunológico antitumoral. O T-VEC demonstrou boas taxas de resposta em pacientes com melanoma avançado inoperável[79].

INDICAÇÕES E PRINCIPAIS EFEITOS COLATERAIS DOS AGENTES MODIFICADORES DA RESPOSTA BIOLÓGICA

A Tabela 1 lista uma variável gama de possíveis adversos que os modificadores de resposta biológica podem causar no organismo.

• **TABELA 1** Exemplos de bioterapia com seus nomes farmacológicos, indicações em oncologia e principais efeitos colaterais

Nomes farmacológicos	Indicações em oncologia	Principais efeitos colaterais
Bevacizumabe	Glioblastoma, câncer de mama, rim, colón, ovário, pulmão e colo de útero	Anorexia, disgeusia, cefaleia, mucosite, constipação, hipertensão, eventos hemorrágicos e tromboembólicos.
Cetuximabe	Câncer de cabeça e pescoço, pulmão e colón	Urticária e broncoespasmo, e distúrbios eletrolíticos, neutropenia grave (se em associação com platinas).
Osimertinibe	Câncer de pulmão com mutação do EGFR	Epistaxe, doença pulmonar intersticial, diarreia, estomatite, erupção cutânea, síndrome mão-pé, anemia, leucopenia, neutropenia.
Sorafenibe	Câncer de rim, tireoide, fígado, angiossarcoma e GIST	Hipertensão, *rash* cutâneo, eritrodisestesia (síndrome mão-pé), distúrbio eletrolítico e hepatite.
Sunitinibe	Câncer de rim, GIST e neuroendócrino	Hipertensão, descoloração cutânea e capilar, diarreia e distúrbio eletrolítico.
Interleucina 2	Melanoma, câncer de rim	Hipotensão, taquicardia, febre, edema periférico, vasodilatação e hepatite.
Interferon	Melanoma, câncer de rim	Fadiga, cefaleia, hepatite, depressão e febre.
Filgrastima	Mielossupressão por quimioterapia	Dor óssea e febre.
Alfaepoetina	Anemia induzida por quimioterapia	Hipertensão, febre, *rash* cutâneo e náuseas, vermelhidão e dor no local de aplicação.
Sipuleucel T	Câncer de próstata	Febre, calafrios e cefaleia.

(continua)

• **TABELA 1** Exemplos de bioterapia com seus nomes farmacológicos, indicações em oncologia e principais efeitos colaterais (*continuação*)

Nomes farmacológicos	Indicações em oncologia	Principais efeitos colaterais
Pembrolizumabe, nivolumabe, avelumabe, durvalumabe e ipilimumabe	Linfomas, melanoma, câncer de pulmão, de mama, colorretal, gástrico, carcinoma urotelial, carcinoma de células claras renais	Pneumonia, infecção do trato urinário, candidíase, hipertireoidismo, tireoidite, hipofisite, uveíte, pneumonite, bronquite, vitiligo, miosite, tenossinovite, dermatite, erupção cutânea pruriginosa, nefrite, colite, alterações hematológicas (anemia, neutropenia, plaquetopenia), distúrbios hidreletrolíticos.
Dostarlimabe	Câncer de endométrio	Pneumonia, infecção do trato urinário, hipertireoidismo, tireoidite, hipofisite, uveíte, pneumonite, bronquite, vitiligo, miosite, tenossinovite, dermatite, erupção cutânea pruriginosa, nefrite, alterações hematológicas (anemia, neutropenia, plaquetopenia), distúrbios hidreletrolíticos.
Atezolizumabe	Carcinoma hepatocelular (CHC), câncer de pulmão	Pneumonia, infecção do trato urinário, hipertireoidismo, tireoidite, hipofisite, uveíte, pneumonite, bronquite, vitiligo, miosite, tenossinovite, dermatite, erupção cutânea pruriginosa, nefrite, alterações hematológicas (anemia, neutropenia, plaquetopenia), distúrbios hidreletrolíticos.
Trastuzumabe deruxtecano	Câncer de mama HER-2 positivo, câncer de estômago	Infecção do trato urinário, infecção do trato respiratório, faringite, sinusite, rinite, sepse neutropênica, cefaleia, tontura, insônia, parestesia, tremor, neuropatia periférica, insuficiência cardíaca, diarreia, náuseas, vômitos, hepatite, síndrome eritrodisestesia palmoplantar, alterações hematológicas (anemia, leucopenia, plaquetopenia).
Enfortumabe vedotina	Carcinoma urotelial	Neuropatia periférica, disgeusia, fadiga, prurido, pele seca, alopecia, diarreia, náuseas, vômitos, olhos secos, infecção do trato urinário, anemia, neutropenia, plaquetopenia.

INTERVENÇÕES DE ENFERMAGEM EM FACE DA ADMINISTRAÇÃO DE BIOTERÁPICOS

O enfermeiro que atua em oncologia deve conhecer as drogas bioterápicas, seus efeitos e medidas de manejo. Assim, a Tabela 2 apresenta algumas medicações dessa classe e as intervenções de enfermagem.

• **TABELA 2** Intervenções de enfermagem para os principais efeitos colaterais da terapia biológica

Nomes farmacológicos	Intervenções de enfermagem
Bevacizumabe	• Administrar a primeira dose em um período superior a 90 minutos. Se não houver reações, as próximas doses podem ser infundidas em 60 minutos. • Avaliar cavidade oral quanto à mucosite e incentivar higiene oral frequente. • Monitorar eliminações intestinais. • Mensurar pressão arterial. • Avaliar a presença de sangramentos (epistaxe, sangramento oral etc.) e sinais e sintomas de eventos trombóticos. • Comunicar uso de medicações como ácido acetilsalicílico e enoxaparina.
Cetuximabe	• Monitorar sinais vitais antes e durante a infusão. • Observar sinais e sintomas de reações anafiláticas. • Administrar a primeira dose lentamente, não excedendo a velocidade de 5 mg/minuto. • Permanecer ao lado do paciente nos primeiros 15 minutos de infusão. • Interromper a administração se ocorrerem reações do tipo alérgicas/anafiláticas e comunicar ao médico. • Monitorar níveis séricos de magnésio e cálcio, e sinais e sintomas desses distúrbios.

(continua)

• **TABELA 2** Intervenções de enfermagem para os principais efeitos colaterais da terapia biológica (*continuação*)

Nomes farmacológicos	Intervenções de enfermagem
Trastuzumabe/ trastuzumabe deruxtecano	· Permanecer ao lado do paciente nos primeiros 15 minutos de infusão. · Interromper a administração se ocorrerem reações infusionais e comunicar ao médico. · Reinstalar a medicação se os sintomas forem controlados. · Certificar-se de que o paciente tenha sido avaliado quanto à função cardíaca antes do uso da medicação (eletro, ecocardiograma e/ou cintilografia ventricular). · Avaliar manifestações de distúrbio cardíaco, tais como dispneia, ortopneia, tosse, galope S3 ou redução na fração de ejeção. · Orientar sobre a realização de exames cardíacos para controle a cada 3 meses.
Osimertinibe/ sorafenibe	· Monitorar pressão arterial. · Observar presença de lesões em mãos e pés. · Monitorar níveis séricos de eletrólitos e perfil hepático, e sinais e sintomas desses distúrbios.
Sunitinibe	· Administrar com ou sem alimentos. · Não abrir a cápsula. · No caso de esquecimento de uma dose, orientar o paciente a ingerir tão logo se lembre. No entanto, caso esteja próximo ao horário da próxima dose, não administrar e seguir o plano terapêutico conforme prescrito.
Interleucina 2	· Manter conservado sob refrigeração. · Monitorar pressão arterial, atentando para hipotensão, bem como frequência e ritmo respiratórios. · Realizar controle da diurese e avaliar presença de edema. · Iniciar infusão, com velocidade em torno de 0,4 a 0,6 mL/kg/hora, o que equivale a 0,01 mL/kg/minuto. · Acompanhar o paciente nos primeiros 15 minutos de infusão.
Interferon	· Avaliar a temperatura antes e durante a terapia. · Administrar paracetamol antes para evitar febre, conforme prescrição médica. · Investigar alterações do humor.
Filgrastima	· Diluir em soro glicosado, se endovenoso. · Manter conservado sob refrigeração. · Monitorar presença e intensidade da dor. · Implementar medidas para o controle da dor. · Monitorar contagem de leucócitos e neutrófilos.

(*continua*)

• **TABELA 2** Intervenções de enfermagem para os principais efeitos colaterais da terapia biológica (*continuação*)

Nomes farmacológicos	Intervenções de enfermagem
Alfaepoetina	• Monitorar pressão arterial e avaliar sinais e sintomas do aumento da mesma (cefaleia, vertigem). • Manter conservado sob refrigeração.
Sipuleucel T	• Monitorar temperatura, presença de calafrios. • Avaliar presença de cefaleia e implementar medidas para seu controle.
Pembrolizumabe, nivolumabe, avelumabe, durvalumabe, ipilimumabe, dostarlimabe, atezolizumabe	• Monitorar pele e sinais de erupções cutâneas, eritema, dermatite, vitiligo. • Monitorar pressão arterial e temperatura. • Monitorar alterações das funções renal, hepática, tireoidiana, além de transaminases e enzimas canaliculares. • Monitorar distúrbios hidreletrolíticos. • Monitorar alterações na contagem de hemácias, hemoglobina, leucócitos e plaquetas. • Vigilância de sinais clínicos infecciosos (tosse, dispneia, disúria). • Avaliar presença de cefaleia, náuseas, vômitos, diarreia e sinais de desidratação.
Enfortumabe vedotina	• Permanecer ao lado do paciente nos primeiros 15 minutos de infusão. • Interromper a administração se ocorrerem reações infusionais e comunicar ao médico. Reinstalar a medicação se os sintomas forem controlados. • Certificar-se de que o paciente tenha sido avaliado quanto à função cardíaca antes do uso da medicação (eletro, ecocardiograma e/ou cintilografia ventricular). • Avaliar manifestações de distúrbio cardíaco, tais como dispneia, ortopneia, tosse, galope S3 ou redução na fração de ejeção. • Orientar sobre a realização de exames cardíacos para controle a cada 3 meses.

CONSIDERAÇÕES FINAIS

Avanços no desenvolvimento da bioterapia têm sido traduzidos em benefícios clínicos para uma série de neoplasias. Pesquisas atuais procuram o entendimento das vias de sinalização intracelular na busca de alvos terapêuticos mais específicos. No entanto, o maior desafio é identificar qual paciente se beneficiará da bioterapia. Dessa forma, cada vez mais estudos têm buscado marcadores biológicos que podem sinalizar em qual paciente o tratamento será efetivo. Na última década, o número de drogas aprovadas é, em sua maioria, considerado drogas-alvo, com maior direcionamento terapêutico e menos toxicidade, o que pode significar um grande avanço no tratamento, acarretando menos efeitos adversos.

REFERÊNCIAS BIBLIOGRÁFICAS

1. Coley WB. The treatment of malignant tumors by repeated inoculations of erysipelas: with a report of ten original cases. Am J Med Sci. 1893;105:487.
2. Busch W. Verhandlungen artzlicher gesellschaften. Berl Klin Wochenschr. 1868;5:137-8.
3. Montie JE, Stewart BH, Straffon RA, Banowsky LH, Hewitt CB, Montague DK. The role of adjunctive nephrectomy in patients with metastatic renal cell carcinoma. J Urol. 1977;117:272-75.
4. Everson TC, Cole WH. Spontaneous regression of cancer. Philadelphia: WB Saunders; 1966.
5. Oldham RK, Smalley RV. Immunotherapy: the old and new. J Biol Response Mod. 1983;2:1-37.
6. Rosenberg SA, Longo DL, Lotze MT. Principles and applications of biologic therapy. In: DeVita VT, Hellman S, Rosenberg SA (eds.). Cancer principles and practice of oncology. 6.ed. Philadelphia: Lippincott Williams & Wilkins; 2001. p.307-34.
7. Groopman JE, Gottlieb MS, Goodman J, Mitsuyasu RT, Conant MA, Prince H, et al. Recombinant alpha-2 interferon therapy for Kaposi's sarcoma associated with the acquired immunodeficiency syndrome. Ann Intern Med. 1984;100(5):671-76.
8. Hall K (1986). The Nobel Prize in Physiology or Medicine 1986 – presentation speech. The Nobel Foundation. Retrieved 2009-04-24.
9. Carpenter G, Cohen S. Epidermal growth factor. The Journal of Biological Chemistry. 1990 May;265(14):7709-12.
10. Fallon JH, Seroogy KB, Loughlin SE, Morrison RS, Bradshaw RA, Knaver DJ, et al. Epidermal growth factor immunoreactive material in the central nervous system: location and development. Science. 1984;224(4653):1107-9.
11. Maxwell SA, Sacks PG, Gutterman JU, Gallick GE. Epidermal growth factor receptor protein-tyrosine kinase activity in human cell lines established from squamous carcinomas of the head and neck. Cancer Res. 1989;49:1130.
12. Dor Y, Porat R, Keshet E. Vascular endothelial growth factor and vascular adjustments to perturbations in oxygen homeostasis. Am J Physiol Cell Physiol. 2001;280:C1367-C1374.
13. Carmeliet P, Dor Y, Herbert JM, Fukumura D, Brusselmans K, Dewerchin M, et al. Role of HIF-1alpha in hypoxia-mediated apoptosis, cell proliferation and tumour angiogenesis. Nature. 1998;394:485-90.
14. Maxwell PH, Wiesener MS, Chang GW, Clifford SC, Vaux EC, Cockman ME, et al. The tumour suppressor protein VHL targets hypoxia-inducible factors for oxygen-dependent proteolysis. Nature. 1999;399:271-5.
15. Grugel S, Finkenzeller G, Weindel K, Barleon B, Marmé D. Both v-Ha-Ras and v-Raf stimulate expression of the vascular endothelial growth factor in NIH 3T3 cells. J Biol Chem. 1995;270:25915-919.
16. Kerbel RS. Tumor angiogenesis. N Engl J Med. 2008;358:2039-49.
17. Neufeld G, Cohen T, Gengrinovitch S, Poltorak Z. Vascular endothelial growth factor (VEGF) and its receptors. Faseb J. 1999;13:9-22.
18. Uzé G, Monneron D. IL-28 and IL-29: newcomers to the interferon family. Biochimie. 2007;89:729.
19. Isaacs A, Lindenmann J. Virus interference: the interferons. Proc R Soc London.1957;147:258.
20. The Italian Cooperative Study Group on Chronic Myeloid Leukemia. Long-term follow-up of the Italian trial of interferon-α versus conventional chemotherapy in chronic myeloid leukemia. Blood. 1998;92(5):1541-8.
21. Quesada JR, Reuben J, Manning JT, et al. Alpha interferon for induction of remission in hairy-cell leukemia. N Engl J Med. 1984;310(1):15-8.

22. Escudier B, Pluzanska A, Koralewski P, Ravaud A, Bracarda S, Szczylik C, et al. Bevacizumab plus interferon alfa-2a for treatment of metastatic renal cell carcinoma: a randomised, double-blind phase III trial. Lancet. 2007;370(9605):2103-111.
23. Bajetta E, Di Leo A, Zampino MG, Sertoli MR, Comella G, Barduagni M, et al. Multicenter randomized trial of dacarbazine alone or in combination with two different doses and schedules of interferon alfa-2a in the treatment of advanced melanoma. J Clin Oncol. 1994;12(4):806-11.
24. Groopman JE, Gottlieb MS, Goodman J, Mitsuyasu RT, Conant MA, Prince H, et al. Recombinant alpha-2 interferon therapy for Kaposi's sarcoma associated with the acquired immunodeficiency syndrome. Ann Intern Med. 1984;100(5):671-6.
25. McDermott DF, Regan MM, Clark JI, Flaherty LE, Weiss GR, Logan TF, et al. Randomized phase III trial of high-dose interleukin-2 versus subcutaneous interleukin-2 and interferon in patients with metastatic renal cell carcinoma. J Clin Oncol. 2005;23(1):133-41.
26. Sparano JA, Fishe RI, Sunderland M, Margolin K, Ernest ML, Sznol M, et al. Randomized phase III trial of treatment with high-dose interleukin-2 either alone or in combination with interferon alfa-2a in patients with advanced melanoma. J Clin Oncol. 1993;11(10):1969-77.
27. Clark SC, Kamen R. The human hematopoietic colony-stimulating factors. Science 1987;236:1229-37.
28. Jaar B, Baillou C, Viron B, Michel C, Mignon F, Najman A. Long-term effects of recombinant human erythropoietin on bone marrow progenitor cells. Nephrol Dial Transplant. 1993;8:614-20.
29. Deutsch VR, Tomer A. Megakaryocyte development and platelet production. Br J Haematol. 2006;134:453-66.
30. Trauth BC, Klas C, Peters AM, Matzku S, Moller P, Falk W, et al. Monoclonal antibody-mediated tumor regression by induction of apoptosis. Science. 1989;245:301.
31. Yang XD, Jia XC, Corvalan JR, Wang P, Davis CG, Jakobovits A. Eradication of established tumors by a fully human monoclonal antibody to the epidermal growth factor receptor without concomitant chemotherapy. Cancer Res. 1999;59:1236.
32. Komissarov AA, Calcutt MJ, Marchbank MT, Peletskaya EN, Deutsher SL. Equilibrium binding studies of recombinant anti-single-stranded DNA Fab: role of heavy chain complementarity-determining regions. J Biol Chem. 1996;271:12241. D
33. Maloney DG, Liles TM, Dzerwinski DK, Waldichuk C, Rosenberg J, Grillo-Lopez A, et al. Phase I clinical trial using escalating single-dose infusion of chimeric anti-CD20 monoclonal antibody (IDEC-C2B8) in patients with recurrent B-cell lymphoma. Blood. 1994;84(8):2457-66.
34. Shepard HM, Lewis GD, Sarup JC, Fendly BM, Maneval D, Mordenti J, et al. Monoclonal antibody therapy of human cancer: taking the HER2 protooncogene to the clinic. J Clin Immunol. 1991;11(3):117-27.
35. Jonker DJ, O'Callaghan CJ, Karapetis CS, Zalcberg JR, Tu D, Au H-J, et al. Cetuximab for the treatment of colorectal cancer. N Engl J Med. 2007;357(20):2040-8.
36. Burtness B, Goldwasser MA, Flood W, Mattar B, Forastiere AA; Eastern Cooperative Oncoogy Group. Phase III randomized trial of cisplatin plus placebo compared with cisplatin plus cetuximab in metastatic/recurrent head and neck cancer: an Eastern Cooperative Oncology Group study. J Clin Oncol. 2005;23(34):8646-54.
37. Van Cutsem E, Peeters M, Siena S, Humblet Y, Hendlisz A, Neyns B, et al. Open-label phase III trial of panitumumab plus best supportive care compared with best supportive care alone in patients with chemotherapy-refractory metastatic colorectal cancer. J Clin Oncol. 2007;25(13):1658-64.
38. Kabbinavar F, Hurwitz H, Fehrenbacher L, Meropol NJ, Novotny WF, Lieberman G, et al. Phase II, randomized trial comparing bevacizumab plus fluorouracil (FU)/leucovorin (LV) with FU/LV alone in patients with metastatic colorectal cancer. J Clin Oncol. 2003;21(1):60-5..
39. Hodi FS, Mihm MC, Soiffer RJ, Haluska FG, Butler M, Seiden MV, et al. Biologic activity of cytotoxic T lymphocyte-associated antigen 4 antibody blockade in previously vaccinated metastatic melanoma and ovarian carcinoma patients. Proc Natl Acad Sci U S A. 2003;100(8):4712-7.

40. Cortés J, Kim SB, Chung WP, Im SA, Park YH, Hegg R, Kim MH, et al. Destiny-Breast03 Trial Investigators. Trastuzumab deruxtecan versus trastuzumab emtansine for breast cancer. N Engl J Med. 2022 Mar 24;386(12):1143-54.
41. Bardia A, Hurvitz SA, Tolaney SM, Loirat D, Punie K, Oliveira M, et al. Ascent Clinical Trial Investigators. Sacituzumab govitecan in metastatic triple-negative breast cancer. N Engl J Med. 2021 Apr 22;384(16):1529-41.
42. Azar I, Alkassis S, Fukui J, Alsawah F, Fedak K, Hallak MNAl, et al. Spotlight on trastuzumab deruxtecan (DS-8201,T-DXd) for HER2 mutation positive non-small cell lung cancer. Lung Cancer: Targets and Therapy. 2021;12:103-14.
43. Powles T, Rosenberg JE, Sonpavde GP, Loriot Y, Durán I, Lee JL, et al. Enfortumab vedotin in previously treated advanced urothelial carcinoma. N Engl J Med. 2021 Mar 25;384(12):1125-35.
44. Stecca C, Abdeljalil O, Shridhar S. Metastatic urothelial cancer: a rapidly changing treatment landscape. Therapeutic Advances in Medical Oncology. 2021 Jan;13:1125-35.
45. Schlessinger J. Cell signaling by receptor tyrosine kinases. Cell. 2000;103(2):211-25.
46. Yaish P, Gazit A, Gilon C, Levitzki A. Blocking of EGF-dependent cell proliferation by EGF receptor kinase inhibitors. Science. 1988;242:933-5.
47. Leonetti A, Sharma S, Minari R, Perego P, Giovannetti E, Tiseo M. Resistance mechanisms to osimertinib in EGFR-mutated non-small cell lung cancer. Br J Cancer. 2019;121(9):725-37.
48. Parkin DM. The global health burden of infection-associated cancers in the year 2002. Int J Cancer. 2006;118:3030.
49. Beasley RP. Hepatitis B virus: the major etiology of hepatocellular carcinoma. Cancer. 1988;61:1942.
50. Chang MH, You SL, Chen CJ, Liu CJ, Lee CM, Ling SM, Chu HC, et al. Decreased incidence of hepatocellular carcinoma in hepatitis B vaccinees: a 20-year follow-up study. J Natl Cancer Inst. 2009;101:1348.
51. Lowy DR, Solomon D, Hildesheim A, Schiller JT, Schiffman M. Human papillomavirus infection and the primary and secondary prevention of cervical cancer. Cancer. 2008;113(7 Suppl):1980.
52. Paavonen J, Naud P, Salmeron J, Wheeler CM, Chow SN, Apter D, et al. Efficacy of human papillomavirus (HPV)-16/18 AS04-adjuvanted vaccine against cervical infection and precancer caused by oncogenic HPV types (Patricia): final analysis of a double-blind, randomised study in young women. Lancet. 2009;374:301.
53. Munoz N, Kjaer SK, Sigurdsson K, Iversen OE, Hernandez-Avila M, Wheeler CM, et al. Impact of human papillomavirus (HPV)-6/11/16/18 vaccine on all HPV-associated genital diseases in young women. J Natl Cancer Inst. 2010;102:325.
54. Small EJ, Schellhammer PF, Higano CS, Redfern CH, Nemunaitis JJ, Valone FH, et al. Placebo--controlled phase III trial of immunologic therapy with sipuleucel-T (APC8015) in patients with metastatic, asymptomatic hormone refractory prostate cancer. J Clin Oncol. 2006;24 (19):3089-94.
55. Li B, Chan HL, Chen P. Immune checkpoint inhibitors: basics and challenges. Curr Med Chem. 2019;26(17):3009-25.
56. Francisco LM, Salinas VH, Brown KE, Vanguri VK, Freeman GJ, Kuchroo VK, et al. PD-L1 regulates the development, maintenance, and function of induced regulatory T cells. J Exp Med. 2009;206:3015.
57. Amarnath S, Mangus CW, Wang JC, Wei F, He A, Kapoor V, et al. The PDL1-PD1 axis converts human TH1 cells into regulatory T cells. Sci Transl Med. 2011;3:111ra120.
58. Spranger S, Spaapen RM, Zha Y, Williams J, Meng Y, Ha TT, et al. Up-regulation of PD-L1, IDO, and T(regs) in the melanoma tumor microenvironment is driven by CD8(+) T cells. Sci Transl Med. 2013;5:200ra116.
59. Kinter AL, Godbout EJ, McNally JP, Seretti I, Robby GA, O'Shea MA, et al. The common gamma--chain cytokines IL-2, IL-7, IL-15, and IL-21 induce the expression of programmed death-1 and its ligands. J Immunol. 2008;181:6738.

60. Yang J, Riella LV, Chock S, Liu T, Zhao X, Yuah X, et al. The novel costimulatory programmed death ligand 1/B7.1 pathway is functional in inhibiting alloimmune responses in vivo. J Immunol. 2011;187:1113.
61. Chambers CA, Sullivan TJ, Allison JP. Lymphoproliferation in CTLA-4-deficient mice is mediated by costimulation-dependent activation of CD4+ T cells. Immunity. 1997;7:885.
62. Tivol EA, Borriello F, Schweitzer AN, Lynch WP, Bluestone JA, Sharpe AH. Loss of CTLA-4 leads to massive lymphoproliferation and fatal multiorgan tissue destruction, revealing a critical negative regulatory role of CTLA-4. Immunity, 1995;3:541.
63. Waterhouse P, Penninger JM, Timms E, Wakeham A, Shahinian A, Lee KP, Thompson CB, et al. Lymphoproliferative disorders with early lethality in mice deficient in Ctla-4. Science. 1995;270:985.
64. Walker LS, Sansom DM. The emerging role of CTLA4 as a cell-extrinsic regulator of T cell responses. Nat Rev Immunol. 2011;11:852.
65. Leach DR, Krummel MF, Allison JP. Enhancement of antitumor immunity by CTLA-4 blockade. Science. 1996;271:1734.
66. Schadendorf D, Hodi FS, Robert C, Weber JS, Margolin K, Hamid O, et al. Pooled analysis of long-term survival data from phase II and phase III trials of ipilimumab in unresectable or metastatic melanoma. J Clin Oncol. 2015;33:1889.
67. Gupta S, Gill D, Poole A, Agarwal N. Systemic immunotherapy for urothelial cancer: current trends and future directions. Cancers. 2017;9(12):15.
68. Davila ML, Brentjens R, Wang X, Riviére I, Sadelain M. How do CARs work? Early insights from recent clinical studies targeting CD19. Oncoimmunology. 2012;1:1577.
69. Sadelain M, Brentjens R, Rivière I. The basic principles of chimeric antigen receptor design. Cancer Discov. 2013;3:388.
70. Brentjens RJ, Davila ML, Riviere I, Park J, Wang X, Cowell LG, et al. CD19-targeted T cells rapidly induce molecular remissions in adults with chemotherapy-refractory acute lymphoblastic leukemia. Sci Transl Med. 2013;5:177ra38.
71. Grupp SA, Kalos M, Barrett D, Aplenc R, Porter DL, Rheingold SR, et al. Chimeric antigen receptor-modified T cells for acute lymphoid leukemia. N Engl J Med. 2013;368:1509.
72. Porter DL, Hwang WT, Frey NV, Lacey SF, Shaw PA, Loren AW, et al. Chimeric antigen receptor T cells persist and induce sustained remissions in relapsed refractory chronic lymphocytic leukemia. Sci Transl Med. 2015;7:303ra139.
73. Geyer MB, Rivière I, Sénéchal B, Wang X, Wang Y, Purdon TJ, et al. Safety and tolerability of conditioning chemotherapy followed by CD19-targeted CAR T cells for relapsed/refractory CLL. JCI Insight. 2019;5.
74. Leidner R, Sanjuan Silva N, Huang H, Sprott D, Zheng C, Shih YP, et al. Neoantigen T-cell receptor gene therapy in pancreatic cancer. N Engl J Med. 2022;386:2112.
75. Rosenberg SA, Restifo NP. Adoptive cell transfer as personalized immunotherapy for human cancer. Science. 2015;348:62.
76. Lu YC, Yao X, Crystal JS, Li YF, El-Gami M, Gross C, Davis L, et al. Efficient identification of mutated cancer antigens recognized by T cells associated with durable tumor regressions. Clin Cancer Res. 2014;20:3401.
77. Rosenberg SA, Yang JC, Sherry RM, Kammula US, Hughes MS, Phan GQ, et al. Durable complete responses in heavily pretreated patients with metastatic melanoma using T-cell transfer immunotherapy. Clin Cancer Res. 2011;17:4550.
78. Almeida AS de, Melo ALM, Carvalho LS, Constante MM, Assunção MAA. Imunoterapia com células CAR-T como nova perspectiva de tratamento da leucemia linfoblástica aguda recidivada/refratária. Rev Médica de Minas Gerais. 2021;1-7.
79. De Gruijl TD, Janssen AB, van Beusechem VW. Arming oncolytic viruses to leverage antitumor immunity. Expert Opin Biol Ther. 2015;15:959.

SEÇÃO VI

Urgências e emergências em oncologia

19

Síndrome da veia cava superior

Patrícia Peres de Oliveira
Selma Maria da Fonseca Viegas

INTRODUÇÃO

A síndrome da veia cava superior (SVCS) é uma afecção, uma expressão clínica, que ocorre quando a obstrução total ou parcial da veia cava superior interrompe ou diminui significativamente o fluxo sanguíneo para o átrio direito. Esse processo de obstrução pode ser causado por neoplasias, representando 73 a 93% dos casos, trombose, aneurisma ou compressão extrínseca.

A SVCS pode ser considerada uma emergência oncológica que precisa ser reconhecida, com imediato diagnóstico e intervenção, a fim de evitar a morte ou lesão permanente e grave. Constitui-se por manifestação secundária a uma doença de base potencialmente grave que requer intervenção e cuidados imediatos.

A veia cava superior está localizada no mediastino médio, à direita da artéria aorta e anterior à traqueia, encontra-se cercada pelo esterno, o brônquio principal direito e a artéria pulmonar direita. É formada pela união das duas veias inominadas, direita e esquerda, tem parede fina facilmente compressível e o transporte de sangue se dá em baixa pressão. Além disso, há presença de linfonodos mediastinais que circundam a veia cava superior. Esses fatores indicam a vulnerabilidade da veia cava superior à obstrução.

A veia cava superior é responsável pela drenagem de sangue venoso da cabeça, pescoço, tórax e membros superiores para o átrio direito. Em virtude de sua localização, qualquer compressão intrínseca ou extrínseca pode causar obstrução. Isso pode ocorrer tanto na veia cava quanto em suas principais tributárias venosas, quando vasos colaterais se originam, em um processo lento e gradual, por meio de redes venosas extracavitárias, principalmente na pele e na musculatura da parede torácica.

Apesar da colateralização, as veias podem se tornar calibrosas pelo aumento de pressão e consequente distensão e dilatação progressivas ao longo de semanas ou meses, o que determina a obstrução aguda com hipertensão do sistema venoso braquiocefálico e o desenvolvimento da SVCS.

FISIOPATOLOGIA

A fisiopatologia da SVCS envolve uma pressão aumentada decorrente da obstrução do fluxo sanguíneo ao longo da veia cava superior em direção ao átrio direito. Essa síndrome é caracterizada pelos sinais de dilatação das veias do pescoço, pletora facial, edema de membros superiores, cianose e pelos sintomas como cefaleia, dispneia, tosse, edema de membros superiores, ortopneia, disfagia e, em casos graves, edema cerebral e laríngeo.

A causa da obstrução pode ser uma invasão tumoral direta que durante a evolução de processos malignos intratorácicos a ocasiona por extensão, por compressão da veia cava superior ou por linfonodos mediastinais acometidos. Alguns quadros de evolução muito rápida da obstrução, entre 3 e 6 semanas, comuns em tumores malignos e na coexistência da ausência de circulação colateral, tornam-se ameaça à vida, levando a edema cerebral e a complicações respiratórias.

A SVCS pode ocorrer, também, em decorrência das doenças intra-atriais ou intraluminais, causadoras de diminuição importante do fluxo sanguíneo e comprometimento do retorno venoso.

O aumento da pressão venosa acima da obstrução provoca o aparecimento de *shunts*, que são ligações venosas para restabelecer o fluxo sanguíneo. No caso da SVCS, as conexões são realizadas entre a veia cava superior, veias e plexos adjacentes de baixa pressão.

ETIOLOGIA

Aproximadamente 73 a 93% dos casos de pacientes com SVCS ocorrem durante a evolução de neoplasias malignas intratorácicas, que comprimem ou invadem a veia cava superior, podendo ser causada pelo próprio tumor ou por linfonodos mediastinais acometidos, como é o caso de linfomas. Das causas malignas, cerca de 70 a 75% estão associadas ao câncer de pulmão, sendo os mais incidentes o carcinoma de pequenas células e os de células escamosas. No grupo de doenças linfoproliferativas, destaca-se o linfoma não Hodgkin, segunda causa mais comum. Tem importância também o câncer metastático de mama. Outros cânceres que podem causar a síndrome são o de tireoide, leiomiossarcomas, angiossarcomas e mesoteliomas.

MANIFESTAÇÕES CLÍNICAS

Normalmente, a SVCS é condição secundária à neoplasia; o quadro clínico surge de maneira insidiosa, em semanas. Em razão da compressão da veia e da obstrução do fluxo sanguíneo, os primeiros sinais que surgem são a presença de vênulas dilatadas, tortuosas, com direção cranial na região cervical e tórax anterior, edema facial matutino, edema cervicofacial e pletora facial. Com o evoluir da síndrome e o aumento da obstrução, outros sinais começam a aparecer, como edema de membros superiores e cianose, e os sintomas de disfagia, dispneia e ortopneia, cefaleia, tosse, dor torácica, proptose, podendo evoluir para sintomas neurológicos, por consequência de edema cerebral, como síncope, vertigens, obnubilação mental e coma. Os sintomas se desenvolvem quando a estenose de entrada atinge um ponto crítico em que os vasos colaterais não podem compensar suficientemente a obstrução ou a trombose.

DIAGNÓSTICO

O principal instrumento utilizado para o diagnóstico da SVCS é a história pregressa e a da moléstia atual e a avaliação clínica. Queixas como "levantar de manhã com inchaço na face" e "perda da consciência durante grandes esforços", a identificação de presença de colaterais em região torácica e estenose venosa aparente, dentre outros sinais, devem ser levadas em consideração.

O conhecimento das alterações hemodinâmicas nessa síndrome, assim como a apuração das técnicas de diagnóstico de imagem e de citopatologia, permitem atualmente um tratamento com mais segurança e conforto para o paciente.

Após o estabelecimento do diagnóstico clínico, exames complementares devem ser solicitados. A tomografia computadorizada contrastada de tórax e a ressonância magnética auxiliam no diagnóstico de localização da obstrução. A radiografia de tórax pode ser utilizada a fim de identificar a localização e a causa da obstrução venosa, além de sua utilização como guia para biópsia aspirativa por agulha fina. Exames com contraste venoso demonstram claramente o nível da obstrução e quase sempre são adequados para estabelecer o diagnóstico de SVCS e auxiliar no diagnóstico diferencial da causa provável, isto é, a doença de base.

A biópsia por agulha percutânea, em geral, é a modalidade diagnóstica de escolha usada para estabelecer um diagnóstico histológico, o que é tentado antes da terapia empírica, em razão da alteração da aparência morfológica após a terapia.

TRATAMENTO

O diagnóstico imediato da causa do desenvolvimento da SVCS é primordial para iniciar o tratamento, exceto para duas situações incomuns, que são a hipertensão intracraniana grave e a obstrução traqueal, em que a colocação de *stent* endovascular e o início da radioterapia podem ser a primeira intervenção de escolha.

O tratamento da SVCS deve ser escolhido de acordo com a causa e o grau da obstrução, a gravidade dos sinais e sintomas e, se o caso, o tipo histológico e o estágio do tumor que a produz. Algumas ações podem ser providenciadas, como elevar a cabeceira, orientar o paciente a manter repouso, controlar o volume de oxigênio administrado e suplementá-lo. Essas medidas devem ser adotadas a fim de proporcionar alívio e conforto ao paciente antes mesmo de diagnosticar a síndrome ou de aplicar tratamentos definitivos.

Além das medidas de conforto, o tratamento da síndrome pode ter a prescrição de radioterapia, quimioterapia, trombolíticos ou anticoagulantes, *stents* expansíveis, angioplastia com balão, derivação cirúrgica, esteroides e/ou diuréticos, sendo a escolha do tratamento dependente do tipo de tumor compressivo.

Radioterapia

Deve ser realizada após a obtenção do diagnóstico da SVCS, sendo o tratamento de emergência em casos de câncer pulmonar de não pequenas células. As doses de radioterapia apresentam variações de acordo com o tipo histológico do tumor dependendo de estar ou não associada ao tratamento quimioterápico. Apresenta as funções terapêutica, curativa ou paliativa.

Quimioterapia

Pode ser utilizada após diagnóstico histológico e avaliação da sensibilidade de tumores quimiossensíveis às drogas, de maneira isolada ou associada à radioterapia. É o tratamento de primeira escolha para o linfoma e o carcinoma de pulmão de pequenas células. Sua utilização, tanto isolada como associada à radioterapia, é mais efetiva do que somente o tratamento radioterápico.

Terapia fibrinolítica

Uso de trombolíticos para pacientes que possam ter desenvolvido uma trombose venosa central. Pode ser associada ao tratamento cirúrgico.

Esteroides

Podem ser utilizados para o alívio dos sintomas em pacientes com SVCS causada por linfoma, com o objetivo de reduzir o edema, diminuindo o desconforto respiratório quando muito comprometido.

Diuréticos

Alívio sintomático inicial para eliminação de líquido e diminuição da pressão e do desconforto respiratório.

Dispositivos intraluminais expansíveis (*stents*)

Os *stents* intravasculares promovem a expansão vascular, dando sustentação às paredes do vaso contra a força extrínseca que causa sua obstrução. Os *stents* podem ser, também, absorvíveis, recuperáveis ou revestidos. A angioplastia vem se tornando uma alternativa muito utilizada, pois promove alívio rápido dos sintomas da SVCS sem que sejam necessários procedimentos cirúrgicos de grande porte, que possam colocar a vida do paciente em risco. É utilizada quando há falha no tratamento convencional ou recidiva dos sintomas.

As complicações raras, porém graves, incluem migração do *stent* ou ruptura da veia cava, resultando em tamponamento.

Os *stents* endovasculares podem ser classificados segundo seu mecanismo de expansão ou segundo outras propriedades, como *stents* absorvíveis, recuperáveis ou revestidos (Quadro 1).

• **QUADRO 1** Tipos de *stents*, suas vantagens e desvantagens

Tipo de *stent*	Vantagens	Desvantagens
Stent autoexpansível	Alto grau de flexibilidade, fáceis de serem aplicados.	Pode não resistir à compressão radial exercida na parede vascular.
Stent expansível	Boa força de arqueamento, superfície mais estável, não deslocável, facilita a reendotelização precoce, pode ser reinsuflado por balões maiores quando necessário.	Pouca flexibilidade longitudinal.

(continua)

• **QUADRO 1** Tipos de *stents*, suas vantagens e desvantagens (*continuação*)

Tipo de *stent*	Vantagens	Desvantagens
Stent termoexpansivo	Quando aquecido, pode ser retificado, mantendo o formato até ser resfriado abaixo da temperatura ambiente.	Não relatado.

Tratamento cirúrgico

Raramente, será necessário nos casos de SVCS pelo resultado satisfatório dos tratamentos quimioterápico e radioterápico, além do risco pela alta taxa de morbidade e mortalidade associadas ao procedimento cirúrgico. Sua possível indicação é atribuída para casos de neoplasia refratária à radioterapia e quimioterapia, presença de trombos na veia cava superior ou em suas tributárias e oclusão aguda dessa veia com sintomas graves. Os procedimentos que podem ser realizados são a ressecção e o *bypass* (Quadro 2).

• **QUADRO 2** Abordagens cirúrgicas para o tratamento da síndrome da veia cava superior

Procedimento cirúrgico	Descrição
Ressecção	Ressecção em bloco de toda a área lesada da veia e do tumor, seguida da reconstrução da veia cava superior com interposição de um enxerto.
Bypass	Criação de um novo curso para o fluxo sanguíneo, que passará a transitar no átrio direito, contornando o segmento da veia cava que está obstruído. Nesse caso, o tumor não é abordado, e um enxerto sintético ou uma veia simples calibrosa, como a jugular, subclávia etc., é utilizada para o *bypass*.

QUADRO 3 Principais diagnósticos de enfermagem, características definidoras, fatores relacionados, fatores de risco, populações em risco, condições associadas e intervenções/atividades de enfermagem no contexto da síndrome da veia cava superior[12,13,14]

Diagnóstico de enfermagem	Características definidoras	Fatores relacionados, fatores de risco, populações em risco, condições associadas	Intervenções de enfermagem/atividades
Excesso de volume de líquido	Alteração da pressão arterial, estado mental alterado, padrão respiratório alterado, ansiedade, edema, aumento da pressão venosa central, reflexo hepatojugular positivo, ganho de peso em curto espaço de tempo, congestão pulmonar.	CA: mecanismos reguladores comprometidos.	■ Pesar diariamente e monitorar tendências. ■ Pesar fraldas, se apropriado. ■ Manter registro acurado de ingesta e débito de líquidos. ■ Acalmar paciente, se ansiedade. ■ Monitorar resultados de exames laboratoriais relevantes para retenção de líquidos (p. ex., densidade urinária aumentada, hematócrito diminuído e níveis de osmolalidade urinária aumentada). ■ Monitorar equilíbrio eletrolítico e sintomas de desequilíbrios. ■ Monitorar estado hemodinâmico, incluindo PVC, se indicado. ■ Monitorar pressão arterial, pulso, frequência respiratória e oximetria digital. ■ Monitorar indicações de sobrecarga/retenção de líquidos (p. ex., PVC elevada, edema, distensão das veias jugulares e ascite), como apropriado. ■ Avaliar localização e extensão do edema, se presente. ■ Administrar terapia endovenosa, p. ex., diuréticos e analgésicos, como prescrita. ■ Distribuir a ingesta de líquidos nas 24 horas, como apropriado. ■ Monitorar resposta do paciente à terapia para a SVCS (p. ex., radioterapia). ■ Consultar médico se os sinais/sintomas de excesso de volume de líquidos persistirem ou piorarem.

(continua)

• **QUADRO 3** Principais diagnósticos de enfermagem, características definidoras, fatores relacionados, fatores de risco, populações em risco, condições associadas e intervenções/atividades de enfermagem no contexto da síndrome da veia cava superior[12,13,14] (*continuação*)

Diagnóstico de enfermagem	Características definidoras	Fatores relacionados, fatores de risco, populações em risco, condições associadas	Intervenções de enfermagem/atividades
Troca de gases prejudicada	Taquipneia, taquicardia, agitação psicomotora, cor da pele anormal, hipoxemia, hipercapnia, pH arterial anormal, profundidade respiratória alterada, ritmo respiratório alterado	FRe: padrão respiratório ineficaz CA: alterações na membrana alveolocapilar, desequilíbrio na ventilação-perfusão	■ Monitorar frequência e profundidade respiratórias, dispneia, cianose, posição de três pontos, e eventos que possam piorá-la. ■ Observar uso de músculos acessórios, expansibilidade pulmonar e retração muscular. ■ Monitorar tempo de enchimento capilar e presença de cianose periférica. ■ Avaliar oximetria digital e comunicar alterações significativas. ■ Monitorar gasometria. ■ Instalar oxigenoterapia no máximo a 3 L/min ou conforme prescrição médica e avaliar a resposta do paciente à terapêutica. ■ Manter repouso, conforme a necessidade.

REFERÊNCIAS BIBLIOGRÁFICAS

1. Banathy AK, Wilkins LR, Marko X, Clark MR, Williams DM, Khaja MS. Malignancy related superior vena cava (SVC) syndrome treated with kissing brachiocephalic vein and SVC stenting. Vascular Medicine. 2020;25(3):276-7.
2. Brasil. Academia Nacional de Cuidados Paliativos (ANCP). Matsumoto DY, Manna MCB. Síndrome da veia cava superior. In: Manual de cuidados paliativos. Rio de Janeiro: Diagraphic; 2009. p.181-3.
3. Cardoso MA, Lichtenfels E, Erling NJ, Tarasconi DP. Tratamento endovascular da síndrome da veia cava superior: relato de caso e revisão de literatura. J Vasc Bras. 2006;5:308-12.
4. Cirino LMI, Coelho RF, Rocha ID, Batista BPSN. Tratamento da síndrome da veia cava superior. J Bras Pneumol. 2005;31(6):540-50.
5. Cordeiro SZB, Cordeiro PB. Síndrome da veia cava superior. J Pneumol. 2002;2(5):288-93.
6. Guimarães JL, Rosa DD. Rotinas em oncologia. Porto Alegre: Artmed; 2008. p.725-8.
7. Lau CL, Davis D. Mediastino. In: Courtney M. Towsend et al. Sabiston tratado de cirurgia: a base biológica da prática cirúrgica moderna. [Tradução da 17.ed. Ione Ferreira Araújo et al.]. Rio de Janeiro: Elsevier; 2005. p.1735-62.
8. Mohallem AGC, Rodrigues AB. Enfermagem oncológica. São Paulo: Manole; 2006. p.386-96.
9. Paiva CE, Catâneo AJM, Gabarra RC, Michelin OC. O que o emergencista precisa saber sobre a síndrome da veia cava superior, compressão medular e hipertensão intracraniana. Rev Bras Cancerol. 2008;53(3):289-96.
10. Rosa GRS, Takizawa N, Schimidt D, Sugita M. Tratamento cirúrgico da síndrome da veia cava superior causado por timoma invasivo. Rev Bras Cir Cardiovasc. 2010;25(2):257-60.
11. Rigon HJJ, David JFW, Salvajoli JV, Guimarães GC. Urgências cardiorrespiratórias em oncologia. In: Manual de condutas diagnósticas e terapêuticas em oncologia. Centro de tratamento e pesquisa hospital do câncer A.C. Camargo. 2.ed. São Paulo: Âmbito; 2002. p.182-5.
12. Herdman H, Kamitsuru S, Takao-Lopes C. Nanda-I – International nursing diagnoses: definition and classification 2021-2023. Thieme; 2021.
13. Butcher HK, Bulechek GM, Dochterman JM, Wagner CM. Classificação das Intervenções de Enfermagem (NIC). 7.ed. Rio de Janeiro: Gen/Guanabara-Koogan; 2020.
14. Lopes GMJ, Simino GPR, Rocha PRS, Aguiar BRL, Reis PED, Ferreira EB. Cuidados de enfermagem em emergências oncológicas: revisão integrativa. Rev Enferm do Centro-Oeste Mineiro. 2022;12/4350. Disponível em: http://www.seer.ufsj.edu.br/recom/article/view/4350/2809 (Acessado em 30 de ago 2023).

20

Coagulação intravascular disseminada

Edilene Aparecida Araújo da Silveira
Andrea Bezerra Rodrigues
Patrícia Peres de Oliveira

INTRODUÇÃO

Desde as primeiras descrições de coagulação intravascular disseminada (CIVD), surgidas a partir do século XIX, a CIVD é considerada uma entidade patológica grave e potencialmente fatal que afeta o sistema de coagulação[1].

A definição mais amplamente utilizada de CIVD foi emitida por um subcomitê do Comitê Científico e de Padronização (SSC) da Sociedade Internacional de Trombose e Hemostasia (ISTH) em 2001[2].

Conforme definição histórica, CIVD é "uma síndrome adquirida caracterizada pela ativação da coagulação com perda de localização decorrente de diferentes causas"[2].

Assim, a coagulação intravascular disseminada (CIVD) é uma síndrome adquirida, caracterizada pela ativação difusa da coagulação intravascular, que leva à formação e à deposição de fibrina na microvasculatura, ou seja, envolve a geração anormal e excessiva de trombina e fibrina no sangue circulante. Durante o processo, ocorre aumento da agregação plaquetária e consumo de fatores de coagulação. Caracteriza-se por um quadro grave com eventos hemorrágicos e tromboembólicos simultâneos. A CIVD pode agravar o quadro da doença e causar sérias complicações clínicas[1].

A CIVD desenvolve-se lentamente (por semanas ou meses), causa manifestações primariamente trombóticas venosas e embólicas; CIVD que se desenvolve rápido (em horas ou dias) ocasiona primariamente sangramento[1-3].

Diagnostica-se CIVD grave que evolui rapidamente detectando trombocitopenia, tempo de tromboplastina parcial e tempo de protrombina elevados, níveis séricos aumentados de dímero D (ou de produtos da degradação de fibrina no soro) e diminuição nos níveis séricos de fibrinogênio[2].

É importante ressaltar que a CIVD é sempre secundária a uma doença de base, e tanto a identificação como o tratamento da condição predisponente são fundamentais para a resolução da síndrome.

FISIOPATOLOGIA DA CIVD

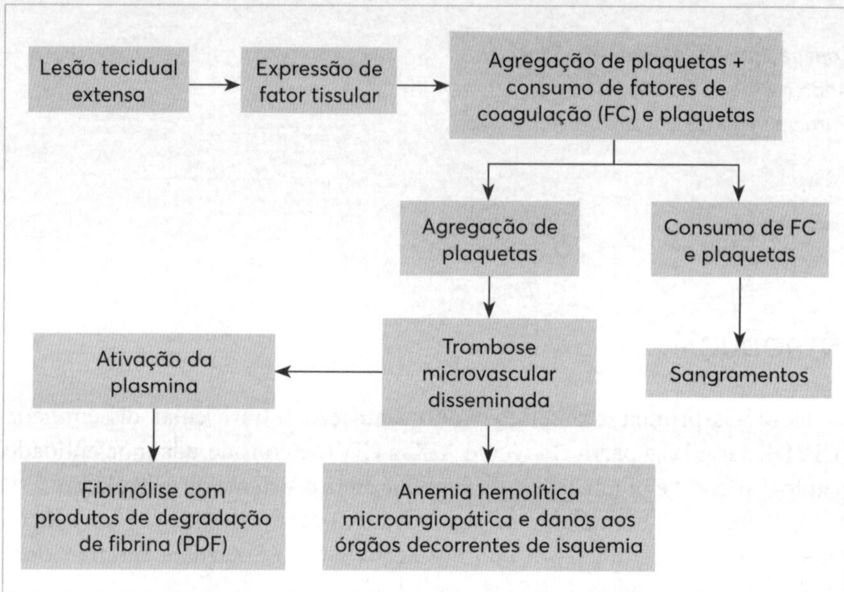

• **FIGURA 1** Esquema ilustrativo da fisiopatologia na coagulação intravascular disseminada.

Fonte: Ferrand et al.[1] e Levi[3].

ETIOLOGIA

As principais condições clínicas em oncologia envolvidas na etiologia da CIVD são[4,5]:

- Doenças infecciosas, principalmente quando em sepse.
- Cirurgias extensas.
- Tumores vasculares.
- Reação hemolítica transfusional aguda.
- Tumores sólidos, principalmente de próstata, trato gastrointestinal e pulmões.
- Neoplasias hematológicas.

MANIFESTAÇÕES CLÍNICAS

As manifestações clínicas variam bastante em função da doença de base, sendo possível observar sinais de resposta inflamatória sistêmica, como febre, hipotensão e acidose. Já as manifestações hemorrágicas incluem presença de petéquias, equimoses, hematomas, epistaxes, sangramento gengival, hematúria, sangramento em locais de punção venosa e em incisões cirúrgicas, podendo chegar a um quadro de hemorragia cerebral.

Os fenômenos trombóticos podem ser localizados em vários órgãos e tecidos, provocando sintomas variáveis e sempre intensos. Pode haver convulsões, paralisia e necrose em órgãos como fígado, rins e intestinos. Se ocorrer trombose subcutânea, a manifestação é a gangrena[6,7].

É um processo de gravidade progressiva, o que permite caracterizar sua evolução em três fases: compensada, descompensada e plenamente manifesta.

Fase compensada

Há poucos sintomas. Os resultados dos exames de tempo de tromboplastina parcial ativada (TTPA), tempo de protrombina (TP), tempo de trombina (TT) e fibrinogênio encontram-se dentro dos parâmetros normais. A contagem de plaquetas pode estar normal. A antitrombina apresenta discreto valor diminuído. Os exames dos produtos de degradação de fibrina/fibrinogênio, teste de sulfato de protamina, dímero-D e fatores V e VIII estão pouco aumentados[6,8,9].

Fase descompensada

Presença de sangramentos com disfunção em órgãos. Os exames de TTPA, TP e TT encontram-se aumentados. Plaquetas, fibrinogênio e antitrombina estão diminuídos. Há aumento dos produtos de degradação de fibrina/fibrinogênio, teste de sulfato de protamina, D-dímero e fatores V e VIII[6,8,9].

Fase plenamente manifesta

Há presença de sangramentos e disfunção de múltiplos órgãos. Os exames de TTPA, TP e TT encontram-se muito aumentados. Plaquetas, fibrinogênio e antitrombina estão muito diminuídos. Há aumento expressivo dos produtos de degradação de fibrina/fibrinogênio, teste de sulfato de protamina, D-dímero e fatores V e VIII[6,8,9].

DIAGNÓSTICO

O diagnóstico de pacientes com CIVD não é fácil de ser estabelecido. Apesar da vasta literatura acerca do tema, a CIVD é considerada uma síndrome complexa que apresenta uma variedade de sintomas. Portanto, não existe nenhum exame laboratorial isolado que estabeleça o diagnóstico de CIVD, mas sim a combinação de manifestações clínicas e laboratoriais compatíveis e, principalmente, a presença de doenças relacionada à síndrome. Os exames laboratoriais que orientam o diagnóstico de CIVD são:

- Dosagem de fatores da coagulação: principalmente os fatores V e VIII e os anticoagulantes naturais (proteína C-reativa, antitrombina) – alterações nos fatores V e VIII auxiliam a diferenciar insuficiência hepática de CIVD.
- Tempo de TP, TTPA, TT, contagem de plaquetas, fibrinogênio e produtos da degradação da fibrina (PDF): o prolongamento do TP e do TTPA reflete o consumo dos fatores de coagulação.
- Observação do esfregaço de sangue periférico: a presença de hemácias fragmentadas é indicativa de trombose microvascular.
- Marcadores de ativação da coagulação: fibrinopeptídeo A, fragmento da protrombina, teste do sulfato de protamina, fibrina solúvel e complexo trombina/antitrombina são exames marcadores diretos da formação de trombina com alta sensibilidade e especificidade, porém têm alto custo e não estão disponíveis rotineiramente[6,8,9].

O Subcomitê Científico de CIVD da ISTH propôs um sistema para o diagnóstico de CIVD plenamente manifesta baseado na aplicação de algoritmo de 5 passos (Figura 2), com atribuição de pontos cuja soma ≥ 5 é compatível com o diagnóstico de CIVD plenamente manifesta, levando em conta que uma pontuação menor não exclui o diagnóstico[10].

Inovações em trombose e hemostasia: diagnóstico

A ressonância magnética é uma tecnologia nova e emergente capaz de detectar a formação de coágulos. Pode detectar a formação de coágulos com base na partição de glóbulos vermelhos e proteínas, que ocorre durante a formação de fibrina e a contração do coágulo mediada por plaquetas[2].

Esse dispositivo pode ser usado para medir tempos de coagulação, fatores de coagulação individuais e função plaquetária.

A ressonância magnética também revelou uma nova assinatura "hipercoagulável" que precisa de mais estudos para determinar se pode ser usada para prever pacientes com maior risco de trombose[2].

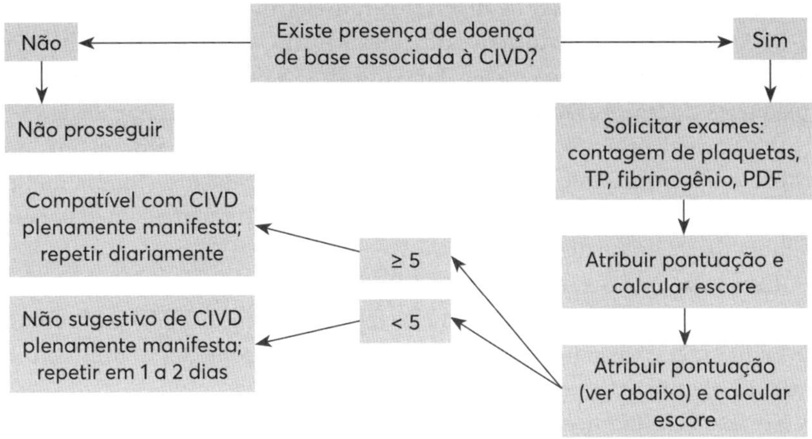

Pontuação:
1. Contagem de plaquetas (> 100 = 0; < 100 = 1; < 50 = 2)
2. PDF (normal = 0; aumento moderado = 2; grande aumento = 3)
3. TP (< 3 s = 0; > 3 e < 6 s = 1; > 6 s = 2)
4. Fibrinogênio (> 1 g/L = 0; < 1 g/L = 1)

• **FIGURA 2** Algoritmo para diagnóstico de CIVD conforme o subcomitê científico de CIVD da ISTH.

CIVD: coagulação intravascular disseminada; ISTH: Sociedade Internacional de Trombose e Hemostasia; PDF: produtos de degradação de fibrina; TP: tempo de protrombina.

Fonte: adaptada de Franchini[14].

As ondas acústicas são usadas alternativamente em outro novo dispositivo miniaturizado de ponto de atendimento capaz de usar apenas uma pequena quantidade de sangue total citratado, medindo o tempo necessário para que as microesferas fluorescentes parem de se mover em decorrência da formação de coágulos[2,3].

No geral, inicialmente, é necessário coletar 1 mL de sangue total, mas apenas < 10 mcL são carregados no dispositivo. O resultado fornecido é um tempo de coagulação em segundos. Esse sistema pode ser útil para avaliar os efeitos dos anticoagulantes, e o dispositivo foi estudado em pacientes que receberam diferentes tipos de anticoagulantes, como heparina, argatrobana, rivaroxabana, dabigatrana e varfarina[3].

TRATAMENTO

É primordial o tratamento da doença de base. Devem ser implementadas as estratégias de suporte, como administração de fluidos, antibioticoterapia nos casos infecciosos, correção de distúrbios hidreletrolíticos e do equilíbrio ácido-básico, suporte ventilatório e cardiocirculatório, anticoagulantes (heparina ou heparina de baixo peso molecular), transfusão de plasma, crioprecipitado e plaquetas e administração de concentrado de inibidores da coagulação[6,9,11,12].

O principal princípio do manejo da CIVD é o tratamento adequado do distúrbio desencadeante; no entanto, existem apresentações clínicas que podem exigir estratégias adicionais de suporte especificamente voltadas para a melhora da coagulopatia[3,6].

Ressalta-se que o anticoagulante deve ser escolhido com base no risco de sangramento do paciente. Há evidências recentes de que a CIVD pode complicar malignidades hematopoiéticas com agentes antitrombina e trombomodulina solúvel humana recombinante[2,6].

No futuro, serão necessárias evidências detalhadas sobre o subtipo do tumor, a carga tumoral e a gravidade da doença para garantir a escolha adequada do medicamento para o tratamento[6].

Portanto, o tratamento deve se concentrar principalmente na causa da CIVD e o tratamento de suporte deve ser individualizado, conforme a etiologia subjacente, os sintomas do paciente e os registros laboratoriais[6].

POSSÍVEIS DIAGNÓSTICOS DE ENFERMAGEM E INTERVENÇÕES

Buscou-se delinear os diagnósticos de enfermagem essenciais no manejo de indivíduos com CIVD. Ressalta-se que outros diagnósticos de enfermagem podem estar presentes no que tange aos tratamentos da doença de base (Tabela 1).

• **TABELA 1** Possíveis diagnósticos de enfermagem (DE), características definidoras, fatores de risco, fatores relacionados, populações em risco/condições associadas e intervenções/atividades de enfermagem possíveis no contexto da pessoa com CIVD

Diagnóstico de enfermagem	Características definidoras	Fatores relacionados/ fatores de risco, populações em risco/ condições associadas	Intervenções/atividades de enfermagem
Risco de trombose	–	Condições associadas: ▪ Inflamação crônica ▪ Infecções ▪ Neoplasias ▪ Doenças hematológicas ▪ Procedimentos cirúrgicos	▪ Monitorar exames laboratoriais: exames de coagulação, hemograma completo, proteína C-reativa, PDF ▪ Monitorar queixas de cefaleia e estado neurológico ▪ Manter cabeceira do leito a 30 graus conforme a prescrição ▪ Administrar fármacos vasoativos conforme a prescrição ▪ Avaliar parâmetros hemodinâmicos e gasometria arterial ▪ Monitorar episódios de dor abdominal e torácica ▪ Promover mudança de decúbito e demais cuidados de prevenção para lesões teciduais por pressão ▪ Administrar medicações (p. ex., heparina) conforme prescrito

(continua)

TABELA 1 Possíveis diagnósticos de enfermagem (DE), características definidoras, fatores de risco, fatores relacionados, populações em risco/condições associadas e intervenções/atividades de enfermagem possíveis no contexto da pessoa com CIVD *(continuação)*

Diagnóstico de enfermagem	Características definidoras	Fatores relacionados/ fatores de risco, populações em risco/ condições associadas	Intervenções/atividades de enfermagem
Risco de sangramento	–	Condição associada: • CIVD	• Monitorar sinais de hemorragia (petéquias, equimoses, hematomas, epistaxe, gengivorragia, hematúria etc.), atentando para sinais de hemorragias internas (p.ex., percussão com som maciço). • Auscultar o abdome para avaliar sons peristálticos reduzidos, que podem indicar sangramento. • Monitorar sinais vitais e oximetria, atentando para febre e hipotensão. • Avaliar o balanço hídrico, PDF, ureia, creatinina, creatinina de 24 horas, enzimas hepáticas. • Manter repouso durante sangramento ativo. • Orientar uso de escovas com cerdas macias para cuidado oral, de acordo com contagem de plaquetas. • Evitar procedimentos invasivos e, quando necessário, preferir dispositivos menos calibrosos. • Administrar hemocomponentes e hemoderivados conforme prescrito, obedecendo às normas de cuidados transfusionais. • Manter prevenção contra quedas.

(continua)

TABELA 1 Possíveis diagnósticos de enfermagem (DE), características definidoras, fatores de risco, fatores relacionados, populações em risco/condições associadas e intervenções/atividades de enfermagem possíveis no contexto da pessoa com CIVD *(continuação)*

Diagnóstico de enfermagem	Características definidoras	Fatores relacionados/ fatores de risco, populações em risco/ condições associadas	Intervenções/atividades de enfermagem
Ansiedade	Comportamental/emocional: · Choro, angústia, insegurança, pavor intenso, insônia, humor irritável, nervosismo, agitação psicomotora, redução do contato visual. Fisiológico: · Padrão respiratório alterado, anorexia, aperto no peito, boca seca, aumento da pressão arterial, aumento da frequência cardíaca, aumento da transpiração, voz trêmula, palpitações cardíacas.	· FRe: Estressores. · PR: Indivíduos que vivenciam situação de crise.	· Avaliar o grau de ansiedade, se possível, utilizando escalas validadas como a IDATE (esta escala mede o traço de ansiedade, que é a tendência que o indivíduo tem para desenvolver ansiedade, ou seja, como ele costuma apresentar ansiedade, e o estado de ansiedade, que mensura o nível de ansiedade em determinado momento de tempo). · Rever a história familiar e os potenciais fatores desencadeantes, ajudando o paciente a reconhecê-los e enfrentá-los. · Identificar a percepção do cliente quanto à ameaça representada pela situação. · Monitorar as repercussões clínicas, com ênfase na pressão arterial e nas frequências cardíaca e respiratória. · Investigar pensamentos e comportamentos de risco, como automedicação, abuso de substâncias ou ideação suicida. · Ajudar o paciente a reconhecer os sentimentos e a lidar com eles.

(continua)

• **TABELA 1** Possíveis diagnósticos de enfermagem (DE), características definidoras, fatores de risco, fatores relacionados, populações em risco/condições associadas e intervenções/atividades de enfermagem possíveis no contexto da pessoa com CIVD *(continuação)*

Diagnóstico de enfermagem	Características definidoras	Fatores relacionados/ fatores de risco, populações em risco/ condições associadas	Intervenções/atividades de enfermagem
Ansiedade *(continuação)*			• Estimular o paciente a se expressar. • Promover escuta terapêutica. • Controlar fatores ambientais estimulantes sempre que possível (iluminação, sons etc.). • Utilizar terapias complementares, como reiki, acupressão, acupuntura, aromaterapia com lavanda ou outro óleo essencial. • Permanecer junto ao paciente, durante as crises de ansiedade, mantendo atitude calma e confiante. • Comunicar ao médico para avaliação da necessidade de ansiolítico. • Avaliar junto ao paciente e equipe interdisciplinar a necessidade de acompanhamento psicológico.

FRe: fator relacionado; CIVD: coagulação intravascular disseminada; PDF: produtos de degradação de fibrina; PR: populações em risco..
Fonte: Taylor et al.[13], Franchini[14], Takashima et al.[15], Nanda-I[16],

REFERÊNCIAS BIBLIOGRÁFICAS

1. Ferrand FR, Garcia-Hejl C, Moussaid Y, Schernberg A, Bidard FC, Pavic M, et al. Disseminated intravascular coagulation in solid tumours. Bull Cancer. 2014;101(6):580-92.
2. Adelborg K, Larsen JB, Hvas AM. Disseminated intravascular coagulation: epidemiology, biomarkers, and management. Br J Haematol. 2021;192(5):803-18.
3. Levi M. Disseminated intravascular coagulation in cancer: an update. Semin Thromb Hemost. 2019;45(4):342-7.
4. Levi M. Disseminated intravascular coagulation. J Critical Care Medicine. 2007;35(9):2191-5.
5. Levi M. Japanese consensus for disseminated intravascular coagulation (DIC): is it a small world after all? Thromb Res. 2010;125:4-5.
6. Seki Y. Cutting edge of diagnosis and treatment of disseminated intravascular coagulation. Rinsho Ketsueki. 2022;63(5):441-53.
7. Van Bunderen CC, Weger VA, Griffioen-Keijzer A. Disseminated intravascular coagulation as clinical manifestation of colorectal cancer: a case report and review of the literature. Neth J Med. 2014;72(4):186-9.
8. Lopes A, Lyeyasu H, Castro RMRPS. Oncologia para a graduação. 2.ed. São Paulo: Tecmedd; 2008.
9. McCurdy MT, Shanholtz CB. Oncologic emergencies. Crit Care Med. 2012;40:2212-22.
10. Taylor FB Jr, Toh CH, Hoots WK, Wada H, Levi M. Scientific subcommittee on disseminated intravascular coagulation of the International Society on Thrombosis and Haemostasis (ISTH) towards definition, clinical and laboratory criteria, and a scoring system for disseminated intravascular coagulation. Thromb Haemost. 2001;86:1327-30.
11. Kaneko T, Wada H. Diagnostic criteria and laboratory tests for disseminated intravascular coagulation. J Clin Exp Hematop. 2011;51:67-76.
12. Pintão MCT, Franco RF. Coagulação intravascular disseminada. Rev Med Ribeirão Preto. 2001;34:282-91.
13. Taylor JR FB, Toh CH, Hoots WK, Wada H, Levi M. Towards definition, clinical and laboratory criteria, and a scoring system for disseminated intravascular coagulation. Thromb Haemost. 2001;86:1327-30.
14. Franchini M, et al. Five-step algorithm for the diagnosis of disseminated intravascular coagulation. Thromb J. 2006;4:4.
15. Takashima A, Shirao K, Hirashima Y, Takahari D, Okita NT, Nakajima TE, et al. Sequential chemotherapy with methotrexate and 5-fluorouracil for chemotherapy-naive advanced gastric cancer with disseminated intravascular coagulation at initial diagnosis. J Cancer Res Clin Oncol. 2010;136:243-8.
16. Nanda Internacional (Nanda-I). Diagnósticos de enfermagem: definições e classificações 2021-2023. Garcez RM (trad.). Porto Alegre: Artmed; 2021.
17. Manzi NM, Pires NN, Vasquez CL, Custódio CS, Simino GPR, Reis PED. Nursing interventions related to the treatment of syndromic oncologic emergencies. Rev UFPE. 2012;6(9):2307-11.
18. Mccloskey JC, Bulechek GM, Butcher H. Classificação das intervenções de enfermagem (NIC). 5.ed. Rio de Janeiro: Elsevier; 2010.
19. Doenges ME, Moorhouse MF, Murr AC. Diagnósticos de enfermagem: intervenções, prioridades, fundamentos. 12.ed. Rio de Janeiro: Guanabara-Koogan; 2013.

21

Síndrome da lise tumoral

Andrea Bezerra Rodrigues
Patrícia Peres de Oliveira

INTRODUÇÃO

A síndrome da lise tumoral (SLT) constitui um conjunto de anormalidades metabólicas resultantes da liberação rápida de metabólitos intracelulares quando ocorre lise maciça de células tumorais[1-3].

Esse processo de lise de células tumorais é acompanhado por distúrbios metabólicos significativos, principalmente hipercalemia, hiperfosfatemia, hiperuricemia por degradação de ácido nucleico e hipocalcemia.

A SLT representa um risco de falência de órgãos com risco de vida, particularmente lesão renal em pacientes com câncer. A lesão renal resulta da deposição de ácido úrico e fosfato de cálcio nos rins. A lesão renal aguda (LRA) no cenário de lise tumoral pode evoluir rapidamente e pode ser prevenida com vigilância clínica[3].

As anormalidades metabólicas resultantes da lesão renal podem levar a arritmias cardíacas, convulsões e, posteriormente, à morte. Portanto, a SLT é considerada emergência oncológica pelo risco de lesão renal grave e subsequente mortalidade se não for tratada[1,2].

É uma complicação frequente em pacientes com tumores hematológicos, mas também pode ser encontrada em pacientes com tumores sólidos.

A SLT ocorre mais comumente no contexto de neoplasias hematológicas volumosas, como linfoma não Hodgkin (LNH), particularmente linfoma de Burkitt, leucemia mieloide aguda (LMA) e leucemia linfoblástica aguda (LLA). Também foi relatada em tumores sólidos, como carcinoma de pequenas células, câncer de mama e neuroblastoma[3].

Embora mais comumente observados após o início do tratamento, também foram relatados casos de SLT que ocorrem espontaneamente em pacientes com tumores de proliferação rápida[4-6].

Desse modo, a epidemiologia da SLT não é bem compreendida por sua incidência variável em diferentes tipos de câncer e pela heterogeneidade dos regimes terapêuticos do câncer. Foi demonstrado que as malignidades hematológicas apresentam um risco maior de SLT do que os tumores sólidos[3].

Com os avanços atuais nas terapias contra o câncer, pode-se esperar que a incidência de SLT aumente. Portanto, é de extrema importância prevenir, reconhecer e tratar essa síndrome[5,6].

FISIOPATOLOGIA

A SLT ocorre quando potássio, fósforo, ácidos nucleicos e citocinas são liberados em quantidades que excedem a capacidade inerente dos rins de excretá-los. A degradação do DNA da célula tumoral resulta na liberação de purinas, incluindo adenosina e guanosina, que são então convertidas em inosina e hipoxantina, bem como guanina, respectivamente. Tanto a hipoxantina quanto a guanina são então convertidas em xantina pela xantina oxidase[3,5].

A oxidação da xantina pela xantina oxidase resulta na produção de ácido úrico. Quando a capacidade fisiológica do rim de excretar essa carga metabólica é excedida, ocorre deposição de cristais de ácido úrico, fosfato de cálcio e xantina nos túbulos renais, causando inflamação e obstrução[3,4-6].

Outros fatores, como eficácia da quimioterapia, sensibilidade da célula cancerígena à terapia, disfunção renal subjacente, depleção de volume, exposição a outras nefrotoxinas e urina ácida, podem criar o ambiente necessário para a manifestação clínica da SLT[3].

Além disso, postula-se que o ácido úrico contribui para a lesão renal aguda (LRA) por outros mecanismos além da deposição direta de cristais, como vasoconstrição renal, autorregulação prejudicada, fluxo sanguíneo renal reduzido e inflamação[3,5].

Foi demonstrado que o ácido úrico afeta a fisiologia vascular humana por seu efeito na expressão da proteína C-reativa e na liberação de óxido nítrico[3].

Também está implicado a inibição da proliferação de células tubulares proximais renais, afetando duas vias de sinalização envolvendo fosforilação de MAPK e NF-kappa B[3,4].

Além da deposição de ácido úrico na SLT, altos níveis de fósforo também podem precipitar cálcio nos túbulos renais, contribuindo para a lesão renal. A hipercalemia secundária à lise das células tumorais pode causar arritmias com risco de vida, e a hiperfosfatemia causa hipocalcemia secundária, que, por sua vez, pode resultar em tetania, arritmias e convulsões[3].

ETIOLOGIA

A identificação precoce de pacientes com alto risco para SLT ou alto risco de lesão renal aguda durante a SLT permite definir uma estratégia baseada no risco e na incidência (Tabela 1).

Além dos fatores de risco relacionados aos tumores mencionados na Tabela 1, é preciso considerar também a carga tumoral, os níveis de desidrogenase láctica (DHL) (quando maior que 2 vezes o limite superior da normalidade, maior o risco), a alta sensibilidade tumoral às drogas quimioterápicas utilizadas, presença de desidratação, nefropatias prévias e infiltração tumoral renal, pois todos esses fatores estão relacionados com risco aumentado para o desenvolvimento da SLT[1].

Os principais agentes terapêuticos associados a SLT são venetoclax (inibidor de BCL2), obinutuzumabe, rituximabe (anticorpo monoclonal anti-CD20), nivolumabe, pembrolizumabe (anticorpo monoclonal anti-PD-1), dinaciclibe e alvocidibe (inibidor da quinase dependente de ciclina)[3].

• **TABELA 1** Malignidades com riscos moderado e alto de síndrome da lise tumoral (SLT)

Malignidades com risco moderado de SLT
Mieloma múltiplo, carcinoma de mama tratado, câncer de ovário de células germinativas, carcinoma de pulmão de pequenas células, neuroblastoma.
Malignidades com alto risco de SLT
Hematológicas de alto grau (linfoma não Hodgkin de alto grau, leucemia mieloide aguda, leucemia linfoide aguda, linfoma de Burkitt)

Fonte: adaptada de Howard et al.[2].

MANIFESTAÇÕES CLÍNICAS

São manifestações clínicas da SLT:

- Hiperuricemia: ocasiona fraqueza, náuseas e vômitos, cefaleia e sonolência.
- Hiperfosfatemia: com manifestações de prurido, artrite e gangrena.
- Hipercalemia: causa fraqueza e cãibras.
- Hipocalcemia: com manifestações de náuseas, arritmias, convulsões, letargia e alteração do nível de consciência.
- Lesão renal: implica o mais sério dano decorrente da SLT. Pode manifestar-se como hipercalemia ou hiperfosfatemia, sobrecarga de líquido e edema pulmonar. Decorre da precipitação de fosfato e ácido úrico nos rins[3].

Vale ressaltar que as alterações cardíacas e neurológicas estão presentes em estágios mais avançados.

DIAGNÓSTICO

O diagnóstico laboratorial de SLT inclui pelo menos dois dos seguintes critérios dentro de um período de 24 horas, mas pelo menos um critério clínico:

- Ácido úrico: aumento de 25% ou ≥ 8 mg/dL.
- Potássio: 25% de aumento ou ≥ 6 mEq/L.
- Fósforo: ≥ 6,5 mg/dL para crianças, ≥ 4,5 mg/dL para adultos.
- Cálcio corrigido ≤ 7 mg/dL.
- Aumento da creatinina sérica ≥ 1,5.
- Arritmia cardíaca ou morte súbita.
- Convulsão.

Portanto, a SLT clínica é definida como SLT laboratorial, além de um ou mais dos seguintes: aumento da creatinina sérica em ≥ 1,5 vez o limite superior do normal; arritmia cardíaca ou morte súbita ou convulsão[3,5].

Todas as características mencionadas não devem ter atribuição direta ou provável ao agente terapêutico utilizado.

PREVENÇÃO

Dado o risco de complicações graves com resultados ruins, é essencial estratificar o risco de pacientes com SLT. Um plano preventivo deve ser implementado antes do início da terapia, especialmente em pacientes de risco intermediário ou alto[3].

Os principais mecanismos pelos quais a SLT leva à lesão renal incluem vasoconstrição arterial do rim e perfusão prejudicada, deposição tubular de fosfato de cálcio e ácido úrico, além da oxidação e inflamação do tecido renal[3,6].

Portanto, várias medidas preventivas para neutralizar esses mecanismos são usadas. A hidratação endovenosa e o uso de hipouricêmicos são as duas principais medidas preventivas que têm demonstrado benefício. A alcalinização urinária tem sido explorada como medida preventiva; no entanto, seu papel permanece controverso.

Todavia, a melhor abordagem para a SLT é o reconhecimento dos fatores de risco associados às intervenções preventivas, como descrito na Tabela 2.

A alcalinização da urina pela utilização de bicarbonato de sódio não é mais recomendada em razão do aumento da precipitação do cálcio e de cristais de xantina, com base nas diretrizes na SLT de 2008 e 2021[3,9-11].

• **TABELA 2** Medidas de prevenção da síndrome da lise tumoral

Medidas	Observações
Hidratação	Um alto fluxo tubular renal é o que sabidamente reduz a precipitação de ácido úrico Infusão de NaCl 0,9%, 2 a 3 L/m^2/dia[1,4]
Diuréticos de alça (furosemida)	Estímulo nos casos em que o paciente já se encontra bem hidratado, mas mantém diurese insuficiente. Contraindicados nos casos de uropatia obstrutiva[5].
Alopurinol	Doses de até 100 mg/m^2, a cada 8 horas, para pacientes de risco moderado ou alto[6]
Rasburicase (urato oxidase)	É um fármaco uricolítico recombinante que diminui os níveis sanguíneos de ácido úrico por meio de uma degradação enzimática e formação de alantoína, que é altamente solúvel. É recomendada como fármaco de primeira linha em pacientes com alto risco, embora tenha alto custo. Suas contraindicações são: pacientes com deficiência de glicose-6-fosfato desidrogenase (G6PD) e alto risco de hemólise[5]. Já o alopurinol é um análogo da xantina que irá reduzir a transformação de xantina em ácido úrico, sendo indicado para pacientes de baixo e moderado riscos. O benefício do uso de rasburicase associado com alopurinol foi avaliado em um ensaio clínico. O grupo que utilizou apenas rasburicase apresentou mais efetividade no controle dos níveis de ácido úrico tanto em relação à combinação com alopurinol quanto em relação à monoterapia[6-8].
Terapia renal substitutiva	Apesar de todas as medidas preventivas e de tratamento, alguns pacientes podem necessitar de terapia renal substitutiva.

TRATAMENTO

A Tabela 3 descreve as medidas terapêuticas utilizadas para o tratamento da SLT.

Existem poucos estudos publicados sobre a melhor forma de monitoração do tratamento. Um deles propõe a seguinte forma de monitoração:

- Em pacientes de alto risco: desidrogenase lática (DHL), ácido úrico, creatinina, potássio, sódio, fósforo e cálcio a cada 12 horas nos primeiros 3 dias e a cada 24 horas nos dias subsequentes.
- Em pacientes com SLT: ácido úrico, fosfato, cálcio, potássio, creatinina, pH urinário e osmolaridade a cada 6 horas, nas primeiras 24 horas.
- A cada 24 horas: contagem de células sanguíneas, DHL, albumina, osmolaridade sérica, gasometria, peso corpóreo e eletrocardiograma[12].

• **TABELA 3** Medidas terapêuticas utilizadas no tratamento da síndrome da lise tumoral

Medidas terapêuticas	Observações	Dosagem
Alopurinol	Inibidor da xantina oxidase.	Via oral: 600 a 900 mg Máximo: 500 mg/m²/dia Via intravenosa: 200 a 400 mg/m²/dia Máximo: 600 mg/dia Infundir em 15 a 60 minutos.
Rasburicase	Tem efeito mais rápido que o do alopurinol. A rasburicase é uma enzima que converte o ácido úrico em alantoína, que é muito solúvel. A redução dos níveis de ácido úrico ocorre em 4 horas.	Adulto: 0,2 mg/kg, infusão em 30 minutos, diariamente, por até 5 dias. Criança: 0,15 a 0,2 mg/kg, por via venosa.
Cálcio	Suplementação de cálcio é reservada para pacientes sintomáticos, pois a reposição de cálcio pode causar precipitação de fosfato de cálcio nos túbulos renais, piorando o quadro clínico.	Adultos: via oral, 500 a 2.000 mg, 3 g de gluconato de cálcio intravenoso, 1 a 2 horas Criança: dose oral: 200 a 2.000 mg, dividir as doses de gluconato em 100 mg/kg; dose intravenosa: em 1 a 2 horas.
Poliestirenossulfonato de cálcio	Resina de troca de potássio por cálcio.	30 a 60 g em intervalos de 4 a 6 horas.
Solução polarizante	Translocação celular de potássio.	Insulina regular 10 U + solução glicosada a 50%, 50 mL via intravenosa, em 30 minutos.
Furosemida	Aumento do fluxo tubular. O uso de diuréticos pode ser recomendado quando existirem sinais clínicos de sobrecarga de volume.	40 mg por via intravenosa, conforme necessário.
Dosagem seriada de eletrólitos	Avaliar necessidade de correção de distúrbios hidreletrolíticos.	—
Suporte dialítico	Consultar nefrologista para avaliar a necessidade. A hemodiálise está indicada quando a hidratação deixar de produzir a melhora no metabolismo ou quando ocorrer desenvolvimento de lesão renal aguda.	—

Fonte: Hoff et al.[1] e Vines et al.[12].

PRINCIPAIS DIAGNÓSTICOS DE ENFERMAGEM E INTERVENÇÕES

Buscou-se delinear os diagnósticos de enfermagem essenciais no manejo de indivíduos com SLT. Ressalta-se que outros diagnósticos de enfermagem podem estar presentes no que tange aos tratamentos da doença de base.

• **TABELA 4** Principais diagnósticos de enfermagem, características definidoras, fatores relacionados, fatores de risco, populações em risco, condições associadas e intervenções/atividades de enfermagem no contexto da SLT

Diagnóstico de enfermagem	Características definidoras	Fatores relacionados/ fatores de risco/ populações em risco e condições associadas	Intervenções/atividades de enfermagem
Risco de desequilíbrio eletrolítico.	–	Fatores de risco: volume excessivo de fluido. Condições associadas: regime de tratamento, disfunção renal.	Monitorar níveis séricos de fósforo, cálcio, potássio, ácido úrico e gasometria, bem como manifestações clínicas decorrentes de alterações nestes (p.ex., náuseas, fadiga, cãibras, arritmias etc.). Administrar infusões venosas rigorosamente no volume correto. Administrar medicações prescritas: alopurinol, rasburicase e diuréticos, conforme prescrito. Pesar diariamente. Realizar eletrocardiograma. Monitorar o nível de consciência e alterações cardíacas.
Risco de volume de fluido desequilibrado.	–	População em risco: indivíduos com condições internas afetando as necessidades de fluidos. Condição associada: desvios que afetam a eliminação de fluidos.	Monitorar o débito urinário e instituir o balanço hídrico. Avaliar se o débito urinário está ideal (80 a 100 mL/m²/hora). Pesar diariamente. Monitorar presença de edema. Monitorar pressão arterial e frequências cardíaca e respiratória.

Fonte: Hoff et al.[1], Joshita et al.[12], Kennedy et al.[14] Wilson et al.[12], Tallo et al.[16], Nanda-I[17].

REFERÊNCIAS BIBLIOGRÁFICAS

1. Hoff PMG, Diz MDPE, Pereira J. Manual de condutas em oncologia. 2.ed. São Paulo: Atheneu; 2013. p.305-45.
2. Howard SC, Jones DP, Pui CH. The tumor lysis syndrome. N Engl J Med. 2011; 364(19):1844-54.
3. Barbar T, Jaffer Sathick I. Tumor lysis syndrome. Adv Chronic Kidney Dis. 2021;28(5):438-446.e1.
4. Bouclet F, Calleja A, Dilhuydy MS, Veronese L, Pereira B, Amorim S, et al. Real-world outcomes following venetoclax therapy in patients with chronic lymphocytic leukemia or Richter syndrome: a FILO study of the French compassionate use cohort. Ann Hematol. 2021;100:987-93.
5. Durfee EM. Tumor lysis syndrome. Crit Care Nurse. 2022;42(3):19-25.
6. Cheung WL, Hon KL, Fung CM, Leung AK. Tumor lysis syndrome in childhood malignancies. Drugs Context. 2020;9:2019-8-2.
7. Abu-Alfa AK, Younes A. Tumor lysis syndrome and acute kidney injury: evaluation, prevention, and management. Am J Kidney Dis. 2010;55(5 Suppl 3):S1-13.
8. Mcbride A, Westervelt P. Recognizing and managing the expanded risk of tumor lysis syndrome in hematologic and solid malignancies. J Hematol Onc. 2012;13(1):5-75.
9. Mika D, Ahmad S, Guruvayoorappan C. Tumour lysis syndrome: implications for cancer therapy. Asian Pac J Cancer Prev. 2012;13(8):3555-60.
10. Cortes J, Moore JO, Maziarz RT, Weztler M, Craig M, Matous J, et al. Control of plasma uric acid in adults at risk for tumor lysis syndrome: efficacy and safety of rasburicase alone and rasburicase followed by allopurinol compared with allopurinol alone results of a multicenter phase III study. J Clin Oncol. 2010;28(27):4207-13.
11. Giraldez M, Puto K. A single, fixed dose of rasburicase (6 mg maximum) for treatment of tumor lysis syndrome in adults. Eur J Haematol. 2010;85(2):177-9.
12. Vines AN, Shanholtz CB, Thompson JL. Fixed-dose rasburicase 6mg for hyperuricemia and tumor lysis syndrome in high-risk cancer patients. Ann Pharmacother. 2010;44(10):1529-37.
13. Joshita S, Yoshizawa K, Sano K, Kobayashi S, Sekiguchi T, Morita S, et al. A patient with advanced hepatocellular carcinoma treated with sorafenib tosylate showed massive tumor lysis with avoidance of tumor lysis syndrome. Intern Med. 2010;49(11):991-4.
14. Kennedy LD, Koontz S, Rao K. Emerging role of rasburicase in the management of increased plasma uric acid levels in patients with hematologic malignancies. J Blood Med. 2011;2(1):1-6.
15. Wilson FP, Berns JS. Onco-nephrology: tumor lysis syndrome. Clin J Am Soc Nephrol. 2012;7(10):1730-9.
16. Tallo FS, Vendrame LS, Lopes RD, Lopes AC. Síndrome da lise tumoral: uma revisão para o clínico. Rev Bras Clin Med. 2013;11(2):150-4.
17. NANDA-I. Diagnóstico de enfermagem da NANDA: definições e classificação 2021-2023. 12.ed. [tradução Regina Machado Garcez]. [revisão técnica Alba Lucia Bottura Leite de Barros et al..]. Porto Alegre: Artmed; 2021.
18. Manzi NM, Pires NN, Vasques CL, Custódio CS, Simino GPR, Reis PED. Nursing interventions related to the treatment of syndromic oncologic emergencies. Rev UFPE. 2012;6(9):2307-11.
19. Mccloskey JC, Bulechek GM, Butcher H. Classificação das intervenções de enfermagem (NIC). 5.ed. Rio de Janeiro: Elsevier; 2010.
20. Doenges ME, Moorhouse MF, Murr AC. Diagnósticos de enfermagem: intervenções, prioridades, fundamentos. 12.ed. Rio de Janeiro: Guanabara-Koogan; 2013.

22

Síndrome de compressão medular

Elaine Cristina Rodrigues Gesteira
Patrícia Peres de Oliveira
Deborah Franscielle da Fonseca

INTRODUÇÃO

A síndrome da compressão medular (SCM) ou compressão metastática aguda da medula (CMAM) é uma lesão metastática epidural que desloca e comprime a medula espinal dentro do canal espinal[1]. É uma fonte significativa de morbidade, causando paralisia e incontinência. Estima-se que a SCM ocorra em até 10% dos pacientes com câncer, mais comumente originados nos cânceres de mama, próstata e pulmão. Até 40% dos pacientes com SCM têm metástases ósseas concomitantes fora da coluna[1-3].

A SCM ocorre quando um câncer primário ou suas metástases comprimem a medula espinal e/ou seus nervos. Os mecanismos principais da SCM são disseminação direta do tumor, doença metastática óssea vertebral com compressão medular e infiltração sistêmica, gerando compressão do eixo neural. Acarreta, na maioria das vezes, dor de difícil controle e pode vir acompanhada de aumento de volume local, podendo levar a sequelas neurológicas irreversíveis[1,2].

Metástases na coluna vertebral podem causar instabilidade mecânica, levando a lesão neurológica ou compressão direta da medula metastática pelo envolvimento epidural[1,3].

O envolvimento peridural também comprime o plexo venoso, causando edema, que agrava o efeito compressivo na medula espinal em sofrimento. Isso explica o curto prazo de tratamento para evitar danos irreversíveis à medula espinal[2].

Apresenta-se como deterioração neurológica, insidiosa ou abrupta, necessitando de diagnóstico e tratamento urgentes. Em alguns pacientes, a SCM pode até ser o sintoma inicial de uma malignidade não diagnosticada[2,3].

A deterioração neurológica pode afetar a capacidade do paciente de deambular e funcionar de forma independente com perda variável do controle do esfíncter. Embora o grau de evolução clínica seja inconstante, pacientes com disfunção motora inevitavelmente evoluem para paralisia completa sem intervenção. Quase metade dos pacientes com SCM não consegue andar no momento do diagnóstico[1-3].

O estado neurológico no momento do diagnóstico, predominantemente déficits da função motora, está diretamente associado ao prognóstico da compressão medular, enfatizando a importância do diagnóstico precoce antes que o paciente desenvolva um déficit neurológico[2].

Requer tratamento de urgência para controle, uma vez que, quanto maior o tempo de comprometimento neurológico, menor é a possibilidade de reabilitação do paciente. Assim, o diagnóstico precoce é de suma importância para garantir a efetividade terapêutica[3].

ETIOLOGIA

Os cânceres de mama, dos brônquios e da próstata são responsáveis por mais de 60% dos casos. Linfomas não Hodgkin (LNH), mieloma múltiplo e câncer renal são responsáveis, cada um, por 5 a 10% dos casos restantes. A maioria das compressões ocorre na coluna torácica (70%), seguida pela coluna lombossacra (20%)[4].

MANIFESTAÇÕES CLÍNICAS

A dor é o sintoma mais frequente, presente em mais de 90% dos casos, e precede a disfunção neurológica. A dor não melhora com anti-inflamatórios não esteroidais (AINE), como salicilatos e paracetamol, e tende a piorar com manobras que levam a um aumento da pressão no espaço epidural, como tossir, espirrar e fazer esforço evacuatório. Uma característica importante que ajuda a diferenciar as dores da metástase óssea da hérnia discal é o fato de a SCM piorar com a posição supina[3].

A fraqueza é o segundo sintoma frequente, surgindo em aproximadamente 75% dos casos. Pode aparecer gradualmente ou de forma aguda, quando ocorre falência vascular grave, o chamado choque medular. Pode haver queixa de sensação de "pernas pesadas". A deambulação fica muito prejudicada, e a ausência de reflexo inicial é substituída pela plegia em flexão.

As alterações sensoriais podem ocorrer, embora sejam menos frequentes que as motoras, manifestando-se como parestesias ou hipoestesias. A paralisia e as disfunções vesical e intestinal são estágios clínicos mais tardios que estão diretamente relacionados a menor tempo de sobrevida[2-4].

DIAGNÓSTICO

Com base nas alterações citadas anteriormente, identificadas na anamnese e no exame clínico, deve-se realizar, para confirmação do quadro, uma ressonância magnética (RM), que é o exame de eleição, pois avalia toda a coluna e as estruturas adjacentes, uma vez que os pacientes geralmente apresentam múltiplas lesões epidurais. Nos casos em que não for possível realizar a RM, solicita-se a tomografia computadorizada[1,5,6].

Portanto, a ressonância magnética de toda a coluna é recomendada para o diagnóstico de SCM[1,3].

Ressalta-se que o diagnóstico preciso e o tratamento de pacientes com SCM é um evento fundamental e pode mudar a qualidade de vida e a sobrevida[1,2].

O diagnóstico e o tratamento precoces do SCM são essenciais para prevenir danos neurológicos permanentes, portanto, é necessário o reconhecimento precoce, juntamente com vias de encaminhamento e tratamento rápidos. Recentemente, o paradigma do tratamento mudou de terapia apenas com radiação para uma abordagem mais agressiva, combinando cirurgia com outras modalidades[2].

A mudança é influenciada pelos avanços nas técnicas cirúrgicas, levando a resultados melhores do que a radioterapia isolada[1-3].

TRATAMENTO

O tratamento imediato deve ser iniciado quando houver suspeita forte de SCM, para evitar dano neurológico irreversível e controlar a dor. Deve ser iniciado o uso de corticosteroide, visando, principalmente, diminuir o edema vascular, controlar a dor e retardar os déficits neurológicos[4]. Também são introduzidos opiáceos para o controle da dor.

Estudos demonstraram que o tratamento urgente antes da paralisia é clinicamente eficaz e econômico[3].

A cirurgia descomprime diretamente a medula espinal e estabiliza a coluna vertebral. A radioterapia sozinha pode permitir o controle local do tumor, reduzir o tamanho da metástase e, combinada com esteroides, diminuir o edema ao redor da medula espinal[1,2].

Estudos afirmam que o efeito da radioterapia é lento. A cirurgia descompressiva direta com estabilização foi vantajosa na obtenção de melhora funcional. Embora a literatura recente recomende cirurgia urgente seguida de radioterapia como abordagem preferencial para SCM[3], ainda existe controvérsia sobre o momento e o tratamento ideais[1-3].

As modalidades terapêuticas para o tratamento da SCM podem ser vistas na Tabela 1.

• **TABELA 1** Modalidades terapêuticas para a síndrome da compressão medular (SCM)

Modalidades terapêuticas	Observações
Radioterapia	Tem papel central no tratamento da SCM. Realizada com a administração da dexametasona, descomprime o tecido nervoso por citorredução tumoral, diminui o déficit neurológico em 45 a 60% dos casos, reverte a paresia em 11 a 20% dos casos, controla a dor em 70% das vezes e estabiliza a progressão local da neoplasia. O tratamento-padrão é de 30 Gy em dez aplicações; doses maiores não se mostraram benéficas. Indicada para pacientes com tumores primários muito sensíveis à radioterapia (linfoma e tumor de células germinativas) ou com sensibilidade intermediária (mama, próstata e pulmão) e não candidatos à cirurgia[2,7-10].
Corticoterapia	A dexametasona é usada na dose inicial de 10 a 20 mg intravenosa em *bolus*. Durante as 48 horas seguintes, manter a dose de 4 a 8 mg, a cada 6 horas; posteriormente, a mesma dose é usada por via oral. Manter a dose durante o tratamento radioterápico, reduzindo-a progressivamente após o seu término[9,10].
Tratamento cirúrgico	O tratamento cirúrgico descompressivo está indicado quando o diagnóstico for duvidoso, sem confirmação histológica, perante a progressão da lesão com o tratamento radioterápico; em alguns pacientes previamente irradiados, com tumores não sensíveis à radioterapia; e quando existirem instabilidade mecânica da coluna, hemorragia ou fragmentos ósseos no canal medular[2,3,9,10]. A radioterapia deve ser sempre utilizada como adjuvante ao tratamento cirúrgico, pois conduz a melhores resultados do que a cirurgia isolada[2].

Os estudos sobre SCM inicialmente avaliaram laminectomias descompressivas não instrumentadas com relatos de eficácia igual à da radioterapia, excluindo as complicações operatórias. As publicações avaliando a redução do tumor com estabilização da coluna vertebral mostraram resultados superiores em comparação com a radioterapia isolada[1-3].

Resumindo, o tratamento inclui terapia com glicocorticoides, controle da dor, radioterapia com ou sem cirurgia e reabilitação especializada. Ao formular um plano de tratamento, os profissionais de saúde devem considerar os objetivos de cuidado do paciente e as necessidades psicossociais[1,2].

POSSÍVEIS DIAGNÓSTICOS DE ENFERMAGEM E INTERVENÇÕES

Na Tabela 2, apresentam-se alguns possíveis diagnósticos de enfermagem (DE) e intervenções/atividades de enfermagem na assistência ao paciente portador de síndrome da compressão medular.

Ressalta-se que não se pretende, com isso, estabelecer padrões de DE, nem de intervenções, haja vista que o processo de enfermagem deve ser aplicado pelo enfermeiro de forma individualizada.

Da mesma forma, características definidoras, fatores de risco, fatores relacionados e populações em risco/condições associadas devem ser considerados dentro do contexto de cada indivíduo.

• **TABELA 2** Principais diagnósticos de enfermagem, características definidoras, fatores relacionados, fatores de risco, populações em risco, condições associadas e intervenções/atividades de enfermagem no contexto da SCM[12-14]

Diagnóstico de enfermagem	Características definidoras	Fatores relacionados, fatores de risco, populações em risco, condições associadas	Intervenções/atividades de enfermagem
Dor aguda	Relata características e intensidade da dor usando instrumentos padronizados de dor, comportamento protetor, evidência de dor usando uma lista padronizada de comportamento de dor para quem não consegue se comunicar verbalmente, expressão facial de dor, parâmetro fisiológico alterado.	FRe: Agente biológico lesivo (neoplasma que comprime raiz nervosa).	• Realizar avaliação abrangente da dor: intensidade, características e localização, usando escalas padronizadas de dor. • Avaliar função neurológica: testes de motricidade, sensibilidade e reflexos. • Administrar analgésicos e corticosteroides, conforme prescrição médica, avaliando a resposta dolorosa. • Monitorar efeitos colaterais dos opioides (alterações em FR, P, PA, constipação, prurido etc.). • Encaminhar à radioterapia diariamente. • Explicar ao paciente/acompanhante a importância da radioterapia para melhora do quadro álgico, bem como orientações gerais sobre a radioterapia (Ver Capítulo sobre Radioterapia em enfermagem).

(continua)

• **TABELA 2** Principais diagnósticos de enfermagem, características definidoras, fatores relacionados, fatores de risco, populações em risco, condições associadas e intervenções/atividades de enfermagem no contexto da SCM[12-14] (*continuação*)

Diagnóstico de enfermagem	Características definidoras	Fatores relacionados, fatores de risco, populações em risco, condições associadas	Intervenções/atividades de enfermagem
Mobilidade física prejudicada	–	FRe: controle muscular diminuído, dor, força muscular diminuída. CA: prejuízo musculoesquelético, prejuízo sensório-perceptivo.	• Implementar medidas para prevenção de lesões por pressão (LP): colchão piramidal ou pneumático ou outro preconizado na instituição, protetores em proeminências ósseas (p. ex., espumas de poliuretano com silicone ou outro material disponível na instituição), mudança de decúbito. Deve-se ter especial atenção para realizar a movimentação "em bloco". • Manter alinhamento corporal anatômico, de forma a evitar contraturas por posição protetora contra dor. • Orientar o indivíduo sobre os métodos de mobilização no leito. • Auxiliar o paciente nas movimentações necessárias. • Manter prevenção contra quedas: grades do leito elevadas, campainha próxima, paciente e acompanhante orientados , uso de calçados antiderrapantes, aplicar pulseira de identificação para risco de queda, manter objetos pessoais próximos para facilitar o autocuidado e evitar que o paciente queira levantar-se para pegá-los.
Risco de glicemia instável	–	CA: preparações farmacêuticas (uso de corticosteroides).	• Monitorar glicemia capilar a intervalos padronizados. • Comunicar ao médico alterações significativas na glicemia. • Observar sinais e sintomas de alterações glicêmicas (cefaleia, vertigens, palidez, sudorese, etc.).

CA: condição associada; FRe: fator relacionado.

REFERÊNCIAS BIBLIOGRÁFICAS

1. Hershkovich O, Sakhnini M, Gara S, Caspi I, Lotan R. Acute metastatic spinal cord compression: urgent surgery versus radiotherapy and treatment result prediction versus actual results. Curr Oncol. 2022;29(10):7420-9.
2. Lawton AJ, Lee KA, Cheville AL, Ferrone ML, Rades D, Balboni TA, Abrahm JL. Assessment and management of patients with metastatic spinal cord compression: a multidisciplinary review. J Clin Oncol. 2019;37(1):61-71.
3. Gould-Rothberg BE, Quest TE, Yeung SJ, Pelosof LC, Gerber DE, Seltzer JA, et al. Oncologic emergencies and urgencies: a comprehensive review. CA Cancer J Clin. 2022;72(6):570-93.
4. McCurdy MT, Shanholtz CB. Oncologic emergencies. Crit Care Med. 2012;40:2212-22.
5. Khan UA, Shanholtz CB, McCurdy MT. Oncologic mechanical emergencies. Emerg Med Clin North Am. 2014;32(3):495-508.
6. Patchell RA, Tibbs PA, Regine WF, Payne R, Saris S, Kryscio RJ, et al. Direct decompressive surgical resection in the treatment of spinal cord compression caused by metastatic cancer: a randomised trial. Lancet. 2005;366(9486):643-8.
7. Douglas S, Schild SE, Rades D. A new score predicting the survival of patients with spinal cord compression from myeloma. BMC. Cancer. 2012;12:425.
8. Loblaw DA, Perry J, Chambers A, Laperriere NJ. Systematic review of the diagnosis and management of malignant extradural spinal cord compression: the Cancer Care Ontario Practice Guidelines Initiative's Neuro-Oncology Disease Site Group. J Clin Oncol. 2005;23(9):2028-37.
9. Rades D, Lange M, Veninga T, Stalpers LJ, Bajrovic A Adamietz IA, et al. Final results of a prospective study comparing the local control of short-course and long-course radiotherapy for metastatic spinal cord compression. Int J Radiat Oncol Biol Phys. 2011;79:524-30.
10. Simões A. Compressão medular maligna: uma emergência em oncologia. Onco news. Rev Assoc Enferm Oncol Portuguesa. 2011;5(18):16-22.
11. Paiva CE, Catâneo AJM, Gabarra RC, Michelin OC. O que o emergencista precisa saber sobre a síndrome da veia cava superior, compressão medular e hipertensão intracraniana. Rev Bras Cancerol. 2008;53(3):289-96.
12. Nanda Internacional (Nanda-I). Diagnósticos de enfermagem Nanda-I: definições e classificação 2021-2023. Nanda Internacional. 12.ed. Porto Alegre: Artmed; 2021.
13. Mccloskey JC, Bulechek GM, Butcher H. Classificação das intervenções de enfermagem (NIC). 6.ed. Rio de Janeiro: Elsevier; 2016.
14. Manzi NM, Pires NN, Vasquez CL, Custódio CS, Simino GPR, Reis PED. Nursing interventions related to the treatment of syndromic oncologic emergencies. Rev UFPE. 2012;6(9):2307-11.

23

Neutropenia febril

Julia Yaeko Kawagoe
Maria Fátima dos Santos Cardoso
Fernando Gatti de Menezes
Priscila Gonçalves

INTRODUÇÃO

Segundo o relatório da Sociedade Americana de Câncer (American Cancer Society, ACS), a tendência de incidência de câncer foi mais favorável aos homens do que às mulheres[1]. Embora os avanços no cuidado a pacientes oncológicos sejam significativos, as infecções continuam sendo a maior causa de morbidade e mortalidade entre os pacientes com câncer. O aumento do risco infeccioso é relacionado a múltiplos fatores, incluindo a imunossupressão causada pela doença de base e tratamento, assim como a quebra de barreira da pele e das mucosas. Além disso, pacientes com câncer entram em contato frequente com serviços de saúde e podem ser expostos a outros pacientes com infecções transmissíveis[2,3].

O cuidado de um paciente imunossuprimido representa um desafio quanto à prevenção e controle das infecções, pois a infecção associada à neutropenia aumenta consideravelmente a morbidade e a mortalidade, com impacto na vida do paciente e no sistema de saúde. A complicação mais grave e potencialmente fatal é a neutropenia febril (NF), ou seja, a presença da febre em um paciente com neutropenia. NF é considerada uma emergência porque mesmo pacientes anteriormente estáveis podem rapidamente tornar-se hemodinamicamente instáveis[3-9].

A Sociedade Americana de Oncologia Clínica (American Society of Clinical Oncology, ASCO) e a Sociedade Americana de Doenças Infecciosas (Infectious Diseases Society of America, IDSA) emitiram diretrizes conjuntas para a utilização de agentes antimicrobianos na profilaxia e no tratamento de doentes neutropênicos com câncer[4]. A National Comprehensive Cancer Network (NCCN) também publicou diretrizes, em especial sobre prevenção e tratamento de infecções relacionadas ao câncer[5].

DEFINIÇÕES DE NEUTROPENIA FEBRIL

A definição de neutropenia pode variar de instituição para instituição. De acordo com as diretrizes recentemente atualizadas da IDSA e ASCO, neutropenia está presente quando a contagem absoluta de neutrófilos (CAN) do paciente é menor que 1.000 células/mm^3, e neutropenia grave quando CAN é menor que 500 células/mm^3. Uma CAN menor que 100 células/mm^3 é denominada neutropenia "profunda". Esse nível de neutropenia deve ser confirmado por um diferencial manual em vez de um diferencial automatizado[4].

O termo neutropenia "funcional" se refere ao paciente cuja doença hematológica resulta em defeitos qualitativos (a fagocitose e a morte de patógenos estão prejudicadas) de neutrófilos circulantes. Esses pacientes devem ser considerados sob risco aumentado para infecção, apesar da contagem normal de neutrófilos[4]. A duração de tempo em que a as defesas imunológicas ficam alteradas tem efeito extremamente importante no risco das complicações infecciosas, e a gravidade e duração da neutropenia estão entre os fatores contribuintes de comprometimento do sistema imune. O risco infeccioso aumenta quando a contagem de neutrófilos diminui para < 500 células/mm^3 e é maior ainda com o prolongamento da duração da neutropenia (> 7 dias)[4].

A febre ocorre frequentemente durante a neutropenia induzida por quimioterapia: 10 a 50% dos pacientes com tumores sólidos e > 80% daqueles com doenças hematológicas malignas irão desenvolver febre durante ≥ 1 ciclo de quimioterapia associada à neutropenia[4].

A maioria dos pacientes não terá etiologia infecciosa documentada. Infecções clinicamente documentadas ocorrem em 20 e 30% dos episódios febris, e os sítios mais comuns de infecção são o trato intestinal, o pulmão e a pele. A bacteriemia ocorre em 10 a 25% de todos os pacientes cujos episódios ocorrem, na maioria das vezes, durante neutropenia prolongada ou profunda (CAN 100 neutrófilos/mm^3)[4].

A febre é definida como uma única medida de temperatura oral ≥ 38,3°C ou a temperatura oral ≥ 38°C sustentada por um período de 1 hora. A temperatura axilar não é recomendada por não refletir acuradamente a temperatura corporal central, e a temperatura retal, assim como o exame físico retal, devem ser evitados durante o período de neutropenia[4].

PATOGÊNESE DAS INFECÇÕES NO PACIENTE ONCOLÓGICO

A fonte de infecção pode ser endógena (p. ex., trato oral ou gastrointestinal) ou exógena (p. ex., ar, água ou fômites). Infecção relacionada à assistência à saúde (IRAS), anteriormente denominada infecção hospitalar, é a infecção adquirida durante o processo de cuidado em um hospital ou em outro serviço de saúde, como clínicas cirúrgicas, ambulatório, clínica de quimioterapia, consultórios, instituição de longa permanência, *home care*, entre outros, que não estava presente ou em incubação na admissão do paciente. Também inclui infecção ocupacional, que é aquela adquirida pelo profissional da saúde[10].

Em especial, a população de pacientes oncológicos que têm repetidos "encontros" com o sistema de saúde na forma de internações frequentes, tratamento em centros de tratamento-dia e visitas a ambulatórios, torna a linha que diferencia IRAS de infecções adquiridas na comunidade de difícil definição, assim como a identificação da verdadeira fonte de infecção[8].

Nesse sentido, ao se comparar com décadas anteriores, o tratamento de doentes com câncer e neutropênicos é atualmente desafiador, em razão da ação de protocolos de quimioterapia intensiva, da utilização generalizada de anticorpos monoclonais ou outros agentes biológicos, do aumento da idade dos doentes e da presença frequente de múltiplas comorbidades[6,9].

Além disso, a baixa contagem de granulócitos, os danos nas mucosas e a presença de cateteres venosos centrais (CVC) expõem os doentes ao risco de infecções bacterianas, especialmente pouco tempo após a quimioterapia, enquanto a neutropenia prolongada é um fator de risco clássico para doenças fúngicas. O espectro de infecções associadas às novas terapêuticas biológicas está em constante expansão, uma vez que esses agentes podem estar associados tanto ao agravamento dos déficits imunitários causados pela quimioterapia tradicional como aos riscos infecciosos específicos[6-8].

Reconhecer o sítio infeccioso em paciente com neutropenia grave torna-se mais difícil, uma vez que os sinais de infecção podem estar ausentes pela falha na resposta inflamatória. *Staphylococcus aureus* pode ser introduzido em um serviço de saúde no momento de uma punção para uma contagem de células do sangue. Sem neutrófilos não ocorre o processo inflamatório, além disso, a anemia não permite o aparecimento de eritema. Assim, a única manifestação do local infectado pode ser dor local ou febre. Em contrapartida, uma infecção meníngea no paciente neutropênico pode não apresentar os sinais típicos, como rigidez de nuca. Mesmo com extensa infecção bacteriana no parênquima pulmonar, o paciente neutropênico pode não ser capaz de reagir com resposta inflamatória para criar um infiltrado reconhecível em uma radiografia[8].

Assim, a febre é a manifestação mais frequente de uma infecção, incluindo uma IRA no paciente com câncer. Quando a febre ocorre, especialmente no cenário de neutropenia, a investigação diagnóstica, incluindo história cuidadosa, exame físico, culturas bacterianas e fúngicas de sangue e sítios evidentes de infecção, como feridas, deve ser realizada antes do início da terapia.

• **TABELA 1** Fatores que predispõem à infecção em pacientes oncológicos e comentários

Fatores que predispõem à infecção em pacientes oncológicos	Comentários
Insuficiência iatrogênica do sistema imune	Como supressão de linfócitos B e produção de anticorpos, disfunção de linfócitos T que impedem as respostas mediadas por células, ou neutropenia em razão de quimioterapia ou irradiação. Embora o risco de infecções bacterianas em pacientes neutropênicos seja reconhecido há muito tempo e direcione o manejo empírico de pacientes febris com baixas contagens de neutrófilos, há cada vez mais o reconhecimento do risco de infecções virais e morbidade em pacientes que são linfopênicos.
Barreiras naturais comprometidas	Mucosite do trato gastrointestinal, relacionada à quimioterapia, doença do enxerto contra hospedeiro cutânea, cateteres urinários e CVC. Além disso, uma massa de tumor pode obstruir um órgão vital, prejudicar a circulação ou invadir tecidos adjacentes, resultando em uma alteração anatômica regional que pode funcionar como um nicho para infecção.
Natureza do tratamento do câncer	A prednisona, embora não seja uma causa da neutropenia, é um inibidor potente de respostas imunes humorais e mediadas por células, especialmente a atividade dos linfócitos T. Ciclosporina afeta adversamente linfócitos T, diminuindo linfócitos CD4 e síntese de interleucina-2. Irradiação e desnutrição causam diminuição da função dos linfócitos T. A maioria dos agentes quimioterápicos é associada a algum grau de neutropenia, e alguns agentes podem, ainda, influenciar o risco de infecção por meio de outros mecanismos, incluindo fibrose pulmonar relacionada com bussulfano, linfopenia com rituximabe e cistite hemorrágica induzida pela ciclofosfamida ou ifosfamida.

CVC: cateteres venosos centrais.
Fonte: Juarso et al.[6]; Gustinetti et al.[7], Gaur et al.[8], Boccia et al.[9]; Boyce et al.[11]

A infecção da corrente sanguínea frequentemente se apresenta com febre com ou sem evidência de quadro séptico. Bacteriemias ou fungemias relacionadas ao CVC podem se apresentar com calafrios ou tremores após *flushing* do cateter. Ademais, se os sintomas estão presentes, além das hemoculturas pareadas com cateteres venosos centrais e urocultura, tomografias de crânio, seios da face, tórax e abdome total devem ser obtidas. Se nenhuma fonte de infecção é identificada pela investigação diagnóstica, pode-se fazer o diagnóstico de febre de origem indeterminada no imunossuprimido, às vezes com necessidade de PET-CT protocolo para infecção com 18F-FDG (fluorodeoxiglicose marcado por radiação dentro da medicina diagnóstica nuclear) para busca do foco[6-8].

MANEJO DE PACIENTE COM NEUTROPENIA FEBRIL[4-9]

O manejo de NF em pacientes oncológicos começou a mudar no final de 1960 e início de 1970, quando surgiram evidências de que o tratamento antibacteriano empírico reduzia mortes resultantes de infecção, em comparação com o grupo que aguardava os resultados microbiológicos. Diretrizes de prática clínica recomendam a administração de antibacterianos de amplo espectro (monoterapia ou regime de associação) em um prazo de tempo curto (dentro de 1 hora) após a documentação da febre de paciente neutropênico (triagem). Pacientes de alto risco requerem hospitalização para tratamento, enquanto pacientes de baixo risco podem receber tratamento oral ou parenteral ambulatorialmente.

A falha na identificação rápida e no manejo clínico da NF em paciente com câncer pode levar a complicações sérias, como bacteriemia por Gram-negativo, choque séptico, pneumonia e morte. Um artigo de revisão realizado nos EUA mostra o impacto da neutropenia e NF induzida pela quimioterapia nos custos e nos doentes em termos de hospitalizações e mortalidade. As taxas de mortalidade intra-hospitalar relatadas para a neutropenia/NF variam entre 0,4 e 3% para doentes pediátricos com câncer, 2,6 e 7% para adultos com tumores sólidos e 7,4% para adultos com neoplasias hematológicas. A neutropenia/NF também representa um encargo significativo para os sistemas de saúde dos EUA, com custos médios por hospitalização por neutropenia/NF estimados em até 40 mil dólares para os doentes adultos e 65 mil dólares para os doentes pediátricos[7].

Portanto, as seguintes etapas preliminares devem ser realizadas antes de iniciar o cuidado seguro de um paciente com NF:

- Rever o protocolo específico para o manejo de paciente com NF, se estiver disponível.
- Rever os tratamentos clínicos, como: o propósito de todos os testes de diagnóstico laboratoriais e medicamentos prescritos; nome, dose e via de todos os medicamentos prescritos, verificando os 6 "certos" da administração de medicamentos (p. ex., paciente certo, fórmula certa, volume certo, taxa/hora certa, caminho certo, documentação certa) cada vez que um medicamento é administrado.

- Analisar as instruções do fabricante para todos os equipamentos a serem utilizados e verificar se o equipamento está em bom estado de funcionamento.
- Verificar se a documentação de consentimento informado está completa.
- Rever o prontuário do paciente quanto a algum tipo de alergia (p. ex., ao látex, medicamentos ou outras substâncias) e usar materiais alternativos, se apropriado[4-9].

CADEIA DE TRANSMISSÃO DE MICRORGANISMOS[12-16]

Para prevenir e controlar as infecções, é necessário compreender a relação entre os diferentes elementos que ocasionam a transmissão dos agentes infecciosos, ou seja, identificar os elos em que se pode atuar para quebrar a cadeia de transmissão de microrganismos. A cadeia epidemiológica organiza de forma didática a sequência da interação entre o agente, o hospedeiro e o meio. Ela é composta de seis elementos, que devem estar presentes para que ocorra a infecção (Figura 1).

Agentes infecciosos

Bactérias, vírus, fungos, parasitas e príons.

Fonte

Local no qual o agente infeccioso se encontra. A transmissão de agentes infecciosos no ambiente assistencial ocorre a partir de fontes humanas ou ambientais. As fontes ou reservatórios humanos incluem pacientes, profissionais da saúde (PS), familiares e visitantes. No paciente hospitalizado, o trato respiratório ou o gastrointestinal são reservatórios importantes de colonização, assim como a pele (p. ex., colonização do trato gastrointestinal pelo Enterococo resistente a vancomicina). As fontes ambientais permitem a transmissão de agentes infecciosos de forma secundária, por meio de superfícies, materiais, equipamentos, água, soluções, medicamentos, sistema hidráulico (*Aspergillus* spp. e *Fusarium* spp. têm sido recuperados em amostras de água de hospitais e relacionados a infecções graves em pacientes onco-hematológicos). As infecções fúngicas invasivas originam-se na formação de biofilme no sistema hidráulico, durante o banho ou ao escovar os dentes. A aerossolização da água contendo esses fungos promoveria a invasão do trato respiratório.

Porta de saída

Via pela qual o agente infeccioso deixa a fonte ou reservatório humano, sendo as principais: trato respiratório, geniturinário, gastrointestinal, sangue, pele e mucosas.

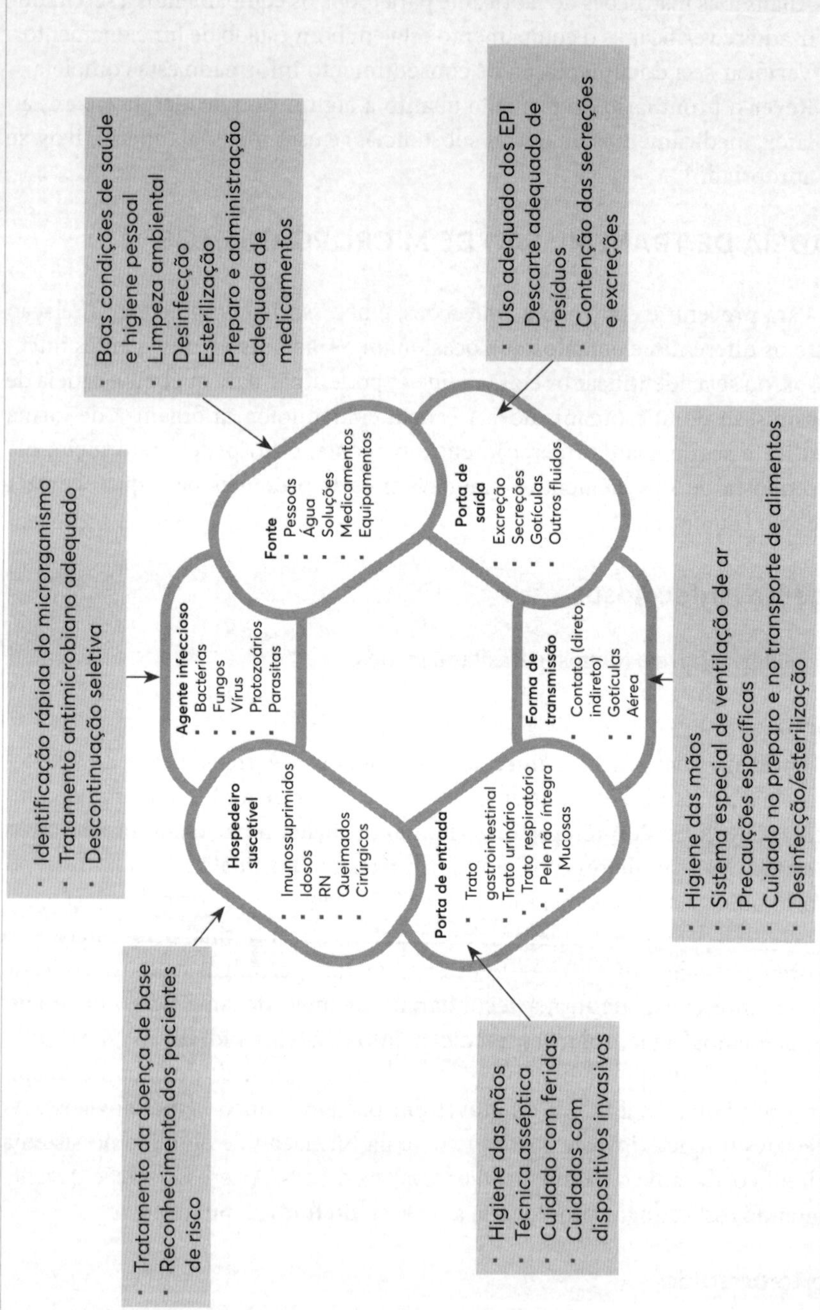

• **FIGURA 1** Elos da cadeia epidemiológica de transmissão de microrganismos e as medidas preventivas direcionadas a cada elo.
EPI: equipamentos de proteção individual; RN: recém-nascidos.

Modos de transmissão

Formas pelas quais o agente infeccioso atinge um hospedeiro suscetível, ou por contato direto com a fonte, ou pelo contato indireto no qual há um objeto intermediário. Para certas doenças infecciosas, a transmissão ocorre pela via respiratória, seja por meio das gotículas ou de aerossóis. Os modos de transmissão variam de acordo com o agente infeccioso, e alguns podem ser transmitidos por mais de uma via. Alguns exemplos: transmissão por contato: vírus sincicial respiratório, *Staphylococcus aureus*, *Clostridium difficile*; transmissão aérea ou aerossóis: *Mycobacterium tuberculosis*; transmissão por gotículas: influenza, *Bordetella pertussis*, *Neisseria meningitidis*; transmissão por contato e aérea/aerossóis: vírus varicela-zóster.

O modo de transmissão é o elo mais importante na cadeia epidemiológica, uma vez que é o elemento mais passível de quebra ou interrupção. As principais vias de transmissão são: por contato, gotículas e aérea/aerossóis.

Transmissão por contato

Modo de transmissão mais comum e assume grande importância nos serviços de saúde. Pode ser dividido em dois subgrupos: contato direto e contato indireto. Exemplo de transmissão microbiana por contato direto: PS pode desenvolver uma lesão herpética no dedo após o contato com o vírus causador de herpes-simples ao realizar um cuidado oral em um paciente sem utilizar luvas, ou esse vírus pode ser transmitido para um paciente pelo PS que está com essa infecção ativa (com lesão herpética). Exemplos de transmissão microbiana por contato indireto: equipamentos e materiais de uso comum, como termômetro, aparelho de glicemia capilar, oxímetro, bomba de infusão, balança, entre outros, se não forem submetidos ao processo de limpeza e desinfecção entre os pacientes, principalmente se houver a presença de matéria orgânica.

Transmissão por gotículas

Ocorre quando gotículas respiratórias contendo o agente infeccioso se deslocam, em geral a curtas distâncias, diretamente do trato respiratório do indivíduo infectado para a mucosa do hospedeiro suscetível, por meio de tosse, espirro ou fala. A distância máxima para a transmissão por gotículas ainda não está totalmente esclarecida, embora seja conhecido que os agentes infecciosos transmitidos por gotículas não alcancem longas distâncias pelo ar. Historicamente, a área de risco tem sido definida em uma distância de até 1 m em torno do paciente (3 pés = 0,914 m), sendo essa estimativa baseada em estudos epidemiológicos e simulações de algumas infecções. Colocar a máscara na área correspondente a essa distância tem sido uma medida efetiva na prevenção de transmissão de agentes infecciosos por meio de gotículas.

No entanto, estudos experimentais com varíola e investigações durante a epidemia de SARS (síndrome respiratória aguda grave), em 2003, sugerem que gotículas de pacientes com SARS associada a coronavírus poderiam alcançar pessoas localizadas a uma distância igual ou maior que 1,83 m (6 pés). É provável que a distância atingida pelas gotículas dependa da velocidade e do mecanismo pelo qual as gotículas respiratórias são impulsionadas a partir da fonte, da densidade das secreções respiratórias, de fatores ambientais, como temperatura e umidade, e da capacidade do agente infeccioso de manter a infectividade.

Assim, entende-se que uma distância de até 1 m ao redor do paciente significa "estar a curta distância do paciente" e não deve ser utilizada como único critério para decidir quando a máscara deve ser usada para a proteção da exposição às gotículas. Com base nessas considerações, seria prudente colocar a máscara a uma distância de 2 a 3 m do paciente ou ao entrar no quarto, especialmente quando houver risco de exposição a agentes infecciosos emergentes ou altamente virulentos. Exemplos de agentes infeciosos de transmissão por gotículas incluem *Bordetella pertussis*, influenza, adenovírus, rinovírus, *Mycoplasma pneumoniae*, SARS associado a coronavírus (SARS-CoV), Estreptococos do grupo A e *Neisseria meningitidis*.

Transmissão aérea ou aerossóis

Ocorre pela disseminação de núcleos goticulares ou de pequenas partículas (< 5 mcm de tamanho) contendo agentes infecciosos que permanecem infectantes por períodos prolongados e mesmo percorrendo longas distâncias. Os microrganismos carreados dessa forma podem atingir longas distâncias através das correntes de ar e ser inalados por pessoas suscetíveis que não tiveram contato próximo ou que estiveram no mesmo quarto com a pessoa infectada. A prevenção da disseminação de patógenos transmitidos por via aérea requer um sistema especial de ventilação e filtração do ar (pressão negativa em relação às áreas adjacentes, filtragem de ar com filtros de alta eficiência, 6 a 12 trocas de ar por hora) para conter e remover com segurança o agente infeccioso do ambiente. Exemplos de agentes infecciosos de transmissão aérea incluem *Mycobacterium tuberculosis* e vírus varicela-zóster. Além do quarto de isolamento com sistema especial de ventilação e filtração do ar, a proteção respiratória com a máscara PFF2 (N95) é recomendada para os PS que entrarem no quarto.

Porta de entrada

Via pela qual o agente infeccioso atinge o hospedeiro suscetível. Normalmente é a mesma via da porta de saída.

Hospedeiro suscetível

Pessoa com um ou mais mecanismos de defesa comprometidos ou com o sistema imune deficiente. Essas condições podem estar presentes nos pacientes, mas também nos PS.

MEDIDAS BÁSICAS DE PREVENÇÃO DE INFECÇÃO[12-16]

As seguintes medidas preventivas de infecção devem ser implementadas com o objetivo de prevenir a transmissão microbiana nos serviços de saúde:

- Identificar e, quando indicado, tratar a fonte suspeita ou confirmada.
- Realizar culturas de vigilância de agentes infecciosos epidemiologicamente importantes.
- Restringir a atividade dos PS com doença transmissível ou processo infeccioso, como diarreia, conjuntivite, dermatites com drenagem, lesões exsudativas, erupções cutâneas infecciosas.
- Restringir a visita de acompanhantes e familiares com doenças transmissíveis, além de medidas adicionais, como a educação da tosse com etiqueta, especialmente em períodos de altos níveis de doença na comunidade, por exemplo, gripe.
- Realizar práticas seguras na aplicação de medicamentos, como evitar o uso de medicações com frascos multidoses.
- Realizar limpeza, desinfecção e esterilização de materiais, equipamentos e ambiente de acordo com a classificação de risco em causar infecção – crítico, semicrítico ou não crítico.
- Utilizar as medidas de barreira pelo paciente-fonte (p. ex., uso de máscara cirúrgica durante o transporte para cirurgias ou exames, nos casos de transmissão por gotículas ou aerossóis).
- Realizar a higiene das mãos nas indicações recomendadas e com técnica correta.
- Utilizar as medidas das precauções-padrão ou precauções baseadas no modo de transmissão (contato, gotículas ou aéreas/aerossóis).
- Utilizar equipamento de proteção coletiva (EPC), como os recipientes para coleta de materiais perfurocortantes.
- Utilizar dispositivos de segurança em materiais perfurocortantes.
- Realizar a manutenção preventiva dos sistemas de ventilação de ar, reservatórios de água e análises periódicas da água, assegurando a qualidade da água e ar.
- Manter boas práticas sanitárias no preparo, na distribuição e no armazenamento de alimentos.

- Utilizar técnica asséptica nos procedimentos cirúrgicos, na inserção e na manutenção de dispositivos invasivos, como cateter vascular, cateter vesical, cânula endotraqueal e circuitos/acessórios de ventilação mecânica.
- Realizar a imunização de pacientes e, em especial dos PS, por meio de vacinação, para hepatite B, rubéola, sarampo, varicela, tétano, gripe, pneumococo etc.

INTERVENÇÕES DE ENFERMAGEM PARA PACIENTES COM NEUTROPENIA FEBRIL

As intervenções de enfermagem, em um trabalho de equipe multidisciplinar, são essenciais para uma assistência segura e de qualidade a um paciente com neutropenia/NF, visando minimizar e prevenir suas complicações, e cada instituição deve estabelecer o protocolo das melhores práticas no cuidado a esses pacientes[3,4,18]. As intervenções devem ser baseadas em evidências científicas na avaliação de riscos específicos, e, quando não existirem estudos disponíveis, uma equipe de especialistas em oncologia e de prevenção de infecções deve desenvolver programas de prevenção de IRAS.

A assistência ao paciente imunocomprometido, em geral, implica aplicar todos os seguintes elementos:

- Reconhecer as categorias das defesas que estão associadas à resistência diminuída.
- Conhecer e antecipar o tipo de infecção em cada categoria de comprometimento da imunidade.
- Conhecer as portas de entrada mais comuns para os agentes infecciosos oportunistas.
- Reconhecer que as manifestações clínicas da doença poderem ser diferentes no paciente imunocomprometido.
- Compreender a vasta gama de modalidades de prevenção da infecção e saber como aplicá-las[14].

Os Centers for Disease Control and Prevention (CDC) descreveram de forma concisa um conjunto essencial de práticas de prevenção e controle de infecções (PCI) que são necessárias em todos os contextos de prestação de cuidados de saúde, independentemente do tipo de serviço de saúde. São quatro medidas de PCI:

1. Precauções-padrão.
2. Precauções baseadas no modo de transmissão.
3. Manejo de dispositivos invasivos e procedimentos cirúrgicos.
4. Saúde ocupacional.

Para a implementação destas medidas de PCI, são fundamentais:

- Suporte da liderança.
- Educação e treinamento de todos os profissionais em PCI.
- Educação do paciente/familiar ou cuidador.
- Monitoramento do desempenho e retroalimentação[15].

Certas medidas adicionais são recomendadas com base no estado de imunossupressão desses pacientes e em sua suscetibilidade em adquirir infecções por patógenos oportunistas, como cuidados ambientais para minimizar a exposição a patógenos e profilaxia antimicrobiana durante períodos de risco. Isso é especialmente verdadeiro em pacientes de muito alto risco, como os que foram recentemente submetidos a transplante de medula óssea ou aqueles com neutropenia prolongada. Precauções especiais para evitar infecção por fungos filamentosos, especialmente as espécies de *Aspergillus*, são extremamente importantes. Apesar de algumas medidas preventivas (p. ex., os sistemas de tratamento de ar sofisticados) consumirem uma quantidade considerável de recursos limitados de saúde, existem outra medidas básicas que são simples, baratas e exigem muito pouco do tempo do profissional de saúde, e sua efetividade é bem estabelecida[3,9,11,14,17,19]:

- Realizar a higiene das mãos com técnica correta e nas indicações dos cinco momentos.
- Identificar o paciente de acordo com o protocolo institucional.
- Esclarecer e fornecer todas as informações necessárias ao cliente/familiares sobre seu tratamento, medidas preventivas de infecção e manejo de NF, assegurando a privacidade.
- Aplicar as medidas das precauções-padrão durante todo o cuidado, com ênfase na higiene das mãos e na higiene ambiental.
- Avaliar o estado geral de saúde, incluindo a dor, utilizando ferramenta institucional de avaliação de dor, além dos sinais vitais e da oximetria de pulso.
- Realizar o exame físico, incluindo avaliação de todas as possíveis áreas de infecção, por exemplo, trato respiratório, pele, membranas mucosas, trato urinário, sítio de inserção de cateter vascular ou outros dispositivos.
- Estabelecer acesso vascular ou avaliar a permeabilidade de um cateter vascular existente.
- Iniciar a administração de fluidos ou medicamentos prescritos (p. ex., antibióticos, antifúngicos), avaliando previamente o sítio de inserção.

- Coletar ou providenciar coleta de sangue e outros fluidos corporais (p. ex., urina, escarro) para exames laboratoriais (p. ex., cultura) conforme prescrição médica.
- Continuar a avaliar as possíveis fontes de infecção (p. ex., membranas mucosas, sítios de inserção de cateteres) de maneira rotineira ou mais frequentemente, se apropriado.
- Documentar todas as alterações identificadas e intervenções realizadas.

REFERÊNCIAS BIBLIOGRÁFICAS

1. Siegel RL, Miller KD, Wagle NS, Jemal A. Cancer statistics, 2023. CA Cancer J Clin. 2023;73(1):17-48.
2. Joudeh N, Sawafta E, Abu Taha A, Hamed Allah M, Amer R, Odeh RY, et al. Epidemiology and source of infection in cancer patients with febrile neutropenia: an experience from a developing country. BMC Infect Dis. 2023;23(1):106.
3. Centers for Disease Control and Prevention – USA (CDC). Basic infection control and prevention plan for outpatient oncology settings. 2011 Dec. Disponível em: https://www.cdc.gov/hai/pdfs/guidelines/basic-infection-control-prevention-plan-2011.pdf. Acesso em: abr. 2023.
4. Taplitz RA, Kennedy EB, Bow EJ, Crews J, Gleason C, Hawley DK, et al. Antimicrobial prophylaxis for adult patients with cancer-related immunosuppression: ASCO and IDSA clinical practice guideline update. J Clin Oncol. 2018;36(30):3043-54.
5. Baden LR, Swaminathan S, Angarone M, Blouin G, Camins BC, Casper C, et al. Prevention and treatment of cancer-related infections, Version 2.2016, NCCN Clinical Practice Guidelines in Oncology. J Natl Compr Canc Netw. 2016;14(7):882-913.
6. Juarso AE, Kiehl M, Buchholz M, Weißinger F. Infektionen als Notfall der Onkologie: Übersicht über die aktuellen Leitlinien [Infections as oncologic emergencies]. Wien Klin Mag. 2020;23(3):131-9.
7. Gustinetti G, Mikulska M. Bloodstream infections in neutropenic cancer patients: a practical update. Virulence. 2016;7(3):280-97.
8. Gaur AH, Flynn PM. Healthcare-associated infections in patients with neoplastic diseases. In: Mayhall CG (ed.). Hospital epidemiology and infection control. 4.ed. Baltimore: Williams & Wilkins; 2012. p.802-14.
9. Boccia R, Glaspy J, Crawford J, Aapro M. Chemotherapy-induced neutropenia and febrile neutropenia in the US: a beast of burden that needs to be tamed? Oncologist. 2022;27(8):625-36.
10. Allegranzi B, Bagheri Nejad S, Combescure C, Graafmans W, Attar H, Donaldson L, et al. Burden of endemic health-care-associated infection in developing countries: systematic review and meta-analysis. Lancet. 2011;377(9761):228-41.
11. Boyce JM, Pittet D. Guideline for hand hygiene in health-care settings. recommendations of the healthcare infection control practices advisory Committee and the HICPAC/SHEA/APIC/IDSA Hand Hygiene Task Force. MMWR 2002;51(RR16):1-44.
12. Lee E. Microbial pathogenicity and host response. In: Association of Professionals in Infection Control. APIC text of infection and epidemiology, 2014. Disponível em: https://text.apic.org/toc/microbiology-and-risk-factors-for-transmission/microbial-pathogenicity-and-host-response. Acesso em: abr. 2023.
13. Fiutem C. Risk factors facilitating infection transmission. In: Association of Professionals in Infection Control. APIC text of infection and epidemiology, 2020. Disponível em: https://text.apic.org/toc/microbiology-and-risk-factors-for-transmission/risk-factors-facilitating-transmission-of-infectious-agents. Acesso em: abr. 2023.
14. Delahanty KM, Hinckley KM, Perego C. Infection prevention in oncology and other immunocompromised patients. In: Association of Professionals in Infection Control. APIC text of infection and

epidemiology, 2014. Disponível em: https://text.apic.org/toc/infection-prevention-for-specialty--care-populations/infection-prevention-in-oncology-and-other-immunocompromised-patients. Acesso em: abr. 2023.

15. Siegel JD, Rhinehart E, Jackson M, Chiarello L, and the Healthcare Infection Control Practices Advisory Committee, 2007 Guideline for isolation precautions: preventing transmission of infectious agents in healthcare settings, June 2007 (update 2022). Disponível em: Guideline for Isolation Precautions: Preventing Transmission of Infectious Agents in Healthcare Settings (2007) (cdc.gov). Acesso em: abr. 2023.
16. Centers for Disease Control and Prevention, and the Healthcare Infection Control Practices Advisory Committee (HICPAC). Guidelines for environmental infection control in health-care facilities, 2004 (update 2019). Disponível em: Guidelines for Environmental Infection Control in Health-Care Facilities (cdc.gov). Acesso em: abr. 2023.
17. Centers for Disease Control and Prevention – USA (CDC). Core infection prevention and control practices for safe healthcare delivery in all settings. CDC, 2022. Disponível em: https://www.cdc.gov/hicpac/recommendations/core-practices.html. Acesso em: 16 jul. 2023.
18. Dahiya N, Rani R, Nath UK. A sequential exploratory study to develop and validate neutropenic nursing care bundle for neutropenic patients admitted in a tertiary care hospital, Uttarakhand. J Educ Health Promot. 2022;11:267.
19. Cosgrove SE, Perl TM. Infection control and prevention in hematopoietic stem cell transplant patients. In: Mayhall CG. Hospital epidemiology and infection control. 3.ed. 2004, chapter 60:1011-70.

SEÇÃO VII

Cuidados paliativos

24

Princípios dos cuidados paliativos e legislação

Cinara Franco de Nascimento Abreu
Maria Vanessa Tomé Bandeira de Sousa
Roberta Costa Aquino de Alcantara

INTRODUÇÃO

A percepção que as pessoas têm sobre a morte apresenta diferenças influenciadas por questões culturais de cada povo e das mudanças ocorridas nas sociedades ao longo do tempo. Até o século IV a.C., não se considerava ético tratar o doente durante seu processo de morte. Os médicos tinham medo de o fazer pelo risco de serem castigados por estarem a desafiar as leis da natureza[1]. Até o século XIX, a morte era vista como algo natural, portanto, aceita com mais facilidade pela sociedade[2,3].

No período cristão, surgiram a ideia e a necessidade de ajuda e acolhimento de pessoas desprotegidas, doentes e moribundos[2]. Os primeiros registros do movimento *Hospice* ocorreram no mundo árabe com locais construídos à beira das estradas e dirigidos por voluntários que abrigavam peregrinos doentes da Ásia e da África[3]. Mais tarde, em meados do século XIX, dessa vez como locais de prestação de cuidados a doentes em final de vida, ressurgiram de forma mais clara e evidente essas iniciativas, continuando associadas a ordens religiosas[2].

O movimento *Hospice moderno* iniciou nos anos 1960 pelos ingleses e se estendeu para os EUA e a Europa, culminando com a criação de um modelo de cuidados integrais e mais humanizados, destinados principalmente a pacientes com doenças avançadas, progressivas e crônicas sem a possibilidade de terapêutica modificadora de doença[4].

O termo "paliativo" origina-se do latim *pallium*, que significa proteção, em referência aos mantos usados pelos cavaleiros para se protegerem das tempestades. A precursora desse movimento moderno foi Cicely Mary Saunders, uma inglesa que tinha formação de enfermeira, assistente social e médica, e que se dedicava aos cuidados de pacientes com doenças oncológicas graves sem possibilidade de cura.

Nos anos 1960, foi fundada a primeira unidade de cuidados paliativos na Coreia, no Calvary Hospice of Kangnung, em 1965, pelas irmãs católicas da Little Company of Mary. Dois anos mais tarde, foi fundado por Cicely Saunders, em Londres, o St. Christopher's Hospice, que seria a referência dos cuidados paliativos modernos[2]. Era composto de uma equipe multiprofissional e de voluntários que acolhiam e cuidavam de pacientes com doenças avançadas e sem possibilidade de cura. Depois, criaram-se os cuidados paliativos domiciliares. Em paralelo, várias iniciativas nessa temática começaram a ser difundidas em todo o mundo. Nos EUA, aconteceu um movimento em prol de pessoas em processo de morte e morrer que estavam em hospitais, conduzido por uma psiquiatra suíça, Dra. Elizabeth Kubler-Ross[5].

Em 1974, o termo "cuidados paliativos" ganhou aceitação mundial e passou a ser adotado pela Organização Mundial da Saúde (OMS)[4]. Em 1982, o Comitê de Câncer da OMS criou um grupo de trabalho para definir políticas para o alívio da dor e cuidados do tipo *Hospice* para pacientes com câncer, e que fossem recomendados em todos os países[6]. A Inglaterra foi o primeiro país a reconhecer a medicina paliativa como especialidade médica em 1985. Em 1986, a OMS publicou os princípios que regiam a atuação de equipes multiprofissionais em cuidados paliativos baseando-se em medidas para melhorar a qualidade de vida do paciente oncológico e sua família. Essa assistência tinha o objetivo de controle da dor e de sintomas buscando dar mais dignidade a esses pacientes[4].

CONCEITO DE CUIDADO PALIATIVO

Com o objetivo de tornar os cuidados paliativos uma abordagem integrada e mais abrangente, em 1990 a OMS os conceituou pela primeira vez como "Cuidado ativo e total para pacientes cuja doença não é responsiva ao tratamento de cura. O controle da dor, de outros sintomas e de problemas psicossociais e espirituais é primordial". O objetivo do cuidado paliativo é proporcionar a melhor qualidade de vida possível para pacientes e familiares[1].

Em 2002, o conceito foi atualizado, tornando-se mais abrangente: Cuidados paliativos são uma abordagem que melhora a qualidade de vida dos pacientes e de suas famílias diante de problemas associados às doenças fatais, por meio de prevenção e alívio do sofrimento, por meio da identificação imediata, avaliação e tratamento impecáveis da dor e dos demais problemas físicos, psicossociais e espirituais[7].

Os princípios filosóficos dos cuidados paliativos[3,4] segundo a OMS são:

- Promover alívio da dor e outros sintomas desagradáveis.

- Afirmar a vida e considerar a morte um processo natural da vida.
- Não acelerar nem adiar a morte.
- Integrar os aspectos psicológicos e espirituais no cuidado ao paciente.
- Oferecer sistema de apoio para ajudar os pacientes a viver o mais ativamente possível até a morte.
- Fornecer suporte para auxiliar os familiares a lidarem com a doença do paciente e com seu próprio luto.
- Oferecer abordagem multiprofissional para atender às necessidades do paciente e das famílias.
- Melhorar a qualidade de vida e influenciar positivamente o curso da doença.

A prioridade é o cuidado sobre a cura. A dor e o sofrimento das pessoas devem sempre receber a mais alta prioridade no sistema de saúde. Ambos são essencialmente experiências pessoais, embora seja possível, com frequência, observar seus efeitos diante da vulnerabilidade provocada pela doença[8]. O cuidado é estabelecido por meio de uma relação que envolve uma boa comunicação, vínculo, responsabilização, respeito, empatia com o paciente, com a família e rede de apoio[3].

De acordo com a OMS, a expectativa é que em 2030 existam mais de 1 bilhão de idosos. Estes passam a conviver com doenças crônicas por mais tempo, com manejo mais difícil e criando maior demanda ao sistema de saúde[2]. Diante dessa realidade, a OMS orienta abordagens a serem adotadas pelas políticas de saúde pública: focar a prevenção efetiva de doenças e incapacidades, como a redução de danos e a preservação da qualidade de vida por meio da disponibilização de suporte adequado àqueles que sofrem as consequências de doenças crônico-degenerativas, irreversíveis e incuráveis[9,10].

CUIDADOS PALIATIVOS E DOENTES COM CÂNCER

A abordagem paliativa deve estar presente desde o diagnóstico de uma doença grave e ser mantida concomitante aos tratamentos modificadores de doença. Porém, amplia a proporção à medida que o paciente se aproxima da terminalidade, devendo estar presente inclusive após o óbito, para dar apoio à família.

Outro conceito importante para entender o paciente assistido pelos cuidados paliativos é o que a OMS estabelece sobre qualidade de vida, como a percepção do indivíduo acerca das influências culturais, sociais, políticas e econômicas no contexto de sua vida, para o alcance de seus objetivos, projetos e expectativas, conferindo-lhe oportunidades de escolha, ou seja, reflete a satisfação da pessoa com sua vida[11].

A Comissão Lancet sobre Cuidados Paliativos e Alívio da Dor destacou a grande desigualdade da provisão atual em todo o mundo, especificamente a falta de acesso ao alívio básico da dor. Esse dado mostra a gravidade e a necessidade de ampliar a assistência paliativa em todos os níveis da saúde[12,13].

A Figura 1 apresenta o acompanhamento dos pacientes em cuidados paliativos, que pode ser realizado desde o diagnóstico até seu desfecho. É possível ter acesso a todas as terapias modificadoras de doença, com o intuito de controlar sintomas, minimizar o sofrimento e gerar qualidade de vida.

Dentre as opções de tratamento paliativo para o paciente acometido pelo câncer, pode-se citar três principais: a terapia direcionada, a hormonioterapia e a imunoterapia:

- Terapia direcionada: drogas utilizadas isoladamente ou combinadas, que atuam especificamente no crescimento de células tumorais.
- Hormonioterapia: bloqueio na ação ou redução da produção hormonal, que pode impedir o crescimento ou reduzir o tamanho dos tumores, sendo frequentemente utilizada para câncer de mama e próstata.
- Imunoterapia: estimula ou reforça algumas proteínas do sistema imune para combater células cancerígenas, com ênfase na fase avançada[15].

Quando assume a forma avançada, o câncer pode evoluir para a condição de impossibilidade de cura, com presença de sinais e sintomas pouco controláveis, como dor, náuseas, vômitos, anorexia, fadiga, depressão, ansiedade, constipação, entre outros. As manifestações podem estar relacionadas à invasão tumoral, como também aos efeitos adversos do tratamento[16].

Os cuidados paliativos têm íntima relação com o que é proposto pelos direitos humanos, pois, independentemente de como ocorre o processo de finitude do paciente, se em meio a um ambiente altamente tecnológico ou em ambiente de cuidados básicos, as necessidades de dignidade, conforto e amor são comuns a todos os seres humanos. O cuidado é a essência da enfermagem, e cuidar do paciente terminal exige do enfermeiro conhecimentos específicos sobre controle da dor, administração de analgésicos, comunicação com o paciente, além da reflexão sobre o processo de terminalidade da vida[17].

Além das qualificações técnicas e científicas, as competências éticas e políticas de enfermagem são dimensões adicionais que devem ser levadas em consideração nos sistemas de saúde que são projetados para implementar eficazmente a saúde como um direito humano básico, para a realização da saúde universal[18].

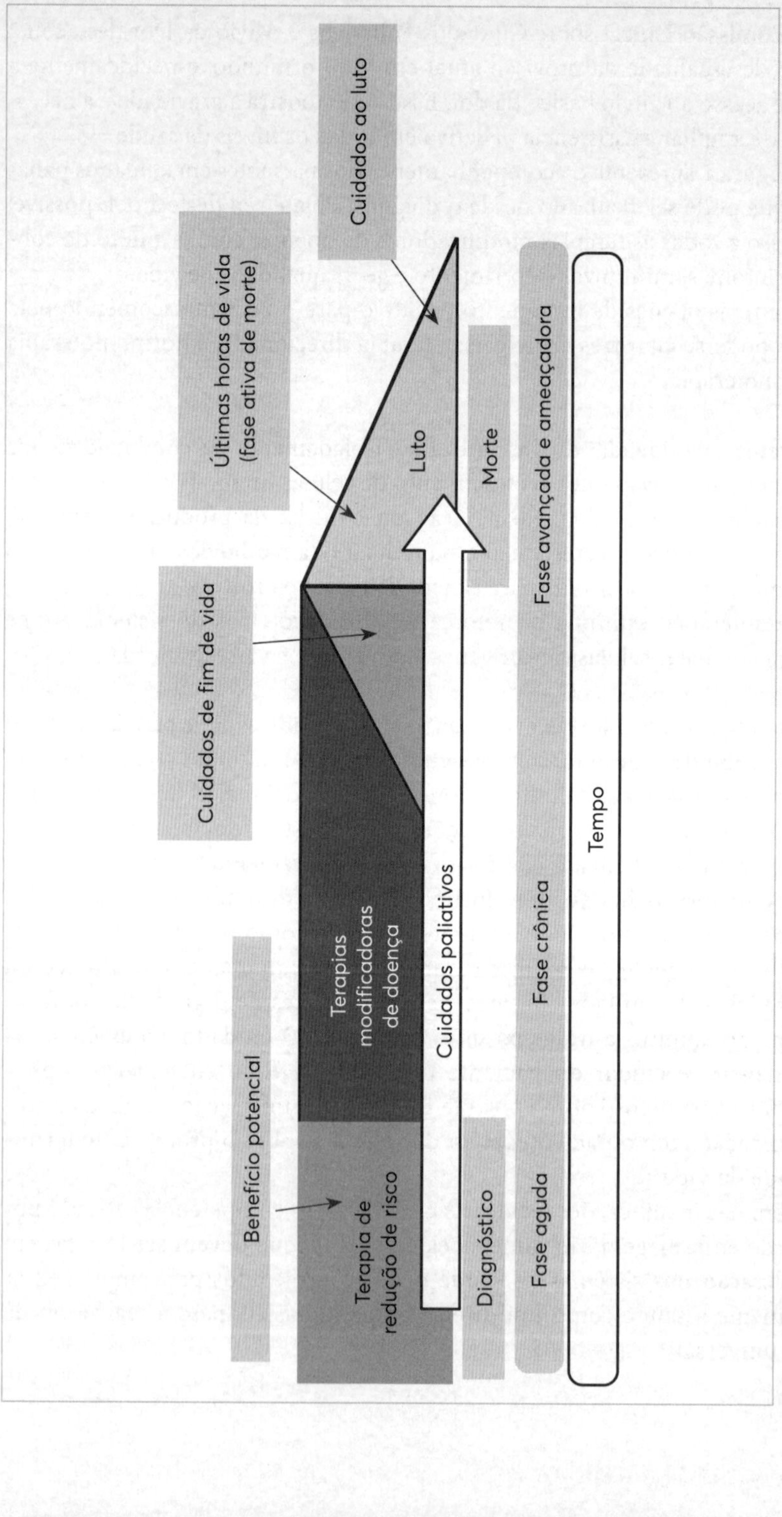

FIGURA 1 Acompanhamento dos cuidados paliativos no decorrer das fases da doença.
Fonte: adaptada de Comissão Permanente de Cuidados Paliativos da Sociedade Brasileira de Geriatria e Gerontologia. (SBGG[14]).

LEGISLAÇÃO EM CUIDADOS PALIATIVOS

Vivenciar o processo de doença ameaçadora de vida e de iminência de morte traz a demanda de organizar, gerir e criar estruturas que contemplem a promoção desses cuidados[19]. Reconhece-se que falar sobre morte ainda é um grande tabu para as sociedades ocidentais. Diferentemente das culturas orientais, que enxergam a morte de maneira mais branda ou até mesmo como um presente, observa-se que a sociedade brasileira entende a morte como um evento triste, temido e doloroso[20].

A política pública, de fato, para os cuidados paliativos ainda é bastante incipiente, sobretudo ao se considerar que 70% ou mais da população depende exclusivamente do Sistema Único de Saúde (SUS). Portanto, urge que o Estado acelere o estabelecimento de políticas públicas que assegurem a melhor assistência possível a pacientes sem chance de cura e que promovam dignidade e acolhimento qualificado e proporcional às necessidades clínicas, espirituais, psicológicas e éticas de seus cidadãos em fase terminal de vida[21].

O mapeamento mundial do desenvolvimento dos cuidados paliativos foi elaborado pela Aliança Mundial de Cuidados Paliativos em Hospitais[10] em parceria com várias universidades e sociedades de cuidados paliativos. Em sua última revisão, o Brasil foi classificado no nível 3b, dentro de uma escala de 6 pontos (1, 2, 3a, 3b, 4a e 4b), na qual os níveis mais baixos denotam uma pior situação de provisão de cuidados paliativos. O nível 3b partilharia das seguintes características: desenvolvimento de ativismo em cuidados paliativos em diversas localidades, múltiplas fontes de financiamento, disponibilidade de morfina, serviços de cuidados paliativos oferecidos por uma variedade de provedores, provisão de treinamento e educação por organizações de cuidados paliativos[10]. O Brasil progrediu do nível 3a para o 3b, ou seja, a oferta de prestação generalizada de cuidados paliativos, com crescimento local e algumas iniciativas de treinamento e educação continuada. Cabe destacar, no entanto, que a oferta ainda está distribuída de maneira desigual entre as regiões geográficas e se mantém aquém da demanda[22].

O SUS, por meio da Lei n. 8.080/90, em seu art. 7º, incisos I e II, garante atendimento integral e universal para todos os brasileiros. Isso significa que todo indivíduo será atendido de modo igual e sem distinção. O princípio da universalidade será atendido de acordo com a necessidade de cada indivíduo, ou seja, se o usuário do sistema necessitar de ações que vão desde orientações de saúde até mesmo cirurgias complexas ou reparadoras, o SUS tem a obrigação de responder a essa demanda em razão do princípio da integralidade[23].

A política de saúde brasileira foi pensada em um modelo prevencionista e aglutinador de ações que pudesse atender a todos os cidadãos indistintamente e que também corrigisse o modelo excludente do passado, tornando-se uma das políticas sociais do Estado brasileiro mais inclusivas e igualitárias[24].

O conceito de cuidado paliativo, no caso brasileiro, deve exibir coerência com a política de saúde do país, cuja fundamentação doutrinária e organizacional se baseia em princípios constitucionais bem evidentes: universalidade, igualdade/equidade, integralidade, descentralização, prevenção e, entre outros, participação da comunidade[25].

Diferentemente dos países em que os cuidados paliativos estão mais desenvolvidos, o Brasil não dispunha, até novembro de 2018, de nenhuma política que estruturasse ou orientasse especificamente o desenvolvimento da área. Mesmo na atualidade há diferenças quando comparados os níveis estaduais e federal[26].

Foi fundada, em 1997, a Associação Brasileira de Cuidados Paliativos (ABCP), que reuniu um grupo de profissionais que atuavam na área da oncologia e cuidados paliativos. Em 1998, o Instituto Nacional de Câncer (Inca) inaugurou um prédio exclusivo para os cuidados paliativos, conhecido como unidade IV ou HC IV[27]. Em 2000 surgiu o Programa do Hospital do Servidor Público Estadual de São Paulo, com atendimento domiciliar e, a partir de 2003, com uma enfermaria de cuidados paliativos. E no Ceará foi criada a Casa Vida, vinculada ao Hospital do Câncer[28].

Em 2005, foi fundada a Associação Nacional de Cuidados Paliativos (ANCP), para promoção de eventos técnico-científicos, além da atuação empreendedora para o reconhecimento legal dessa área de atuação[29] e a estruturação das políticas públicas de acesso da população aos cuidados paliativos. Com isso, houve avanços na regularização profissional do paliativista brasileiro, estabeleceram-se critérios de qualidade para os serviços de cuidados paliativos, realizaram-se definições precisas do que é cuidado paliativo e levou-se a discussão para o Ministério da Saúde, Ministério da Educação, Conselho Federal de Medicina e Associação Médica Brasileira[30].

Em 2002, por meio da Portaria GM/MS n. 19, no âmbito do SUS, foi instituída a política nacional de assistência à dor e cuidados paliativos[31]. Com articulações entre a sociedade Brasileira para estudo da dor (SBED), a ANCP e o Ministério da Saúde, foi criada a Câmara Técnica em controle de dor e cuidados paliativos, por meio da Portaria n. 3.150/2006, revogando a Portaria n. 19[32].

Os cuidados paliativos foram instituídos gradativamente no Brasil, em concomitância com as políticas de humanização nos centros de tratamento em oncologia. Em 1998, o Ministério da Saúde lançou a Portaria n. 3.535, estabelecendo que os centros de atendimento em oncologia deveriam garantir o atendimento integral e humanizado ao doente oncológico, bem como ofertar cuidados paliativos quando forem necessários. Em 2004, o Ministério da Saúde instituiu a Política Nacional de Humanização da Assistência à Saúde (PNH), que estendeu para todos os serviços de saúde a obrigatoriedade da humanização da assistência[33].

Em 2005, o Ministério da Saúde instituiu, por meio da Portaria GM/MS n. 2.439, a Política Nacional de Atenção Oncológica, englobando ações de promoção, prevenção, diagnóstico, tratamento, reabilitação e cuidados paliativos[4]. A Resolução n. 1.805/2006 do Conselho Federal de Medicina (CFM), que autorizou a prática de cuidados paliativos no Brasil estabelece que: "Na fase terminal de enfermidades graves e incuráveis, é permitido ao médico limitar ou suspender procedimentos e tratamentos que prolonguem a vida do doente, garantindo-lhe os cuidados necessários para aliviar os sintomas que levam ao sofrimento, na perspectiva de uma assistência integral, respeitada a vontade do paciente ou seu representante legal"[25].

O acesso à saúde como direito, por meio de políticas públicas, é um dever do Estado conforme o art. 196 da Constituição Federal de 1988: "A saúde é direito de todos e dever do Estado, garantido mediante políticas sociais e econômicas que visem à redução do risco de doenças e outros agravos e ao acesso universal e igualitário às ações e serviços para sua promoção, proteção e recuperação"[34]. O Poder Legislativo de alguns estados passa a se debruçar sobre o debate da inserção dos cuidados paliativos nas suas políticas de saúde, com iniciativas em Goiás, em 2017, Rio Grande do Sul, Rio de Janeiro e Paraná, em 2019, São Paulo, em 2020, e Minas Gerais, em 2021[35].

O Ministério da Saúde elaborou a Resolução n. 41/2018, que trata das diretrizes para a organização dos cuidados paliativos, à luz dos cuidados integrados, no SUS. Em seu art. 5º, é descrita a aplicação dos cuidados paliativos dentro da rede de atenção à saúde: atenção básica, atenção domiciliar, atenção ambulatorial, urgência e emergência, atenção hospitalar[36].

O Projeto de Lei n. 883/2020, com uma ementa que regulamenta a prática de cuidados paliativos nos serviços de saúde no território nacional, atualmente tramita no Senado Federal[37]. A efetivação dos cuidados paliativos no Estado brasileiro depende de um conjunto de fatores, por exemplo, o entendimento e o reconhecimento pela população dos princípios de atuação dos cuidados paliativos, a capacitação dos profissionais à saúde, o ensino de cuidados paliativos nas graduações de ciências e saúde e, principalmente, o comprometimento e interesse dos entes federativos em viabilizar estrutura de cuidados paliativos em todo o território nacional[38].

CUIDADOS PALIATIVOS E ASPECTOS ÉTICO-LEGAIS NA ASSISTÊNCIA DE ENFERMAGEM

Refletindo sobre a atuação da enfermagem com base na Resolução Cofen n. 564/2017, que altera o Código de Ética dos Profissionais de Enfermagem, destaca-se o art. 48: Prestar assistência de Enfermagem promovendo a qualidade de vida à pessoa e família no processo do nascer, viver, morrer e luto[39]. O parágrafo único discorre que, nos casos de doenças graves incuráveis e terminais, com risco iminente de morte, em consonância com a equipe multiprofissional, deve-se oferecer todos os cuidados paliativos disponíveis para assegurar o conforto físico, psíquico, social e espiritual, respeitada a vontade da pessoa ou de seu representante legal[39].

O Capítulo III da Resolução Cofen n. 564/2017, em seu art. 4º, trata da participação da prática multidisciplinar, interdisciplinar e transdisciplinar com responsabilidade, autonomia e liberdade, observando os preceitos éticos e legais da profissão[39], aplicando-se perfeitamente às condutas assistenciais, aos critérios de elegibilidade dos cuidados paliativos e à assistência interdisciplinar.

Foram listadas pelo Comitê de Enfermagem da ANCP as competências ético-legais do exercício de enfermagem com o paciente em cuidados paliativos, dentre elas[40]:

- Conhecer os conceitos de eutanásia, distanásia, mistanásia, ortotanásia e kalotanásia e utilizá-los de acordo com o desejo expresso do paciente e família, os dispositivos legais e a lei do exercício profissional.
- Conhecer e aplicar os princípios da bioética (autonomia, beneficência, não maleficência, justiça), principalmente nos cuidados de fim de vida, no processo ativo de morte, bem como em todos os demais cuidados prestados.
- Ter habilidade em orientar e esclarecer as dúvidas do paciente e família sobre os cuidados de suporte e de manutenção de vida.
- Ter habilidade em auxiliar o paciente e família, juntamente com a equipe interdisciplinar, na tomada de decisões, especialmente diante de situações éticas que envolvam cuidados de suporte e de manutenção de vida.
- Auxiliar o paciente, juntamente com a equipe interdisciplinar, na elaboração de diretiva antecipada de vontade, certificando-se de que decisões e condutas em cada etapa do processo de morrer e morte, morrer e luto estejam contempladas.
- Informar a equipe de enfermagem, bem como outros profissionais de saúde, das decisões consensuadas com o paciente.
- Manter o princípio da veracidade com o paciente e familiares.

- Manter-se atualizado quanto às normatizações do exercício da enfermagem em cuidados paliativos.
- Ter consciência da importância ética e humanitária de exercer uma atitude profissional aberta, acolhedora e reflexiva, com respeito às diferenças de gênero, cultura, religião, crenças e quaisquer outras demonstradas ou expressadas pelo paciente, família e demais membros da equipe.

PAPEL DO ENFERMEIRO EM CUIDADOS PALIATIVOS

O enfermeiro desempenha papel fundamental nos cuidados paliativos, no auxílio psicológico e humanizado ao paciente e a sua família em tempo integral. Esse profissional tem alta relevância no contexto do cuidado paliativo, visto que permanece muito tempo próximo do paciente, é responsável pela maior parte dos cuidados diários, pela mediação entre paciente e familiares e por repassar as informações aos demais componentes da equipe de cuidados paliativos. A competência revela-se no saber agir responsável que é reconhecido pelos outros, em uma dinâmica que implica saber mobilizar, integrar e transferir recursos, conhecimentos e habilidades em um contexto profissional determinado[41,42].

Os profissionais de enfermagem contemplam também a acessível e natural capacidade de avaliar a funcionalidade do paciente, os sintomas que levam ao sofrimento, além da possibilidade facilitada de promover educação em saúde no dia a dia, antever e prevenir possíveis complicações e conflitos que possam prejudicar a assistência paliativa, trabalhando no sentido de aliviar sintomas e proporcionar uma comunicação clara e honesta[43].

Para promover uma assistência de enfermagem de qualidade com aplicabilidade do processo de enfermagem ao paciente em cuidados paliativos, dispõe-se de escalas de funcionalidade e de prognóstico. Tais escalas ajudam no acompanhamento, elegibilidade e metas terapêuticas individualizadas. São elas: a escala de *performance* paliativa (PPS) (Tabela 1) e a escala de Karnofsky (KPS), já usada na oncologia (Tabela 2).

Sobre a escala PPS, criada em 1996, foi traduzida oficialmente pela equipe do Hospital do Servidor Público Estadual de São Paulo. Os escores PPS são determinados lendo-se a tabela na horizontal, em cada linha, até encontrar o nível ou características que "melhor se adéquam" ao paciente que está sendo avaliado. Às vezes é muito fácil identificar, em uma ou mais colunas, a descrição que mais se adéqua ao paciente. Entretanto, em uma ou duas colunas pode parecer que a descrição que mais se adéqua esteja em um nível maior ou menor. Nesse contexto, deve-se escolher, como um todo, o nível que melhor descreve a condição do paciente. Escolher um "meio-termo", por exemplo, um PPS de 45%, não é correto[44,45].

• **TABELA 1** Escala de *performance* paliativa (PPS)

% pontuação	Deambulação	Atividade ou evidência da doença	Autocuidado	Ingestão	Nível de consciência
100	Completa	Normal, sem evidência de doença	Completo	Normal	Completa
90	Completa	Normal, sem evidência de doença	Completo	Normal	Completa
80	Completa	Com esforço alguma evidência de doença	Completo	Normal	Completa
70	Reduzida	Incapaz para o trabalho, alguma evidência de doença	Completo	Normal ou reduzida	Completa
60	Reduzida	Incapaz para realizar *hobbies*; doença significativa	Assistência ocasional	Normal ou reduzida	Períodos de confusão ou completa
50	Sentado ou deitado	Dificuldade para qualquer trabalho, doença extensa	Assistência considerável	Normal ou reduzida	Períodos de confusão ou completa
40	Acamado	Idem	Assistência quase completa	Normal ou reduzida	Períodos de confusão ou completa
30	Acamado	Idem	Depedência completa	Reduzida	Períodos de confusão ou completa
20	Acamado	Idem	Idem	Ingestão limitada a colheradas	Períodos de confusão ou completa
10	Acamado	Idem	Idem	Cuidados com a boca	Confusão ou em coma
0	Morte	-	-	-	-

• **TABELA 2** Escala de *performance* de Karnofsky

100%	Sem sinais ou queixas, sem evidência da doença.
90%	Mínimos sinais e sintomas. Capaz de realizar suas atividades com esforço.
80%	Sinais e sintomas maiores, realiza suas atividades com esforço.
70%	Cuida de si mesmo, não é capaz de trabalhar.
60%	Necessita de assistência ocasional, capaz de trabalhar.
50%	Necessita de assistência considerável e cuidados médicos frequentes.
40%	Necessita de cuidados médicos especiais.
30%	Extremamente incapacitado, necessita de internação, mas sem iminência de morte.
20%	Muito doente, necessita de suporte.
10%	Moribundo, morte iminente

CONSIDERAÇÕES FINAIS

A instituição de temáticas específicas, como os cuidados paliativos, tem extrema relevância no contexto da oncologia, com implementação de ações que otimizem a assistência e o cuidados de excelência. Ressalta-se que a filosofia dos cuidados paliativos é aplicada a qualquer doença que ameace a continuação da vida, proporcionando qualidade de vida, autonomia, comunicação adequada e todo o apoio necessário no enfrentamento desse processo.

Apesar do progresso dos últimos anos, tem-se muito ainda para evoluir, principalmente nos países em desenvolvimento, onde os desafios enfrentados com o envelhecimento populacional se tornam cada dia mais proeminentes.

REFERÊNCIAS BIBLIOGRÁFICAS

1. Ortiz JS. Historia de la medicina paliativa. Medicina Paliativa. 1999;6(2):82-8.
2. Capelas ML, Simões S, Alvarenga M, Coelho P. Desenvolvimento histórico dos cuidados paliativos: visão nacional e internacional. Rev Cuidados Paliativos. 2014;1(2):7-13.
3. Figueiredo MGMA. História dos cuidados paliativos no Brasil e no mundo. In: Castilho K, Silva VCS, Pinto CS. Manual de cuidados paliativos. 3.ed. Rio de Janeiro: Atheneu; 2021.
4. Paiva CF, Santos TCF, Costa LMC, Almeida-Filho AJ. Trajetória dos cuidados paliativos no mundo e no Brasil. In: Peres MAA, Padilha MI, Santos TCF, Almeida Filho AJ (orgs.). Potencial interdisciplinar da enfermagem: histórias para refletir sobre o tempo presente. Brasília, DF: Aben: 2022. p.41-9.
5. Silva RS, Amaral JB. Historiografia do Movimento Hospice moderno e as contribuições de uma enfermeira. In: Silva RS, Amaral JB, Malagutti W. Enfermagem em cuidados paliativos: cuidando para uma boa morte. 2.ed. São Paulo: Martinari; 2019. p.37-50.
6. Carvalho RT, Parsons HAF (org.). Manual de cuidados paliativos ANCP. 2.ed. São Paulo: ANCP; 2012. p.25.

7. Moraes N, Tommaso A, Nakaema K, Souza P, Pernambuco A, et al. Cuidados paliativos com enfoque geriátrico: a assistência multidisciplinar. São Paulo: Atheneu; 2014. p.10.
8. Pessini L. Bioética e cuidados paliativos: alguns desafios do cotidiano aos grandes dilemas. In: Pimenta CAM, Mota DDCEM, Cruz DALMC. Dor e cuidados paliativos: enfermagem, medicina e psicologia. Manole; 2006. p.45-66.
9. Victor GHGG. Cuidados paliativos no mundo. Rev Bras Cancerol. 2016;62(3):267-70.
10. Connor SR, et al. Atlas global de cuidados paliativos no fim da vida. Atlas global de cuidados paliativos. Worldwide Hospice Palliative Care Alliance. 2.ed. London, 2020.
11. Freire MEM, Costa SFG, Lima RAG, Sawada NO. Qualidade de vida relacionada à saúde de pacientes com câncer em cuidados paliativos. Texto Contex Enferm. 2018;27(2):3-13.
12. Sallnow L, Smith R, Ahmedzai SH, Bhadelia A, Chamberlain C, Cong Y, et al. Relatório da Comissão do Lancet sobre o Valor da Morte: trazendo a morte de volta à vida. Lancet. 2022;399(10327):837-84.
13. Maschio JRA. Nursing care for cancer patients in palliative care. Braz J Develop. 2022;8:4704-27.
14. Sociedade Brasileira de Geriatria e Gerontologia (SBGG). Academia Nacional de Cuidados Paliativos. O uso da via subcutânea em geriatria e cuidados paliativos. 2.ed. Rio de Janeiro: SBGG/ANCP; 2017.
15. Da Lira LF, Voltarelli A, Lima AS, França CE, Arruda AL, Souza MJL, et al. O papel do enfermeiro nos cuidados paliativos a pacientes com câncer. Global Clin Res J. 2022.2:1-8.
16. Freire MEM, Costa SFG, Lima RAG, Sawada NO. Qualidade de vida relacionada à saúde de pacientes com câncer em cuidados paliativos. Texto Contexto Enferm. 2018;27(2):e5420016.
17. Rodrigues IG, Zago MMF. Enfermagem em cuidados paliativos. Mundo Saúde. 2003;27(1):89-92.
18. Lima YMM, et al. Atuação do enfermeiro frente ao paciente pediátrico em cuidados paliativos. In: Congresso Nacional de inovação em saúde. II CONAIS, novembro de 2021. SOCEPIS. Disponível em: https://doity.com.br/media/doity/submissoes/artigo20a4e27283d278e2d6d26d95b53f-48722d51c5c2-segundo_arquivo.pdf.
19. Hermes HR, Lamarca ICA. Palliative care: an approach based on the professional health categories [Cuidados paliativos: uma abordagem a partir das categorias profissionais de saúde]. Cienc Saúde Col. 2013;18(9):2577-89.
20. Mainart CF, Vasconcelos C, Bussinger E. Aspectos jurídicos dos cuidados paliativos: Tratados internacionais sobre direitos humanos e a legitimação do acesso aos cuidados paliativos no Brasil como direito humano. In: Dadalto L. Cuidados paliativos: aspectos jurídicos. São Paulo: Foco; 2022. p.1-20.
21. Silva J, Badin TS. Política pública em cuidados paliativos no Brasil. Revista de Direito da Saúde Comparado. 2022;1:158-69.
22. Freitas R de, Oliveira LC de, Mendes GLQ, Lima FLT, Chaves GV. Barreiras para o encaminhamento para o cuidado paliativo exclusivo: a percepção do oncologista. Saúde Debate. 2022;331-45.
23. Mendes EC, Vasconcelos LCF (orgs.). Cuidados paliativos: uma questão de direitos humanos, saúde e cidadania. Curitiba: Appris; 2020. (Multidisciplinaridade em saúde e humanidades.)
24. Mendes EC, Vasconcelos LCF. Cuidados paliativos no câncer e os princípios doutrinários do SUS. Saúde em Debate. 2015;39:881-92.
25. Mendes EC, De Vasconcelos LC, Dos Santos AP. Cuidados paliativos no Brasil: discutindo o conceito. Cadernos de Saúde. 2018;10(2):55-4.
26. Santos AFJ, Ferreira EAL, Guirro UBP (orgs.) Atlas dos cuidados paliativos no Brasil 2019 [livro eletrônico]. São Paulo: ANCP; 2020. Disponível em: https://api-wordpress.paliativo.org.br/wp-content/uploads/2020/05/ATLAS_2019_final_compressed.pdf. Acesso em: 17 jul. 2023.
27. Maciel APS, et al. Referências históricas: definições e princípios em cuidados paliativos. In: Vicensi MC (org.). Enfermagem em cuidados paliativos. v.4; parte 1. Florianópolis: Letra Editorial: Coren/SC; 2016.

28. Maciel MGS. A terminalidade da vida e os cuidados paliativos no Brasil: considerações e perspectivas. Prática Hospitalar. 2006;47(8):64.
29. Trovo MM. Finitude e cuidados paliativos no envelhecimento. São Paulo: Senac; 2021.
30. Academia Nacional de Cuidados Paliativos (ANCP). Cuidados paliativos no Brasil. Disponível em: https://paliativo.org.br/cuidados-paliativos/cuidados-paliativos-no-brasil. Acesso em: 8 mar. 2023.
31. Brasil. Ministério da saúde. Portaria n. 19, de 3 de janeiro de 2002. Disponível em: https://bvsms.saude.gov.br/bvs/saudelegis/gm/2002/prt0019_03_01_2002.html. Acesso em: 17 jul. 2023.
32. Costa AP, Poles K, Silva AE. Formação em cuidados paliativos: experiência de alunos de medicina e enfermagem. Interface (Botucatu). 2016;20(59):1041-52.
33. Brasil. Senado Federal. Projeto de Lei n. 883, de 2020. Regulamenta a prática de cuidados paliativos nos serviços de saúde, no território nacional. 2020. Disponível em: https://legis.senado.leg.br/sdleggetter/documento?dm=8076818&ts=1674175487649&disposition=inline. Acesso em: 8 mar. 2023.
34. Oliveira, FFB, Alves, RSF. Profissionais de apoio atuantes em oncologia e sua compreensão sobre cuidados paliativos. Rev SBPH. 2021;24(2):89-103.
35. Brasil. Constituição da República Federativa do Brasil: promulgada em 5 de outubro de 1988. Título VIII, da ordem social, capítulo II, seção II da Saúde, arts. 196-200. Disponível em: https://www.planalto.gov.br/ccivil_03/constituicao/constituicao.htm. Acesso em: 17 jul. 2023.
36. Rodrigues LF, Silva JFM DA, Cabrera AM. Cuidados paliativos: percurso na atenção básica no Brasil. Cad Saúde Pública. 2022;38(9).
37. Farias NGF, et al. O direito humano aos cuidados paliativos: um estudo do alcance social da Resolução n. 41/CIT/MS de 2018 a partir da perspectiva da Ecosaúde. 2020. Disponível em: https://repositorio.ufsc.br/handle/123456789/216208. Acesso em: 17 jul. 2023.
38. Brasil. Senado Federal. Projeto de Lei n. 883, de 2020. Regulamenta a prática de cuidados paliativos nos serviços de saúde, no território nacional. 2020. Disponível em: https://legis.senado.leg.br/sdleggetter/documento?dm=8076818&ts=1674175487649&disposition=inline. Acesso em: 8 mar. 2023.
39. Robles-Lessa M, Baruffi PD. O Estado brasileiro e a promoção dos cuidados paliativos: desafios para a garantia da dignidade humana. In: Dadalto L. Cuidados paliativos: aspectos jurídicos. São Paulo: Foco; 2022. p.21-36.
40. Código de Ética. Resolução Cofen n. 564/2017. O Conselho Federal de Enfermagem – Cofen, no uso das atribuições que lhe são conferidas pela Lei n. 5.905, de 12 de julho de 1973, e pelo Regimento da Autarquia, aprovado pela Resolução Cofen n. 421, de 15 de fevereiro de 2012. Disponível em: http://www.coren-es.org.br/codigo-de-etica. Acesso em: 8 mar. 2023.
41. Firmino F, Trotte LAC, Silva RS. Competências da(o) enfermeira(o) especialista em cuidados paliativos no Brasil. São Paulo: ANCP; 2022. Disponível em: https://paliativo.org.br/blog/ancp-lanca-competencias-enfermeira-especialista-cuidados-paliativos-brasil. Acesso em: 8 mar. 2023.
42. Pires TG, Rodrigues AM. O papel do enfermeiro no cuidado paliativo da oncologia: uma revisão integrativa da literatura. Rev Enf UFJF. 2021;6(1). Disponível em: https://periodicos.ufjf.br/index.php/enfermagem/article/view/32963. Acesso em: 8 mar. 2023.
43. Sousa JM, Alves ED. Competências do enfermeiro para o cuidado paliativo na atenção domiciliar. Acta Paul Enferm. 2015;28:264-9.
44. Conselho Regional de Enfermagem de Minas Gerais (Coren/MG). Cuidados paliativos: manual de orientações quanto à competência técnica-cientifica, ética e legal dos profissionais de enfermagem. Minas Gerais: Coren/MG; 2020.
45. Maciel MGS. A escala de desempenho em cuidados paliativos versão 2 (EDCP v2). Tradução brasileira para a língua portuguesa. 2009. Victorie Hospice. Disponível em: https://victoriahospice.org/wp-content/uploads/2019/07/pps_-_portuguese_brazilian_-_sample.pdf. Acesso em: 8 mar. 2023.

25

Controle da dor em oncologia

Thais Lane de Sousa Silva

INTRODUÇÃO

A dor foi definida pela International Association for the Study of Pain (IASP) como "uma experiência sensorial e emocional desagradável associada ou descrita em termos de dano tecidual real ou potencial". Sua origem vem do latim *dolore*, que significa penalidade, e do grego poine, que se refere a punição, castigo, dor, penitência, sofrimento, vingança e recompensa[1,2].

Citada pela primeira vez em 1996, por James Campbell (Presidente da Sociedade Americana de Dor), como o quinto sinal vital, com o intuito de estimular os profissionais da área da saúde a manterem sua mensuração e seu alívio, de forma sistematizada, assim como os sinais vitais são monitorados na assistência[3,4].

A dor oncológica pode estar presente em tumores primários e metastáticos, com características aguda ou crônica, e tendendo a aumentar de acordo com a progressão da doença. Estima-se que 80% das neoplásicas avançadas apresentem dor moderada a intensa, causando sofrimento e imobilidade. Por isso, o planejamento para controle da dor é tão importante e requer boa comunicação da equipe multidisciplinar entre si e com pacientes e seus familiares[2,5-7].

CLASSIFICAÇÃO DA DOR

A dor pode ser classificada quanto ao tempo de duração, quanto à origem fisiopatológica e quanto à intensidade. Nas Tabelas 1 e 2, podem-se visualizar as classificações quanto ao tempo de duração e à origem fisiopatológica e, na Figura 1, quanto à intensidade da dor[8].

• **TABELA 1** Classificação da dor quanto ao tempo de duração

Dor aguda	É súbita e funciona como alerta, resultante de uma inflamação (nociceptiva), infecção ou lesão traumática, podendo surgir de intensidade forte, incapacitando e impactando nas atividades diárias, com a durabilidade de dias ou semanas, até que desapareça após o tratamento da causa. Apresenta boa resposta aos tratamentos farmacológicos e não farmacológicos e não costuma ser recorrente. As respostas neurovegetativas (simpáticas) podem ocasionar hipertensão, taquicardia, taquipneia, agitação psicomotora e ansiedade.
Dor crônica	É patológica e resultante de lesão do tecido nervoso (periférico, medular ou central) de forma contínua ou recorrente. O termo "crônico" se refere ao tempo anormal de cura, persistindo por um longo período, ocasionando sofrimento e complicações emocionais de ansiedade, angústia e depressão com variação individual.
Episódica (*breakthrough pain*)	É quando o controle da dor basal é alcançado, mas o paciente ainda pode apresentar episódios de dor.

Fonte: INCA[7]; Hospital Sírio-Libanês[9].

• **TABELA 2** Classificação da dor quanto à origem fisiopatológica

Nociceptiva: é aquela em que há dano tecidual, decorrente de um estado de excitação aumentada e prolongada do sistema somatossensitivo, ocasionando inflamação e hipersensibilização periférica e central.	**Somática:** é constante, intermitente e bem localizada. Exemplo: metástases ósseas, tecidos e músculos, articulações e ligamentos. **Visceral:** lesão ou doença de um órgão ou vísceras. Exemplo: metástase hepática, peritoneal, pleuropulmonar, rim e de bexiga, obstrução intestinal, cólica renal.
Neuropática: é ocasionada por dano ou doença dos sistemas nervoso central (SNC) ou periférico (SNP) por irritação das fibras C ou deaferentação. Normalmente, é relatada como sensação de queimação, choque, dormência ou frio.	
Mista: ocorre quando há componentes de dor neuropática e nociceptiva.	

Fonte: INCA[7]; Hospital Sírio-Libanês[9].

A mensuração da dor pode ser realizada por meio das escalas unidimensionais e multidimensionais com ênfase no relato do paciente e respeitando suas limitações cognitivas. As escalas unidimensionais mensuram com base em escores de intervalos de 0 a 10:

- 0 = sem dor.
- 1-2-3 = dor leve.
- 4-5-6 = dor moderada,
- 7-8-9 = dor forte ou intensa.
- 10 = insuportável[7].

As escalas mais utilizadas são as escalas visual analógica (EVA), verbal numérica (EVN) e a de face, muito utilizada na pediatria[6,9,21] (Figuras 1 e 2).

As escalas multidimensionais avaliam a experiência dolorosa nas dimensões sensorial, afetiva e avaliativa e é baseada em palavras que os pacientes selecionam para descrever sua dor. A mais conhecida é McGill (Anexo A), mas existem questionários institucionais e validados[9].

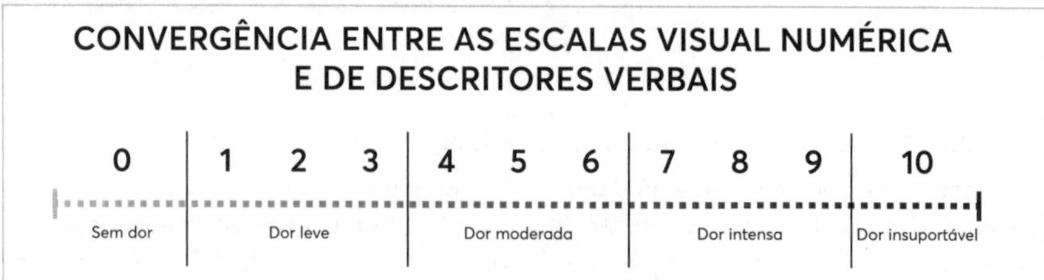

• **FIGURA 1** Escala visual numérica e de descritores verbais.

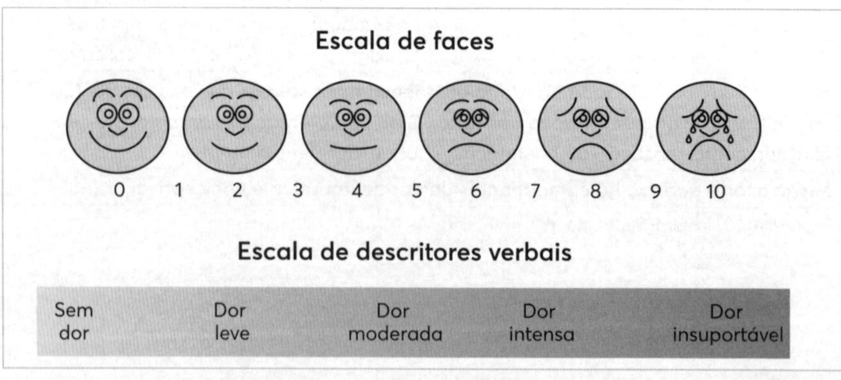

• **FIGURA 2** Escala de faces e sua correspondência na escala de descritores verbais.

DOR TOTAL

O conceito de dor total foi introduzido em 1967 por Cicely Saunders, enfermeira, médica, assistente social e fundadora do St. Christopher's Hospice, na Inglaterra. Define-se a dor interpretada não apenas como um fenômeno físico, mas como um sintoma com dimensões emocionais, sociais e espirituais. Assim, pode-se compreender que aliviar a dor e o sofrimento vai muito além dos analgésicos e das técnicas[3]. Na Figura 3, pode-se visualizar a complexidade do contexto da dor total. As dimensões da dor incluem[10]:

- **A dor física:** aparece como um aviso, que diz que algo não funciona corretamente no organismo, caracterizada pela verbalização e/ou expressões faciais de sofrimento. Fatores causadores: comorbidades, neoplasias, tratamentos.
- **Aspectos psíquicos:** a pessoa descreve a ansiedade, o medo do sofrimento, depressão e vivências de adoecimento, como o sofredor incapaz de ter sua experiência reconhecida por outra pessoa. Vale ressaltar a importância de oferecer orientação no sentido de fortalecer a rede de suporte emocional para o paciente e seus familiares.
- **Aspectos sociais:** as doenças incuráveis alteram o *status* social do paciente, que sofre os impactos indesejáveis da doença, como alteração da autoimagem, perda de papéis sociais, profissionais e familiares, dependência, alteração da percepção do futuro e necessidades financeiras.
- **Aspectos espirituais:** a Organização Mundial da Saúde (OMS) afirma que a dor espiritual faz parte da abordagem dos cuidados em geral e vai além da religiosidade. É um elemento complexo e multidimensional, intrínseco à experiência humana, que compreende a busca de cada um por sentido na vida e de transcendência. Surge por meio da perda de sentido, esperança, fé e significado.

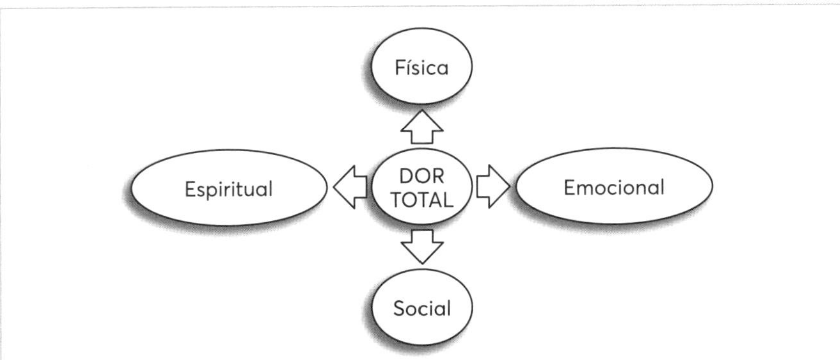

• **FIGURA 3** Desenho esquemático do conceito de dor total.

AVALIAÇÃO DA DOR

O enfermeiro deve iniciar a investigação da história clínica da dor, na admissão do paciente na unidade de saúde, durante a anamnese, realizando exame físico minucioso e, ao mesmo tempo, aplicando instrumentos para mensurar a intensidade da dor do paciente. Na anamnese, é essencial conhecer a neoplasia de base, presença e locais de metástases, comorbidades, tratamento atual do câncer e o uso atual ou prévio de analgesia (Tabela 3)[6,7,11].

Entre as características básicas do enfermeiro e as atividades para gestão da dor estão[11]:

- Conhecimento da anatomia, fisiopatologia, classificações, características e aspectos psicossociais.
- Conhecimento dos tratamentos não farmacológicos e farmacológicos.
- Saber pesquisar evidências científicas e produzir indicadores e protocolos.
- Ter capacidade de se comunicar com linguagem de fácil entendimento.
- Ter empatia, escuta ativa, liderança, atitude com a equipe multidisciplinar e com o paciente/cuidador.
- Admitir e reavaliar os pacientes com ou sem fácies de dor em todas as consultas.
- Orientar o paciente e família sobre o uso correto das medicações prescritas.
- Realizar reuniões com a equipe para discussão de manejo de dor.
- Realizar registro em prontuário sobre todo o contexto da dor.

• **TABELA 3** Anamnese do paciente oncológico com dor

Anamnese	Comentários
Local da dor e irradiação	Local onde surgiu a dor, e se irradia para outro local.
Tipo	Sensação de pulsação, agulhada, queimação, formigamento, aperto, irradiação, facada, pontada.
Caráter	Nociceptiva, neuropática ou mista.
Intensidade	Leve, moderada ou intensa. Utilizar escalas padronizadas na instituição.
Frequência	Frequência com a qual a dor surge.
Tempo	Duração, curso e flutuação diária.

(continua)

• **TABELA 3** Anamnese do paciente oncológico com dor (*continuação*)

Anamnese	Comentários
Fatores desencadeantes	Compreender se a dor está relacionada à própria doença ou a seu tratamento, ou ainda, aos aspectos psicossociais (conceito de dor total).
Fatores que aliviam	Fatores específicos que possam minimizar a dor, como posições no leito, intervenções não farmacológicas etc.
Impacto nas atividades diárias, na funcionalidade e na qualidade de vida	Interferência no sono, alimentação, humor etc.
Tratamento farmacológico prévio e atual	Analgésicos de diversas classes, incluindo analgésicos opioides e seus adjuvantes.
Exame físico (neurológico e musculoesquelético)	Completa a avaliação para ajuste de intervenções apropriadas, p.ex., dor neuropática etc.
Reavaliação da dor	Monitorar a evolução da dor e a eficácia e adesão ao tratamento.

Fonte: Secretaria Municipal de Divinópolis[6].

TRATAMENTO FARMACOLÓGICO[6]

A escolha dos analgésicos segue a diretriz proposta pela escada analgésica da OMS (Figura 4) e engloba: opioides, anti-inflamatórios não esteroidais (AINE) e adjuvantes[1,12].

A equipe de enfermagem é fundamental para o manejo e controle da dor oncológica[5-8] com o intuito de garantir melhor adesão ao tratamento, por meio da avaliação, acompanhamento do esquema terapêutico e ajuste de doses, escuta ativa dos relatos dos pacientes e cuidadores, manejo dos efeitos colaterais e implementação de medidas não farmacológicas, realizando o registro no prontuário[13].

A OMS preconiza os seguintes princípios no tratamento farmacológico da dor em cuidados paliativos (Tabela 4)[14].

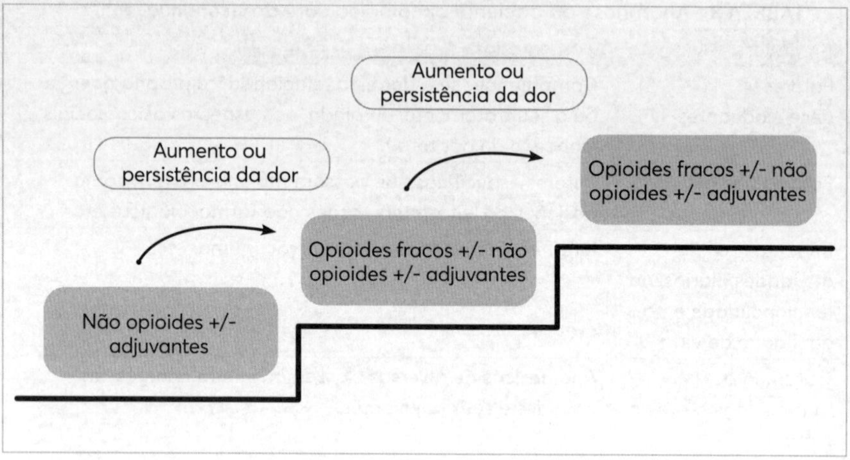

• **FIGURA 4** Escada analgésica da Organização Mundial da Saúde.

• **TABELA 4** Princípios no tratamento farmacológico da dor em cuidados paliativos

Anamnese	Comentários
Pela boca	A escolha da via para administração de medicação deve ser a menos invasiva possível, portanto a via oral é a primeira escolha, seguida da transdérmica, da hipodermóclise (subcutânea) e, por último, da endovenosa. Evitar via que gere sofrimento, p. ex., intramuscular.
Pelo relógio	É importante que os analgésicos sejam prescritos e administrados nos horários corretos, de acordo com o tempo de ação de cada um.
Pela escada	A avaliação da dor deve ser realizada por meio da aplicação da escada analgésica da OMS, para guiar o tratamento farmacológico, associando a intensidade da dor com as classes de medicamentos indicadas para aquela situação.
Pelo indivíduo	O tratamento deve ser individualizado, respeitando seus aspectos físicos, psicossociais e espirituais.

OMS: Organização Mundial da Saúde.

INTERVENÇÕES DE ENFERMAGEM DE ACORDO COM OS EFEITOS COLATERAIS MAIS FREQUENTES DOS OPIOIDES[6,8,14-17]

• **TABELA 5** Intervenções de enfermagem de acordo com os efeitos colaterais mais frequentes dos opioides

Efeitos colaterais	Intervenções de enfermagem
Constipação intestinal induzida por opioides	• Investigar hábitos intestinais anteriores, frequência, consistência e cor das fezes. • Avaliar dor abdominal e retal, eliminação de flatos, náuseas e vômitos, anorexia e irritabilidade. • Realizar educação sobre os hábitos alimentares: – Orientar dieta em intervalos regulares de 3-4 horas entre as refeições, uso de probióticos e ingestão de líquidos (respeitar os casos de restrição hídrica) e laxantes irritativos (bisacodil, picossulfato). • Ensinar manobra correta para evacuação (respeitar as restrições de mobilidade do paciente) (Anexo B) e avaliar a consistência das fezes pela escala de Bristol (Figura 5). • Realizar exame abdominal: ausculta dos ruídos intestinais, percussão (distensão gasosa) e palpação retal (fecalomas/massas/hemorroidas/fístulas/neoplasia/tônus esfincteriano). • Fazer extração manual e posteriormente enema, em caso de fezes endurecidas. • Promover conforto e privacidade do paciente durante a evacuação. • Realizar massagem abdominal, em movimentos circulares. • Estimular deambulação e realizar flexão e extensão dos membros inferiores se o paciente apresentar funcionalidade para tanto. • Medidas psicocomportamentais (psicoterapia). • Considerar a utilização de coanalgésicos para reduzir a dose do opioide. • **Pacientes em cuidados paliativos em situação de cuidados de fim de vida:** – Tratar a constipação, se trouxer sintomas associados de mal-estar. – Recordar que uma impactação fecal pode precipitar ou piorar um *delirium*. – Levar em conta o prognóstico antes de indicar medidas agressivas. – Usar supositório e enemas de pequeno volume. – Em caso de extração manual, usar drogas analgésicas e sedação suave.

(continua)

• **TABELA 5** Intervenções de enfermagem de acordo com os efeitos colaterais mais frequentes dos opioides (*continuação*)

Efeitos colaterais	Intervenções de enfermagem
Náuseas e vômitos (N/V)	• Escolher medicações que irão atuar na zona de gatilho, como haloperidol, metoclopramida, ondansetrona ou, no peristaltismo, metoclopramida, levando em consideração sempre a causa da N/V. • Descartar outras causas de náusea: constipação, patologias do sistema nervoso central, quimioterapia, hipercalcemia. • Trocar o opioide ou utilizar outros analgésicos para reduzir a dose do opioide. • Orientar a evitar refeições condimentadas.
Prurido	• Tratar com anti-histamínico ou pomadas tópicas de corticoide. • Orientar a manter as unhas cortadas e limpas, e evitar coçar. • Evitar sabonetes e hidratantes perfumados. • Manter o ambiente ventilado.
Mioclonia	Realizar hidratação com isotônicos e redução ou suspensão dos opioides.
Sedação	• Observar efeito anticolinérgico. • Verificar se houve aumento da dose, reduzir ou trocar o opioide. • Associar adjuvantes para aumentar a analgesia e diminuir a quantidade de opioide. • Checar possíveis complicações do sistema nervoso central, associação de medicamentos, hipercalcemia ou infecções. • Ajustar a dose ou trocar o opioide. • Administrar naloxona, de acordo com prescrição médica.
Retenção urinária	• Realizar sondagem vesical e rodiziar o opioide.
Intoxicação por opioide	• Reduzir ou cancelar a próxima dose. • Rever intervalos de administração. • Ofertar suporte de oxigênio. Se frequência respiratória ≤ 8 rpm, administrar naloxona, de acordo com a orientação médica. Após a administração, atentar para possível dor intensa. • Hidratação com isotônicos. • Observar descompensações cardíacas e edema pulmonar.

OMS: Organização Mundial da Saúde.

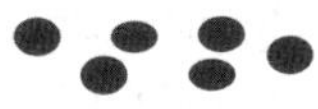	Bristol 1	Pequenas bolinhas duras, separadas como coquinhos (difícil para sair)
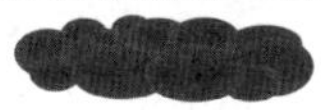	Bristol 2	Formato de linguiça encaroçada, com pequenas bolinhas grudadas
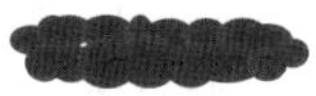	Bristol 3	Formato de linguiça, com pequenas rachaduras na superfície
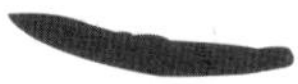	Bristol 4	Alongada com formato de salsicha ou cobra, lisa e macia
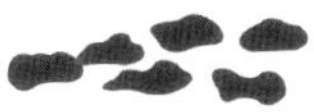	Bristol 5	Pedaços macios e separados, com bordas bem definidas (fáceis de sair)
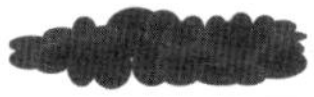	Bristol 6	Massa pastosa e fofa, com bordas irregulares
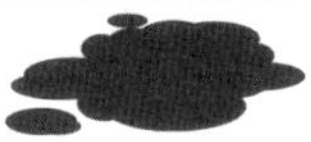	Bristol 7	Totalmente líquida, sem pedaços sólidos

• **FIGURA 5** Escala de Bristol para avaliação das fezes.

Fonte: Instituto Nacional de Câncer José Alencar Gomes da Silva. Cuidados paliativos: vivências e aplicações práticas do Hospital do Câncer IV/Instituto Nacional de Câncer José Alencar Gomes da Silva. Rio de Janeiro: INCA, 2021.

TRATAMENTO NÃO FARMACOLÓGICO

Considerando a multidimensionalidade da dor, há a necessidade de realizar um manejo adequado para controle desse sintoma. Entre as terapias complementares, destacam-se os métodos físicos, os métodos mecânicos e os métodos cognitivos. Os métodos físicos incluem a estimulação nervosa elétrica transcutânea (TENS) e a manipulação de calor e frio. O TENS é uma técnica que reduz o impulso dos nociceptores da medula ao cérebro por meio de um aparelho que libera estímulos elétricos que atingem as fibras mielínicas aferentes. A técnica tem sido indicada para pacientes em cuidados paliativos com dor de intensidade leve a moderada, nas regiões da cabeça e pescoço, derivada da invasão tumoral nervosa, da nevralgia pós-herpética ou da metástase óssea[17,20].

A manipulação de calor é uma técnica que reduz a isquemia tecidual, aumentando o fluxo sanguíneo, promovendo o relaxamento muscular e o alívio da rigidez articular, dos espasmos musculares e inflamações superficiais localizadas. Essa técnica é realizada pela aplicação de bolsas térmicas, compressas ou imersão de parte do corpo em água, a uma temperatura média de 40 a 45°C, durante 20 a 30 minutos, de 3 a 4 vezes ao dia. Não é indicada em casos de infecção, de sangramento ativo e de insuficiência vascular, nem em condições de alteração da sensibilidade tátil e da consciência da pessoa ou aplicada sobre tumor[17,20].

A manipulação de frio é uma técnica que produz ação analgésica relacionada à contração muscular pela diminuição do fluxo sanguíneo. Esta reduz a formação de edemas, retardando assim o envio de estímulos nociceptivos à medula. A aplicação pode ocorrer por meio de bolsas de gelo e hidrocoloides, imersão de parte do corpo em compressas de gelo "mole" em torno de 15°C, durante 15 minutos, 2 a 3 vezes ao dia. É indicada em casos de dor musculoesquelética, contusão e torção. Esta não é indicada em casos de doença vascular periférica, insuficiência arterial, alteração de sensibilidade táctil e da consciência[17,20].

Como métodos mecânicos para o controle da dor, têm-se a massagem e as atividades físicas. A massagem tende a melhorar a circulação sanguínea, promover o relaxamento da musculatura, produzir sensação de conforto e afeto, aliviando a tensão. Pode ser utilizada em pacientes com dor aguda e crônica, indivíduos restritos ao leito, portadores de transtornos de ansiedade, distúrbios de sono, mas não é recomendada em áreas corporais com lesão de pele ou óssea[17,20].

Já os métodos cognitivos existentes para o controle da dor no câncer são o relaxamento e a distração dirigida, que envolvem técnicas que têm como objetivo a atenuação da ansiedade e da tensão muscular. A imaginação dirigida e a respiração profunda visam desviar a atenção do indivíduo de um procedimento doloroso. O reforçamento positivo, diferentemente das outras, representa um dos princípios básicos da psicologia da aprendizagem. O princípio básico estabelece que, se o comportamento é controlado por suas consequências, eventos positivos disponibilizados pelo ambiente, como elogios e/ou recompensas materiais aumentam a probabilidade da ocorrência do comportamento em situações semelhantes[31]. Em casos de atuação médica com crianças, reforços e incentivos têm sido utilizados para favorecer o comportamento de cooperação[17,20].

Outras técnicas incluem acupuntura, auriculoterapia, musicoterapia e radioterapia antiálgica[11-21].

REFERÊNCIAS BIBLIOGRÁFICAS

1. Secretaria de Saúde da Prefeitura de Joinville (SC). Diretriz de tratamento farmacológico da dor nos pronto-atendimentos. 2018. Disponível em:https://www.joinville.sc.gov.br/public/portaladm/pdf/jornal/7726f97a0d185fc743e5507c26e540a7.pdf. Acesso em: abr. 2023.
2. Academia Nacional de Cuidados Paliativos (ANCP). Manual de cuidados paliativos ANCP –
3. ampliado e atualizado. 2.ed. Rio de Janeiro, 2012. Disponível em: file:///C:/Users/mayar/Desktop/Manual-de-cuidados-paliativos-ANCP.pdf. Acesso em: 4 abr. 2023.
4. Sociedade Brasileira para Estudo da Dor (SBED). 5º sinal vital. 2018. Disponível em: https://sbed.org.br/5o-sinal-vital/. Acesso em: abr. 2023.

5. Santos EH, Castro IRS, Rondinelli MC. Diretriz clínica para gerenciamento/gestão da dor. In: Sousa P, Mendes W. Segurança do paciente: conhecendo os riscos nas organizações de saúde [online]. 2.ed. Rio de Janeiro: FIOCRUZ; 2019. p.482-90. Disponível em: https://books.scielo.org/id/tzvzr. Acesso em: 17 jul. 2023.
6. Silva BU, Yoshioka EM,Salvett MG. Nurses' knowledge about cancer pain management. Conocimiento de enfermeros sobre el manejo del dolor oncológico. 2022.
7. Secretaria Municipal de Saúde de Divinópolis. Protocolo de Cuidados Paliativos na Atenção Domiciliar. Divinópolis, 2021. Disponível em: https://www.divinopolis.mg.gov.br/arquivos/protocolo_cuidados_paliativos_-_corrigido_e_revisado_final_e_16060838.pdf. Acesso em: 4 abr. 2023.
8. Brasil. Ministério da Saúde. Instituto Nacional de Câncer (Inca). Cuidados paliativos oncológicos: controle da dor. 2010. p.70-4. Disponível em: http://www.inca.gov.br/estimativa/2010/index.asp?link=conteudo_view.asp&ID=2. Acesso em: 7 fev. 2023.
9. Brasil. Ministério da Saúde Instituto Nacional de Câncer (Inca). Constipação intestinal no câncer avançado. Série Cuidados Paliativos. Rio de Janeiro: INCA; 2009. Disponível em: https://bvsms.saude.gov.br/bvs/publicacoes/inca/constipacao.pdf. Acesso em: 4 abr. 2023.
10. Hospital Sírio-Libanês. Manual de cuidados paliativos. São Paulo, 2020. Disponível em: https://cuidadospaliativos.org/uploads/2020/12/Manual-Cuidados-Paliativos.pdf. Acesso em: 4 abr. 2023.
11. Castro MCF, Fuly PSC, Santos MLSC, Chagas MC. Dor total e teoria do conforto: implicações no cuidado ao paciente em cuidados paliativos oncológicos. Rev Gaúcha Enferm. 2021;42:e20200311.
12. Rajaa SN, Caar DB, Cohen M, Finerrup NB, Flor H, Gibson S, et al. Definição revisada de dor pela Associação Internacional para o Estudo da Dor: conceitos, desafios e compromissos. Jornal Dor. São Paulo. 2020. Disponível em: https://sbed.org.br/wp-content/uploads/2020/09/Jornal-Dor-n-74.pdf. Acesso em: 17 jul. 2023.
13. Brasil. Ministério da Saúde. Instituto Nacional de Câncer (Inca). Cuidados paliativos oncológicos: controle da dor em cuidados paliativos oncológicos. Rio de Janeiro: INCA; 2001. Disponível em: https://www.inca.gov.br/sites/ufu.sti.inca.local/files//media/document//cuidados-paliativos-oncologicos-2002.pdf. Acesso em: 4 abr. 2023.
14. Carmo TS, Moraes LMCB, De Almeida FLR, Costa EB, Nunes EA, Gomes KD, et al. O conhecimento da equipe interdisciplinar sobre o manejo da dor nos cuidados paliativos: revisão integrativa. REMS. 2022;193-208.
15. Conselho Regional de Enfermagem de Minas Gerais (Coren/MG). Cuidados paliativos: manual de orientações quanto à competência técnico-científica, ética e legal dos profissionais de enfermagem. v.I. Minas Gerais, 2020. Disponível em: https://www.corenmg.gov.br/wp-content/uploads/2020/10/Manual-CP-Volume-I-site.pdf. Acesso em: 4 abr. 2023.
16. Associação Brasileira de Cuidados Paliativos (ANCP). Consenso brasileiro de náuseas e vômitos em cuidados paliativos. Rev Bras de Cuidados Paliativos. 2011;3(3)(Suppl 2).
17. Associação Brasileira de Cuidados Paliativos (ANCP). Consenso brasileiro de caquexia e anorexia em cuidados paliativos. Rev Bras de Cuidados Paliativos. 2011;3(3)(Suppl 1).
18. Associação Brasileira de Cuidados Paliativos (ANCP). Consenso brasileiro de constipação por opioides. Rev Bras de Cuidados Paliativos. 2009;2(3)(Suppl 1).
19. Bennett MI, Johnson, MI, Brown, SR, Radford H, Brown JM, Searle RD. Feasibility study of transcutaneous electrical nerve stimulation (TENS) for cancer bone pain. J Pain. 2010;11(4):351-9.
20. Khadilkar A, Milne S, Brosseau L, Wells G, Tugwell P, Robinson V, et al. Transcutaneous electrical nerve stimulation for the treatment of chronic low back pain. Cochrane Database Systematic Review. 2005;30:2657-66.
21. Cruz NAO da, Nóbrega MR, Gaudêncio MRB, Andriani MT, Farias TZTT de, Pimenta TS, et al. The role of the multidisciplinary team in palliative care in the elderly. RSD. 2021;10(8):e52110817433.
22. Ferreira GD, Mendonça GN. Cuidados paliativos: guia de bolso. São Paulo: ANCP; 2017. p.5-62.

23. Hospital Israelita Albert Einstein. Diretrizes assistenciais: diretriz de tratamento farmacológico da dor. Versão eletrônica atualizada em março/2012. Disponível em: https://www.joinville.sc.gov.br/public/portaladm/pdf/jornal/7726f97a0d185fc743e5507c26e540a7.pdf. Acesso em: 17 jul. 2023.
24. Cristália Produtos Farmacêuticos e Ltda. Dor na criança: avaliação e terapêutica. 2011. Disponível em: https://sbed.org.br/wp-content/uploads/2019/01/fasc_dor_crianca.pdf. Acesso em: 4 abr. 2023.
25. Floriano JJ, Schwinden LM, da Rosa FFDP, Zuffo A, Mayer BLD. O processo de adoecer do paciente com câncer em cuidado paliativo. Nursing (São Paulo). 2020;23(267):4502-13.
26. Brasil. Ministério da Saúde. Instituto Nacional de Câncer (Inca). Ações de enfermagem para o controle do câncer. Rio de Janeiro: INCA; 2008. Disponível em: https://www.inca.gov.br/sites/ufu.sti.inca.local/files//media/document//acoes-enfermagem-controle-cancer.pdf. Acesso em: 4 abr. 2023.
27. Krishnaswamy P, Nair S. Effect of music therapy on pain and anxiety levels of cancer patients: a pilot study. National Library of Medicine. 2016;22(3):307-11.
28. Academia Nacional de Cuidados Paliativos (ANCP). Manual de cuidados paliativos. Rio de Janeiro: Diagraphic; 2009.
29. World Health Organization (WHO). WHO guidelines for the pharmacological and radiotherapeutic management of cancer pain in adults and adolescents. 2018. Disponível em: https://apps.who.int/iris/bitstream/handle/10665/279700/9789241550390-eng.pdf. Acesso em: mar. 2023.
30. Brasil. Ministério da Saúde. Instituto Nacional de Câncer (INCA). Cuidados paliativos oncológicos: controle de sintomas. Rev Bras Cancerol. 2002;48(2):191-21.
31. Instituto Nacional de Câncer José Alencar Gomes da Silva (INCA). Cuidados paliativos: vivências e aplicações práticas do Hospital do Câncer IV. Rio de Janeiro: INCA; 2021.
32. Madi MBBP. Reforçamento positivo: princípio, aplicação e efeitos desejáveis. In: C.N. Abreu, H.J. Guilhardi (orgs.). Terapia comportamental e cognitivo-comportamental: práticas clínicas. São Paulo: Roca; 2004.

ANEXOS

ANEXO A – Questionário de Dor McGill

• **TABELA 1** Proposta inicial de adaptação do Questionário de dor McGill para a Língua Portuguesa (fases 1 e 2)

1	5	9	13	17
1-Ondulante	1-Fisgada	1-Vaga	1-Amedrontadora	1-Esparrama
2-Tremulante	2-Aperto	2-Dolorimento	2-Apavorante	2-Irradia
3-Pulsante	3-Mordida	3-Machucada	3-Aterrorizante	3-Penetra
4-Palpitante	4-Cólica	4-Dolorida		4-Transfixa
5-Latejante	5-Esmagamento	5-Em peso	14	18
6-Em pancada	6		1-Castigange	1-Aperta
2	1-Puxão	10	2-Atormenta	2-Adormece
1-Pontada	2-Estiramento	1-Sensível	3-Cruel	3-Repuxa
2-Choque	3-Arrancamento	2-Distendida	4-Maldita	4-Espreme
3-Tiro	7	3-Esfolante	5-Mortificante	5-Rasga
3	1-Calor	4-Rompendo		19
1-Alfinetada	2-Queimor		15	1-Fria
2-Perfurante	3-Escaldante	11	1-Miserável	2-Gelada
3-Facada	4-Causticante	1-Cansativa	2-Alucinante	3-Congelante
4-Punhalada	8	2-Exaustiva	16	20
5-Lancinante	1-Formigamento		1-Maçante	1-Aborrecido
4	2-Coceira	12	2-Incômoda	2-Nauseante
1-Aguda	3-Ardor	1-Enjoada	3-Desgastante	3-Agonizante
2-Cortante	4-Ferroada	2-Sufocante	4-Intensa	4-Pavorosa
3-Dilacerante			5-Insuportável	5-Torturante
Os subgrupos de 1 a 10 representam respostas sensitivas à experiência dolorosa (tração, calor, torção, entre outros); os descritores dos subgrupos de 11 a 15 são respostas de caráter afetivo (medo, punição, respostas neurovegetativas); o subgrupo 16 é avaliativo (avaliação da experiência global), e os de 17 a 20 são miscelânea.				

Fonte: Pimenta CAM, Teixeira MJ. Questionário de dor McGill: proposta de adaptação para a língua portuguesa. Rev Esc Enferm USP. 1996;30:473-83.

ANEXO B – Manobra correta para evacuação

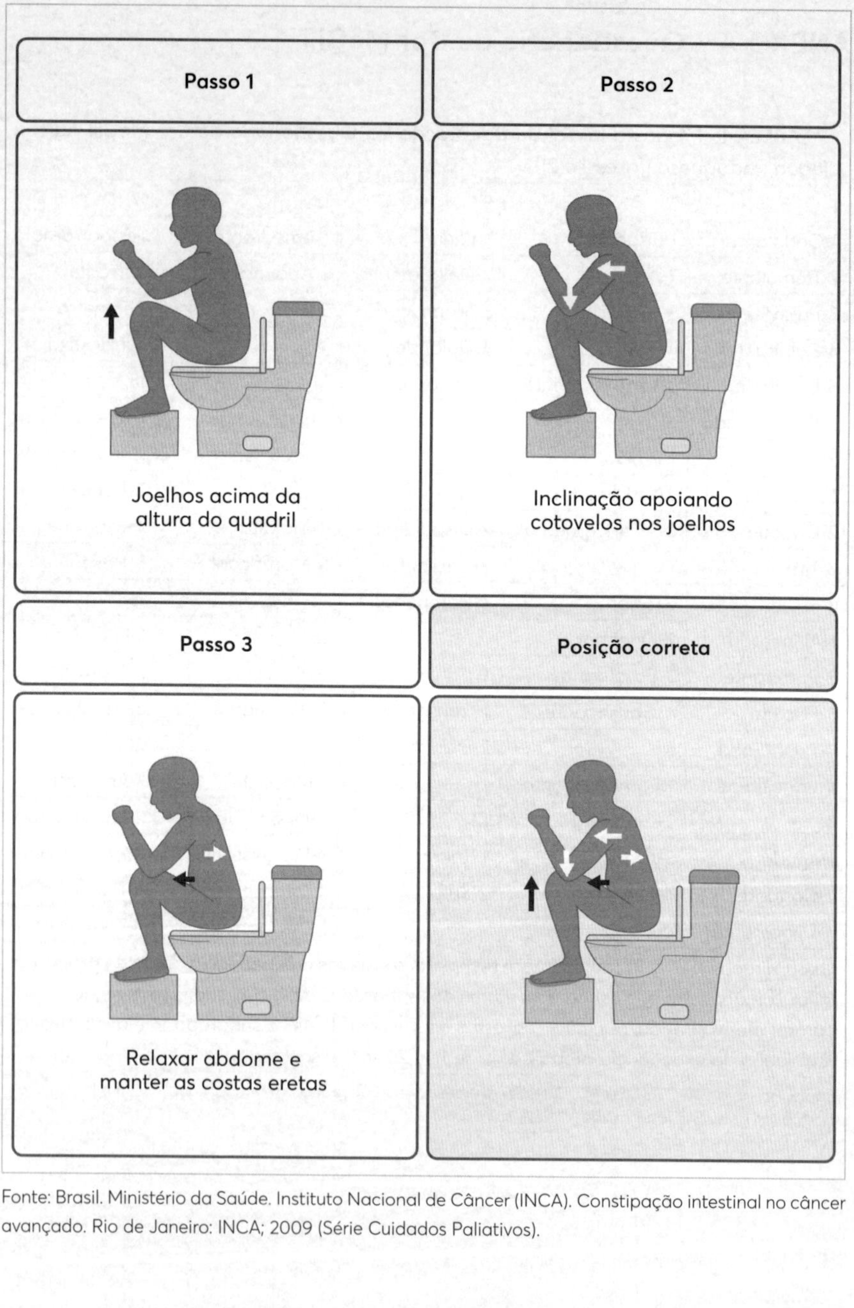
Passo 1
Passo 2
Joelhos acima da
altura do quadril
Inclinação apoiando
cotovelos nos joelhos
Passo 3
Posição correta
Relaxar abdome e
manter as costas eretas

Fonte: Brasil. Ministério da Saúde. Instituto Nacional de Câncer (INCA). Constipação intestinal no câncer avançado. Rio de Janeiro: INCA; 2009 (Série Cuidados Paliativos).

26

Feridas em oncologia

Juliano Teixeira Moraes
Fernanda Mateus Queiroz Schmidt
Suzana Aparecida da Costa Ferreira
Adriane Aparecida da Costa Faresin

INTRODUÇÃO

No contexto das feridas oncológicas, além da lesão propriamente dita, elas também causam impacto na vida das pessoas em razão das alterações da imagem, conforto, bem como o nível de odor. Assim, o cuidado deve ser multidisciplinar, visando à atenção individualizada e direcionada para a abordagem desses aspectos[1].

Sabe-se que de 5 a 10% dos pacientes com câncer avançado irão desenvolver feridas oncológicas durante os 6 últimos meses de vida, em decorrência do tumor primário ou metastáticos[2]. Embora não exista nenhuma denominação-padrão para o termo, é comum encontrar denominações como ferida tumoral, ferida neoplásica, ferida oncológica, dentre outras. Neste capítulo, foi adotado o termo ferida neoplásica maligna (FNM) para indicar claramente que a ferida é decorrente de uma neoplasia do tipo maligna[3].

FERIDAS NEOPLÁSICAS MALIGNAS

As FNM são consideradas feridas crônicas, e sua formação decorre do processo de oncogênese, por meio da proliferação descontrolada de células malignas que se infiltram, causando o rompimento da integridade cutânea e evoluindo de forma progressiva e degenerativa[4,5]. Essas feridas podem ter sua origem no tumor primário ou por processo metastático, mais frequentemente por via linfática ou sanguínea[6].

O processo proliferativo, ulcerativo e infiltrativo do tumor para a pele produz áreas de necrose, invasão vascular e fragilidade tecidual que acarretam, principalmente, odor, exsudato, prurido, sangramento, dor e, algumas vezes, miíase, cujo controle constitui grande desafio aos profissionais de saúde[7,8].

As FNM proliferam no epitélio e, como consequência, provocam danos no local da ferida por meio de uma combinação da perda de vascularização, crescimento proliferativo e ulceração[9]. Assim, conforme a proliferação celular, as FNM podem ser classificadas como de origem primária, quando estão relacionadas ao tumor primário, ou metastática, quando estão relacionadas à proliferação de metástases na pele[10]. Outra classificação também é dada segundo as características da lesão[11], conforme descrito na Tabela 1.

• **TABELA 1** Estágios das feridas neoplásicas malignas, conforme características da lesão

Estágio 1	Pele íntegra. Tecido de coloração avermelhada ou violácea. Nódulo visível e delimitado. Assintomático.
Estágio 1N	Ferida fechada ou com abertura superficial por orifício de drenagem de exsudato, límpido, de coloração amarelada ou de aspecto purulento. Tecido avermelhado ou violáceo, ferida seca ou úmida. Dor ou prurido ocasionais. Sem odor.
Estágio 2	Ferida aberta envolvendo derme e epiderme. Ulcerações superficiais. Por vezes, friáveis e sensíveis à manipulação. Exsudato ausente ou em pouca quantidade (lesões secas ou úmidas). Intenso processo inflamatório ao redor da ferida. Dor e odor ocasionais.
Estágio 3	Ferida espessa envolvendo o tecido subcutâneo. Profundidade regular, com saliência e formação irregular. Características: friável, ulcerada ou vegetativa, podendo apresentar tecido necrótico liquefeito ou sólido e aderido, odor fétido, exsudato. Lesões-satélites em risco de ruptura. Tecido de coloração avermelhada ou violácea, porém o leito da ferida encontra-se predominantemente de coloração amarelada.
Estágio 4	Ferida invadindo profundas estruturas anatômicas. Profundidade expressiva. Por vezes não se visualiza seu limite. Em alguns casos, com exsudato abundante, odor fétido e dor. Tecido de coloração avermelhada ou violácea, porém o leito da ferida encontra-se predominantemente de coloração amarelada.

Fonte: traduzida e adaptada de Haisfield-Wolfe e Baxendale-Cox por Inca[11].

FNM são consideradas feridas crônicas, portanto podem ser utilizados instrumentos já conhecidos para avaliação dessas feridas, traduzidos e adaptados para a cultura brasileira, como o *Bates-Jensen Wound Assessment Tool*, que contém 13 itens que avaliam tamanho, profundidade, bordas, descolamento, tipo e quantidade de tecido necrótico, tipo e quantidade de exsudato, edema e endurecimento do tecido periférico, cor da pele ao redor da ferida, tecido de granulação e epitelização[12]. Porém, devem-se considerar as especificidades das FNM, como sua localização e evolução, que podem levar ao risco de sangramento em função da proximidade a vasos sanguíneos e à formação de fístulas, pelo tamanho da ferida. Outro dado relevante é que o leito da lesão não apresentará tecido de granulação e/ou epitelização, e o objetivo do tratamento é o controle dos sintomas, e não a cicatrização.

Em 2015, a Sociedade de Enfermagem Oncológica Europeia (EONS) elaborou recomendações para o cuidado de pacientes com FNM e com relação à avaliação das FNM ressaltou a utilização do acrônimo HOPES, que preconiza o cuidado psicológico centrado no paciente e na família e cuidado local da ferida centrado nos sintomas (Figura 1)[13].

O odor é um sinal clínico que impacta as pessoas com um FNM. Estima-se que 10,4% dos pacientes com FNM apresentam algum tipo de odor. Esse problema é causado pelo crescimento desordenado e anormal das células neoplásicas, que ocasiona a formação de agregados de massa tumoral necrótica no leito da ferida, na qual comumente ocorre a contaminação por microrganismos aeróbicos (*Pseudomonas aeruginosa* e *Staphylococcus aureus*) e anaeróbicos (bacteroides). O produto do metabolismo desses microrganismos são os ácidos graxos voláteis (ácido acético, caproico), bem como gases putrescina e cadaverina, que conferem odor fétido às feridas tumorais[14,15].

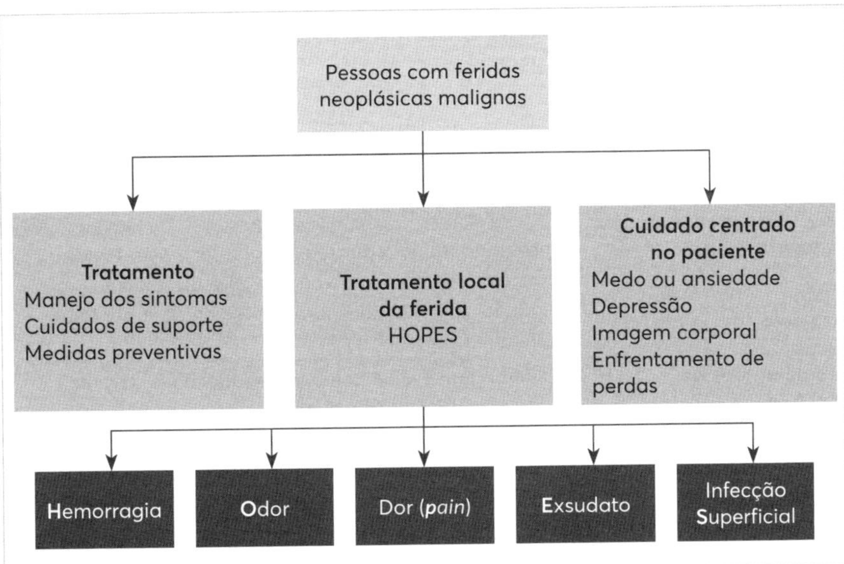

• **FIGURA 1** Manejo de feridas neoplásicas malignas.

Fonte: Woo e Sibbald[13].

Com a progressão da doença ou da ferida, o odor desagradável pode gerar constrangimento, angústia, isolamento social e familiar e, consequentemente, exigir maior cuidado, que abranja as necessidades físicas, psicossociais e espirituais do paciente e seus familiares. Cabe ressaltar também que há piora do estado nutricional, uma vez que o odor da FNM pode causar náuseas e vômitos no paciente[14,16].

Esse sintoma exige avaliação frequente para identificação da conduta adequada. Deve-se considerar as características da lesão e priorizar o conforto do paciente. Portanto, a avaliação do odor é importante para monitorar o estado da FNM, assim como sua piora e subsidiar tomada de decisão para a prescrição segura[16].

Uma das únicas escalas validadas para a avaliação do odor é o sistema Teler, que traz a seguinte classificação[17]:

- 5: Sem odor.
- 4: Odor é detectado na remoção do curativo.
- 3: Odor evidente ao retirar a roupa.
- 2: Odor evidente à distância de "um braço".
- 1: Odor evidente ao entrar no quarto.
- 0: Odor evidente ao entrar na casa/ala/clínica.

As FNM são lesões decorrentes do câncer e por isso não são passíveis de prevenção. Sua cicatrização está relacionada ao tratamento do próprio câncer; assim, frequentemente o objetivo é o controle dos sintomas que afligem o paciente, apresentados na Tabela 2[18-20].

• **TABELA 2** Estratégias e ações para o controle dos sintomas nas feridas neoplásicas malignas

Estratégia	Ações para o controle dos sintomas
Limpeza	• A limpeza da ferida reduz o odor, pois remove o tecido necrótico e a carga microbiana no leito da lesão. • A irrigação da ferida com soro fisiológico pode ser feita sempre que necessário.
Terapias tópicas aplicadas na pele perilesão	• As FNM podem evoluir com alta exsudação, e deve-se impedir o contato do exsudato com a pele, evitando a ocorrência das lesões associadas à umidade e aos componentes irritantes presentes no exsudato. São elas: óxido de zinco (pomada e creme), hidrocoloide (placa e pó), polímero (*spray* e creme), silicone, acrilato e cianoacrilato, petrolato, dimeticona e pomada de vitaminas A e D.

(continua)

• **TABELA 2** Estratégias e ações para o controle dos sintomas nas feridas neoplásicas malignas (*continuação*)

Estratégia	Ações para o controle dos sintomas
Aspectos técnicos na realização das trocas de curativos	• Limpar a lesão com soro fisiológico 0,9% preferencialmente morno, utilizando o método de irrigação em jato aquecida (em caso de sangramento na lesão, a solução deve ser fria). • Aplicação e remoção cuidadosa da cobertura. • Evitar desbridamento, principalmente mecânico. • Manutenção de ambiente úmido no leito da ferida. • Limpeza com sabão com pH ligeiramente ácido (pH entre 4,2 e 5,9). • Redução na frequência de trocas dos curativos em razão da dor, porém observar a quantidade de exsudato (ver item "Controle do exsudato"). • Analgesia prévia à realização do curativo.
Controle do odor	• Metronidazol gel a 0,8% com trocas conforme avaliação do enfermeiro. • Poli-hexametileno biguanida (PHMB) a 0,2%, com trocas conforme avaliação do enfermeiro. • Coberturas que reduzem a carga microbiana, como os à base de prata e carvão ativado. Na presença de infecção, pode ser indicado antibiótico oral ou sistêmico. • Podem ser usados ainda produtos que reduzam o odor no ambiente, como óleos essenciais (lavanda, hortelã-pimenta, bergamota e patchouli) e/ou desodorizadores de ambiente.
Controle do exsudato	• Coberturas de espuma de silicone e poliuretano, com trocas conforme avaliação da lesão. • Hidrofibras e fibras com trocas conforme avaliação da lesão. • Gazes e gazes longas (Zobec®) com trocas conforme avaliação da lesão. • Aumentar as trocas de curativos apenas quando indicado, em razão da dor. Porém, o controle da carga microbiana também auxiliará na diminuição do exsudato da lesão.
Controle do prurido	• Avaliar a causa do prurido (p. ex., infecção por *Candida*). • Curativo com hidrogel para manter o leito úmido da lesão. • Anti-histamínicos (necessitam de prescrição médica). • TENS – estimulação elétrica transcutânea. • Utilizar roupas pessoais e roupas de cama 100% algodão.

(continua)

• **TABELA 2** Estratégias e ações para o controle dos sintomas nas feridas neoplásicas malignas (*continuação*)

Estratégia	Ações para o controle dos sintomas
Controle da miíase	• Verificar a necessidade de analgesia antes do procedimento. • Aplicar retirada manual. • Terapia tripla com ivermectina oral 12 mg por dia, albendazol 400 mg 2 vezes ao dia e clindamicina 300 mg 3 vezes ao dia por 5 dias (usar as três medicações associadas/necessita de prescrição médica). • Ivermectina a 1% em gel, deixando no leito da lesão por no mínimo 15 minutos até, no máximo, 2 horas, e proceder à retirada manual (necessita de prescrição médica). • Ivermectina solução: 2 comprimidos de 6 mg diluídos em 50 mL de SF0,9% (deixar no leito da lesão por 15 minutos e proceder à retirada manual; necessita de prescrição médica).
Controle da dor	• O controle da dor pode ser obtido com a diminuição da carga microbiana, controle do exsudato, odor e prurido, além da técnica de curativo, terapias aplicadas à pele perilesão e limpeza da ferida. • Usar coberturas primárias antiaderentes. • Cobertura anti-inflamatória Biatain Ibu®, com troca conforme avaliação da lesão e orientação do fabricante. • Morfina tópica, manipulada em gel a 0,2%, com troca conforme avaliação do escore de dor do paciente, podendo permanecer por até 12 horas. • Lidocaína a 2 ou 5%, aplicada no leito da lesão para amenizar a dor às trocas de curativo e manipulação da lesão.

FNM: feridas neoplásicas malignas.
Fonte: Probst et al.[9]; Firmino e Pereira[10]; Haisfield-Wolfe e Baxendale-Cox por Inca[11].

ASPECTOS PSICOSSOCIAIS

Pacientes com FNM geralmente enfrentam questões sociais importantes decorrentes dos efeitos físicos e emocionais de sua condição. Além da dor e do desconforto físico, os pacientes com feridas neoplásicas podem experimentar repercussões sociais e psicológicas, requerendo sensibilidade e flexibilidade de todos os envolvidos em seu cuidado. Essas questões sociais podem ser agravadas se o paciente estiver enfrentando dificuldades financeiras, falta de acesso a tratamentos adequados ou sentir-se marginalizado em razão dos preconceitos culturais ou étnicos[21].

Além disso, muitos pacientes com FNM enfrentam questões de imagem corporal e autoestima, o que pode afetar negativamente seus relacionamentos sociais e sua capacidade de interagir com os outros. Por todas essas razões, é fundamental que os pacientes com feridas neoplásicas recebam apoio psicológico e emocional adequados, bem como suporte social, para ajudá-los a enfrentar os desafios colocados por sua condição e melhorar sua qualidade de vida geral[14,18,21].

• **TABELA 3** Estratégias para manejo psicossocial em pacientes com feridas neoplásicas malignas

1. Apoio emocional	Fornecer apoio emocional e psicológico para ajudá-los a lidar com suas emoções.
2. Interação social	Encorajar a interação social, incentivando a participação em atividades, juntamente com amigos e familiares.
3. Suporte espiritual	Fornecer suporte espiritual também pode ajudar na recuperação e bem-estar do paciente. Algumas pessoas têm fortes crenças religiosas que as ajudam a lidar com a doença.
4. Suporte financeiro	Buscar suporte financeiro para ajudá-los a lidar com os custos do tratamento.
5. Coordenação de cuidados	Favorecer atenção integrada dos profissionais de saúde para o melhor tratamento possível. A coordenação de cuidados é fundamental para garantir que os pacientes possam receber os cuidados de que precisam.
6. Gerenciamento da dor	Fornecer gerenciamento eficaz da dor para garantir que os pacientes possam manter a qualidade de vida.

Fonte: EONS[18]; da Costa Ferreira et al.[21].

CONSIDERAÇÕES FINAIS

Os pacientes oncológicos em fase de doença avançada tendem a ser mais debilitados e dependentes, com mobilidade e nutrição comprometidas, e apresentam pele frágil, o que os torna vulneráveis ao aparecimento de lesões. Assim, as FNM podem apresentar mau prognóstico. Geralmente, são de difícil cicatrização ou não cicatrizam. Exigem cuidados para alívio dos sintomas e diminuição das complicações para melhorar a qualidade de vida do paciente e sua família.

Vale ressaltar que tais lesões trazem consigo, além de sintomas físicos, sintomas psicossociais relevantes, e que não devem ser ignorados ao longo da avaliação de enfermagem.

REFERÊNCIAS BIBLIOGRÁFICAS

1. Castro MCF, Cruz PS, Grellmann MS, Santos WA, Fuly PSC. Cuidados paliativos a pacientes com feridas oncológicas em hospital universitário: relato de experiência. Cogitare Enferm. 2014;19(4):841-4.
2. Firmino F. Pacientes portadores de feridas neoplásicas em serviços de cuidados paliativos: contribuições para a elaboração de protocolos de intervenções de enfermagem. Rev Bras Cancerol. 2005;51(4):347-59.
3. Schmidt FMQ, Firmino F, Lenza NFB, Santos VLCG. Nursing team knowledge on patients care with fungating wounds. Rev Bras Enferm. 2020;73(1):e20170738.
4. Agra G, Soares Formiga N, dos Santos Oliveira SH, Oliveira de Sousa AT, Guimarães Oliveira Soares MJ, Lopes Costa MM. Indicadores psicométricos do saber e o fazer de enfermeiros nos cuidados paliativos à pessoa com ferida tumoral. Aquichan. 2018;18(4):461-76.
5. Young T. Caring for patients with malignant and end-of-life wounds. Wounds UK EWMA Spec. 2017;1-6.
6. Savage P, Murphy-Kane P, Lee CT, Chung CS-L, Howell D. Validation of the Malignant Wound Assessment Tool – Research (MWAT-R) using cognitive interviewing. Can Oncol Nurs J. 2019;29(2):97-102.
7. Hoshi M, Oebisu N, Iwai T, Ieguchi M, Nakamura H. Clinical course of soft tissue sarcomas presenting as malignant wounds. J Orthop Sci. 2019;24(6):1088-93.
8. De Brito DTF, Pereira IKC, Agra G, Macêdo EDL, Dantas JS, Almeida TL da C. Feridas neoplásicas em pacientes com câncer de mama. Enferm Bras. 2019;17(6):606.
9. Probst S, Arber A, Trojan A, Faithfull S. Caring for a loved one with a malignant fungating wound. Support Care Cancer. 2012;20(12):3065-70. Acesso em: 17 jul. 2023.
10. Firmino F, Pereira I. Tratamento de feridas. In: Oliveira RA (ed.). Cuidado paliativo. CREMESP – Conselho Regional de Medicina do Estado de São Paulo (ed.). São Paulo; 2008. Disponível em: http://www.cremesp.org.br/library/modulos/publicacoes/pdf/livro_cuidado paliativo.pdf. Acesso em: 17 jul. 2023.
11. Haisfield-Wolfe e Baxendale-Cox por Inca – Instituto Nacional de Câncer José Alencar Gomes da Silva. Tratamento e controle de feridas tumorais e úlceras por pressão no câncer avançado. Rio de Janeiro: Ministério da Saúde; 2009.
12. Alves DF dos S, Almeida AO de, Silva JLG, Morais FI, Dantas SRPE, Alexandre NMC. Translation and adaptation of the Bates-Jensen Wound Assessment Tool for the Brazilian culture. Texto Contexto Enferm. 2015;24:(3):826-33.
13. Woo KY, Sibbald RG. Local wound care for malignant and palliative wounds. Adv Skin Wound Care. 2010;23(9):417-28.
14. Freitas de Castro MC, Santos WA, Fuly PSC, Santos MLSC, Ribeiro Garcia T. Intervenções de enfermagem para pacientes oncológicos com odor fétido em ferida tumoral. Aquichan. 2017;17(3):243-56.
15. Sacramento CJ, Reis PED, Simino GPZ, Vasques CI. Manejo de sinais e sintomas em feridas tumorais: revisão integrativa. Rev Enferm Cent-Oeste Min. 2015;5(1):1514-27.
16. Souza MAO, Souza NR, Melo JTS, Xavier MACA, Almeida GL, Santos ICRV. Odor evaluation scales for odor in neoplastic wounds: an integrative review. Rev Bras Enferm. 2018;71(5):2552-60.
17. Browne N, Grocott P, Cowley S, Cameron J, Dealey C, Keogh A, et al. Wound Care Research for Appropriate Products – WRAP: validation of the TELER method involving users. Int J Nurs Stud. 2004;41(5):559-71.

18. EONS. Recommendations for the Care of Patients with Malignant Fungating Wounds. In: European Oncology Nursing Society. 2015. p.1-30. Disponível em: https://www.cancernurse.eu/documents/EONSMalignantFungatingWounds.pdf. Acesso em: 17 jul. 2023.
19. Patel BC, Ostwal S, Sanghavi PR, Joshi G, Singh R. Management of malignant wound myiasis with ivermectin, albendazole, and clindamycin (triple therapy) in advanced head-and-neck cancer patients: a prospective observational study. Indian J Palliat Care. 2018;24(4):459-64.
20. Campos MGCA. Tratado de feridas e curativos: enfoque multiprofissional. São Paulo: Rideel; 2016.
21. da Costa Ferreira SA, Serna González CV, Thum M, da Costa Faresin AA, Woo K, de Gouveia Santos VLC. Topical therapy for pain management in malignant fungating wounds: a scoping review. J Clin Nurs. 2022;00:1-15.

SEÇÃO VIII

Tópicos contemporâneos em oncologia

27

Sobreviventes em oncologia

Andrea Bezerra Rodrigues

INTRODUÇÃO

O termo "sobrevivente de câncer" refere-se a qualquer pessoa que tenha câncer, desde o momento do diagnóstico, e por toda a sua vida, embora seja importante reconhecer que nem todas as pessoas com história de câncer se identificam como sobreviventes[1].

A sobrevivência ao câncer pode ser considerada em três fases distintas: do tempo desde o diagnóstico até o final do tratamento inicial, da transição do tratamento para a sobrevivência prolongada e da sobrevivência a longo prazo. Alguns indivíduos podem viver sem câncer pelo resto de suas vidas após o tratamento inicial, enquanto outros podem viver com o câncer como uma doença crônica, desenvolver recorrência ou ainda ter um câncer subsequente.

Tanto a American Cancer Society (ACS), quanto a National Comprehensive Cancer Network (NCCN) consideram que o sobrevivente é o próprio indivíduo com câncer, independentemente da fase em que esteja[2].

ESTIMATIVAS REFERENTES A SOBREVIVENTES DE CÂNCER

Estima-se que 16,9 milhões de indivíduos com história de câncer estavam vivos em 2019 nos EUA. Essa estimativa não inclui carcinoma *in situ* de qualquer local, exceto bexiga urinária, nem inclui câncer de pele basocelular ou escamoso. Até 2030, estima-se que a população de sobreviventes de câncer aumentará para mais de 22,1 milhões, em razão apenas do crescimento e do envelhecimento da população.

Nos EUA, a maioria dos sobreviventes de câncer (67%) foi diagnosticada há 5 anos ou mais, e 18% foram diagnosticados há 20 anos ou mais. Quase dois terços (64%) dos sobreviventes têm 65 anos ou mais, enquanto apenas 1 em cada 10 tem menos de 50 anos, com variação considerável por tipo de câncer[2].

A sobrevida relativa de câncer em 5 anos melhorou nas últimas décadas para a maioria dos tipos de câncer. Muitos fatores influenciam a sobrevida, além do tipo de câncer, incluindo idade e estádio ao diagnóstico, tratamento, acesso à saúde, condições de saúde concorrentes e recursos financeiros. Fatores relacionados ao médico oncologista e ao paciente, incluindo atitudes, crenças, preferências e vieses implícitos ou explícitos, também influenciam as recomendações e o tratamento e provavelmente contribuem para as diferenças de sobrevida[3].

Como exemplo, temos o câncer de próstata, no qual a vigilância ativa para doenças de baixo risco aumentou de 15 para 42% de 2010 a 2015, entre homens de todas as idades combinadas, enquanto a prostatectomia radical caiu de 47 para 31%. Com isso, houve melhora na sobrevivência desses homens, com estimativa em 1º de janeiro de 2019, nos EUA, de 3,6 milhões de homens com essa doença[4].

Com relação a sobreviventes de câncer pediátrico, estima-se que havia 65.850 sobreviventes de câncer no intervalo de idade entre 0 e 14 anos (crianças) e 47.760 sobreviventes de 15 a 19 anos (adolescentes) vivendo nos EUA em 2019. Estudos mostraram que pacientes adolescentes diagnosticados com leucemia linfocítica aguda (LLA) têm melhores resultados em protocolos pediátricos do que adultos[5].

FATORES QUE INFLUENCIAM A SOBREVIDA NAS PESSOAS COM CÂNCER

A capacidade funcional e a qualidade de vida dos sobreviventes de câncer podem ser significativamente reduzidas em razão de condições médicas preexistentes, do próprio câncer ou dos efeitos colaterais do tratamento. Pacientes com câncer podem também ter problemas psicológicos preexistentes ou condições psiquiátricas que dificultam sua capacidade de lidar com o câncer[6].

Paralelamente, o tratamento ideal contra o câncer não está disponível universalmente, resultando em disparidades no estádio de diagnóstico, tratamento e resultados para populações carentes. Isso em função de assistência médica desigual entre grupos raciais e étnicos minoritários, populações rurais e idosos. O acesso a cuidados oncológicos de qualidade pode ser limitado por barreiras estruturais, por exemplo, seguro de saúde inadequado, complexidades do sistema de saúde e acesso a transporte ou outras limitações geográficas.

Os grupos raciais minoritários geralmente apresentam um fenótipo de envelhecimento acelerado, mesmo antes do diagnóstico do câncer, em parte pelo estresse crônico e outros fatores de vários níveis que afetam o envelhecimento e a capacidade de reparar danos fisiológicos, deixando-os mais vulneráveis a resultados de sobrevivência ruins[7,8].

Em contrapartida, estudo realizado com 1.608 sobreviventes de câncer (1.225 brancos não hispânicos, 165 brancos hispânicos, 176 negros, 42 asiáticos) mostrou que negros e brancos hispânicos foram estatisticamente mais propensos a relatar sua experiência de câncer levando experiências positivas em suas vidas. Por exemplo, ambos os grupos raciais tiveram três vezes mais chances de relatar que o câncer os ajudou a lidar melhor com os desafios da vida em relação aos brancos não hispânicos[8].

Alguns fatores específicos relacionados a alguns tipos de câncer podem influenciar a sobrevida, além dos comentados anteriormente. Em relação ao câncer de mama, sabe-se que esse câncer é incomum em mulheres com idade inferior a 40 anos. Entretanto, nessa população, a doença cursa, em geral, com pior prognóstico. Estudo transversal dos casos de câncer de mama em mulheres de 18 a 39 anos, inseridos no Módulo Integrador dos Registros Hospitalares de Câncer e no Registro Hospitalar de Câncer do Estado de São Paulo, entre 2000 e 2009, identificou que mulheres muito jovens apresentaram mais frequentemente tamanho do tumor > 2 cm, *status* dos linfonodos positivo, presença de metástase, estadiamento clínico avançado (≥ IIB) e ausência de resposta terapêutica ao primeiro tratamento[9].

A sobrevida relativa em 5 anos se aproxima de 100% para mulheres diagnosticadas com câncer de mama em estádio I e cai para 26% em pacientes com diagnóstico de doença em estádio IV[2,10].

Tumores de mama RE-positivos usam o esteroide hormonal estradiol como seu principal estímulo para crescimento; RE é, portanto, o alvo direto das terapias endócrinas. A expressão do receptor de progesterona (RPg) é fortemente dependente da presença de RE. Há evidências de que, no câncer de mama metastático, a resposta ao tratamento antiestrogênio é melhor entre pacientes com tumores que expressam tanto RE e RPg *versus* aqueles que apenas mostram positividade RE, mas falta a expressão RPg. Já o receptor do fator de crescimento epidérmico humano 2 (HER-2) pertence à família dos receptores de crescimento. Sua expressão tem sido associada a maior agressividade biológica do tumor e à resistência a alguns tipos de tratamento. Sua avaliação tem grande impacto nas decisões sobre o tratamento de pacientes com câncer de mama e valor prognóstico. A ciclina D1 está solidamente estabelecida como um oncogene com papel patogênico importante no câncer de mama. Sua amplificação é associada com recidiva precoce e pior prognóstico.

Em comparação com mulheres brancas, as mulheres negras permanecem menos propensas a serem diagnosticadas em estádios iniciais e têm menor sobrevida dentro de cada estádio, com a maior disparidade para doença em estágio III (76% em brancos *versus* 63% em negros). Essas disparidades são amplamente explicadas por disparidades socioeconômicas que resultam em menos acesso a cuidados médicos de alta qualidade, bem como na maior incidência de características tumorais agressivas[10].

Em relação ao câncer de pulmão, a sobrevida tem estreita relação com o tipo histológico. O tipo histológico *oat cell* (câncer de pequenas células) é tratado essencialmente com quimioterapia. Além disso, alguns pacientes com esse tipo de câncer de pulmão também recebem radiação no tórax, que pode ser administrada concomitantemente com a quimioterapia, e/ou no cérebro, para evitar metástases cerebrais, influenciando diretamente a qualidade de vida do sobrevivente a esse câncer.

No que se refere ao câncer colorretal, a taxa de sobrevida, em 5 anos, é de 91% para estádio I e 82% para estádio II. Entretanto, apenas 20 e 22% dos pacientes, respectivamente, são diagnosticados nesses estádios, em parte pela subutilização da triagem. A sobrevida diminui para 68% para o estádio III e 12% para o estádio IV da doença. A sobrevida geral de 5 anos é ligeiramente maior para câncer retal (67%) *versus* câncer de cólon (64%)[11].

IMPLICAÇÕES PARA A ENFERMAGEM

O painel da National Comprehensive Cancer Network (NCCN)[12] recomenda, com nível de evidência 2A, quais os cuidados que devem ser instituídos para o sobrevivente do câncer:

1. Vigilância para disseminação ou recorrência do câncer e triagem para cânceres primários subsequentes.
2. Monitoramento dos efeitos de longo prazo do câncer, incluindo efeitos psicossociais, físicos e imunológicos.
3. Prevenção e detecção de efeitos tardios do câncer e terapia.
4. Avaliação e manejo de síndromes relacionadas ao câncer, com encaminhamentos apropriados para intervenção direcionada.
5. Coordenação de cuidados entre prestadores de cuidados primários e especialistas para garantir que todas as necessidades de saúde do sobrevivente sejam atendidas.
6. Planejamento para cuidados de sobrevivência contínuos.
7. Informações sobre o tratamento recebido, incluindo todas as cirurgias, radioterapia e terapias sistêmicas.
8. Informações sobre cuidados de acompanhamento, vigilância e recomendações de triagem.
9. Informações sobre necessidades pós-tratamento, incluindo informações sobre efeitos colaterais agudos, tardios e de longo prazo relacionados ao tratamento e riscos à saúde.

10. Delineamento das funções de todos os profissionais de saúde (incluindo oncologistas, médicos de cuidados primários e subespecialistas) em longo prazo.
11. Promoção da adesão às recomendações de comportamento saudável.
12. Avaliação periódica das necessidades contínuas e identificação dos recursos apropriados.

Na Tabela 1, apresentam-se algumas intervenções de enfermagem relevantes ao cuidar de um sobrevivente de câncer, considerando todas as fases em que este pode se encontrar (do tempo desde o diagnóstico até o final do tratamento inicial, da transição do tratamento para a sobrevivência prolongada, e a sobrevivência a longo prazo).

• **TABELA 1** Intervenções de enfermagem ao sobrevivente de câncer[13-24]

Intervenções	Comentários
Proceder à anamnese logo a seguir ao momento do diagnóstico do câncer, identificando condições pregressas que possam influenciar no tratamento e pós-tratamento e identificar o agravamento ou novos problemas ao longo do cuidado contínuo.	Desde o momento do diagnóstico, o paciente já pode trazer consigo condições preexistentes, como doenças físicas e psíquicas, problemas financeiros e sociais, como distanciamento de centros de tratamento oncológico, que podem comprometer toda a sua trajetória no decorrer do tratamento oncológico. O painel da NCCN propôs instrumentos de avaliação de sobreviventes com câncer (Anexo 1) e avaliação e intervenção no risco cardiovascular (Anexo 2).
Avaliar os efeitos colaterais e sequelas dos tratamentos.	O enfermeiro deve conhecer esses efeitos/possíveis sequelas, sejam do tratamento cirúrgico, quimioterápico, radioterápico ou hormonal, e intervir, junto à equipe interdisciplinar, para minimizá-los e garantir uma sobrevida com maior qualidade. Já no pós-tratamento, no período de reabilitação do câncer, o foco é reconhecer e tratar dificuldades cognitivas, físicas e psicológicas específicas. A função cognitiva deve ser avaliada sistematicamente por meio de autorrelato, já que nenhuma ferramenta de triagem breve eficaz para disfunção cognitiva associada ao câncer foi identificada. Nesses casos, busca-se avaliar e tratar fatores contribuintes, como distúrbios do sono, alcoolismo, fadiga, *distress*, depressão, ansiedade ou outros (Anexos 3 e 4). No caso de sobreviventes que não se beneficiarem das medidas citadas, o médico deverá ser comunicado para possível tratamento farmacológico.

(continua)

• **TABELA 1** Intervenções de enfermagem ao sobrevivente de câncer[13-24] (*continuação*)

Intervenções	Comentários
Avaliar precocemente sinais de angústia/ansiedade, especialmente em pacientes de maior risco.	O manejo precoce e oportuno desse sintoma melhora a adesão ao tratamento, a comunicação entre o paciente e a equipe e menos ligações e visitas ao oncologista. Evidências de ensaios randomizados mostram que as intervenções psicológicas em pacientes com câncer com angústia podem levar a uma vantagem de sobrevivência sobre aqueles que não recebem atendimento psicossocial. Pacientes de maior risco incluem: recorrência de câncer, tratamento intensivo (p. ex., transplante de células-tronco, internação em UTI), dor crônica não aliviada ou disfunção física, doença avançada, idade mais jovem, exposição a trauma anterior (p. ex., agressão sexual, grande perda), história de problemas de saúde mental antes do câncer, menor renda e/ou menor escolaridade, menos apoio social.
Participar da identificação da necessidade de inclusão em serviço de cuidados paliativos.	A inserção na modalidade de cuidados paliativos deve ser feita desde o momento do diagnóstico de uma doença incurável, como o câncer, até em situações de doença avançada.
Identificar os efeitos prolongados da doença e do tratamento sobre a saúde e realizar encaminhamentos aos profissionais da equipe interdisciplinar, se apropriado.	Na fase de transição, após o término do tratamento primário, a maioria dos pacientes com câncer passa para a fase de recuperação de sobrevivência. Os desafios durante esse período podem incluir os efeitos prolongados da doença e do tratamento (p. ex., fadiga, dor, alterações intestinais ou da bexiga, disfunção sexual). O enfermeiro deve preocupar-se com a recorrência de tais sintomas, com a dificuldade em retornar a papéis sociais anteriores, como pai ou empregado, ansiedade acerca de problemas financeiros, entre outros.
Orientar o paciente e o cuidador sobre possíveis sinais e sintomas de recorrência.	A recorrência pode ocorrer próximo ao local do câncer original (recorrência local), em linfonodos próximos ao local original (recorrência regional) ou em outro lugar no corpo (recorrência a distância ou metástase). O enfermeiro deve, assim, conhecer os sinais e sintomas não somente do local primário, mas também das possíveis metástases daquele tipo específico de câncer que o sobrevivente tem.

(continua)

• **TABELA 1** Intervenções de enfermagem ao sobrevivente de câncer[13-24] (*continuação*)

Intervenções	Comentários
Avaliar necessidades de apoio financeiro e/ou comportamentais que indiquem dificuldades financeiras (p. ex., atrasar ou renunciar a tratamentos médicos necessários e cuidados decorrentes do custo).	Os sobreviventes de câncer são vulneráveis a dificuldades financeiras. Deve-se ter em mente que, mesmo quando os sobreviventes têm seguro de saúde privado ou governamental, os custos diretos do tratamento do câncer muitas vezes representam um fardo financeiro significativo para eles e suas famílias, que continua por muito tempo após a conclusão do tratamento inicial. Os sobreviventes que são mais jovens e/ou com renda mais baixa têm maior probabilidade de passar por dificuldades financeiras, assim como os sobreviventes de longo prazo do câncer infantil.
Orientar o paciente e o cuidador sobre a importância de realizar um "diário" com um resumo do tratamento para que a equipe de saúde da atenção primária ou outra que dará continuidade ao acompanhamento saiba reconhecer os possíveis sinais e sintomas que surjam após a finalização do tratamento.	O resumo ideal deverá conter: descrição do diagnóstico do câncer, resumo de seu tratamento, os efeitos colaterais apresentados ou que possa vir a apresentar, o plano de cuidados de sobrevivência, como as consultas de acompanhamento e testes de que precisará e quando deverá fazê-los, atividades que pode fazer para ajudá-lo a se manter saudável (exercícios, nutrição adequada etc.), efeitos tardios e de longo prazo a serem observados, como fadiga, dor, problemas para combater infecções, linfedema, perda de memória ou dificuldade de concentração, alterações na função sexual ou fertilidade, dormência e formigamento nas mãos e nos pés, problemas ósseos e articulares ou fraqueza muscular, alterações na pele, segundos cânceres, anemia.
Estar atento a sinais e sintomas de novos cânceres primários decorrentes do tratamento inicial.	Os sobreviventes de câncer têm um pequeno aumento no risco de cânceres adicionais. O risco é maior para aqueles com história de câncer infantil, bem como para sobreviventes adultos de linfoma de Hodgkin e cânceres relacionados ao tabaco (cavidade oral e faringe, pulmão e brônquio, rim e pelve renal, esôfago e bexiga). Por exemplo, mulheres sobreviventes de linfoma de Hodgkin tratadas com radiação no tórax durante a adolescência têm um risco particularmente maior de desenvolver câncer de mama.

(*continua*)

• **TABELA 1** Intervenções de enfermagem ao sobrevivente de câncer[13-24] (*continuação*)

Intervenções	Comentários
Atentar para o comportamento de saúde.	Um paciente, por exemplo, com câncer de pulmão que cessou o hábito de fumar tende a ter menor risco de recidiva desse câncer do que os que não cessaram.
Promover adesão às recomendações de comportamento saudável (prática de atividade física, nutrição adequada, manutenção do peso).	Esses comportamentos de saúde melhoram a qualidade de vida global. A atividade física mostrou, em estudos com sobreviventes de câncer de mama, que pode aumentar a sobrevida, reduzir o risco de morte por todas as causas (24-67%) e câncer de mama (50-53%) em sobreviventes de câncer de mama e cólon, melhorar fadiga, ansiedade, depressão, autoestima, felicidade e qualidade de vida. Estudos mostraram que a obesidade e o ganho de peso em sobreviventes de câncer de mama levam a maior risco de recorrência e diminuição da sobrevida. A obesidade também pode aumentar o risco de alguns efeitos colaterais relacionados ao tratamento, como linfedema e fadiga. A obesidade em humanos é caracterizada pelo aumento da produção de insulina e fatores de crescimento, inflamação crônica de baixo grau e secreção de citocinas pró-inflamatórias que regulam o desenvolvimento e a progressão do câncer de mama[25,26]. Uma dieta abundante em frutas, vegetais e grãos integrais com quantidades limitadas de gordura, carne vermelha e processada e açúcares simples pode reduzir o risco de desenvolver cânceres subsequentes e o risco de doenças crônicas.

NCCN: National Comprehensive Cancer Network; UTI: unidade de terapia intensiva.

Dado que para cada tipo de câncer existe um protocolo de tratamento específico, algumas particularidades existem com relação aos diferentes tipos de sobreviventes de câncer. As necessidades de um sobrevivente de câncer de mama serão divergentes de um sobrevivente de câncer pediátrico, por exemplo. A seguir, serão abordados alguns aspectos necessários de serem observados e tratados pelo enfermeiro no que se refere a alguns tipos de câncer que causam muito impacto na questão da sobrevivência na fase pós-tratamento.

No sobrevivente de câncer de mama

A Sociedade Americana de Oncologia Clínica emitiu recentemente diretrizes para prevenção e monitoramento de problemas cardiovasculares associados a alguns tratamentos de câncer de mama (p. ex., radioterapia de alta dose no tórax, medicamentos direcionados a HER-2)[27].

No aspecto psicológico, a imagem corporal negativa é uma preocupação importante em pacientes com câncer de mama, afetando cerca de 15 a 30% dos sobreviventes de longo prazo, particularmente aqueles submetidos à mastectomia sem reconstrução[28]. Relatos de disfunção sexual também são comuns, mas muitas vezes não tratados[29]. Nesse aspecto, pacientes mais jovens com câncer de mama podem também ter a fertilidade prejudicada[30].

Os tratamentos hormonais para o câncer de mama também podem causar sintomas da menopausa, como ondas de calor, suores noturnos, prurido e secura vaginal, o que pode levar a dor durante a relação sexual. Uma classe desses medicamentos, os inibidores de aromatase, geralmente reservados para mulheres com câncer de mama na pós-menopausa, também pode causar osteoporose, problemas musculares, dor e rigidez nas articulações[31], enquanto o tratamento com tamoxifeno pode aumentar ligeiramente o risco de câncer de endométrio[32].

O enfermeiro deve buscar meios de orientar sobre a relevância da atividade física e de evitar a obesidade, que mostraram, em estudos com sobreviventes, o que pode reduzir o risco de morte por câncer de mama (50 a 53%) e reduzir o risco de recorrência, respectivamente[21,33].

No sobrevivente do câncer pediátrico

Um grande estudo de acompanhamento de sobreviventes de câncer pediátrico constatou que quase 10% desenvolveram um câncer subsequente (mais comumente de mama, tireoide e ossos femininos) durante o período de 30 anos após o diagnóstico inicial[34]. Outro estudo descobriu que 50% desses sobreviventes desenvolveram uma condição de saúde crônica grave ou com risco de vida aos 50 anos de idade[35]. Além disso, os efeitos persistentes do câncer infantil podem resultar na incapacidade de atingir metas sociais ou bem-estar de saúde mental comparável àquela entre pares sem história de câncer[36].

Como resultado, é importante que os sobreviventes de câncer pediátrico sejam monitorados quanto aos efeitos tardios e de longo prazo. O Children's Oncology Group, um grupo de ensaios clínicos apoiado pelo National Cancer Institute que cuida de mais de 90% das crianças e adolescentes dos EUA diagnosticados com câncer, desenvolveu diretrizes de acompanhamento de longo prazo para o gerenciamento de efeitos tardios em sobreviventes da infância[36]. Visite o *site* survivalshipguidelines.org para obter mais informações.

SOBREVIVENTES E SEUS CUIDADORES

Embora atenção crescente tenha sido dada à necessidade de maior vigilância aos cuidadores e suas necessidades, ainda é uma necessidade de atenção premente. Estudo identificou que, na maioria dos casos, o cuidador é o cônjuge (66%) ou descendentes (18%), e mulheres (65%)[37].

As responsabilidades de um cuidador são diversificadas e podem levar à tensão do papel de cuidador. Essas responsabilidades podem incluir desde a coleta de informações para aconselhar decisões de tratamento, atendimento aos efeitos colaterais do tratamento, coordenação de cuidados médicos, gerenciamento de questões financeiras, até fornecer apoio emocional ao sobrevivente. Tudo isso gera uma carga de tempo, como foi identificado por estudo[38], em que, mesmo mais de 1 ano após o diagnóstico de câncer, os cuidadores ainda gastavam uma média de 8 horas por dia prestando algum tipo de cuidado.

Tudo isso pode levar a consequências deletérias para eles e seus entes queridos. Em um estudo, cerca de 40% dos cuidadores relataram que achavam emocionalmente difícil cuidar, e 12% relataram depressão[38].

A consulta com equipes de cuidados paliativos demonstrou ajudar a aliviar a sobrecarga do cuidador familiar. Uma revisão sistemática sugeriu que os cuidadores se beneficiam mais das intervenções de habilidades de comunicação e resolução de problemas[39].

Algumas dessas habilidades de comunicação e resolução de problemas encontram-se listadas a seguir[40]:

- Informar que as pessoas com câncer às vezes descarregam sua raiva e frustração nas pessoas mais próximas. Isso porque sabem que essas pessoas são saídas seguras, ou seja, sabem que ainda estarão lá para eles, mesmo que se comportem mal ou criem tensão.
- Informar que, às vezes, uma pessoa com câncer parece se tornar infantil e passiva. Embora a doença possa limitar sua capacidade de fazer algumas coisas, geralmente é melhor que continue vivendo o mais normalmente possível. Superproteger o ente querido, a longo prazo, provavelmente não será útil.
- Orientar que as pessoas com câncer e os cuidadores se culpam por contrair a doença por causa de algo que fizeram ou deixaram de fazer. Deve ser permitido que elas expressem seus sentimentos de forma aberta. Falar sobre seus sentimentos enquanto é sensível aos dos outros.

- Tentar usar declarações com "eu" em vez de declarações com "você". Por exemplo, diga: "Preciso de uma pausa" em vez de "Você nunca me ajuda!".
- Ao conversar com seu ente querido, assegure-o de que ele é sua principal preocupação. Tente algo como: "Este é um momento assustador para nós dois, mas quero estar aqui para ajudá-lo a superar isso. Você não está sozinho". ou "Eu farei o que puder para ajudá-lo com isso. Posso fazer a coisa errada às vezes, ou não saber o que fazer, mas farei o meu melhor".
- Orientar que, em alguns momentos, o ente querido pode não compartilhar informações, como piora de algum sintoma, ou desenvolvimento de um novo sintoma. Nesses casos, é importante procurar entender as razões do paciente para reter informações. Sentar para conversar e perguntar se há algo que gostaria de lhe dizer. Se a resposta for não, perguntar se há algo que ele não quer lhe contar. Dar ao ente querido um momento para pensar nisso. Salientar que notou sinais de um novo problema ou agravamento dos sintomas e mencionar como o problema está afetando os dois. Se, ainda assim, o paciente negar o problema ou se recusar a discuti-lo, pedir ajuda a outros entes queridos em quem o paciente confia, orientar a ligar para o médico para compartilhar suas preocupações e descobrir se há algo mais que você possa fazer.
- Orientar a importância de participar das consultas médicas com o paciente é uma boa maneira de aprender mais sobre sua condição e pode ser muito útil no futuro. Também pode ajudar o paciente que se esquece de relatar problemas ao médico e/ou chega em casa sem as informações necessárias ao cuidado.

A American Cancer Society e outras instituições, por meio de colaborações, criaram várias ferramentas para ajudar sobreviventes e cuidadores, e profissionais de saúde que cuidam dessas pessoas. Para saber mais, veja o Anexo 5 ao final deste capítulo.

REFERÊNCIAS BIBLIOGRÁFICAS

1. Berry LL, Davis SW, Godfrey Flynn A, Landercasper J, Deming KA. Is it time to reconsider the term "cancer survivor"? J Psyc Oncol. 2019;7;37(4):413-26.
2. American Cancer Society (ACS). Information and resources about for cancer: breast, colon, lung, prostate, skin. Cancer Treatment & Survivorship Facts & Figures 2019-2021. 2019. Disponível em: https://www.cancer.org/content/dam/cancer-org/research/cancer-facts-and-statistics/cancer-treatment-and-survivorship-facts-and-figures/cancer-treatment-and-survivorship-facts-and-figures-2019-2021.pdf. (Acesso em: 2 fev. 2023.)
3. Luo T, Spolverato G, Johnston F, Haider AH, Pawlik TM. Factors that determine cancer treatment choice among minority groups. J Oncol Pract 2015;11(3):259-61.

4. Mahal BA, Butler S, Franco I, Spratt DE, Rebbeck TR, D'Amico AV, et al. Use of active surveillance or watchful waiting for low-risk prostate cancer and management trends across risk groups in the United States, 2010-2015. JAMA. 2019;321(7):704.
5. Boissel N, Sender LS. Best practices in adolescent and young adult patients with acute lymphoblastic leukemia: a focus on asparaginase. J Adolesc Young Adult Oncol. 2015;4(3):118-28.
6. National Comprehensive Cancer Network. NCCN. Distress Management (Version 1.2022). 2022. Disponível em: https://www.nccn.org/professionals/physician_gls/pdf/distress.pdf. (Acesso em: 30 jan. 2023.)
7. Bethea TN, Zhai W, Zhou X, Ahles TA, Ahn J, Cohen HJ, et al. Abstract B111: Black-white differences in physical and cognitive aging among older breast cancer survivors in the Thinking and living with cancer study. Cancer Epidemiology, Biomarkers & Prevention. 2023 ;32(1_Suppl):B111.
8. Lee AW, Poynor V, Choi J. Disparidades raciais na qualidade de vida relacionada à saúde entre sobreviventes de câncer nos Estados Unidos. In: Anais da 15ª Conferência AACR sobre a Ciência das Disparidades de Saúde do Câncer em Minorias Raciais/Étnicas e Medicamente Desfavorecidos; 16-19 set. 2022; Filadélfia, Pensilvânia. American Association for Cancer Research; 2022.
9. Buitrago F, Uemura G, Sena MC. Biblioteca Virtual em Saúde MS. Fatores prognósticos em câncer de mama. 2011. Disponível em: https://bvsms.saude.gov.br/bvs/artigos/fatores_prognosticos.pdf. (Acesso em: 31 jan. 2023.)
10. Brasil. Instituto Nacional de Câncer (Inca). Câncer de mama em mulheres jovens: análise de 12.689 casos. Revista Brasileira de Cancerologia. Disponível em: https://rbc.inca.gov.br/index.php/revista/article/view/5008. (Acesso em: 31 jan. 2023.)
11. SEER. Surveillance, Epidemiology, and End Results Program. Disponível em: https://seer.cancer.gov/. (Acesso em: 31 jan. 2023.)
12. National Comprehensive Cancer Network. NCCN. Survivorship. 2022. Disponível em: https://www.nccn.org/professionals/physician_gls/pdf/survivorship.pdf. (Acesso em: 1 fev. 2023.)
13. Silver JK, Baima J, Mayer RS. Impairment-driven cancer rehabilitation: an essential component of quality care and survivorship. CA: A Cancer J Clin. 2013;63(5):295-317.
14. National Comprehensive Cancer Network. NCCN. Distress Management, 22 dez. 2022. Disponível em: https://www.nccn.org/professionals/physician_gls/pdf/distress.pdf. (Acesso em: 31 jan. 2023.)
15. Fraumeni J, Curtis R, Edwards B, Tucker M. New malignancies among cancer survivors: SEER Cancer Registries, 1973-2000. 2006; p.1-8. Disponível em: https://seer.cancer.gov/archive/publications/mpmono/MPMonograph_complete.pdf. (Acesso em: 2 fev. 2023.)
16. Ketterl TG, Syrjala KL, Casillas J, Jacobs LA, Palmer SC, McCabe MS, et al. Lasting effects of cancer and its treatment on employment and finances in adolescent and young adult cancer survivors. Cancer. 2019;125(11):1908-17.
17. Nathan PC, Henderson TO, Kirchhoff AC, Park ER, Yabroff KR. Financial hardship and the economic effect of childhood cancer survivorship. J Clin Oncol. 2018;36(21):2198-205.
18. Zheng Z, Jemal A, Han X, Guy GP, Li C, Davidoff AJ, et al. Medical financial hardship among cancer survivors in the United States. Cancer. 2019;125(10):1737-47.
19. Guy GP, Yabroff KR, Ekwueme DU, Virgo KS, Han X, Banegas MP, et al. Healthcare expenditure burden among non-elderly cancer survivors, 2008-2012. Am J Prev Med. 2015;49(6):489-97.
20. Courneya KS, Mackey JR, Bell GJ, Jones LW, Field CJ, Fairey AS. Randomized controlled trial of exercise training in postmenopausal breast cancer survivors: cardiopulmonary and quality of life outcomes. J Clin Oncol. 2003;21(9):1660-8.
21. Kushi LH, Doyle C, McCullough M, Rock CL, Demark-Wahnefried W, Bandera EV, et al. American Cancer Society guidelines on nutrition and physical activity for cancer prevention. CA Cancer J Clin. Jan 2012;62(1):30-67.

22. Schmitz KH, Neuhouser ML, Agurs-Collins T, Zanetti KA, Cadmus-Bertram L, Dean LT, et al. Impact of obesity on cancer survivorship and the potential relevance of race and ethnicity. J Natl Cancer Inst. 2013;105(18):1344-54.
23. Barreira S, Demark-Wahnefried W. Nutrition during and after cancer therapy. Oncol (Williston. Park). 2009;23:15-21.
24. American Cancer Society (ACS). Information and resources about for cancer: breast, colon, lung, prostate, skin. Disponível em: https://www.cancer.org/content/dam/cancer-org/cancer-control/en/booklets-flyers/life-after-treatment-next-chapter-in-your-survivorship-journey.pdf. (Acesso em: 31 jan. 2023.)
25. Khandekar MJ, Cohen P, Spiegelman BM. Molecular mechanisms of cancer development in obesity. Nature Reviews Cancer. 2011;11(12):886-95.
26. Maccio U, Madeddu C. Obesidade, inflamação e câncer de mama na pós- menopausa: implicações terapêuticas. J Cient do Mundo. 2011;11:2020-36.
27. Runowicz CD, Leach CR, Henry NL, Henry KS, Mackey HT, Cowens-Alvarado RL, et al. American Cancer Society (ACS). American Society of Clinical Oncology Breast Cancer Survivorship Care Guideline. CA: A Cancer J Clin. 2015;66(1):43-73.
28. Fingeret MC, Teo I, Epner DE. Managing body image difficulties of adult cancer patients: lessons from available research. Cancer. 2013;120(5):633-41.
29. Carter J, Lacchetti C, Andersen BL, Barton DL, Bolte S, Damast S, et al. Interventions to address sexual problems in people with cancer: American Society of Clinical Oncology Clinical Practice Guideline Adaptation of Cancer Care Ontario Guideline. J Clin Oncol. 2018;36(5):492-511.
30. Oktay K, Harvey BE, Partridge AH, Quinn GP, Reinecke J, Taylor HS, et al. Fertility preservation in patients with cancer: ASCO clinical practice guideline update. J Clin Oncol. 2018;36(19):1994-2001.
31. Conte P, Frassoldati A. Aromatase inhibitors in the adjuvant treatment of postmenopausal women with early breast cancer: putting safety issues into perspective. Breast Jl. 2007;13(1):28-35.
32. Cuzick J, Sestak I, Bonanni B, Costantino JP, Cummings S, DeCensi A, et al. Selective oestrogen receptor modulators in prevention of breast cancer: an updated meta-analysis of individual participant data. Lancet. 2013;381(9880):1827-34.
33. Irwin ML, Mayne ST. Impact of nutrition and exercise on cancer survival. CA J. 2008;14(6):435-41.
34. Meadows AT, Friedman DL, Neglia JP, Mertens AC, Donaldson SS, Stovall M, et al. Second neoplasms in survivors of childhood cancer: findings from the Childhood Cancer Survivor Study Cohort. J Clin Oncol. 2009;27(14):2356-62.
35. Armstrong GT, Kawashima T, Leisenring W, Stratton K, Stovall M, Hudson MM, et al. Aging and risk of severe, disabling, life-threatening, and fatal events in the Childhood cancer survivor study. J Clin Oncol. 2014;32(12):1218-27.
36. Bleyer A. Young adult oncology: the patients and their survival challenges. CA: Cancer J Clin. 2007;57(4):242-55.
37. Kim Y, Spillers RL. Quality of life of family caregivers at 2 years after a relative's cancer diagnosis. Psyc-Oncol. 2010;19(4):431-40.
38. Yabroff KR, Kim Y. Time costs associated with informal caregiving for cancer survivors. Cancer. 2009;115(S18):4362-73.
39. Waldron EA, Janke EA, Bechtel CF, Ramirez M, Cohen A. A systematic review of psychosocial interventions to improve cancer caregiver quality of life. Psyc-Oncol. 2012;22(6):1200-7.
40. American Cancer Society (ACS). Information and resources about for cancer: breast, colon, lung, prostate, skin. How to communicate as a caregiver. Caregivers and family. Disponível em: https://www.cancer.org/treatment/caregivers/what-a-caregiver-does/communication.html. (Acesso em: 31 jan. 2023.)

ANEXOS

Anexo 1 – Instrumento de avaliação do sobrevivente	
Saúde cardíaca	1. Você sente falta de ar ou dor no peito após atividades físicas (por exemplo, subir escadas) ou exercícios? Sim/Não 2. Você sente falta de ar quando está deitado, acorda à noite precisando respirar ou tem inchaço persistente nas pernas? Sim/Não
Ansiedade, depressão, trauma, *distress*	3. Nas últimas duas semanas, você foi incomodado mais da metade dos dias por pouco interesse ou prazer em fazer as coisas? Sim/Não 4. Nas últimas duas semanas, você se sentiu incomodado mais da metade dos dias por se sentir para baixo, deprimido ou sem esperança? Sim/Não 5. Estresse, preocupação, raiva, medo de recorrência ou angústia sobre os efeitos do tratamento do câncer interferiram em sua vida? Sim/Não
Função cognitiva	6. Você tem dificuldade em realizar várias tarefas ao mesmo tempo ou prestar atenção? Sim/Não 7. Você tem dificuldade em se lembrar das coisas? Sim/Não 8. Seu pensamento parece lento? Sim/Não
Fadiga	9. Você sente fadiga persistente apesar de uma boa noite de sono? Sim/Não 10. A fadiga interfere em suas atividades habituais? Sim/Não 11. Como você classificaria sua fadiga em uma escala de 0 (nenhuma) a 10 (extrema) na última semana? 0-10
Linfedema	12. Desde o seu tratamento de câncer, você teve algum inchaço, fadiga, peso ou plenitude no mesmo lado do tratamento que não desapareceu? Sim/Não
Dor	13. Você sentiu alguma dor na última semana? Sim/Não 14. Como você classificaria sua dor em uma escala de 0 (nenhuma) a 10 (extrema) na última semana? 0-10
Sintomas relacionados a hormônios	15. Você tem sido incomodado por ondas de calor/sudorese noturna? Sim/Não 16. Você foi incomodado por outros sintomas relacionados a hormônios (p. ex., secura vaginal, disfunção erétil, incontinência urinária)? Sim/Não
Função sexual	17. Você tem alguma preocupação em relação à sua função sexual, atividade sexual, relações sexuais ou vida sexual? Sim/Não 18. Essas preocupações estão lhe causando angústia? Sim/Não

(continua)

Anexo 1 – Instrumento de avaliação do sobrevivente (*continuação*)	
Problemas relacionados ao sono	19. Você está tendo problemas para adormecer, permanecer dormindo ou acordar muito cedo? Sim/Não 20. Você está tendo sonolência excessiva (ou seja, sonolência ou adormecer em situações inapropriadas ou dormir mais durante um período de 24 horas do que no passado)? Sim/Não 21. Já lhe disseram que você ronca com frequência ou que para de respirar durante o sono? Sim/Não
Estilo de vida	22. Você pratica atividade física regular ou exercício, como caminhada rápida, *jogging*, musculação/treinamento de resistência, ciclismo, natação etc.? Sim/Não 22a. Se você respondeu "sim", com que frequência? 23. Excluindo batatas brancas, você come pelo menos 2½ xícaras de frutas e/ou vegetais por dia? Sim/Não 24. Você se preocupa com seu peso? Sim/ Não 25. Você toma vitaminas ou outros suplementos? Sim/Não
Imunização/ infecções	26. Você recebeu sua vacina contra a gripe nesta temporada de gripe? Sim/Não 27. Você está com as vacinas em dia? Sim/Não/Não sei
Trabalho/retorno ao trabalho	28. Você se preocupa sobre como o câncer e/ou a terapia do câncer afetou sua capacidade de trabalho? Sim/Não

A depender da resposta do paciente (sim, não, não sei), a NCCN preconiza algumas avaliações e intervenções. No Anexo 2, é possível verificar um exemplo da diretriz para avaliação do risco de doença cardiovascular.

Fonte: NCCN, 2022. Disponível em: https://www.nccn.org/professionals/physician_gls/pdf/survivorship.pdf.

Anexo 2 – Princípios da avaliação do risco de doença cardiovascular proposto pela NCCN	
ABCDE para promoção da saúde cardiovascular	
A (*awareness* = conscientização)	• Conscientização sobre os riscos e apresentação de doenças cardíacas. • Avaliação de doenças cardiovasculares e risco cardiovascular. • Uso de ácido acetilsalicílico conforme apropriado (indicado para prevenção secundária; uma discussão entre o clínico e o sobrevivente é necessária para prevenção primária com ponderação cuidadosa de benefícios e riscos).
B (*blood pressure* = pressão sanguínea)	• Monitoramento/gerenciamento da pressão arterial (com discussão entre médico e sobrevivente sobre o uso de tratamento da hipertensão e metas de pressão arterial).

(*continua*)

Anexo 2 – Princípios da avaliação do risco de doença cardiovascular proposto pela NCCN (*continuação*)	
ABCDE para promoção da saúde cardiovascular	
C (*cholesterol/cigarette* = colesterol/ cigarro)	• Avaliação/manejo do colesterol (com discussão entre médico e sobrevivente sobre o uso de terapia com estatina para prevenção primária e metas de perfil lipídico). • Cessação do cigarro/tabaco.
D (*diet/dose of anthraciclic/diabetes* = dieta/dose de antraciclina/ diabetes)	• Dieta e controle de peso. • Dose (cumulativa) de antraciclinas* e/ou radiação para o coração. • Prevenção/tratamento de diabetes *mellitus*.
E (*exercise/ echocardiogram/ EKG* = exercício/ ecocardiograma/ ECG)	• Exercício • Ecocardiograma e/ou ECG com base no risco individual.

* A insuficiência cardíaca induzida por antraciclina pode levar anos ou até décadas para se manifestar. Os dados sugerem que os sinais de disfunção cardíaca podem ser vistos antes do desenvolvimento dos sintomas. Se detectada precocemente, a insuficiência cardíaca induzida por antraciclina pode responder a medidas cardioprotetoras. O risco depende do tipo de antraciclina usada e da dose cumulativa recebida, além de fatores de risco cardiovascular que o sobrevivente já apresente, como doença cardíaca.

Fonte: NCCN, 2022. Disponível em: https://www.nccn.org/professionals/physician_gls/pdf/survivorship.pdf.

Anexo 3 – Intervenções para disfunções cognitivas relacionadas ao câncer
• Ensinar estratégias organizacionais aprimoradas (ou seja, usando auxiliares de memória, como cadernos e planejadores, manter itens no mesmo lugar, usando lembrete, notas, tecnologia de *smartphone*).
• Incentivar os pacientes a fazerem as tarefas cognitivamente mais exigentes na hora do dia em que seus níveis de energia são mais altos.
• Fornecer informações sobre relaxamento ou estresse, habilidades de gerenciamento para uso diário e redução do estresse.
• Recomendar atividade física de rotina.
• Recomendar a limitação do uso de álcool e de outros agentes que alterem a cognição e o sono.
• Considerar meditação, ioga, *mindfulness*.

Fonte: NCCN, 2022. Disponível em: https://www.nccn.org/professionals/physician_gls/pdf/survivorship.pdf

Anexo 4 – Intervenções para higiene do sono
• Manter um horário regular para dormir e acordar todos os dias.
• Praticar atividade física regular de manhã e/ou à tarde. Evitar atividade física moderada a extenuante dentro de 3 horas antes de dormir.
• Reduzir a exposição à luz brilhante (ou seja, computador, telas de telefone, fontes de luz próximas aos olhos) algumas horas antes de dormir e durante a noite. Desligar aparelhos eletrônicos e fontes emissoras de luz na hora de dormir.
• Evitar refeições pesadas e limitar a ingestão de líquidos até 3 horas antes de dormir.
• Evitar álcool e nicotina muito perto da hora de dormir.
• Limitar o consumo de cafeína e evitar o consumo de cafeína pelo menos 4 horas antes de dormir.
• Melhorar o ambiente de sono (quarto escuro e silencioso; temperatura confortável).
• Evitar olhar para o relógio quando estiver acordado durante a noite.
• Se necessário, limitar-se a 1 soneca curta por dia, à tarde (não mais que 30 minutos).

Fonte: NCCN, 2022. Disponível em: https://www.nccn.org/professionals/physician_gls/pdf/survivorship.pdf.

Anexo 5 – Ferramentas para auxiliar sobreviventes e cuidadores desenvolvidas por meio de colaborações entre a American Cancer Society e outras instituições
Guia de vida após o tratamento: um guia de informações rápido e fácil de ler para ajudar os sobreviventes do câncer e seus cuidadores a entenderem os vários aspectos da jornada de sobrevivência. Algumas orientações que devem ser fornecidas pelo enfermeiro ao sobrevivente e seu cuidador em fim de tratamento: 1. Peça ao seu médico oncologista para lhe dar um resumo dos tratamentos que você recebeu. Esse resumo ajudará com seu cuidador primário e/ou prestador de cuidados de saúde, médico de família ou novos membros de sua equipe de cuidados de saúde. O resumo ideal deverá conter: descrição do diagnóstico do câncer, resumo de seu tratamento, os efeitos colaterais que você teve ou ainda pode ter, seu plano de cuidados de sobrevivência, como as consultas de acompanhamento e testes de que você precisará e quando você deverá fazê-los, atividades que você pode fazer para ajudá-lo a se manter saudável (exercícios, nutrição adequada etc.), efeitos tardios e de longo prazo a serem observados, como fadiga, dor, problemas para combater infecções, linfedema, perda de memória ou dificuldade de concentração, alterações na função sexual ou na fertilidade, dormência e formigamento nas mãos e nos pés, problemas ósseos e articulares ou fraqueza muscular, alterações na pele, segundos cânceres, anemia.

(continua)

Anexo 5 – Ferramentas para auxiliar sobreviventes e cuidadores desenvolvidas por meio de colaborações entre a American Cancer Society e outras instituições (*continuação*)	
2.	Orientar que alterações psíquicas, como estresse, podem reduzir, mas também aumentar ao fim do tratamento, por preocupações como: volta ao trabalho depois de muito tempo longe, preocupações financeiras, como dívidas, reconectar-se ao ambiente social, amigos e familiares novamente, encontrar um novo "normal" e voltar ao dia a dia, sentir-se inseguro sobre o futuro. Para tanto, orientar a importância de ter um grupo de suporte com pessoas que terminaram o tratamento contra o câncer, conversar com a equipe de saúde ou recorrer a um psicólogo pode ser útil.
3.	Orientar sobre como diminuir o risco de recidiva do câncer ou do surgimento de um novo câncer, ou ainda outras doenças graves que possam piorar a saúde: ficar longe de todos os tipos de tabaco e fumaça de tabaco, evitar o álcool, se ingerir álcool respeitar as doses de dois drinques por dia, para homens, e um drinque por dia, para mulheres, manter um peso saudável, praticar atividade física regular, limitar o tempo que passa sentado ou deitado, seguir um padrão alimentar saudável, ingerindo frutas e vegetais, grãos integrais, limitando carne vermelha e processada, alimentos altamente processados e alimentos e bebidas açucaradas, proteger a pele da luz ultravioleta (UV) do sol, ficar longe de lâmpadas solares e camas de bronzeamento, consultar o oncologista e o dentista para exames regulares, seguir as recomendações de realização de exames para rastreamento de câncer.
4.	Fornecer ao sobrevivente/cuidador uma lista contendo alguns questionamentos que podem ser importantes realizar para os profissionais de saúde no decorrer do acompanhamento pós-tratamento: • Com que frequência devo retornar para uma consulta de acompanhamento? • De que exames precisarei quando vier para minhas consultas de acompanhamento? • Quem coordenará meus cuidados de acompanhamento? • Em quanto tempo posso retornar às minhas atividades habituais, como trabalho, escola, exercício ou outros *hobbies*? • Quais efeitos colaterais de longo prazo ou efeitos tardios são possíveis com base no tratamento de câncer que recebi? O que pode ser feito sobre eles? • Preciso tomar algum medicamento especial ou seguir uma dieta especial? • Qual é o risco de o câncer voltar? Existem sinais e sintomas que devo observar? O que devo fazer se notar um desses sintomas? • O que posso fazer para ajudar a diminuir meu risco de o câncer voltar ou desenvolver outro câncer? • Quais testes de triagem você recomenda com base nos tratamentos que fiz? Por quanto tempo precisarei continuar fazendo os testes de triagem?

(continua)

Anexo 5 – Ferramentas para auxiliar sobreviventes e cuidadores desenvolvidas por meio de colaborações entre a American Cancer Society e outras instituições (*continuação*)
***Springboard Beyond Cancer*:** reconhecendo a falta de uma ferramenta *on-line* de autogerenciamento gratuita e abrangente criada especificamente para sobreviventes e cuidadores de câncer, a American Cancer Society e o National Cancer Institute (NCI) lançaram essa ferramenta em outubro de 2016. A ferramenta *eHealth* inclui ferramentas interativas para ajudar os sobreviventes a implementar estratégias de autogerenciamento, incluindo sintomas (p. ex., fadiga, dor, problemas sexuais, ganho de peso), estresse e humor (p. ex., ansiedade, depressão, angústia, medo de recorrência, atenção plena), bem-estar (tornar-se ativo, alimentação saudável, parar de fumar) e obter apoio (de sua equipe de saúde, família/amigos/cuidadores, no trabalho e apoio entre colegas).
Guia de recursos para cuidadores: esse guia foi desenvolvido para melhorar: a) a confiança do papel como cuidador; b) habilidades de cuidado em áreas-chave; c) capacidade de gerir sua própria saúde e bem-estar (psicossocial e física); d) acesso a serviços por meio de múltiplas modalidades e canais. Para saber mais, visite cancer.org/caregiverguide.
Série de vídeos de apoio ao cuidador: os cuidadores muitas vezes se sentem despreparados para cuidar de seus entes queridos. Essa série foi desenvolvida para fornecer suporte educacional aos cuidadores enquanto eles auxiliam nas necessidades diárias de pacientes com câncer e fornecem técnicas de autocuidado para melhorar sua qualidade de vida. Os tópicos incluem: a) autocuidado do cuidador (nutrição, atividade física, gerenciamento e enfrentamento do estresse, lidar com o medo da recorrência e respiração profunda/meditação); b) advocacia, ou como comunicar efetivamente as necessidades do paciente; e c) treinamento em cuidados físicos (cuidados com drenagem, levantamento de peso, controle da dor, controle de medicamentos, controle de sintomas/efeitos colaterais e identificação de sinais de infecção). Para saber mais, visite cancer.org/caregivervideos para assistir à série. As ferramentas para ajudar os profissionais de saúde a oferecer melhores cuidados de sobrevivência incluem: • **Diretrizes de cuidados de sobrevivência de câncer pós-tratamento para adultos**: uma série de diretrizes desenvolvidas para auxiliar os profissionais de saúde, pois fornece cuidados de acompanhamento clínico de longo prazo para sobreviventes de câncer, incluindo vigilância para recorrência, triagem para novos cânceres, gerenciamento de efeitos crônicos e tardios, suporte para mudanças de comportamento de saúde e encaminhamentos para necessidades de reabilitação, psicossociais e cuidados paliativos ou outros cuidados especializados. • **Diretrizes para sobreviventes de próstata, mama feminina, colorretal e cânceres de cabeça e pescoço**: para saber mais, visite cancer.org/professionals. • **Indo além da satisfação do paciente**: guia de dicas para medir o impacto do programa, um breve guia que detalha indicadores e medidas de resultados que podem ser usados para monitorar o sucesso dos programas de sobrevivência. Para saber mais, visite cancer.org/survivorshipprogramevaluation.

Fonte: American Cancer Society. Como se comunicar como cuidador. 2019. Disponível em: https://www.cancer.org/treatment/caregivers/what-a-caregiver-does/communication.html. (Acesso em: 31 jan. 2023.)

28

Prática de enfermagem em navegação oncológica

Rebeca Andrade Trajano
Taiana Kessler Gomes Saraiva
Gisele de Paula Dias Santos

INTRODUÇÃO

A navegação de pacientes teve início com a observação feita por um médico norte-americano, Harold Freeman, que tratava pacientes com câncer de mama no Centro Hospitalar de Harlem, em Nova York. Ele começou a observar as pacientes e percebeu uma diferença significativa nos desfechos daquelas que eram de raça negra em relação às brancas, como índices de cura e respostas ao tratamento. Embora o tratamento para as pacientes brancas e negras fosse o mesmo, as pacientes negras se curavam muito menos[1,2].

Investigando as possíveis causas para essa diferente resposta ao tratamento, o Dr. Freeman identificou que as pacientes negras eram menos favorecidas socialmente e que isso tinha uma grande repercussão no tratamento, pois elas não conseguiam aderir ao tratamento da mesma forma que as brancas, por enfrentar inúmeras barreiras que dificultavam a adesão[1,2].

Essas barreiras eram fatores como: ter de trabalhar, cuidar dos filhos, não conseguir custear o transporte até o hospital, entre outras (Figura 1). Em geral, as barreiras poderiam ser divididas em quatro tipos:

1. Financeiras e de acesso.
2. De comunicação e de informação.
3. Do próprio sistema médico.
4. Pessoais, como medo, desconfiança e questões emocionais[1-3].

Para identificar formas de minimizar essas barreiras, o Dr. Freeman passou a pesquisar e acompanhar essas pacientes, o que resultou na criação do programa de navegação (PN) e determinou nove princípios para navegar o paciente[1-3]:

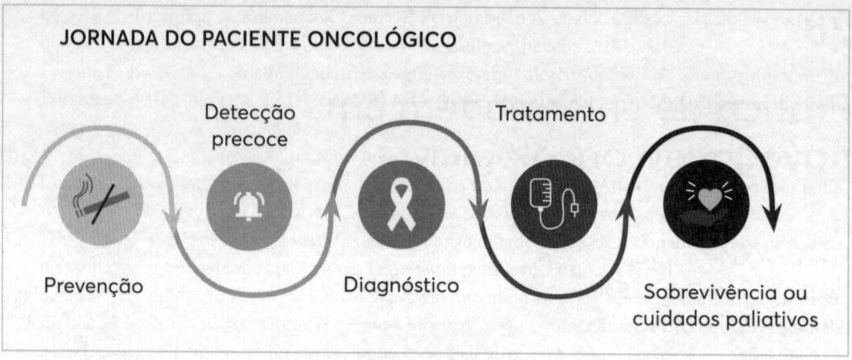

• **FIGURA 1** A jornada do paciente oncológico.

1. Estabelecer um programa centrado no paciente, promovendo o cuidado em tempo seguro e oportuno.
2. Eliminar entraves e barreiras durante toda a jornada do paciente.
3. Constituir um sistema integrado de cuidado na saúde, entre os diversos cenários que o paciente perpassa no tratamento, evitando assim a fragmentação da assistência.
4. Ter um escopo claro das atribuições e responsabilidades dos profissionais navegadores.
5. Custo-efetividade: a entrega do serviço de navegação deve ser acessível economicamente para os pacientes.
6. Determinar os tipos de navegadores (leigos ou profissionais) e o escopo a ser escolhido para cada fase de trajetória assistencial do paciente.
7. Reconhecer quando se deve iniciar e finalizar a navegação com o paciente.
8. Proporcionar conexões entre os sistemas de saúde que são desconectados.
9. Criar uma coordenação da navegação: supervisionar todas as fases da atividade de navegação em determinado local ou sistema de saúde.

O primeiro PN tinha como estratégia promover e facilitar o acesso de mulheres aos serviços e sistemas de saúde, sendo o navegador uma espécie de "advogado" da linha de cuidado do paciente, guiando-o e "navegando-o" durante todo o tratamento, de forma a eliminar toda e qualquer barreira que possa existir e prejudicar o sucesso da terapia[1-3].

Essa metodologia de atuação do profissional de saúde chegou ao Brasil no início da década de 2010. Desde então, cada vez mais serviços de saúde em nosso país contam com a figura do navegador de pacientes, sendo esse tema amplamente comentado, estudado e implementado nos serviços de saúde, inclusive públicos[4].

Apesar de ser, na maior parte das vezes, desenvolvida por enfermeiros, em função de todas as competências e habilidades, não é atividade privativa do enfermeiro. Não existem normas até o momento que definam quais categorias profissionais estão habilitadas a atuar nessa área[4].

PROGRAMA DE NAVEGAÇÃO E *CONTINUUM* DO CUIDADO

O conceito de linhas de cuidado vem sendo abordado há décadas por diferentes pesquisadores da área da saúde, mostrando um processo de transformação nos fatores relacionados ao cuidado centrado no paciente e a ascensão da atenção primária à saúde[5-7].

Inicialmente, por volta de 1950, o conceito de continuidade do cuidado se baseava na cultura de responsabilidade médica contínua e solidária pelo paciente, isto é, em ter um profissional de referência para seus cuidados[5-7].

A partir de 1970 houve uma mudança na relação entre as histórias de atendimentos e a prestação de um cuidado coordenado e ininterrupto, prosseguindo para a introdução de modelos multidimensionais que possibilitaram o conceito da continuidade do cuidado, o que hoje conhecemos como cuidado centrado em face das complexidades de cada paciente[5-7].

A linha de cuidado representa um *continuum* assistencial composto por ações de promoção, prevenção e tratamento, com base na condição do paciente, nível de acuidade, recurso/custo, que integram o cuidado entre as diferentes complexidades da jornada do paciente[5-7].

Essas conexões de linhas de cuidado propiciam novas modelagens, assentadas em diretrizes, de acordo com a complexidade da jornada do paciente, além de estarem voltadas ao âmbito de gestão, articulando intervenções e medidas nos determinantes enfrentamentos e singularidades no ato do cuidado[5-7].

As ações de coordenação de cuidado da navegação, como a criação de protocolos, fluxos de pacientes e comunicação entre serviços, propiciam a melhora da continuidade do cuidado e reduzem erros de fluxo do paciente diante da complexidade do tratamento, resultando em melhoria do custo-efetividade da doença. Outro elemento é a criação de parcerias com áreas estratégicas, desmitificando a noção de que a navegação é uma ameaça; trata-se, ao contrário, de um elo fortalecedor na articulação do fluxo contínuo da coordenação do cuidado.

Além disso, o atendimento centrado no paciente exige uma equipe qualificada para extrair informações estratégicas e para lidar com as mais diferentes situações físicas, emocionais e financeiras – as barreiras encontradas no atendimento.

Para viabilizar esse tipo de atendimento da área de navegação, surgem dois problemas:

1. Quando se fala em recursos humanos, existe dificuldade em encontrar profissionais capacitados no mercado de trabalho para atender às demandas dos serviços de diferentes complexidades. Normalmente, esses profissionais têm salários elevados em função de sua especialização, além de possuírem habilidades abrangentes.
2. Outro problema importante são os recursos tecnológicos (ou bancos de dados) capazes de viabilizar a tomada de decisão de forma ágil, prática e personalizada para cada paciente navegado.

O navegador desempenha um papel fortalecedor e agregador por meio da comunicação entre os profissionais e serviços, assegurando a coordenação e a continuidade do cuidado aos pacientes de alta complexidade. São, assim, os protagonistas na resolução de problemas e no manejo de cuidados, no planejamento da alta, em ações de educação em saúde e na transição do cuidado[7,8].

OBJETIVOS DA NAVEGAÇÃO

São considerados objetivos da navegação[1,2]:

- Remover barreiras rapidamente e promover maior celeridade nas ações.
- Diminuir o tempo entre o diagnóstico e o primeiro tratamento.
- Reduzir as desigualdades no sistema de saúde.
- Fornecer informação de qualidade em tempo hábil.
- Resolver os problemas dos pacientes de forma colaborativa.
- Aumentar o acesso aos recursos disponíveis.
- Promover a tomada de decisão consciente.
- Utilizar os recursos da instituição e da comunidade.
- Disponibilizar serviços de apoio.
- Melhorar a qualidade de vida dos pacientes.
- Direcionar a terapêutica dos pacientes.
- Aumentar a adesão dos pacientes aos tratamentos.
- Diminuir os atrasos no início dos tratamentos.
- Melhorar os desfechos clínicos após o diagnóstico de câncer.
- Apoiar os pacientes.
- Focar a coordenação do cuidado.

BENEFÍCIOS DA NAVEGAÇÃO

O paciente, ao ser navegado, sente-se mais seguro e amparado para enfrentar a jornada oncológica, e com isso ocorre maior índice de adesão ao tratamento e há aumento no índice de satisfação. Além disso, por meio da eliminação de entraves é possível realizar a diminuição entre o tempo da suspeita oncológica e o tratamento, evitando também intercorrências e atendimentos de emergências e internações, o que garante a redução do custo da assistência do paciente. Dessa forma os serviços oncológicos podem realizar previsões de valores a serem gastos[1,2,8].

Outro ponto importante é que o navegador, ao acompanhar o paciente oncológico, acaba por identificar as fragilidades do serviço. Dessa forma, o enfermeiro navegador pode auxiliar na melhoria dos processos, o que resulta na qualidade assistencial e administrativa. Alguns benefícios da navegação podem ser visualizados na Figura 2.

A EQUIPE DE NAVEGAÇÃO

O navegador é o elo entre o paciente, os profissionais e os serviços de saúde, atuando para atender às necessidades desde a suspeita diagnóstica até o final do tratamento ou os cuidados no fim de vida. Esse profissional executa, planeja, guia, ajuda e dá suporte aos pacientes, auxiliando na navegação no sistema de saúde e serviços[7,9-11].

De acordo com a Oncology Nurse Navigator (ONN), existem 3 diferentes categorias[7]:

1. Navegadores leigos (*lay navigators* ou *peer navigators*): são pessoas que têm afinidade com a área oncológica e se disponibilizam a trabalhar com navegação.

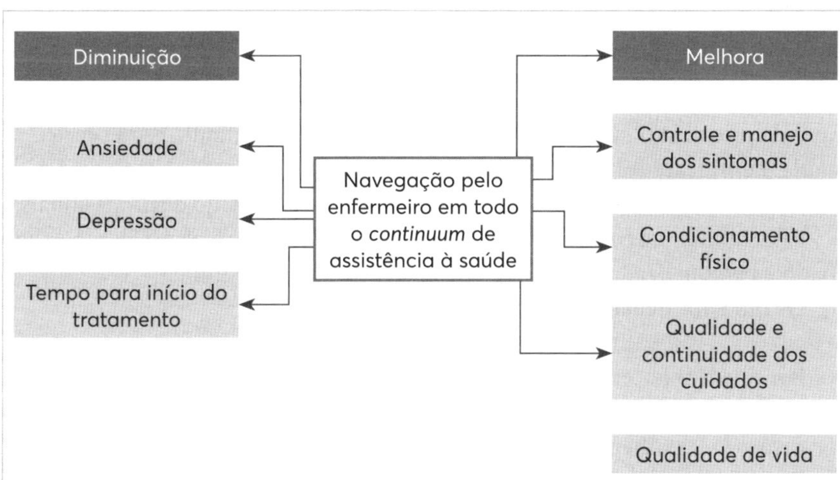

• **FIGURA 2** A navegação pelo enfermeiro em todo o *continuum* de assistência à saúde.

2. Navegadores profissionais (*professional navigators* ou *clinical navigators*): englobam outros profissionais de saúde além dos enfermeiros, como nutricionistas, assistentes sociais e psicólogos.
3. Enfermeiro navegador (*nurse navigator*): o mais indicado para ser o coordenador do PN, dado seu conhecimento e *expertise* na área.

Cada categoria tem suas atribuições e escopo de atuação de acordo com o nível e o perfil de formação profissional. Com base nas atribuições de cada navegador, deve ser construído o plano de capacitação para qualificação[7,9-12].

Para exercer o cargo de enfermeiro navegador, são necessárias as seguintes competências:

- Conhecimento vasto em oncologia.
- Compreensão sobre operadoras de saúde.
- Conhecimento de recursos que atendam às demandas de esferas municipais, estaduais e federais.
- Bom relacionamento interpessoal.
- Aptidão para comunicar-se verbalmente e por escrito, a fim de auxiliar na educação dos pacientes para as práticas de autocuidado.
- Ser colaborativo e auxiliar no trabalho em equipe.
- Autonomia e liderança na prática diária.
- Noções básicas de informática[7,9-14].

Como implementar um programa de navegação e modelos existentes

Todos os modelos de navegação mantêm a essência de solucionar barreiras e de priorizar o cuidado centrado no paciente No entanto, cada serviço de saúde identificará o melhor modelo a ser seguido, diante das necessidades do paciente, da disposição da instituição e do dimensionamento de profissionais[13].

Para auxiliar na construção do PN, pode-se realizar um plano de ação detalhado e personalizado, diante das 4 etapas descritas na Figura 3.

Os modelos de navegação podem ser:

- Por tipo de câncer específico: por exemplo, um navegador acompanhará os pacientes com diagnóstico de câncer de mama desde a suspeita até a finalização do tratamento ou acompanhamento clínico.
- Por paciente: o navegador escolhe a especificidade do programa, podendo optar por navegar os pacientes com maior necessidade, ou por faixa etária, por exemplo.

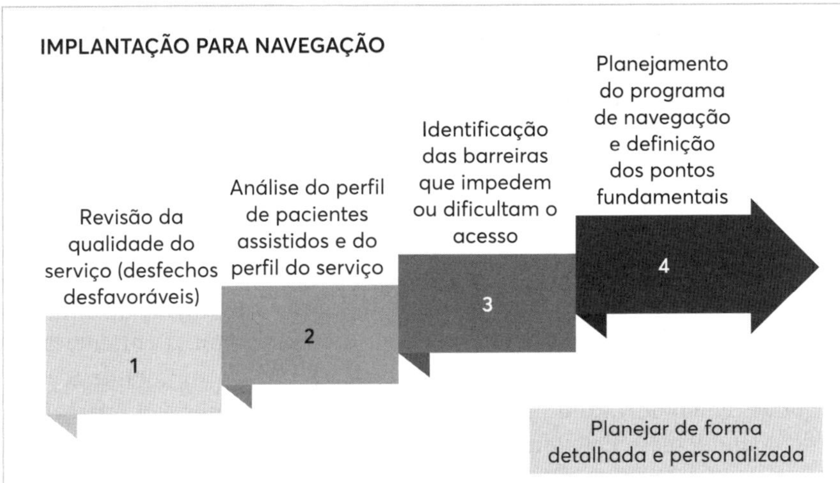

• **FIGURA 3** Como implementar um programa de navegação.

- Fase específica: o navegador define em qual momento da jornada oncológica a navegação irá atuar. No geral, ao ser definido esse modelo, o navegador atua na janela crítica, sendo ela a suspeita oncológica, a confirmação do diagnóstico ou o transcurso do tratamento.

Para garantir e fortalecer a implantação do PN, deve-se ter o apoio da gestão institucional e desenvolver um plano estratégico, baseado em indicadores, como volume de pacientes, resultados financeiros de procedimentos, NPS (*net promoter score*) dos pacientes atendidos, entre outros[15-17].

NAVEGAÇÃO DE PACIENTES NO BRASIL

Alguns estudos começaram a ser publicados por enfermeiros brasileiros a partir da década de 2000. Em um deles, o estudo intitulado *Nurse navigator: development of a program for Brazil*, Pautasso et al.[8] realizaram uma pesquisa convergente-assistencial, trazendo os seguintes resultados para pacientes com câncer de cabeça e pescoço inseridos em um PN: planejamento e implantação ocorreram simultaneamente, permitindo realizar o desenho da formatação básica do programa e seus processos e a elaboração da escala de avaliação de necessidade de navegação (EANN), com a finalidade de selecionar o paciente para ingressar no programa e de determinar o suporte recomendado. A validação dessa escala teve índice de consenso de 96,42%. A avaliação das etapas do ocorreu através do ciclo *plan/do/check/act* adaptado. Com esse estudo, um PN adaptado à realidade brasileira foi desenvolvido, bem como as atribuições dos navegadores.

Diante do PN, compreendeu-se a necessidade do cuidado centrado no paciente, e para tanto foram estabelecidas 6 etapas do processo de navegação de pacientes envolvendo coordenação do cuidado, liderança, comunicação, educação em saúde, orientação e informação (Figura 4)[8].

1. Avaliação de necessidades: o enfermeiro navegador realiza uma entrevista e avalia todas as necessidades biopsicossociais do paciente, reconhecendo as principais barreiras que este pode vir a enfrentar ou já enfrenta para estar na unidade de saúde, e aplica a escala EANN, composta de 6 categorias (entendimento do paciente em relação ao diagnóstico; capacidade de comunicação; entendimento da trajetória de tratamento; capacidade de organização para realização do tratamento; acesso aos serviços/sistema de saúde; apoio/suporte familiar) que avaliarão a demanda da navegação, sendo elas: navegação nível 1, ou seja, sem necessidade de navegação (o paciente entende um pouco sobre seu tratamento, mas necessita de acompanhamento pontual da navegação) e navegação nível 2 (o paciente não consegue compreender os entraves da jornada oncológica e precisa de um navegador com ele).

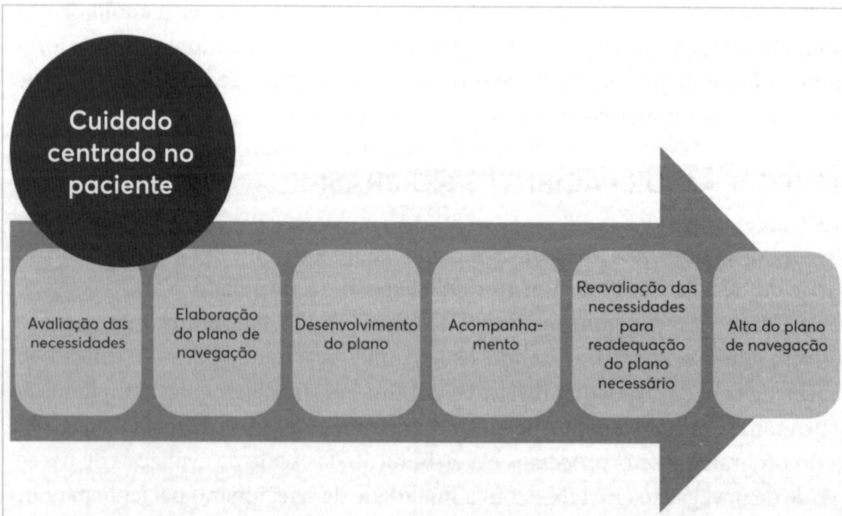

• **FIGURA 4** Etapas de um programa de navegação adaptado à realidade brasileira.

2. Elaboração do plano de navegação: ações elaboradas pelo enfermeiro navegador, com metas e desfechos para cada uma dessas barreiras. É necessário validar as ações com o paciente.
3. Desenvolvimento do plano.
4. Acompanhamento da navegação.
5. Reavaliação das necessidades para readequação do plano, se necessário.
6. Alta do PN: quando o paciente não tem mais necessidade da navegação ou quando tem alta do tratamento.

CONSIDERAÇÕES FINAIS

As contribuições do programa de navegação na conexão da linha de cuidado possibilitam a criação de parcerias com áreas estratégicas, visando a um atendimento centrado no paciente. É necessária uma equipe qualificada para extrair informações relevantes e lidar com situações físicas, emocionais e financeiras, consideradas barreiras a serem enfrentadas pelos pacientes.

Como desafio, a navegação de pacientes deve ser mais difundida nas instituições de saúde, incentivando profissionais a relatar as experiências vivenciadas para fomentar novos métodos e estratégias, a fim de fortalecer o conhecimento e então tornar a navegação uma especialização certificada para os profissionais.

Apesar dos desafios, uma revisão integrativa[18] identificou em estudos benefícios relevantes da navegação de pacientes:

- Diminuição do sofrimento, ansiedade, medo, estresse e depressão.
- Melhora no controle e manejo dos sintomas.
- Melhora no condicionamento físico.
- Diminuição no tempo entre o rastreamento, o diagnóstico e o início do tratamento oncológico, levando, consequentemente, a melhores condições de cuidados.

REFERÊNCIAS BIBLIOGRÁFICAS

1. Freeman HP. The origin, evolution, and principles of patient navigation. Cancer Epidemiol Biomarkers Prev. 2012;21(10):1614-7.
2. Freeman HP, Rodriguez RL. History and principles of patient navigation. Cancer. 2011;117:3537-40.
3. Cantril C, Haylock PJ. Patient navigation in the oncology care setting. Semin Oncol Nurs. 2013;29(2):76-90.
4. São Paulo. Navegação de pacientes: uma nova tendência na enfermagem. São Paulo: Coren; 2020. Disponível em: https://portal.coren-sp.gov.br/noticias/navegacao-de-pacientes-uma-nova-tendencia-na-enfermagem/. Acesso em: 17 jul. 2023.

5. Aleluia IRS, Medina MG, Almeida PF, Vilasbôas ALQ. Care coordination in primary health care: an evaluative study in a municipality in the Northeast of Brazil. Ciên Saúde Colet. 2017;22(6):1845-56.
6. Santos MT, Halberstadt BMK, Trindade CRP, Lima MADS, Aued GK. Continuity and coordination of care: conceptual interface and nurses' contributions. Rev Esc Enferm USP. 2022;56:e20220100.
7. United States of America. Oncology nurse navigator core competencies. USA: Oncology Nursing Society, 2017. Disponível em: https://www.ons.org/sites/default/files/201705/2017_Oncology_Nurse_Navigator_Competencies.pdf. Acesso em: 17 jul. 2023.
8. Pautasso FF, Lobo TC, Flores CD, Caregnato RCA. Nurse Navigator: development of a program for Brazil. Rev Lat-Am Enferm. 2020;28(3275):1-14.
9. Pautasso FF, Zelmanowicz AM, Flores CD, Caregnato RCA. Atuação do Nurse Navigator: revisão integrativa. Rev Gaúcha Enferm. 2018;39(2017):1-10.
10. Pautasso FF. Desenvolvimento de um programa de navegação para um centro de alta complexidade [dissertação]. Porto Alegre: Universidade Federal de Ciências da Saúde de Porto Alegre; 2018.
11. Lubjeko BG, Cantril C, Hogg LH, Sheldon LK. Novice Oncology nurse navigator: Core elements in establishing training needs and building on competencies. Clin J Oncol Nurs. 2019;23(4):387-94.
12. Souza PR. Navegação de pacientes: avaliação de um programa para pacientes com diagnóstico de câncer de cabeça e pescoço em quimioterapia e radioterapia concomitante [dissertação]. São Paulo: Faculdade de Medicina da Universidade de São Paulo; 2022.
13. Pautasso FF, Flores CD, Caregnato RCA. Guia para desenvolvimento e implantação de programa de navegação de pacientes CACONs no Brasil. Independently published, 2018.
14. Smith J. Partial fulfillment of the requirements for the degree of Doctorate of Nursing Practice: Patient navigator's role definition. Boiling Springs: Gardner-Webb University; 2014. Disponível em: https://digitalcommons.gardner-webb.edu/nursing_etd/37/. Acesso em: 17 jul. 2023.
15. Silva ACC, Giardinetto ARSB. Public policies in oncology: reflecting on the role of occupational therapy. Rev Ter Ocup Univ São Paulo. 2012;3(3):297-308.
16. Esparza A. Patient navigation and the American Cancer Society. Semin Oncol Nurs. 2013;29(2):91-6.
17. Santos MT, Halberstadt BMK, Trindade CRP, Lima MADS, Aued GK. Continuity and coordination of care: conceptual interface and nurses' contributions. Rev Esc Enferm USP. 2022;56(20220100):1-7.
18. Rodrigues RL, Schneider F, Kalinke LP, Kempfer SS, Backes VMS. Resultados clínicos da navegação de pacientes realizada por enfermeiros no cenário da oncologia: revisão integrativa. Rev Bras Enferm. 2021;74(2):1-8.

Índice remissivo

D